Fernando Namora

Götter und Dämonen der Medizin

Fernando Namora

Götter und Dämonen der Medizin

22 Porträts berühmter Ärzte von Hippokrates bis Alexander Fleming

Aus dem Portugiesischen
von
Curt Meyer-Clason

Mit 31 Abbildungen

edition q

Die portugiesische Originalausgabe *Deuses e Demónios da Medicina* erschien erstmals 1963 im Verlag Publicações Europa-Amérika.

Die Deutsche Bibliothek - CIP-Einheitsaufnahme

Namora, Fernando:
Göter und Dämonen der Medizin : 22 Porträts berühmter Ärzte von Hippokrates bis Alexander Fleming / Fernando Namora.
Aus dem Port. von Curt Meyer-Clason. - Berlin : Ed. q, 2002
ISBN 3-86124-553-1

Lektorat: Dr. Jürgen Schebera
Coverentwurf: Ines Blümel, Berlin
Alle Abbildungen im Buch stammen aus dem Archiv des Verlages.

Druck und Bindung: Ebner & Spiegel, Ulm
Printed in Germany

ISBN 3-86124-553-1

Inhalt

Hippokrates

(um 460 - um 377 v. Chr.)

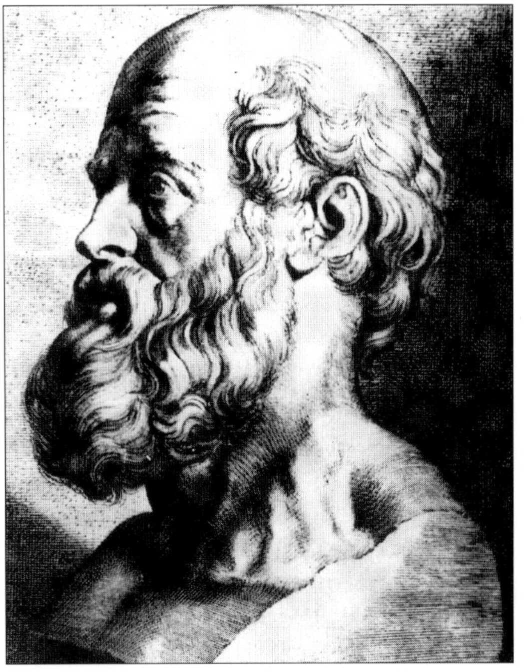

Kupferstich von I. Faber,
nach einer antiken Marmorbüste.

I

„Ich schwöre bei Apollo dem Arzt, bei Äskulapios, bei Hygeia und Panakeia, und rufe alle Götter und Göttinnen zu Zeugen an, dass ich mit all meinen Mitteln und in vollem Bewusstsein folgende Vorschriften erfüllen werde: Ich werde meine Lehrmeister ebenso ehren wie meine Eltern, ich werde, sofern notwendig, meinen Unterhalt mit ihnen teilen, ich werde für ihre Nachkommen wie für meine Brüder sorgen und sie in dieser Kunst unterweisen, wenn sie dies wünschen, ohne Entgelt und ohne Einschränkungen; ich werde am mündlichen Unterricht und an der medizinischen Praxis in erster Linie meine Söhne, die Söhne meiner Lehrmeister und sodann jene teilnehmen lassen, die durch Verpflichtung und Eid sich als meine Schüler erklären und die Berufsregeln übernehmen, und sonst niemanden. Ich werde den Kranken nach bestem Wissen und Gewissen die angemessene Behandlung zu ihrem Wohl verschreiben und sie vor jedem Schaden schützen. Ich werde niemandes Flehen oder Gefälligkeiten nachgeben, um Gift herauszugeben, das den Tod bewirken kann, und auch von mir aus keinen derartigen Vorschlag machen. Gleichermaßen werde ich den Frauen keine Mittel zur Empfängnisverhütung oder gegen das Wachstum des Kindes liefern. Ich werde meine Kunst unter allen Umständen mit Reinheit und Ehrlichkeit ausüben. Ich werde keine Nierensteine operieren, auch nicht an Kranken, bei denen die Krankheit offensichtlich ist, und werde sie denen anvertrauen, die sich besonders dieser Praktik widmen. In dem Heim, das ich betrete, werde ich nur zum Nutzen der Kranken arbeiten und mich von jeder schädlichen oder verderblichen Handlung fernhalten, vor allem was die Wollust in Berührung mit Männern und Frauen betrifft, gleich, ob sie Freie oder Sklaven sind. Was ich bei der Behandlung oder außerhalb im Familienleben beobachte, werde ich geheim halten, wenn mir nicht erlaubt wird, es weiterzugeben. Wenn ich diesen Eid getreulich erfülle, so mögen mir ein glückliches Leben und Ehre im Beruf beschieden sein, so möge mein Ruf unter den Menschen wachsen und dauern; wenn ich aber von ihm abweiche oder ihn breche, so möge mein Los widrig sein."

Der Mann, der dieses ethische Schriftstück verfasste, worin die Kunst der Medizin uns in lauterer Klarheit vorgestellt wird, schrieb mit seinem Lebenswerk auch die ersten und dauerhaften Seiten der Geschichte der Medizin. In den Zeiten vor ihm hatte die medizinische Praxis - durchtränkt von Magie und Aberglauben, ohne eine sie strukturierende folgerichtige Lehre und fast nur den Launen der Götter ausgeliefert - jeder wissenschaftlichen Grundlage entbehrt. Dieser Mann war Hippokrates. Apollonios verlieh ihm den Beinamen „der Göttliche", Platon nannte ihn „der Große", Galen „der bewunderswürdige Schöpfer von Schönheit"; das gesamte Mittelalter betrachtete ihn später als den Vater der Medizin.

In der Tat beginnt mit dem Werk des Hippokrates die auf Beobachtung und Strenge gründende Medizin, eine Medizin, die den menschlichen Organismus in die Umwelt integriert sieht und dessen Störungen auf natürliche Ursachen zurückführt: Hitze, Kälte, Wind, Wasser, Leidenschaften, Traumata, Lebensweise, Ernährungsgewohnheiten. Der Einfluss der Methoden und Lehren des Hippokrates auf das ärztliche Denken blieb fortan ausschlaggebend und setzte nie mehr aus - trotz aller Rückschläge, die die medizinische Wissenschaft gelegentlich durchlaufen musste.

Wenn man auch sagen kann, dass die Kunst des Heilens mit der ersten Krankheit begann - denn in der Vorgeschichte gab es schon den Wunderheiler, wie man ihn etwa, gehüllt in Tierhäute, auf den Felsmalereien der Höhle von den drei Brüdern in den Pyrenäen sehen kann; nicht zu vergessen die anderen erstaunlichen Zeugnisse des Altertums, von der chinesischen bis zur ägyptischen Zivilisation -, so ist die Feststellung dennoch berechtigt, dass die Medizin, so wie wir sie verstehen, auf Kos in Griechenland ihren Anfang nahm. Dort hielt sich Hippokrates nach zwölf Jahren Wanderschaft, während der er Erfahrung und Wissen gesammelt hatte, im Schatten der Zypressen und Kastanien des dem Äskulap geweihten Heiligtums auf, um zu ihm pilgernde Kranke zu betreuen, und dort vermittelte er seinen Schülern eine von den Vorgängern grundverschiedene, nämlich positive Medizin - auch wenn er die gültigen Lehren der Vergangenheit nicht unterschätzte und sie gegen die Überheblichkeit derer verteidigte, die nicht müde wurden, das Vorhergangene zu schmähen, nur damit ihnen die allgemeine Aufmerksamkeit zufiel.

II

Die hellenische Zivilisation bot dafür einen günstigen Schauplatz. Die Milde des Klimas, die Freigebigkeit der Natur, die herrschende Toleranz verbanden sich mit der Neugierde eines Volkes, das den Austausch von Erfindungsgabe und Kultur suchte. Statt Wüsten, unüberwindlichen Gebirgen und einsamem Schnee sah der Grieche ein stilles Meer vor sich, das ihn aufrief zum Gemeinschaftsleben mit anderen Völkern. In dieser angenehmen Umgebung, wo Reflexion und kontemplatives Leben gediehen, waren folglich die günstigsten Bedingungen vorhanden für die Bündelung bisher einzeln verstreuter Erfahrungen, die nach langsamem Wachsen auf die Gelegenheit zur Reife warteten. Die Hellenen hatten Kolonien gegründet vom Nil bis zur Ägäis, von Sizilien bis zur Südküste Afrikas, und einen blühenden Handel ins Leben gerufen, dank dessen Seefahrer wie Händler zu Sendboten einander unbekannter Kulturen wurden und auf diese Weise einen unablässig fruchtbaren Austausch gewährleisteten. Die gesammelten Kenntnisse - auch die Reichtümer - flossen ins herrschende Reich zurück und machten Griechenland zum Ort ungewöhnlicher Erfolge. So zog man auch bedeutenden Nutzen aus einem auf Kreta heimischen Volk, den Minoern, deren Kultur höchste Verfeinerung erreicht hatte.

Archäologische Funde belegen, dass die alten Zivilisationen viel weniger primitiv waren als lange vermutet, nicht zuletzt auf dem Feld der Medizin. So verfügten beispielsweise die Hebräer bereits über genaue Kenntnis der Krankheitsübertragung von einem Menschen auf den anderen, und folglich von der Bedeutung der Prophylaxe. Im dritten Buch des Pentateuch finden sich ausführliche Instruktionen betreffs der Isolierung ansteckend Kranker und der Desinfizierung der Krankheitsorte. Die Diagnose des Trippers, des Weißflusses und der Pest, sowie die Verhütungsmaßnahmen gegen die Verbreitung dieser Seuchen sind im Alten Testament ebenfalls verzeichnet. Erinnert sei auch daran, dass die Hebräer den Genuss von Schweinefleisch, als Träger von Schmarotzern, verboten. Das Beispiel China ist ebenso aufschlussreich. Bereits im Jahre 2650 vor Christi Geburt schrieb Kaiser Hwang Ti in seinem Buch der Medizin, dass alles Blut des Körpers vom Herzen kontrolliert werde, dass das Blut unablässig kreise, ohne je anzuhalten. Und dies viele Jahrhunderte, bevor man eine angemessene Vorstellung von der Kreislaufdynamik hatte, und bevor das Verbot anatomische Untersuchungen an Leichen aufgehoben wurde! Ebenso sprach man im Alten China schon von den fünf Elementen, aus denen sich der menschliche Körper zusammensetze, sowie von den grundlegenden Prinzipien Yang und Yin - entgegengesetzt, aber einander ergänzend Erzeuger des Dualismus von Aktion und Reaktion, von Hitze und Kälte, von Leben und Tod. Alle Phänomene, das ganze Universum, sollten abhängig sein vom Gleichgewicht zwischen ungleichen Elementen. Gesundheit sei somit Harmonie, Krankheit der Bruch, die Dissonanz.

Was die Minoer betrifft, so zeigen die überlieferten Zeugnisse nicht nur ihre sehr genaue Kenntnis der Anatomie, sondern zugleich ihre bedeutenden Leistungen auf dem Gebiet der öffentlichen Hygiene. Ihre Trinkwasser- und Kanalisierungssysteme, ihre Thermaleinrichtungen übertrafen bei weitem alles, was das Europa der Renaissance später kennenlernen sollte. Als die Griechen die minoischen Städte überfielen und unterwarfen - Troja war die letzte Festung dieses Volkes -, studierten sie gleichzeitig deren Kultur und den Reichtum ihrer Erfahrungen im Gesundheitswesen.

In Griechenland enstand auf diese Weise ein medizinisches System, das die Erträge mehrerer Quellen sammelte und schnell zu einer genialen Synthese reifte. Es bildeten sich Schulen, in denen man sich von Vorurteilen löste und wo die Meinungsfreiheit zu Hause war, die in allen Epochen den echten Fortschritt befördert. Auch gab es in Griechenland keine unnachgiebige Priesterkaste, die kritisches Denken gehemmt hätte: die Religion war für die Griechen eher ein Ansporn zu geistigem Forschen und Freude an der Kunst. So konnte die Medizin sich in einer Atmosphäre, in der keine Hypothese als gotteslästerlich betrachtet wurde, von Mysterien und Dogmen emanzipieren. Einer der neuen Aspekte dieser Emanzipation war die Suche nach biologischen Grundlagen für die Ursachen organischer Unstimmigkeiten, was es der Medizin erlaubte, sich als Wissenschaft zu etablieren, ohne indes die Rolle ihrer Berufung zu leugnen - eine der wesentlichen Eigenschaften ärztlicher Tätigkeit.

Der Glanz der hellenischen Medizin, personifiziert durch Hippokrates, zeigt die gleiche Größe, die in Griechenlands goldenem Zeitalter und unter dem Antrieb günstiger Umstände die meisten Bereiche von der Kunst bis zur Philosophie und zur Politik erfüllte, wobei die Genialität Einzelner nur der individuelle Ausdruck einer gesamtheitlichen Leistung ist. Dieser Glanz, vielen als ungewöhnliches, plötzliches Ereignis scheinend, steht also in untrennbarem Zusammenhang mit der allgemeinen Entwicklung von Geist und Kultur.

In den Zeiten vor Hippokrates hatte man die Krankheiten stets mit dem Übernatürlichen in Beziehung gebracht. Das erste chirurgische Abenteuer der Menschheitsgeschichte, die Trepanation, die aus dem Anfang der Zeiten stammt, wurde von den Anthropologen später so erklärt: Man wollte damit erreichen, dass die böswilligen Götter aus dem gestörten Gehirn jener entweichen konnten, die sie mit Tobsucht, Migräne und Geistesstörungen bestraft hatten. In der nachhomerischen Literatur finden sich immer häufiger Dämonen, Beschwörungen, eine ganze Skala von verschiedenem Zauber, meist orientalischen Einflusses. Der Mensch, den der Schmerz zerbrechlich macht, ergibt sich dem machtvollen Wesen, dem er die Verantwortung für seine Bitternisse zuschreibt und von dem er die einzige Möglichkeit der Erlösung erwartet. Daher ist derjenige, der heilt, Mittler oder selbst Eigner einzigartiger Gaben, und zugleich ein Halbgott - wie etwa der Ägypter

Imhotep, bei dem fraglos die Genealogie der verschiedenen Schutzheiligen der Medizin ihren Anfang nimmt. Er war Arzt und genialer Architekt, wurde von seinen Zeitgenossen einleuchtenderweise „Friedensbringer" genannt und als solcher verehrt. Übrigens hielten die Äypter Krankheit und Tod nicht für natürliche Erscheinungen, sondern für Signale beziehungsweise das Ende seitens feindlicher Kräfte, die tückisch in ein Lebenwesen eindrangen, indem sie sich seiner mit bösartiger Gewalttätigkeit bemächtigten.

Was Imhotep für Ägypen war, ist für Griechenland Aesclepios (Äskulap, von den Lateinern Esculapoius genannt), den man als Apollos Sohn und Schutzherr der Medizin vergöttlichte, und zwar in Gesellschaft der Schlange, die als Sinnbild ärztlicher Künste in die Geschichte eingehen sollte. Diese Schlange, seit entlegensten biblischen Zeiten Sinnbild dämonischer Kräfte, verwandelte sich nun in eine wohltätige, gesundheitsfördernde Kraft. Nach Einführung des Äskulap-Kults in Athen spendeten die Priester denjenigen Städten Schlangen, in denen neue Heiligtümer gegründet werden sollten, und wenn Epidemien die entferntesten Landstriche verwüsteten, kamen Abgesandte dieser schutzlosen Völker und baten um den Beistand der heiligen Schlange. Als die Pest im Jahre 239 vor Christi Geburt Rom heimsuchte, pilgerten viele Römer nach Epidaurus und errichteten später, als ihre Klage erhört worden war, Äskulap einen Tempel auf der Insel Tiberiana.

Solche Heiligtümer wurden an den anziehendsten Orten günstigen Klimas errichtet. Bald entstanden sie auch dort, wo man Heilquellen entdeckte – Vorläufer unserer heutigen Thermalbäder. Beeindruckende Überreste solcher Heilstätten mit Namen Aesklepieia, in denen Massage und andere physische Behandlungsarten zur Anwendung kamen, sind heute zum Beispiel in Epidaurus zu besichtigen. In diesen Heil- und Heiligtümern widmete man sich sowohl der Kur als auch der Muße. Alle, die sich dort einfanden, um das Erbarmen der Götter, denen sie vorher ein Opfer darbringen mussten, zu erflehen, unterwarfen sich einem Regime von Bädern und Diät, das sie reinigen sollte; erst danach wurden sie zu den Kultzeremonien und den Lehrvorträgen der Priester zugelassen. Diese umschritten während der Nacht – maskiert und in Begleitung von Priesterinnen – die Kranken und übten, versteckt hinter diesem Ritual, an ihnen ernstzunehmende medizinische Praktiken aus. Nachts nämlich, befreit von Unruhe und Spannung, war die Wirkung der heilenden Kräfte gnädig. Bis heute wird im Orient der Schlaf als vorzügliches Therapeutikum angesehen, und die moderne Medizin bedient sich seiner nach wie vor zum gleichen Zweck.

Nach gelungener Heilung war es Brauch, den barmherzigen Gott mit einem Abbild des geheilten Organs aus Gold, Silber oder Marmor zu beschenken, um solcherart den Dank für die empfangene Gnade zum Ausdruck zu bringen.

Bei Aristophanes findet sich eine leicht satirische Beschreibung solch nächtlicher Zeremonien, die von der Heilung einer Erblindung zeugt:

„Nach dem Löschen der Lichter
fordert der Priester uns zum Einschlafen auf,
mit der Empfehlung, Ruhe zu bewahren,
sobald wir irgendeinen Lärm hören.
Da liegen wir nun still.
Doch ich konnte nicht einschlafen:
mich beschäftigte ein bestimmtes
milchgefülltes Kochgeschirr,
das neben einer Alten stand, dicht hinter ihrem Kopf.
Ich fühlte rasendes Verlangen ihr zu nahen.
In diesem Augenblick hob ich die Augen
und sah den Priester alles auf dem heiligen Tisch Liegende entwenden,
Leckerbissen und Feigen,
und nachdem er von Altar zu Altar gewandelt war,
um die übriggebliebenen Kuchen zu segnen,
sah ich, wie er sie in einem Säckchen verwahrte.
[...]
Dann pfiff der Gott
und zwei riesige Schlangen umfingen sich auf dem Hausaltar
sanft unter den Purpurschleier gleitend.
Ich vermute, sie beleckten die Lider des Kranken,
und in kürzerer Zeit als es braucht,

zehn Becher Wein zu leeren,
stand Plutos auf: er hatte die Sehkraft wiedererlangt!
Freudig klatschte ich mit den Händen Beifall und
weckte auf diese Weise meinen Meister;
doch sogleich verschwand der Gott
im Hausaltar, und mit ihm verschwanden die Schlangen."

Neben dieser liturgischen Medizin entwickelte sich die empirische und profane Medizin weiter. Die Laienärzte übten den Beruf unabhängig aus und erklärten sich bescheiden als Kunsthandwerker. Selbst wenn sie meist ungebildet waren, so standen dieser Ärzte bei den Athenern doch hoch in Achtung. Viele von ihnen zogen als Wanderheiler durch Städte und Dörfer, boten ihre Dienste an, verkauften Mixturen und sprachen nach dem Beispiel der Sophisten - als Wanderredner - mit dem Volk über die Probleme der Zeit; andere arbeiteten als Ärzte bei reichen Familien oder im Umkreis von Versammlungsstätten. Alle kamen aus Schulen patriarchalischer Prägung und nannten sich Adoptivsöhne von Meistern. Schon damals gab es Arbeitsteilung: der Arzt verschrieb die Medikamente, ließ sie jedoch von Heilgehilfen herstellen. Diese nannte man Wurzelschneider, sie sammelten die Pflanzen, trockneten sie anschließend in der Sonnenglut des Hochsommers und verarbeiteten sie später. Daneben gab es die „tugendsamen Frauen", die Hebammendienste verrichteten - Sokrates' Mutter galt als Berühmtheit auf diesem Gebiet - und auch heimliche Behandlungen vornahmen, Vorläufer der Kurpfuscherei unserer Tage.

Da die offizielle Ausübung des Arztberufs Sklaven und Frauen untersagt war, ertrugen die letzteren, um nicht von einem Mann untersucht zu werden, lieber ihre Leiden und setzten sich lieber dem Tod aus, wenn es sich um intime Beschwerden oder Geburtskomplikationen handelte. Es wird berichtet, dass eine Athenerin, Agnodiceia mit Namen, über diese Diskriminierung empört, sich als Mann verkleidete, um in die Geheimnisse der Gynäkologie und Geburtshilfe einzudringen. Später, von den Herren Kollegen beschuldigt, gegen das Schamgefühl der Patientinnen verstoßen zu haben, gab sie sich zu erkennen und erreichte so vermittels des Skandals die Aufhebung des ungerechten Gesetzes.

Die griechischen Philosophen, die sich für die Medizin interessierten, bildeten eine Brücke zwischen der eher rudimentären Medizin aus Homers Epoche und der Medizin zur Zeit des Hippokrates. In der Schule von Thales wurde zum ersten Mal in der Natur nach den Ursachen von Phänomenen geforscht, welche die Harmonie des Organismus stören, wurde nach den sie bestimmenden Gesetzen gesucht, wobei man unter den verschiedenen Zweigen der Wissenschaft eine innere Wechselbeziehung entdeckte. Solche Ursachenforschung war absolut neu, bislang hatte sich der Arzt allein auf das Ziel konzentriert, nämlich dem Kranken Erleichterung zu verschaffen oder sein Leben zu verlängern.

Neben Thales und seinen Jüngern blühten andere bedeutende Schulen auf, in Kyrene, Rhodos, Knidos - bald Stätten der mit Hippokrates wetteifernden Lehren. Der Meister selbst ließ sich in Kos nieder. Dort war bereits vor der Errichtung von Äskulaps Tempel eine medizinische Schule entstanden, die sich der Herrschaft der Priester entzogen hatte und sich eher mit dem Studium des Kranken als mit der Krankheit selbst beschäftigte. In der Krankheit sahen die Ärzte von Kos eine Aggression auf den gesamten Organismus, die den schwächsten, am wenigsten widerstandsfähigen Körperteil schädige. Gleichzeitig erkannte man Verbindungen zwischen scheinbar isolierten Symptomen und den wechselseitigen Abhängigkeiten des Menschen von der Natur. Die pathologischen Zustände wurden aufgrund ihres Rhythmus mit den zyklischen Erscheinungen in Zusammenhang gebracht. So kündigt sich hier bereits das System der Krisen und kritischen Tage an, noch geprägt von astrologischen babylonischen Anschauungen. Aus diesen Wechselbeziehungen entstand der Begriff der Pathologie der Körpersäfte, wobei Eukrasie den Zustand des Gleichgewichts und Diskrasie den der Reglosigkeit bezeichnet.

III

Hippokrates, als Mitglied einer äskulapischen Korporation dem Tempel des Äskulap verbunden, erfuhr seine erste Formung unter dem Eindruck der Lehren der Meister von Kos, bis seine Persönlichkeit sich schließlich in eigener Schule durchsetzte und alle ranggleichen Zeitgenossen überragte.

Ehe es so weit war, aber reiste er unablässig, hörte, lernte, lehrte auch bereits – wie es Brauch war unter denen, die sich der Medizin verschrieben hatten und auf diese Weise fruchtbare praktische Erfahrungen zu sammeln suchten. Aus Hippokrates' eigenen Schriften erfahren wir, dass er sich in Thessalonien, in Thrakien und in Propontida aufhielt. Darüber hinaus hat er fraglos Ägypten kennengelernt, Lybien, Kitia und Athen, wohin er dank wachsender Berühmtheit als scharfsinniger, eifriger und beschlagener Arzt gerufen wurde. Wenn auch nicht alle Stationen seines Lebens verlässlich überliefert sind, wenn sich in den Quellen gewiss phantasievolle Ausschmückungen finden – über seinen Ruf und sein edles, feuriges Temperament herrscht dennoch kein Zweifel. Übrigens wurden allen großen Gestalten der Medizin des Altertums legendäre Taten und Charakterzüge zugeschrieben, hier macht Hippokrates also keine Ausnahme.

Streit herrscht bis heute in der Frage, ob Hippokrates tatsächlich dem Ärztekorps des Äskulap-Tempels angehört hat. Es sei doch schwerlich anzunehmen – so verschiedene Historiker –, dass jemand, der die Medizin so grundlegend von der Theologie und den Riten getrennt und die Krankheit als Erscheinung natürlichen und nicht übernatürlichen Ursprungs erkannt habe, mit wundertätigen Priestern zusammengearbeitet haben könnte. Trotzdem wird Besuchern auf Kos bis heute eine dichtbelaubte Orientplatane vorgeführt, in deren Schatten der Meister seine meisterlichen Lehren verkündet haben soll.

Hippokrates, der um die sechundachtzigste Olympiade (im Jahre 430 vor Christi Geburt) den Zeitpunkt seiner größten Berühmtheit erreichte, pflegte Beziehungen und Briefwechsel mit den Berühmtheiten seiner Zeit. Philosophen und Fürsten erbaten seinen Rat und empfingen ihn mit Ehrerbietung. Er seinerseits zeigte sich erkenntlich, indem er, statt sich wie seine Vorgänger mit Spekulationen und theoretischen Erörterungen zu begnügen, experimentelle Studien und klinische Versuche unternahm und solcherart die Wege zur Erhellung der Entstehung von Krankheiten öffnete. So ließ er den Kranken etwa verschiedene Nahrungsmittel zu sich nehmen, damit sich Brechreiz einstellte, um zu beobachten, auf welche Weise und in welcher Phase die Verdauungssäfte auf die verschiedenen Bestandteile der Mahlzeit eingewirkt hatten. Praktischer Arzt durch und durch, entging ihm, dem scharfen Beobachter, kein bedeutsames Anzeichen, obwohl die Pathologie noch unbekannt war. Er notierte kurz, was ihm der Beachtung würdig schien, und verwies dann überraschenderweise auf Faktoren, die hinsichtlich der in Frage stehenden Krankheit tatsächlich von Bedeutung waren.

Die kleine Insel Kos sollte schließlich – nach der Phase von Wanderschaft und Reisen – zum Zentrum seiner ausstrahlenden Persönlichkeit werden. Jahre später kehrte er Kos dann den Rücken und wirkte bis an sein Lebensende weiter an verschiedenen Orten. Zu den Gründen für diesen Entschluss liegen unterschiedliche Überlieferungen vor. Einige missgünstige Verleumder behaupteten, er sei von Kos geflohen, nachdem er die Bibliothek, in der die Texte der traditionellen Medizin aufbewahrt wurden, in Brand gesteckt und auf diese Weise die Spuren einer Kultur ausgelöscht habe, die seiner Eitelkeit im Wege stand – wenig glaubwürdig, wenn man Hippokrates' Leben und Wirken betrachtet. Andere Berichte erscheinen da eher stichhaltig, in denen es heißt, dass der Wunsch, seine Erkenntnisse nunmehr persönlich zu verbreiten und neue zu gewinnen, der Grund für den Weggang von Kos gewesen sei.

Jedenfalls machte er bald erneut von sich reden. In Begleitung eines – rivalisierenden – Arztes aus der Schule von Knidos stand er dem Bruder von Alexander I. bei, den eine unsinnige Liebe in Schwermut und Siechtum getrieben hatte. In diesem wie in anderen Fällen, die bekannt wurden, lieferte Hippokrates Proben seiner genialen ärztlichen Kunst. Ausgehend von seinen exakten Kenntnissen passte er seine Heilmethode der Verfassung eines jeden Kranken an, unter Beachtung von dessen Lebensweise und gesellschaftlichem Umfeld. Dies brachte ihm ungewöhnliche Erfolge, die die Kollegen ihm neideten, die aber seinen Ruf bei Herren wie Sklaven weiter verbreiteten.

IV

Nach Hippokrates kann ein und dieselbe Therapie nützlich oder schädlich sein, je nach den Umständen, unter denen sie angewendet wird. Eine Diät, ein Abführmittel, ein Einlauf können ebenso zur Heilung beitragen wie das verhängnisvolle Ende beschleunigen. In diesem Zusammenhang sei folgender Bericht wiedergegeben:

Als der Meister in späterer Zeit einmal den Abderiten zu Hilfe eilte, um sie von einer Pestepidemie zu befreien und gleichzeitig den berühmten Demokrit zu behandeln, rüstete er sich für letzteren Fall mit Nieswurz aus, einer Medizinalpflanze, die allgemein in dem Ruf stand, Geistesgestörten das Unterscheidungsvermögen zurückzugeben. Bei gesunden Menschen angewandt, führt sie jedoch zur Verdüsterung des Verstandes. Nachdem Hippokrates seinen alten Meister gründlich untersucht und lange mit ihm gesprochen hatte, kam er zu dem Schluss, dass Demokrits Reaktionen wie auch sein natürliches Lachen keineswegs auf Geistesverwirrung schließen ließen. Also verzichtete er auf die Anwendung des Nieswurz.

Wenig später, nach seiner Rückkehr, erreichte ihn dann eine Botschaft Demokrits, in der es hieß, wenn der Arzt ihm leichtfertig und der allgemeinen Meinung vertrauend Nieswurz verabreicht hätte, so wäre er wohl tatsächlich verrückt geworden. Hippokrates' Antwort war Ausdruck seiner universellen Sicht der ärztlichen Kunst:

„Die Wohltaten der Medizin, o Demokritos, werden von den Menschen, die sie den Göttern zu-

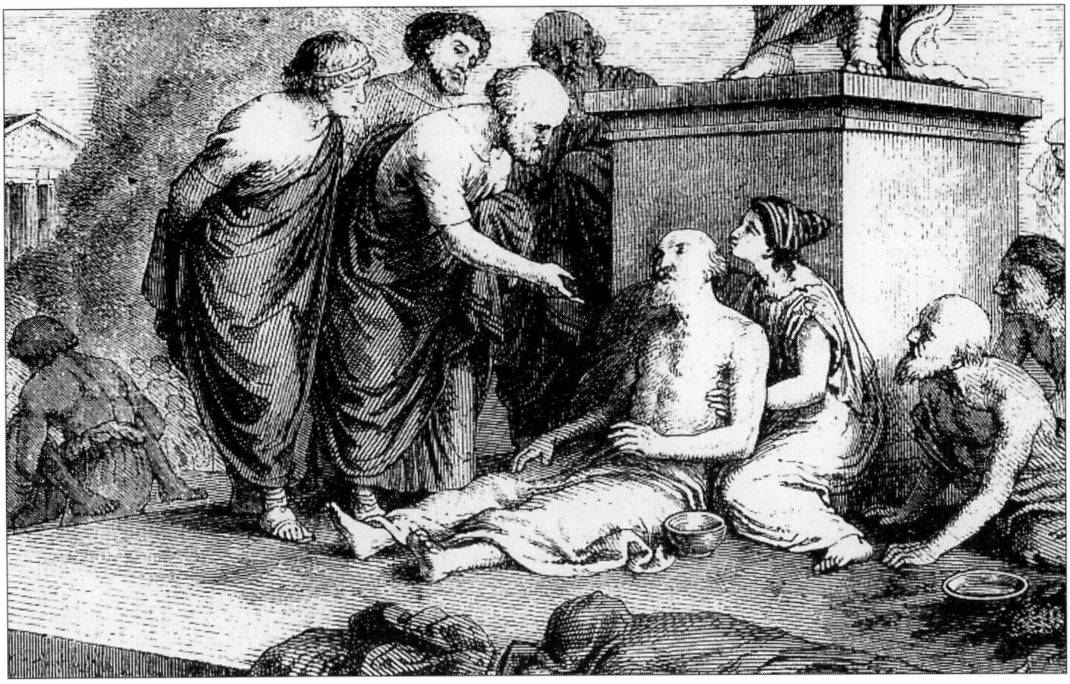

Hippokrates mit Schülern und Gehilfen bei einem Pestkranken. Holzschnitt aus dem 19. Jahrhundert.

schreiben, meist nicht in ihrem Wert geschätzt. Wenn aber die Natur selbst Schaden verursacht, beschuldigen die Angehörigen des Kranken stets den behandelnden Arzt, und nicht die Götter und die Natur.

Auch wenn ich schon alt bin, ist es mir nicht gelungen, in die Abgründe der Medizin vorzudringen. Nicht einmal der Schöpfer dieser Kunst, Äskulap, hat es vermocht. Nachdem ich mit dir in Berührung gekommen bin, habe ich, Zeus sei Dank, festgestellt, dass du weder medizinische Mittel noch Mediziner brauchst, und dass du höchsten Lobes würdig bist. Ich fühlte mich verpflichtet, dir zu huldigen; ich habe in dir den erlauchtesten Deuter der Natur und des Weltalls erkannt. Dagegen sehe ich diejenigen, die mich zu dir geführt haben, als Wahnsinnige und der Heilmittel Bedürftige an. Dennoch sende ich dir hiermit mein kleines Werk über die Anwendung des Nieswurz. Lebe wohl."

In besagter Schrift warnt Hippokrates: „Die Anwendung von Nieswurz ist für Menschen in gutem Gesundheitszustand gefährlich. Wenn derjenige, der dieses Medikament gebraucht, sich des Trinkens und Abführens nicht enthält, wenn er nicht aufhört, dies zu tun, wird er ein Opfer seines Vorgehens werden."

Hippokrates suchte stets jeden einzelnen Fall mit bereits bekannten Fällen in Verbindung zu bringen und die weitere Entwicklung vorauszusehen. Die damals viel höher als heute bewertete Prognose – umfassend die Vergangenheit des Kranken, die gegenwärtigen Symptome und die Zukunft – war zu seiner Zeit von großer Bedeutung. Sie rückte, nach den Worten von Stefanos, den Arzt in gewisser Weise „in die Nähe der Götter" und verlieh ihm das Recht, die Zukunft vorauszusehen. Daher erachtete das Volk Hippokrates als vorbestimmten Menschen, der Heilung und Tod voraussagte, die bösen Geister bannte, welche der Gesundheit zu Leibe rückten und durch die Hand des Windes Epidemien aussäten.

Als die Pest einmal in den Städten Illyriens und anderer Nachbarregionen wütete, flehten die Könige ihn um Hilfe an. Nachdem er sich über die Richtung der Winde hatte unterrichten lassen, folgerte er, dass die Pest in Richtung Griechenland ziehe, also unterließ er die Reise nach Illyrien, um lieber sein Vaterland zu schützen. Er versammelte seine Söhne und Schwiegersöhne und brach, Thessalien, Phokis, Böotien durchquerend, nach Athen auf. Dort angekommen, bereitete er den Schutz gegen die Heimsuchung vor. Hippokrates befahl, man solle riesige Scheiterhaufen in der ganzen Stadt entfachen, auf denen aromatische Pflanzen zu verbrennen seien, um die Luft zu reinigen. Er hatte nämlich beobachtet, dass Leute, die in Schmieden arbeiteten, in der Regel immun waren gegen die Pest, und daraus geschlossen, dass das Feuer die Gifte in der Luft bekämpfte. Tage hindurch zogen Aschewolken über die Stadt, Athen verwandelte sich in einen riesigen, systematischen Ofen, es bot eine apokalyptische Szenerie, aber am Ende war der Epidemie Einhalt geboten. In ihrer Dankbarkeit errichteteten die Athener dem Meister danach ein eisernes Standbild mit der Inschrift: „Für HIPPOKRATES – Unseren Retter, Unseren Wohltäter".

Das Echo dieser Heldentat erreichte den König von Persien, Widersacher der Griechen, der Sendboten mit reichen Geschenken zu Hippokrates schickte, damit dieser auch ihm gegen die Pest beistehe. Doch der Meister erwiderte den Bestechungsversuch des Feindes seines Volkes mit einer hochmütig formulierten Ablehnung. Der persische König forderte daraufhin erzürnt die Auslieferung des Hippokrates, ein Ansinnen, das die Griechen zurückwiesen.

Wiewohl lebenslang ein von fremden Orten angezogener Freund des Reisens, trug Hippokrates doch immer sein Vaterland im Sinn. Dies bezeugen zahlreiche Berichte. Als in späterer Zeit die Insel Kos einmal von einem Überfall bedroht war, bat Hippokrates persönlich um den Beistand der Nachbarvölker, während er seinen Sohn Tessalos nach Athen schickte, um dort einen Waffenstillstand und ein entsprechendes Friedensübereinkommen vorzuschlagen. Die Athener konnten nicht umhin, den Bitten des Mannes stattzugeben, der sie einst von der Pest errettet hatte.

Über seine häufigen Reisen hat Hippokrates uns verschiedene Schilderungen hinterlassen, wie die vom Volk der Itiles, der Citen und der Amazonen.

Sie zeugen von scharfer Beobachtungsgabe und umfassender Kenntnis der Volksstämme und ihrer Bräuche. Für die Amazonen, ein sagenumwobenes Volk Kleinasiens mit kriegerischen Frauen, die sich die rechte Brust abbrannten, hat er den Grund zu dieser Verstümmelung genannt: die Brust war ein Hindernis für den Gebrauch des Bogens, ihrer Lieblingswaffe. Von den Citen, Barbaren aus dem Nordwesten Europas und dem Nordwesten Asiens, berichtet Hippokrates, dass die Frauen selten fruchtbar und die Männer häufig impotent waren, vor allem, wenn sie den bevorrechteten Schichten angehörten. Hippokrates' Folgerung: Muße mache dick und steril, arbeitende und daher schlanke Frauen würden viel leichter empfangen; und was die Männer betrifft, würden diese zuviel reiten, welche Gewohnheit bei ihnen zur Verkümmerung der Geschlechtsteile führe. Die Armen, die keine Pferde besäßen, seien von Impotenz weniger betroffen.

Diese und andere Berichte machen Hippokrates' Methode deutlich, eine Beziehung herzustellen zwischen bestimmten Erkrankungen und dem gesellschaftlichen Umfeld. Nicht nur damit stellte er sich gegen die Auffassungen anderer medizinischer Schulen, was das folgende Beispiel deutlich macht.

Während seines Aufenthalts am Hof von Perdikas II., König von Mazedonien, der an einer geheimnisvollen Hinfälligkeit litt, begegnete er dem Arzt Euryphon aus der Schule von Knidos, und sofort trat die Gegnerschaft zwischen den beiden Vertretern unterschiedlicher Kanons zu Tage. Euryphon behandelte den Herrscher nach traditioneller Methode mit ableitenden Mitteln, eine Therapie, die nur auf die Stelle einwirkte, an der die Krankheit sichtbar war. Hippokrates hingegen bezog die allgemeinen Anzeichen ein, das Temperament des Kranken, seine Reaktionen, und untersuchte im Verlauf der Tage die Entwicklung des Übels, bis er zu dem Schluss kam, dass der König allein an seelischer Niedergeschlagenheit litt, verursacht durch eine unterdrückte Leidenschaft zu Phila, der Konkubine seines Vaters. Und er heilte ihn. Perdikas überschüttete den Meister mit Geschenken und flehte ihn vergebens an, sich an seinem Hofe niederzulassen.

Dieses Beispiel veranschaulicht den herrschenden Streit der Auffassungen, der sich immer weiter zuspitzen und mit seinem Dogmatismus schließlich zum Niedergang der griechischen Medizin führen sollte.

Die Denkweise und die Lehren des Hippokrates gehören ins glanzvolle 5. Jahrhundert vor Christi Geburt, folglich müssen wir sie der allgemeinen Entwicklung des griechischen Geistes zuordnen. Die griechischen Philosophen waren, dialektisch gesehen, Materialisten. Die Seele betrachteten sie als ein Gemisch aus Wasser und Feuer, einen organischen Teil des Seins, der sich mit dem menschlichen Körper entwickelt, der stirbt und alle Augenblicke wiedergeboren wird. Die Werke der Götter sind demnach nichts anderes als natürliche Erscheinungen. Und: Die Bewegung wurde bereits als Grundlage aller natürlichen Erscheinungen angesehen; nichts ist unveränderlich, kein Ding lässt sich von den übrigen absondern, die Welt ist ein unablässiger Ablauf von Aktionen und Reaktionen; daher die Entsprechung von Mensch und Weltall. Es gibt keinen Unterschied zwischen lebendigen Körpern und toter Materie - daher galt es, die Medizin den Gesetzen der Materie anzugleichen.

Auch für Hippokrates verschmelzen Mensch und Weltall demnach in einem allgemeinen System. In seiner Abhandlung *Von den Lüften, von den Wassern und von den Orten* umreißt er den Einfluss der Jahreszeiten und des unterschiedlichen Klimas auf den menschlichen Organismus und legt sein Prinzip von der „Konstitution" der Krankheiten dar, bedingt durch atmosphärische und kosmische Einflüsse - eine dann bei Paracelsus wiederkehrende, noch im Volksglauben verwurzelte Auffassung.

In *Lehre vom Temperament* untersucht er von neuem die Verbindungen zwischen Mensch und Weltall: Das menschliche Leben lässt sich mit dem Rhythmus der Jahreszeiten vergleichen; es entwickelt sich, erreicht die Reife, nimmt ab, verlöscht. Die Menschen verändern sich gemäß der Phasen dieses Zyklus, wobei der Begriff des Temperaments dem Aszendenten der Launen unterworfen ist.

Für Hippokrates' Lehren kann zunächst sein Wort stehen: „Die Natur findet in sich selbst die Wege und die Mittel. Der Arzt ist nur ihr Diener und Deuter."

Die Natur ist für ihn ein unendlich verzweigtes Ganzes; man muss daher immer den Charakter der Krankheit in Rechnung ziehen; alle Anzeichen, seien sie noch so widersprüchlich oder geringfügig, müssen analysiert werden - vom Aussehen des Urins und Kots bis hin zum Zustand der Apathie oder Erregung beim Kranken -; diese und viele weitere, anscheinend disharmonische Faktoren gehören zu einem einzigen Erscheinungsbild, und ihre Erforschung und Deutung sind wirksame Waffen der Medizin.

Ganz entscheidend, so Hippokrates, ist die Wahl des für den Eingriff in die Krankheit geeigneten Moments; diese Momente sind nur kurz, der Arzt darf sie nicht versäumen. Übereiltes oder verspätetes Handeln kann für das Los des Kranken entscheidend sein:

„Den richtigen Augenblick, der weder von strengen Methoden abhängt noch von feststehenden Vorschriften, am Schopf zu packen, ist eines der vorrangigen Ziele der Medizin. Es gibt den günstigen Augenblick und den geeigneten Augenblick für alle Krankheiten, den die Erfahrung erkennen müsste. Aber die Erfahrung kann trügen, da identisch scheinende Zustände verschiedenen Zuständen entsprechen können."

V

Die glänzenden *Aphorismen* des Hippokrates geben weiteren Einblick in sein Denken und sind zugleich Zeugnisse seines klinischen Scharfblicks. Darin findet sich auch die Feststellung, das Leben eines Arztes sei zu kurz, um alles erlernen zu können, was er für die Ausübung seines Berufes brauche.

Die Aphorismen sind Bestandteil einer im 3. Jahrhundert in Alexandria als *Corpus hippocraticum* zusammengestellten Sammlung, die das Werk des Meisters von Kos zusammenfasst - eine weitgespannte Welt, auch wenn einige der hier vertretenen Schriften ihm nicht mit Sicherheit zugeschrieben werden können. Dessen ungeachtet wird hier das hippokratische Werk in seiner Gänze sichtbar: als eine Lehre, die sich gegen theologische Unterwerfung auflehnt, als Verbindung zwischen praktischer Wissenschaft und spekulativer Philosophie.

An dieser Stelle sollen einige seiner Aphorismen folgen, erstaunlich in ihrer Modernität, wenn man die Epoche in Betracht zieht, in der der Verfasser gelebt hat:

- „Während oder sofort nach einer Krise darf der Arzt weder handeln noch nach harntreibenden oder abführenden Mitteln greifen; er soll den Dingen ihren Lauf lassen."
- „Alte Menschen ertragen das Fasten leichter, dann kommen die Erwachsenen, und zum Schluss die Jungen; Kinder ertragen es schwer, insbesondere die, welche größere Lebhaftigkeit an den Tag legen."
- „Wenn der Schlaf dem Delirium ein Ende bereitet, ist das ein gutes Zeichen."
- „Alte Menschen haben im allgemeinen weniger Krankheiten als junge, doch bei ihnen werden die Krankheiten eher chronisch und dauern für gewöhnlich bis zum Tod."
- „Alle Krankheiten können in jeder Jahreszeit auftreten, doch manche sind in bestimmten Jahreszeiten ernster und häufiger. Im Winter herrschen die Rippenfellentzündungen, die Lungenentzündungen, die Nasenschleimhautentzündungen, die Halsentzündungen, Husten, Seitenstechen, Nierenschmerzen wie auch die Migräne, Schwindelgefühl und Gehirnschlag vor."
- „Die Schwindsucht tritt vor allem zwischen dem achtzehnten und dreißigsten Lebensjahr auf."

Ebenso zutreffend waren Hippokrates' Überlegungen auf vielen Gebieten der Chirurgie. Sein *Buch der Brüche und der Gelenke* hat Littré später als das „große chirurgische Denkmal der Alten Welt" bezeichnet. Aus ihm geht hervor, dass der Autor mit der Anatomie der Knochen und der Muskeln vertraut war, während er gleichzeitig die innere Anatomie nicht kannte - da in Griechenland aus religiösen Gründen das Sezieren von Körpern untersagt war. So musste er seine anatomischen

Studien auf die Beobachtungen an Wunden beschränken, das meiste Material sammelte er dafür bei den brutalen Kampfspielen und den Quadrigarennen.

Hippokrates' Beobachtungen wie Empfehlungen bei Verrenkungen und Brüchen sind von überraschender Genauigkeit:

„Die Verminderung und Korrektur von Bruchfragmenten lassen sich mit Hilfe von Kräften erreichen, vergleichbar denen auf der schiefen Ebene und dem Hebelgesetz."

„Für einen chirurgischen Eingriff sind demnach notwendig: der Kranke und der Operateur; Assistenten und Instrumente; das Licht je nach Art und Stärke; der Kranke und die Apparate. Der Operateur, gleich ob sitzend oder stehend, muss sich im richtigen Winkel zu dem zu operierenden Körperteil befinden, und das natürliche oder künstliche Licht kann auf zweierlei Arten benutzt werden, aus gerader oder schräger Richtung."

Was die inneren Erkrankungen betrifft, so wies Hippokrates auf die Schwierigkeiten hin, sie zu erforschen, da der betroffene Teil verborgen und der Kranke selten in der Lage sei, sein Leiden überzeugend zu schildern. Umso mehr Bedeutung komme daher der genauen Bewertung der äußeren Anzeichen zu, die den Charakter der Krankheit erkennen lassen. Der erbarmungslose Aristophanes machte sich daraufhin über die Sorgfalt bei der Untersuchung von Urin und Kot lustig und bezeichnete Ärzte, die dies betrieben, abschätzig als „Vielfraße von Exkrementen".

In diesem Zusammenhang ist eine Hippokrates-Szene des griechischen Meisters überliefert, in der die Fiktion sich vermutlich nahe an der Alltagswirklichkeit jener Zeit bewegt:

„Seit einigen Tagen delirierte ein fiebergequälter Kranker. Schließlich rief man den Hippokrates, und dieser fragte:

‚Seit wann befindet er sich in diesem Zustand?'

‚Es ist der dritte Tag, Meister', erklärte ein Familienangehöriger. ‚Er ging auf den Markt, geriet in eine Streiterei mit einem Freund und stand lange Zeit mit bloßem Kopf in der Sonne; seine erzürnten Worte beleidigten die Götter, die ihn deshalb straften.'

‚Lasse die Götter in Frieden und beschreibe mir, was vorgefallen ist. Bekam er Fieber und Schüttelfrost?'

‚Ja, Meister, wir haben gar nicht genug Kleider, um ihn zu wärmen. Er schlottert vor Kälte, auch wenn sein Körper glüht. Und er lacht und weint durcheinander.'

‚Hat er schon abgeführt?'

‚Gestern abend, aber recht wenig.'

‚Schreib das auf, Dexipos', wies Hippokrates den ihn begleitenden Schüler an.

‚Heute ist das Fieber gestiegen. Er hatte mehr Schweißausbrüche, mehr Zuckungen, Dämonen stritten um seinen Körper. Er redet wenig, aber was er sagt, ist verrückt. Dann versinkt er in tiefes Schweigen. Seit einiger Zeit kommt sein Urin schwarz.'

‚Zeig mir den Urin, Frau.' So geschah es.

Sich an seine Söhne Tessalos und Drakon wendend, bemerkte Hippokrates: ‚Schaut. Hier von neuem schwarzer Urin. Den haben wir in dieser Jahreszeit schon häufig festgestellt, und immer sind die Dinge schlecht ausgegangen.'

‚Ruft die Götter an, damit sie die bösen Geister aus dem Körper meines Mannes vertreiben!' flehte die Frau, gereizt, weil jene sich in Abschweifungen ergingen, statt zu handeln.

‚Dein Mann hat keine Dämonen im Leib, sondern eine Krankheit, eine körperliche Krankheit, deren Ursachen wir zu erkennen suchen. Bitte die Götter nur um das, was sie dir geben können. Beruhige dich, Frau, wir kommen morgen wieder.'

‚Aber ich muss Zeus ein Opfer bringen, nicht wahr?'

‚Streng dich lieber an, der Natur zu helfen.'

Der Meister ließ nun den Verlauf der Symptome regelmäßig feststellen; und da der Zustand des Kranken sich am fünften Tag verschlechtert hatte und er gänzlich verstummt war, apathisch, auf seltsame Art ruhig und dennoch hektisch atmete, rief Hippokrates seine Schüler zu sich.

‚Was haltet ihr von seiner Atemweise?'

‚Sie ist nicht normal, Meister. Er scheint sehr selten und zugleich tief zu atmen, doch plötzlich wird sein Atem beschleunigt und oberflächlich: als halte er inne, um wieder Atem zu schöpfen, um wieder in den vorherigen Rhythmus zu verfallen.'

,Schreib das auf, Dexipos: Wie jemand, der Atem schöpft. Das ist eine gute Beschreibung. Und wisst ihr, wie diese Fälle ausgehen?'

,Mit dem Tode.'

,So ist es, meine Söhne.'

Der Kranke starb tatsächlich noch in der selben Nacht."

Diese Art des Atmens, die erst Jahrhunderte später genau definiert und als Vorbote des Todeskampfes beschrieben werden sollte, war dem Scharfsinn des Meisters von Kos nicht entgangen.

Hippokrates interessierte sich auch lebhaft für Frauenkrankheiten, über die er sowohl wissenschaftliche Abhandlungen verfasste als auch, zuweilen in boshaftem Ton, köstliche Geschichten lieferte, die vom gesellschaftlichen Klima seiner Zeit zeugen. Der Meister hielt den Beischlaf für heilsam. Frauen, meinte er, die regelmäßige geschlechtliche Beziehungen pflegten, seien gesünder und ausgeglichener. Wenn er die Abtreibung verurteilte – die übrigens gesetzlich verboten war, obgleich die wohlhabende Oberschicht sie mit der größten Schamlosigkeit praktizierte (die Frau des Perikles tat sich, wie viele Athener Damen, in dieser Hinsicht besonders hervor) –, empfahl er zugleich, dass gesundheitlich gefährdete Frauen oder solche mit bereits vielen Kindern die Mutterschaft einschränken sollten. Dabei riet er, neben anderen Abtreibungsrezepten, zum Trinken mit Klee vermischten Weißweins.

In diesem Zusammenhang sei hier einer seiner malerischen Berichte zum Thema wiedergegeben: „Im Haus einer Frau aus meiner Bekanntschaft lebte eine hochgeschätzte Tänzerin, die sich gern mit Männern einließ, dabei aber, um ihren Wert nicht zu verlieren, nicht schwanger werden wollte. Diese Tänzerin hatte in sehr persönlichen Unterhaltungen mit Frauen gehört, dass man nur empfängt, wenn man den Samen behält, statt ihn herausfallen zu lassen. Eines Nachts merkte sie, dass der Samen nicht herausgefallen war und beriet sich in ihrer Aufregung mit ihrer verheirateten Hausherrin. Ich erfuhr von dem Fall und sagte ihr, sie solle kräftige Sprünge machen, damit ihre Fersen gegen ihr Gesäß schlügen." Die Prozedur scheint gewirkt zu haben, denn Hippokrates fügt hinzu, dass dank dieser Übung der Samen mit deutlich vernehmbarem Geräusch zu Boden gefallen sei!

VI

Wenn von Hippokrates die Rede ist, denkt man zuerst an den von ihm hinterlassenen, bis heute unübertroffenen beruflichen Ehrenkodex des Mediziners. Seine drei wichtigsten Regeln – „Der Arzt muss ein freier Mensch sein; er hat nicht das Recht zu töten; er ist zur Schweigepflicht gegenüber seinen Handlungen und dem ihm Anvertrauten aufgerufen" – sind unverändert gültig und schreiben das für die ärztliche Ethik wesentliche Gebot der Achtung gegenüber dem Menschen fest.

Bei der Formulierung konnte der Autor auf bereits vorhandene alte Texte zurückgreifen. So hieß es etwa bereits im Eid der Assaph: „Ihr sollt kein Geheimnis verbreiten, das euch anvertraut wird, und um keinen Preis auf euch nehmen, zu schädigen oder zu zerstören." Oder im Gebet des Maimonides: „Haltet die Kraft meines Herzens aufrecht, damit es stets bereit sei, Arm und Reich, Freund und Feind, dem Gerechten wie dem Lumpen zu dienen. Bewirkt, dass ich den, der mich aufsucht, nur als den leidenden Menschen sehe."

Die moralischen und beruflichen Forderungen an die Medizin hat Hippokrates in seinem grundlegenden Werk *Vom Verhalten des Arztes und von den Verordnungen* zusammengefasst. Nachfolgend einige Textproben – man mag nicht glauben, dass sie vor mehr als zweitausend Jahren formuliert wurden:

– „Der Arzt, der zugleich Philosoph ist, darf sich mit den Göttern vergleichen. Zwischen Medizin und Philosophie besteht kein großer Unterschied, denn alle Eigenschaften des guten Philosophen müssen sich beim Arzt wiederfinden lassen: Uneigennützigkeit, Schamgefühl, Entscheidungskraft, Klugheit, Kenntnis dessen, was im Leben nützlich und notwendig ist, Ablehnung schamlosen Handelns, eine von Argwohn freie Geistesverfassung."

– „Aussehen und Auftreten des Arztes müssen tadellos sein, denn viele Menschen befürchten, dass jemand, der sich nicht um sein eigenes Aussehen müht, auch nicht für seinesgleichen sorgen kann."

– „Der Arztberuf fordert natürliche Gaben, gute Ausbildung, ansprechende Sitten, Liebe zur Arbeit, Hingabe an die von ihm erwählte Kunst. Denn wo Liebe zum Menschen herrscht, herrscht auch Liebe zur Kunst."

– „Der Arzt, der seine Ratlosigkeit angesichts eines Kranken bekennt, darf nicht verurteilt werden. Er kann dem Patienten nur helfen, wenn er sich von der Natur und den ihm zu Gebote stehenden Mitteln unterstützt weiß. Ist das Übel größer, darf nicht erwartet werden, dass die Medizin aus diesem ungleichen Kampf siegreich hervorgehe. Wenn aber der Arzt mangels Erfahrung die Lage nicht hinreichend erkennt, muss er andere Ärzte zu Hilfe rufen, damit diese den Fall im gemeinsamen Bemühen klären. Die zur Beratung versammelten Ärzte sollen nie erbittert oder höhnisch streiten."

– „Der Arzt muss einfache Arzneien zur Hand haben, um sich ihrer im gegebenen Augenblick bedienen zu können, und sie unterwegs mit sich führen, da der Arzt nicht im letzten Augenblick das unter zu vielen Dingen Notwendige auswählen kann. Sobald er das Zimmer des Patienten betritt, wird er darauf achten, wie er sich setzt, sich verhält, gekleidet ist, er wird sich gutgelaunt und hilfsbereit geben und Einwänden treffsicher entgegnen, ohne je angesichts auftretender Schwierigkeiten seine Kaltblütigkeit zu verlieren."

Diese und andere Empfehlungen und Vorschriften, formuliert in einer Zeit, da die Medizin gerade ihre ersten Schritte wagte, drücken die aufgeklärte Besonnenheit dessen aus, der trotz des Wissens um die Mängel schlechter Ärzte nicht die Tugenden derer vergisst, die ihrem Beruf Würde verleihen.

Schließlich finden sich bei Hippokrates auch erste Bemerkungen zum weiten Feld der Entlohnung ärztlicher Bemühungen, damals ein relatives Novum. Auch hier eine Textprobe:

„Wenn du auf das Honorar zu sprechen kommst, wird der Kranke davon überzeugt sein, dass du ihn nicht im Stich lässt. Wenn du das Thema nicht anschneidest, kann er befürchten, dass du ihn verachtest. Es ist daher ratsam, eine Anspielung zu wagen, es sei denn im Fall einer akuten Erkrankung, bei der du dich besser über Undank beschwerst als dass du Bezahlung durch Personen sicherstellst, die der Tod bedroht. Wenn du von einem Fremden oder einem Armen gerufen wirst, so braucht er vor allem Hilfe. Du musst wissen, dass die Kranken im allgemeinen keine Dankbarkeit kennen: anfangs sind die Armen ehrerbietig und bescheiden, später indes gerissen und undankbar. Was die Reichen betrifft, so überbieten sie sich während ihres Krankseins in Versprechungen; hinterher entschuldigen sie sich mit dem Vorwand, ihre Einkünfte noch nicht erhalten zu haben."

Nach Jahrzehnten eifrigster Tätigkeit starb Hippokrates im thessalischen Larissa. Sein Bildnis, aus neapolitanischem Marmor, ist uns in der Skulptur eines strengen Greisenkopfes erhalten geblieben. Darunter finden sich eingemeißelt die beiden lakonischen Worte: „Ein Philosoph".

Er starb wie ein Gott, und alsbald – wie die farbige Ausdrucksweise der Griechen es formulierte – „nisteten die Bienen auf seinem Grabmal, damit die Frauen mit dem Honig der Waben Wunden heilen und die Schmerzen ihrer Kinder lindern konnten." Während Hippokrates selbst stets empfohlen hatte, der Arzt möge seine Vorsätze nicht mit dichterischen Lobliedern verbrämen, wurden in der Folgezeit vielfach Legende und Poesie bemüht, um ihn zu verewigen. Doch auch ohne solche Ausschmückung bleibt der „Vater der Medizin" für alle Zeiten gegenwärtig. Unverändert gültig bleibt auch seine prophetische Aussage: „Die Kunst des Arztberufs hat sich nach und nach herausgebildet und bereichert sich jeden Tag; sie wird jedoch erst nach zahlreichen einander ablösenden Generationen den Höhepunkt ihrer Vervollkommnung erreichen."

Für all das, was Hippokrates uns hinterlassen hat und was er bis heute bedeutet, mag am Ende sein in anrührender Bescheidenheit formulierter Wahlspruch stehen, der da lautet: „Das Leben währt kurz, aber die Kunst währt lang."

Galen

(um 130 - 203)

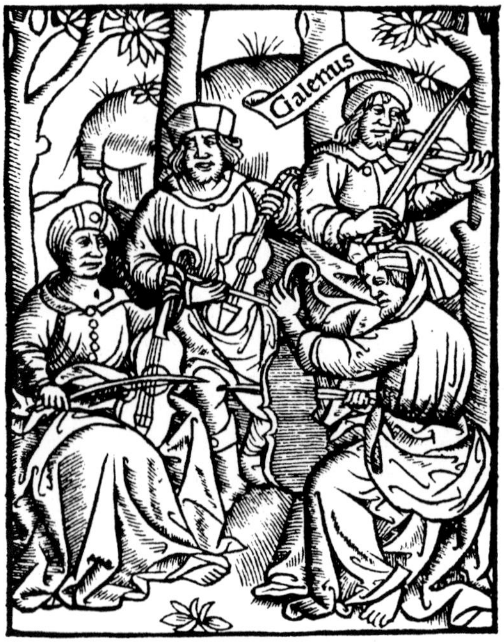

Galen mit den griechischen Philosophen Aristoteles (davor) und Plato (daneben) sowie dem bedeutendsten Arzt der Antike, Hippokrates (ganz links). Mittelalterliche Gruppendarstellung, der Holzschnitt soll die Harmonie ihrer Ansichten versinnbildlichen.

I

Persönlichkeit und Lebensweg des Arztes Galen - geprägt vom Zeichen des Erfolgs, der ihm auch Fallen stellte - sind charakteristisch für das glanzvolle Rom seiner Zeit. Glühend und kämpferisch, ausgestattet mit durchaus eigennütziger Tatkraft, die seine Klugheit nicht immer zu dosieren verstand, ging sein Stern im richtigen Augenblick auf: Inmitten der Meinungsverschiedenheiten und Nebenbuhlereien, welche die medizinische Wissenschaft spalteten und sie der Missachtung preisgaben, musste sich eine beherrschende Stimme zu Wort melden, um die entgegengesetzten Lehren abzuwägen und den Streit zu beenden. Das war Galens Rolle. In einem gesellschaftlichen Umfeld, das noch am Vorabend unbekannte Ehrgeizlinge feierte und in den Ruhm erhob, um sie bald darauf wieder zu vergessen und durch neue Idole zu ersetzen, betrat Galen als Triumphator die Szene. Dieser Mann verlieh der Medizin neue, wichtige Antriebe und erlöste sie aus dem in Rom herrschenden Starrkrampf.

Über sein zugleich listiges und aufsehenerregendes Wirken, seinen Drang nach Berühmtheit und die Atmosphäre, in der er diesen Drang befriedigen konnte, haben Galens Biographen detailliert berichtet, dabei sicher auch Erfundenes hinzugefügt. Er selbst hat zudem seine medizinischen Werke auf Schritt und Tritt mit Anekdoten, Zitaten und persönlichen Erfahrungsberichten gewürzt, die ihnen Lebendigkeit und Frische verleihen. Dabei wurde er auch nicht müde, seine eigenen Verdienste nach Kräften herauszustellen. In jener Zeit bedienten sich die Wissenschaftler noch nicht einer objektiven Ausdrucksweise, so dass sich in den Stoff ihrer Abhandlungen stets auch der lebendige Mensch mischte.

Diese Eigenart fällt bei Galen besonders auf, sie soll hier mit einem Beispiel demonstriert werden:

In seinen Erinnerungen rühmt er sich, wie er einmal dem erkrankten Kaiser Mark Aurel - nachdem zahlreiche zuvor konsultierte Ärzte aus Rom, Sizilien und Ägypten erfolglos gewesen waren - unverzüglich seine Gesundheit wiedergeschenkt habe.

Galen berichtet: „Der Kaiser war stark, doch seine kräftige Konstitution hatte bei den langen Feldzügen gelitten. Zuletzt wurde er von Koliken heimgesucht, die in Starre übergingen und die keiner der zuvor herbeigerufenen Meister der Medizin zu erklären wusste. Die Schmerzen ließen nicht nach, trotz Verabreichung des berühmten Theriaca und des glühenden Eifers, mit dem die um das Wohl des Herrschers bemühten Ärzte ihre Künste anwandten. Palastbewohner wie einfaches Volk nahmen erregt Anteil am Verlauf der augenscheinlich komplizierten Erkrankung, deren Ausgang das Schicksal des Kaiserreichs beeinflussen konnte. Nach dem Theriaca hatte man Bäder und Aderlässe verordnet, welche die Schwäche des hohen Kranken nur vermehrten. Schließlich wurde ihm strenge Ruhe und eine nicht weniger karge Diät verordnet: eine Schale Brühe alle neun Stunden. Dennoch schwanden die Hoffnungen zusehends. Die über Diagnose und Therapie uneinigen Ärzte, besonders uneins durch Auseinandersetzungen zwischen den Schülern des Herophilos und denen des Erasistratos – die nicht nur bei diesem Fall das Übliche darstellten –, waren sich indes einig über den Ernst der Lage: der Kaiser lag im Sterben."

Doch dann erwähnte jemand Galen, eine ungewöhnliche Persönlichkeit, auch rhetorisch glänzend, der Tiere auf einem öffentlichen Platz sezierte und sich auf die Eingebung durch die Götter berief. Man beschloss, ihn zu rufen. Der Bote traf den hoheitsvollen Arzt, als dieser gerade das Haus eines Patienten verließ, umringt von einer Schar Studenten, die trunken den beredten Erklärungen des Meisters über die soeben untersuchte Krankheit lauschten. Galen, korpulent, in überzeugendem Tonfall predigend, begeisterte die Hörer. Sofort forderte er ausdrücklich, alle sollten die Nachricht verbreiten, der Kaiser habe ihn rufen lassen. Er wusste, dass ganz Rom in Kürze das Ereignis besprechen würde.

Weiter Galen: „Mark Aurel, auf Kissen gebettet, dahinsiechend und apathisch, schien mein Eintreten nicht zu bemerken. Sein schwermütiger Blick irrte in Weiten, welche die ihn Umstehenden nicht deuten konnten. Von hier, aus dem Herzen eines sagenhaften Reichs, das die unterjochten Völker jedoch zu zersetzen drohten, konnte man sich den dichten Haufen der Legionen vorstellen, den hämmernden Lärm der Elefanten, die tödliche Spuren in die grausamen Schlachtfelder trampelten. Dort hallte das Echo des Prunks wider, der das Elend verhöhnte, der Unterdrückung, welche die Gedemütigten knechtete. Ob das die Bilder und die erbarmungslosen Stimmen waren, die ihn in seinem Todeskampf quälten wie bei einem Jüngsten Gericht?"

Mark Aurel lag noch immer wie versunken da, und seine Ärzte, gereizt durch die Einmischung dieses Frechlings, dessen wundersame Heilungen der Volksmund pries, fühlten von neuem den Puls des Kaisers, während sie vielsagende Blicke tauschten, die den Dünkel des Eindringlings ins Wanken bringen sollten. Die gemeinsame Bedrohung hatte sie mit einem Mal versöhnt.

„Es kommt ein neuer Anfall", warnte der ägyptische Arzt. Und schon drängten andere an das Kopfende des Krankenbettes, die ebenfalls den Pulsschlag untersuchen wollten und den bevorstehenden neuen Fieberanfall bestätigten.

Galen, der sich von den Kollegen abseits hielt, heuchelte angesichts der ihn umgebenden, beeindruckenden Weisen Befangenheit:

„ ‚Warum sagst du nicht auch deine Meinung?' fragte schließlich der Kranke, der meine Anwesenheit bemerkt hatte.

‚Wenn deine allwissenden Ärzte dir zweimal den Puls gefühlt haben, was kann dann ich, der nichts taugt, anderes tun als mich von ihrem Ergebnis zu überzeugen?'

Der Kaiser, geschätzt dank seines stillen maßvollen Temperaments, streckte mir gereizt den Arm entgegen.

‚Ich will deine Meinung hören. Ich habe dich nicht rufen lassen, damit du über Ärzte redest, sondern von meiner Krankheit.' "

Nun gab Galen seine falsche Bescheidenheit auf und fühlte Mark Aurel besonders lange den Puls, fand ihn im Hinblick auf das Alter des Kaisers und die Stunde des Tages sogleich normal. Er wusste, dass sein Erfolg, sofern er ihm gewährt würde, seiner bisherigen Zurückhaltung wegen umso erhoffter und willkommener sein würde. Wieder und wieder runzelte er die Stirn, während er zugleich die verstörte Reaktion der Kollegen beobachtete, und schüttelte mutlos den Kopf.

„Sprich, Fremder! Was hast du denn endlich festgestellt?"

„Wenn du gestattest, Mark Aurel, werde ich dir sagen, dass es sich nicht um den Beginn einer Krise handelt. Dein Puls ist keineswegs fiebrig. Du leidest an einer Stuhlverstopfung."

Wieder beobachtete Galen die überraschte Aufgeregtheit der anwesenden Ärzte und fügte durchtrieben hinzu: „Du brauchst aber meinen Worten, die aus dem Mund eines Unwissenden kommen, nicht zu glauben."

„Du hast es getroffen, Fremder!"

Und schon schien der Kaiser von seiner Schwäche genesen und wiederholte dreimal:

„Sehr richtig. Ich spüre Druck im Magen. Du hast die Wahrheit gesprochen. Sag mir sofort, was ich tun soll."

Jetzt gab Galen seine Bescheidenheit, hinter der er sich versteckt hatte, vollends auf und erwiderte:

„Wein mit ein wenig Pfeffer darin wäre ein gutes Rezept für einen Kranken, der kein Kaiser ist. Da man aber Fürsten nur süße Arzneien verabreicht, wage ich nicht, dir etwas anderes zu verschreiben als eine mit brühwarmem Nardenöl getränkte Wolldecke, die du dir über den Magen breitest."

„Ich werde die eine wie die andere Arznei anwenden. Und fortan, sofern deine Behandlung wirkt, wirst du mein Leibarzt sein."

Der Kaiser verabschiedete sogleich die Höflinge und Herren Quacksalber und behielt nur Galen zurück, damit dieser die Therapie überwache. Eine Woche später war Mark Aurel wieder wohlauf und erklärte dem Präzeptor seines Sohnes:

„Endlich haben wir einen guten Arzt entdeckt." Und mit einem Anflug von Widerwillen oder Enttäuschung fügte er hinzu: „Und vielleicht außer einem guten Arzt auch noch den einzigen ehrlichen Menschen in Rom."

Ein Bericht, in dem das eigene Licht tatsächlich nach Kräften zum Leuchten gebracht wird!

II

Obgleich sein Name „der Ruhige, der Sanfte" bedeutet, war Galen doch immer eine auffallende Person, die ihre Auftritte entsprechend inszenierte. Sein ganzes Leben glich einem Spektakel - vom Drama zur Komödie -, das die Zuschauer aufreizte oder betörte. Er hätte ein Volkstribun, ein Aufwiegler sein können, war aber nur der „Arzt von Rom", ein Titel, von dem die Menschen seiner Zeit, besonders die, welche ihn für seine Prahlerei verachteten, wohl nie vermutet hätten, dass er dem strengen Urteil der Geschichte standhalten würde.

Um das Jahr 130 vor Christus in Pergamon geboren, der reichen kultivierten Stadt in Kleinasien, wurde ihm bereits vom Vater lebendige geistige Neugierde vorgelebt. Dieser war ein aufgeklärter Geist, ein Architekt, der sich auch der Logik, der Mathematik und der Astronomie widmete. Claudius Galenos, dann Galen genannt, sollte später stets mit Ehrerbietung von ihm sprechen, wie er zugleich seine Abneigung gegen die Mutter nicht verhehlte: „Ich habe einen rechtschaffenen, mutigen und menschlichen Vater gehabt und das Unglück, dass mir eine cholerische Mutter beschieden war, die sich nicht scheute, ihre Diener zu beißen, die wie eine Furie schrie und zeterte." Er hätte hinzufügen können, dass der „mutige und menschliche" Vater zugleich sein erster Lehrmeister war, der ihm die Liebe zum Studium und zum Nachdenken einflößte.

In der Stadt stand auch ein Asklepios geweihter Tempel, zu ihm strömten unaufhörlich die Wogen der Pilger, in der Hoffnung, dort Balsam für ihre Leiden zu finden. In dieser Atmosphäre aus Krankheit und Verzweiflung, wo die Kunst des Heilenden hoch geachtet wurde, reifte vermutlich der Entschluss des Vaters, der Sohn solle die Arztlaufbahn einschlagen. Und er setzte ihn alsbald listig in die Tat um, indem er behauptete, sein Sohn habe den Besuch des Gottes in Person empfangen, dabei habe Asklepios den Jungen nicht nur für diese Kunst der Auserwählten vorbestimmt, sondern ihn zugleich auch seines Schutzes versichert. Das zeigte die beabsichtigte Wirkung: Der Anatom Sativos und der Hippokratiker Estratonicos übernahmen Galens Ausbildung und Erziehung.

Die mit ihren Leiden zum Tempel pilgernden Menschen boten dem werdenden Mediziner ein unvergleichliches Feld der Beobachtung und Schulung. Auch nach Abschluss der Ausbildung blieb Galen noch einige Zeit als junger Arzt in Pergamon, bis zum Tod des Vaters, der ihm ein verlässlicher und geduldiger Führer gewesen war und dem Sohn für eine möglichst umfassende Ausbildung nun sein gesamtes Vermögen hinterlassen hatte.

Also beschloss Galen, nach Smyrna überzusiedeln, wo er seine Kenntnisse der Anatomie und der chirurgischen Praxis vertiefen sowie seine Vorstellungen von Nervenkrankheiten erweitern konnte. Von dort aus ging es weiter in verschiedene andere Studienzentren, besonders Alexandria, damals berühmt für seine Schule der Anatomie, zu der Kranke aus allen Teilen der alten Welt strömten. Wiederholt wurde er indes durch verschiedene Beschwerden in seinem Lerneifer gehemmt, so ein hartnäckiger Abzess, den er dem unmäßigen Genuss von Früchten zuschrieb, und ein widerspenstiger Knochenbruch des Schulterblatts. Als er sich endlich von diesen Leiden erholt hatte, glaubte er die Wiederherstellung seinem Schutzgott zu verdanken. Daran sollte er lebenslang festhalten. Ob dies aus Berechnung erfolgte oder weil er in einem tief in der Kindheit wurzelnden Aberglauben befangen war, ist nicht eindeutig zu beantworten. Für Galen stand jedenfalls fest: Asklepios hatte ihn auserwählt, nicht nur für die Freuden, sondern auch für Misslichkeiten, deshalb musste er die Prüfungen hinnehmen. Gott allein bestimmte seinen Weg.

Der brachte dann zunächst neuerliche Krankheit: Fieberanfälle, heftige Delirien, Leberschmerzen und Schlaflosigkeit setzten seiner Widerstandskraft zu. Endlich beschloss Galen, wie er meinte unter Asklepios' Eingebung, sich eines Aderlasses zu unterziehen; er zwang sich zu strenger Diät und körperlichen Übungen, die seinen Organismus stärken sollten. Und dies zeigte endlich Erfolg: Fortan sollte er ein gesunder Mann bleiben, gerüstet für die sich selbst auferlegten großen Arbeitsaufgaben.

Nach einem Jahr des Aufenthalts in Alexandria kehrte er, nun bereits hoch angesehen, in seine Geburtsstadt Pergamon zurück und wurde unverzüglich zum Arzt der Gladiatoren ernannt, ein unter Kollegen heftig begehrtes Amt, wegen der häufigen Gelegenheiten, die sich dort für die Beobachtung und Behandlung von Verletzungen boten. Galen war erst achtundzwanzig Jahre alt, doch sein Ruhm zog bereits zahlreiche Jünger und nicht selten auch Gegner an.

Die Mission, die er auf sich genommen hatte, begeisterte ihn. Sie beschränkte sich nicht nur auf die Behandlung verwundeter Gladiatoren, denen er in Rotwein getränkte Verbände anlegte; er interessierte sich gleichermaßen für das körperliche Training, die Diät und Hygiene der Athleten. Besonders die Gymnastik betrachtete Galen, der die Schwäche seines kränklichen Organismus auch durch körperliche Ertüchtigung überwunden hatte, als kostbares Mittel, um Gesundheit zu erlangen und zu bewahren.

Inzwischen war er dabei, mit wachsender Fachkenntnis ein Gebäude der Pathologie zu errichten und hatte auch bereits zahlreiche medizinische Werke verfasst. Ins Zentrum rückt er dabei immer wieder die eigene Person: seine Erfolge, seine Heilmethoden, denen er die wunderbare Aura seines Genies verlieh. Er war der zentrale Held im eindrucksvollen Universum dieses Werks, das am Ende an die fünfhundert Bände umfassen sollte – eine wahrhafte Enzyklopädie der Medizin, regellos, ausschweifend, phantasievoll, aber ein Dokument gewaltigen Wissens.

Galen hatte zwar einige sich deutlich in Entwicklung befindliche Gebiete der Medizin vorgefunden, wie etwa die Pharmakologie, doch seit Hippokrates war kein wirklicher wissenschaftlicher Fortschritt erzielt worden. Noch immer wurde der Meister von Kos zwar gelehrt, doch die von ihm mit großem Weitblick entwickelten Perspektiven hatte man nicht ins Auge genommen. Die Physiologie betrat die ärztliche Szene, aber die Theorien, die für die Funktion der verschiedenen Organe aufgestellt wurden, basierten allein auf der Sektion von Tieren, ihre Ergebnisse wurden missbräuchlich auf den Menschen angewendet. Auch die Chirurgie beruhte allein auf manuellem Können und nicht auf der anatomisch-pathologischen Diagnose.

Galen erkannte, dass dies nicht der Weg sein konnte. Da ihm untersagt war, menschliche Leichen planmäßig zu sezieren, nutzte er die oft tiefen und großen Wunden der Gladiatoren, um die Anatomie eingehend zu studieren. Schließlich bekam er die Erlaubnis, sich der Leichname zu bedienen, die man auf öffentlichen Straßen fand – erschlagene Übeltäter oder tote Sklaven, mithin „menschlicher Abfall".

Jahre später sollte Galen bekennen, wie sehr er damals die Ärzte, die Mark Aurel in die Schlachten begleiteten, um das unerschöpfliche Studienmaterial beneidet hatte, das der Krieg ihnen bot.

Während er solchermaßen das menschliche „Material" auswertete, das Unglück und Gewalt ihm darboten, sezierte er auch weiterhin Tiere: Löwen, Affen, Bären und sogar Elefanten. Galen sollte ein Meister der vergleichenden Anatomie werden – die Genauigkeit seiner Beschreibungen, wie auch seine Fehlschlüsse und Irrtümer, sollten viele Jahrhunderte hindurch die Studien auf diesem Feld beeinflussen.

Immer wieder unterstrich er die Notwendigkeit anatomischer Studien – wie sie ihn selbst geformt hatten –, wenn er etwa seinen Schülern verkündete: „Eure Pflicht ist, nicht nur aus den Büchern, auch wenn es auf sorgfältige Weise geschieht, das Aussehen der Knochen zu erlernen, sondern das menschliche Skelett höchst aufmerksam zu studieren. Das lässt sich in Alexandria leicht bewerkstelligen, wo die Meister diesen Anschauungsunterricht den Schülern vorführen. Man muss mit diesem Ziel nach Alexandria gehen, selbst wenn für die Reise keine anderen Anlässe vorliegen."

III

Galen blieb nicht in Pergamon. Da die in der Stadt herrschende Ruhe seiner Unrast nicht mehr genügte, brach er nach Rom auf, der Hauptstadt eines despotischen Reiches, wo wilder Ehrgeiz und Elend sich die Hand reichten. Nicht stille, träumerische Menschen heller Hautfarbe wie in Pergamon waren hier anzufinden, sondern eine dunkelhäutige, harte Rasse, deren Elite nach Gold und Macht strebte. Und: Gebräuche, Religion und Kultur der eroberten Völker durchdrangen das allmählich von der Auflösung bedrohte siegreiche Rom.

Auch die römische Medizin war diesen Einflüssen unterworfen. Ihre Wurzeln gingen auf die Etrusker zurück, die bereits über eine entwickelte medizinisch-chirurgische Praxis verfügten (so hat man in ihren Gräbern unter anderem Zahnprothesen aus Gold gefunden). Auch hatten sie schon den Nutzen öffentlicher Hygiene erkannt, wie Ausgrabungen belegen konnten.

Besonders auf diesem Gebiet brachten es die Römer dann zu bedeutenden Leistungen. Strenge Gesetze regelten die Straßenreinigung, die Sauberkeit des Wassers und sogar die Lage der – innerhalb der Stadtgrenzen verbotenen – Friedhöfe. Rom wurde mittels vierzehn großen Aquädukten versorgt, durch die täglich einhundertfünfzig Millionen Deziliter Wasser in dafür bestimmte Reservoirs flossen. Jedes Haus hatte seine Zisterne. Vom hohen Standard auch bei der Abwasserbeseitigung zeugt noch heute die berühmte Cloaca Maxima.

Wenn diese Leistungen bei der öffentlichen Hygiene etruskische Wurzeln haben, so war eine weitere Neuerung rein römischen Ursprungs: die Hospitäler. Sie waren Bestandteil eines ganzen militär-medizinischen Systems und dienten der Versorgung von Verwundeten aus den zahlreichen Feldzügen Roms. Verschiedene erhaltene Ruinen machen Größe und Gliederung der imposanten Gebäude deutlich, wie etwa das Hospital von Novaesium an der Via Romana in Colonia mit seinen rund vierzig, durch lange Gänge voneinander getrennten Krankensälen. Daneben gab es bereits ärztliche Beratungsräume, Untersuchungszimmer, Verwaltungsdiensträume und sogar eine Ärzteküche.

Zur Entstehung des ersten römischen Hospitals existiert die folgende Legende: Im Jahre 293 vor Christi Geburt von einer Epidemie heimgesucht, entsandte Rom eine Abordnung zur Arztschule von Epidaurus, mit der Bitte um Beistand. Auf der

Rückreise brachten die Emissäre auf ihrem Schiff eine der heiligen Schlangen aus Äskulaps Tempel mit, die während der Fahrt den Tiber aufwärts auf die Insel Tiberius entwich. Dort angekommen, gebot sie der Epidemie unverzüglich Einhalt. Zum Gedenken an dieses Ereignis soll dann auf der Insel ein Kurhaus errichtet worden sein – das erste Hospital.

Neben den militärischen Hospitälern entstanden bald auch Valetudinaria genannte Einrichtungen für die ärztliche Betreuung Bedürftiger – Anfänge der späteren städtischen Krankenhäuser. Die Begüterten verfügten bereits, wie man in Pompeji noch heute sehen kann, über spezielle „Privatkliniken", in denen die Ärzte auch wohnten.

Die römische Medizin, anfangs noch geprägt von religiösen Riten (ausgeübt von Priestern, deren Beschwörungen das Geheimnis der Heilung bringen sollten), wurde bald zunehmend auch von Laienfachleuten ausgeübt, von denen die einen eine exotische Medizin mit wissenschaftlichem Anstrich anwandten, andere die traditionelle Medizin, dritte eine magische Medizin. Daneben gab es Quacksalber, die verschiedenste, vor allem aus dem Nahen Osten stammende Arzneien verwendeten. Viele der Laienmediziner suchten die Kundschaft mittels luxuriös dekorierter „Werkstätten" anzulocken, ausgestattet, neben allerlei Gerätschaft, mit Zierat aus Silber, Gold und Elfenbein. Andere priesen ihre Künste auf offener Straße, gleich neben Händlern, die diverse geheimnisvolle Drogen und Mixturen feilboten. Sogar die Dirnen suchten durch den Verkauf von Medikamenten ihre Einkünfte zu verbessern.

Dieses Geschäft mit der Medizin blieb nicht ohne Folgen. Vor allem ehrbare Ärzte wandten sich dagegen, ihre Zahl wuchs mehr und mehr, sie begannen auch bereits spezialisiert zu arbeiten. Inmitten dieses Verfalls wusste die römische Aristokratie allerdings seit langem die empirischen Betrüger von echten Schülern des Hippokrates zu unterscheiden. Entweder man erwarb Sklavenärzte, die im Schnitt 60 Goldstücke kosteten und dann im Dienst der Familie blieben, oder man berief erfahrene griechische Ärzte, die der römischen Medizin alsbald eine gewisse Würde und zugleich auch Niveau verliehen. Von diesen eingewanderten Griechen war besonders Asclepiades aus Prusa berühmt, ein Freund des Cicero und des Antonius.

Die freien Ärzte taten sich in Schulen zusammen, die freilich unterschiedliche Lehren verfochten und sich gegenseitig nicht freundlich gesinnt waren. Es gab schon erste Gesetze, die Fragen des Berufsstandes regelten und den Arzt für seine Behandlungsweise verantwortlich machten. Und dies, obwohl die Ausübung der medizinischen Kunst für einen römischen Bürger als unwürdig erachtet wurde und zumeist Fremden, besonders den Griechen, vorbehalten blieb. Angelockt vom Gewinn, traten daher nicht wenige römische Ärzte als Griechen auf und sprachen Griechisch, wie die Ärzte später zu Molières Zeiten in Frankreich auf das Lateinische zurückgreifen sollten, um ihrem Tun die nötige Wirkung zu verleihen.

Freilich regte sich auch Widerstand gegen die griechische Dominanz. Kein Geringerer als Cato schrieb beispielsweise an seinen Sohn: „Die Griechen haben geschworen, alle Barbaren mit ihren Drogen zu töten. Und schau, mit Barbaren meinen sie uns. Denk also daran, dass ich dir verboten habe, dich an Ärzte zu wenden."

So also stellte sich, grob skizziert, die Situation dar, als Galen in Rom eintraf. Er war sicher, sich durchzusetzen. Die Gelegenheit war günstig. Das Schauspiel unedler Gewinnsucht und des Wetteiferns verschiedener zerstrittener Schulen hatte die Medizin in Verruf gebracht und bei den Kranken wachsendes Misstrauen erweckt. Galen ging anfangs indes mit Vorsicht ans Werk. Zuerst galt es, sich eine Klientel unter den einflussreichen Familien zu schaffen. Er vermied übereiltes Handeln und zügelte sein impulsives Temperament, mischte sich zunächst nicht in den unfruchtbaren Streit der Schulen ein. Statt dessen behandelte er erfolgreich seine Patienten, deren Zahl rasch anwuchs. Denn Galen wusste zu brillieren mit seiner Behandlung, seiner Überzeugungskraft, der Sicherheit des Worts und der Prognose. Und er war ein Meister der Publizität: Jeder seiner Erfolge machte alsbald im reichen Rom die Runde.

Zu dieser Zeit waren die Ärzte der Stadt mit der

Krankheit des berühmten Peripathetikers Eudemus beschäftigt, der sie - vergeblich - mit Triaga zu Leibe zu rücken versuchten. Alsbald ließ Galen bekannt werden, nur ein von ihm speziell zubereitetes Triaga in Verbindung mit außergewöhnlich reinem Opium (das er hatte altern lassen, um seine toxische Wirkung zu verringern), könne erfolgreich sein. Die geschickt in Umlauf gesetzte Äußerung kam alsbald Eudemus zu Ohren, der das Experiment zu wagen beschloss. Und tatsächlich: Da, wo das Triaga der anderen Ärzte versagt hatte, erzielte Galens Mischung unverzüglich Erfolg. Das sorgte natürlich für neuerliche Publizität, vergrößerte den Kreis seiner Bewunderer und Schüler und stärkte ihre Überzeugung, Galen sei tatsächlich ein von Gott Äskulap Auserwählter.

Seine ungewöhnlichen Heilverfahren wiederholten sich, er erfand neue, bald wurde sein Name in einem Zug mit denen von Idolen aus der Arena und Helden aus den Legionen genannt. Jeder neue Erfolg - wie etwa bei der Frau des Botus, der ihm die überwältigende Belohnung von vierhundert Goldstücken und dazu die Freundschaft des Ehemanns einbrachte - erregte das sensationslüsterne Rom.

So auch, als er von einer Edelfrau gerufen wurde, deren Leben - angeblich infolge einer Infektion der Eingeweide - in Gefahr zu schweben schien. Nach erster Inspektion vermutete Galen, die Krankheit hänge eher mit dem sündigen Gefühl für einen Tänzer zusammen. Sobald er das Gespräch auf den Zauber des Tanzes und den schönen flatterhaften Pelades brachte, geriet der Puls der Kranken in Aufruhr wie ein plötzlich sturmgepeitschter Strom. Schließlich gestand die adelige Dame ihren Liebeswahn, fühlte sich plötzlich befreit und war danach rasch geheilt.

Glaukus, der Philosoph, wollte sich eines Tages der Galen zugeschriebenen Tugenden versichern und lud ihn ein, einen sizilianischen Arzt zu besuchen, der an Rückenschmerzen litt, vermutlich ausgelöst durch eine Rippenfellentzündung. Glaukus erzählte absichtlich nichts von der Krankheit. Aber in dem Augenblick, als die beiden das Haus des Kranken betraten, bemerkte der scharfsinnige Galen ein Gefäß, das ein Diener vor den Augen des Besuchers verbergen wollte. Galen tat, als schaue er nicht hin, doch ihm war das anormale Aussehen der darin befindlichen Fäkalien, die auf ein Leberleiden hindeuteten, nicht entgangen. Der Sizilianer hielt ihm den Arm hin, damit er den vom Fieber erhöhten Puls fühlen sollte. Doch Galen stöberte stattdessen in den auf der Fensterbank stehenden Arzneien - aromatische Pflanzen und Honig, wie man sie bei der Behandlung der Rippenfellentzündung anwandte. Es bestand kein Zweifel, dass der Kranke den Schmerz der unter den Rippen verborgenen Leber mit Stichen aus dem Rippenfell verwechselte. Und wieder ließ sich Galen die Gelegenheit nicht entgehen, als Seher aufzutreten.

Dramatisch legte er die Hand an die rechte Bauchseite und sagte mit Nachdruck: „Hier sitzt deine Krankheit.“ Die ringsum entstehende Verwunderung nutzend, fügte er hinzu: „Dein Husten ist trocken und oberflächlich, wie bei der Rippenfellentzündung. Aber wenn du tiefer atmest, fühlst du dann nicht, dass der Schmerz an der Stelle, auf der meine Hand liegt, zunimmt? Na also. Du leidest an der Leber.“

Nach solcherart spektakulären Erfolgen endgültig zu dem Arzt des reichen und eleganten Rom aufgestiegen, nahm Galens Eitelkeit grenzenlose Formen an, er benahm sich fortan wie ein Fürst. Es muss freilich festgehalten werden, dass er zur gleichen Zeit und mit der gleichen Hingabe auch kleine und arme Leute behandelt hat.

IV

Der Augenblick war gekommen, da Galen für seinen Ruhm einen fast unvermeidbaren Tribut zu zahlen hatte: die Niedertracht der Mittelmäßigen, des heimtückischen Chors der auf Hinterlist Eingeschworenen. Auf Schritt und Tritt begegnete ihm der Groll derer, die sich durch seine Popularität persönlich beleidigt fühlten. Sie schmähten ihn als redselig, prahlsüchtig, als den Erfinder von Wundern, sie nannten ihn „Schweine-Anatom“, sie hängten seinem Privatleben trübe Skandale an.

Galen antwortete auf die Verleumdungen mit herausfordernder Anmaßung - was die Atmosphäre weiter auflud. Er verschärfte seine öffentlichen Belehrungen und stilisierte sein Wissen in einem Grade, das ihn nahezu unanfechtbar machte. Wo immer er eine Tier-Sezierung vornahm, versammelte er sogleich eine Menge um sich, die ihm mehr deshalb zujubelte, weil er seine Rivalen und Gegner vor den Kopf stieß, als wegen seines wissenschaftlichen Feuereifers. Einmal zum Beispiel rief er aus: „Die Ärzte hassen sich so sehr, dass sie sich sogar vergiften, zum Wohl der armen Kranken. Ich habe die medizinische Kunst hier in einem solchen Zustand vorgefunden, wie Roms Straßen vor Augustus aussahen. Aber habt Vertrauen, ich will diese Kunst wieder herstellen."

Auf der Höhe seines Ruhms beschloss Galen unvermutet - wie ein König, der nach der Krönung das Zepter zu Boden wirft -, die Stadt, die ihn in den Himmel gehoben hatte, zu verlassen. Im Jahre 165 reiste er aus Rom ab. Seine Feinde bezichtigten ihn der Feigheit, da die Abreise mit den ersten Ausbrüchen einer Pestepidemie zusammenfiel, welche die aus Syrien zurückkehrenden Heere aussäten und die sich erst nach fünfzehn Jahren der Bekämpfung geschlagen geben sollte. Das scheint wenig glaubhaft, der wahre Anlass für Galens Entscheidung lag wohl in dem um seine Person angezettelten Ränkespiel.

Galen aber unternahm eine ausgedehnte Reise. Auf allen Stationen machte er sich mit den dort praktizierten Therapieformen vertraut und hörte sich die Meinung von Ärzten und medizinischen Laien an. Auf Zypern besuchte er die Bergwerke und nahm reiche Proben von Zink und Kupfer mit, von denen es hieß, sie regten geschwächte Organismen an.

Immer stärker aber wurde seine Sehnsucht nach der Heimat, nach seinem Pergamon, der Stadt der Weisen und Pilger, dem Refugium heiterer Menschen. Und eines Tages beschloss er, bedürftig der Ruhe und der Zuneigung, ohne Aufsehen dorthin zurückzukehren. Allein den alten Posten als Arzt der Gladiatoren wollte er wieder aufnehmen - was sofort auf Zustimmung in Pergamon stieß.

Rom indes gönnte ihm nicht die Ruhe, die von ihm gesuchte stille Arbeit. Rom umschmeichelte ihn, bestand darauf, dass der „Große", der „Unersetzliche", der „Unvergleichliche" ihm gehöre. Sogar der Kaiser drängte auf seine Rückkehr. Gegen seinen ursprünglichen Willen gab Galen schließlich nach.

Wie er nun zum zweiten Mal die Stadt Rom betrat, hatte sich dort die Pest verstärkt ausgebreitet. Als der Kaiser kurz darauf den Wunsch äußerte, Galen solle ihn auf dem kommenden Feldzug begleiten, lehnte dieser ab, unter dem Vorwand eines neuerlichen Traumes: Äskulap habe ihm aufgetragen, Rom nicht zu verlassen, damit er die Kranken pflegen könne, die täglich zu Hunderten starben, um dann in den Leichenhäusern aufgehäuft zu werden.

Rom war nicht mehr die Stadt von einst, und auch Galen schien ein anderer Mensch geworden zu sein. Das zurückgezogene Leben, nach dem es ihn schon in Pergamon verlangt hatte, sollte sich nun in einem Rom erfüllen, dem das Leiden eine trostlose Strenge verliehen hatte. Hier konnte Galen sich jetzt darauf konzentrieren, kommenden Geschlechtern seine reifen Erfahrungen zu vermitteln. Er verfasste in der Folgezeit hunderte von Arbeiten, und bald überragte sein Ruf als Schriftsteller den des praktischen Arztes.

V

Galens Werke sind von eindrucksvoller Spannweite, ihm gebührt der Titel eines Pioniers auf dem Gebiet der Anatomie ebenso wie auf dem der experimentellen Physiologie. Aus der Vielzahl seiner Schriften, deren Spektrum von der Medizin bis zu Philologie und Philosophie reicht, seien hier einige der wichtigsten genannt: *Vom besten Arzt und vom besten Philosophen - Von den anatomischen Vorbereitungen - Von den Sezierungen - Von den Adern und Arterien - Von der Bewegung der Muskeln - Von den erkrankten Gebieten - Von der Methode des Verschreibens.*

In Galens Werken verschmelzen der Praktiker, der Theoretiker und der scharfsinnige Geist. Freilich tritt auch der Dogmatiker zu Tage, dessen Aussagen stets autoritär und unfehlbar klingen – ein Vergleich mit anderen Auffassungen wird von vornherein abgelehnt. Mitunter verführten ihn seine Unnachgiebigkeit wie Eitelkeit auch dazu, die objektiven Elemente dem theoretischen Gebäude gewaltsam anzupassen und sogar zu verfälschen. Galens Werk weist daher nicht die Strenge und Schlichtheit des hippokratischen auf, auch nicht die Straffheit von Celsus, mit dem einige Geschichtsschreiber ihn in Verbindung brachten. Das muss zwar angemerkt werden, schmälert aber nicht Galens Leistung.

Nach dem erbitterten medizinischen Meinungsstreit seiner Zeit, der zur Aufsplitterung erworbener Kenntnisse führte, statt in ein Ordnungsprinzip zu münden, vermochte Galen, der Weiseste von allen, schließlich ein System zu formulieren. Danach haben alle Dinge ein Ziel: Die Natur handle nie beliebig, sie verfüge über die Elemente und orientiere die Phänomene auf einen geplanten Endzweck hin. Jede Abweichung von dieser Harmonie drücke die Fehlleistung eines angegriffenen Körperteils, eines verletzten Organs aus, wobei stets eine vollkommene Übereinstimmung zwischen Ursache und Wirkung bestehe.

In der Verallgemeinerung beobachteter Fakten entfernte sich Galen dabei von Hippokrates. Für ihn besteht der aus den Empfindungen heiß, kalt, trocken und feucht gelenkte Körper aus vier ursprünglichen Elementen – Wasser, Luft, Erde und Feuer. Später fügte er ihnen noch vier flüssige Elemente hinzu: das Blut, rot und warm; den Nasenschleim, kühl und nass; die gelbe Galle, trocken und warm; die schwarze Galle. Die aristotelische Auffassung übernehmend, dass alles in der Natur auf eine Finalität abzielt, suchte Galen die verschiedenen Strukturen des menschlichen Körpers mit den ihnen eigenen Funktionen zu erklären.

Die Ordnung der physiologischen Tätigkeiten, so Galen, entspringe den drei Geistern: dem natürlichen Geist, der seinen Sitz in der Leber hat und die Funktionen des Wachstums und der Ernährung steuert; dem lebendigen Geist, der im Herzen wohnt, von dort aus die unwillkürlichen Regungen lenkt und so die Freude erzeugt, das Vergnügen, den Schmerz, die Leidenschaften; dem tierischen Geist, der von den Nervenzentren aus die willkürlichen Regungen und die intellektuellen Phänomene lenkt. Die Harmonie zwischen allen Elementen mache den Gesundheitszustand aus. Ziel der Medizin müsse daher sein, diesen Zusammenklang wieder herzustellen, sobald er vorübergehend gestört ist.

Galen unterscheidet vier Typen von Ankündigungserscheinungen der Krankheit: eine direkte Ursache der pathologischen „Bewegung“ des Organismus; die eigentliche „pathologische Bewegung“, entsprechend der Dyskrasie der Lebensfunktionen; den Widerhall dieser Bewegung im kranken Körperteil, welcher den pathologischen Vorgang in seinem offenkundigsten Ausdruck darstellt; schließlich örtliche und allgemeine Symptome wie Fieber oder Veränderungen der Ausscheidungen. Die Krankheit selbst umfasse dann verschiedene Stadien: Entwicklung, Höhepunkt und Lösung.

Seine allgemeinen Grundsätze suchte Galen mit genauen Feststellungen zu untermauern. Diese sind in der Mehrzahl noch heute beeindruckend, wenn man bedenkt, über welch beschränkte Mittel er zu seiner Zeit verfügte.

Er kannte bereits den kleinen Blutkreislauf, untersuchte und beschrieb ihn, auch wenn ihm der große Kreislauf entging. Schon Aristoteles, davon überzeugt, dass das Blut vom Herzen in die Gliedmaßen befördert werde, hielt seinen Rückfluss für möglich. Galen stellte nun den Durchfluss des Blutes bis in die Lungen fest, wo es sich vom „lebendigen Geist“ mit Hilfe der Lungenarterie versorgen lasse, und den Rückfluss zum Herzen. Auch bemerkte er, dass das Blut der Adern und der Arterien sich in Zusammensetzung wie Aussehen voneinander unterscheidet – womit er den in seiner Zeit üblichen Irrtum korrigierte, dass die Arterien Luft enthielten.

Das Nervensystem studierte er eingehend, ebenso wie er die Muskeln entdeckt und ihre Aufgaben beschrieben hat.

Seine Vorstellung von der Befruchtung ging dahin, dass aus der Vermischung des Samens mit dem Eierstock – je nachdem, ob der Samen vom rechten oder linken Hoden geliefert werde - ein männlicher oder weiblicher Fötus entstehe.

Am glänzendsten aber lässt sich Galens Beitrag zum Fortschritt der Medizin auf dem Feld der Diagnostik und der Prognose erkennen. Worauf es ihm vor allem ankam, war das für den Arzt wesentlichste Phänomen - das Symptom. Doch nicht alle Symptome, so Galen, verdienten die gleiche Bewertung. Es gelte, unter ihnen mit Bedacht diejenigen auszuwählen, die über die Krankheit aufklären und ihren Herd verraten können. Erst wenn man den Sitz der Erkrankung kenne, könne man entsprechend handeln.

Was die Prognose einer Krankheit betrifft, so hatte schon Hippokrates betont, wie wichtig es sei, dafür die psychische Veranlagung und die Lebensweise des Erkrankten in Betracht zu ziehen, also in die Hintergründe der menschlichen Psyche vorzudringen. Galen setzte diesen Weg zu seiner Zeit konsequent fort, und darauf gründeten sich nicht zuletzt seine in ganz Rom diskutierten Erfolge. Etwa, als er einmal beim Sohn des Konsuls Boetius Essgier und daraus resultierende häufige Stuhlverstopfungen - die der Junge vor seiner Familie und vor den Ärzten verschwiegen hatte - als Ursache für eine Magenerkrankung ausmachte. Oder als er in den Leiden eines früheren Sklaven den Ausdruck nachwirkender Angst erkannte, jemand könnte noch jetzt dessen einstiges Unterschlagen von Gütern des reichen Herrn entdecken, die er eigentlich vor Dieben hatte schützen sollen.

Nach Galens Tod verfiel die römische Medizin erneut. Dazu trug zweifellos eine ganze Serie unbezähmbarer Epidemien bei, die das stolze Rom erleiden musste. Die Hilflosigkeit des Ärztekorps ließ das Vertrauen der Bevölkerung in ihre Kunst schwinden; wieder einmal suchte man, um die Geißel zu bekämpfen, Zuflucht beim Übernatürlichen.

Die nachfolgenden Jahrhunderte waren dann von einem wahren Kult um Galen, den „Göttlichen", geprägt - weil dieser sein medizinisches Gebäude auch der Strenge der Theologie angepasst hatte. Galen bekannte sich zum Monotheismus, für ihn existierte eine Göttlichkeit, Gestalterin des Weltalls, die der Seele die Herrschaft über das Leben zuerkenne. Daher sollte die Kirche seine Lehren noch viele Jahrhunderte hindurch stützen und sie bis in die Renaissance hinein unangetastet bewahren. Während dieser langen Periode der Finsternis waren die Geister eher bereit zu verehren, als zu streiten. Wer Galen leugnete oder korrigieren wollte, wurde als Ketzer angeklagt. Das war auch der Grund dafür, dass die Mehrzahl seiner anatomischen und physiologischen Auffassungen erst sehr viel später ins Wanken geraten konnte.

Avicenna

(980 - 1037)

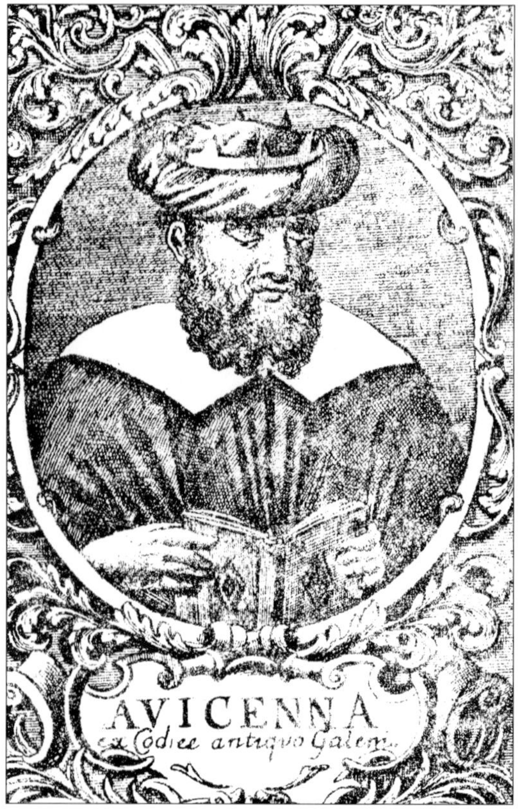

Porträt in einer mittelalterlichen Ausgabe des „Kanons der Heilkunst".

I

Um das Jahr 990 christlicher Zeitrechnung, zur Blütezeit der arabischen Medizin, lebte in Khamartin in Persien ein Steuereinnehmer, der einen ungewöhnlich frühreifen Sohn hatte; mit zehn Jahren konnte dieser bereits den Koran auswendig aufsagen, und seine Kenntnisse der mohammedanischen Glaubenslehre wie auch der Arithmetik und Algebra ließen sich mit denen der angesehensten Köpfe unter den Gelehrten der Gegend vergleichen. Der kleine Abu Ali al Husain Ibn Adallah Ibn Sina - dessen Name, von den Lateinern verkürzt, als Avicenna bekannt werden sollte - war das Wunderkind und der Stolz des in nächster Nähe von Buchara gelegenen Städtchens. Wer die Amtsstube des bescheidenen Steuereinnehmers aufsuchte, fühlte sich immer veranlasst, eine entsprechende Bemerkung zu machen, dem Rat der Nachbarn einen weiteren hinzuzufügen - „Nimm deinen Sohn mit in eine Großstadt, Adler sperrt man nicht in Hühnerställe" - oder auch eine Voraussage über die einzigartige Zukunft, die dem Wunderkind beschieden sein würde, zu machen: „Suche ihm fähige Lehrer, und dein Sohn wird ein Fürst."

Doch keiner dieser Propheten hätte sich wohl vorstellen können, dass der kluge, selbstbewusste, von seinen Landsleuten hochgeschätzte Junge nicht ein politischer oder religiöser Führer werden würde, sondern der „Fürst der Ärzte", wie man ihn später achtungsvoll nannte.

Auch unter dem Eindruck solcher Ermahnungen beschlossen die Eltern schließlich, nach Buchara überzusiedeln, einem Zentrum geisten Lebens, das natürlich beste Ausbildungsmöglichkeiten bot. Dort löste die ungewöhnliche Begabung des Knaben Erstaunen aus. Nie hatte man bereits in diesem Alter eine so wache Intelligenz, ein dermaßen ausgeprägtes Gedächtnis erlebt. Der Meister El-Nathili nahm den kleinen Ali als Schüler auf, bald studierte dieser die Elemente des Euklid und des Ptolemäus, und es sollte nicht lange dauern, bis er seinen Meister bei der Deutung der schwierigsten Probleme übertraf. Er lernte mit Heißhunger, pausenlos, immer über alle Anforderungen hinaus, er kämpfte gegen Ermüdung und Schlaf, indem er sich – allmählich zum jungen Mann heranreifend – mit Wein anstachelte; ein Laster, dem er sein Leben lang treu bleiben sollte. Jede Gelegenheit wurde genutzt, um sich neue Kenntnisse anzueignen. Als er einmal in der Stadt einem Pflanzenhändler begegnete, der auf seinen Reisen das indische Rechensystem erlernt hatte, ließ er sich sofort in diese wenig verbreitete Wissenschaft einführen.

Eines Tages suchte El-Nathili den Vater seines seltsamen Schülers auf und gestand ihm beeindruckt: „Ich kann deinem Sohn nichts mehr beibringen. Suche einen anderen Lehrer für ihn. Doch Vorsicht, er ist zu groß für jeden von uns, die wir uns für gelehrt halten!"

So gelangte Ali nun zum Mönch Isamel, der ihn die Jurisprudenz lehrte und ihn in den sieben verschiedenen Lesarten des Koran unterwies. Es folgten Studien auf dem Feld der Philosophie und Medizin. Er war gerade sechzehn Jahre alt, als er auch erstmals selbst die Kunst des Heilens praktizierte, zunächst nur, um dabei den Inhalt des Lehrstoffs bestätigt zu finden. Bald aber fand er Gefallen an der medizinischen Praxis, konnte auch rasch Erfolge erzielen, die ihm den Ruf eines gewissenhaften und verständigen Arztes einbrachten.

II

Die arabische Medizin mit ihren verschiedenen Strömungen – je nach der Epoche und den Orten, wo sie sich entwickelt hatte – stellte eine Fortführung der großen griechischen und römischen Traditionen des Altertums dar, verschmolzen mit orientalischen Errungenschaften. Nach dem Fall des Römischen Reiches hatte im Westen eine Periode der Dämmerung eingesetzt. Im Osten aber bewahrten verschiedene nach dort gelangte ethnische Gruppen, wie die Hebräer und die hellenisierten Perser, das klassische Denken, welches nun mit dem orientalischen Lebensquell verschmolz. Ein weiteres, für die Verbreitung wissenschaftlicher Erkenntnisse unter den Arabern günstiges Ereignis war die Verbannung der nestorianischen Mönche gewesen. Nestor, Patriarch von Konstantinopel, hatte eine als ketzerisch geltende ausdrückliche Unterscheidung zwischen der menschlichen Natur und der göttlichen Natur Christi gelehrt. Dazu gezwungen, ins Exil zu gehen, gründeten diese Mönche eine Schule der Medizin in Goundi-Sapour, die zur Grundlage für die Schule von Bagdad – Hauptstadt des arabischen Reiches und offizieller Sitz des Kalifen – werden sollte.

In der Geschichte der arabischen Medizin lassen sich verschiedene Perioden unterscheiden. In der ersten, zwischen 750 und 900, verschmolzen die Traditionen der arabischen Stämme, die Vorschriften des Koran und die Erkenntnisse der klassischen griechischen und römischen Medizin. (Schon im siebenten Jahrhundert, als der Islam auf Länder übergriff, die einst Bestandteil des Reichs des Orient gewesen waren, hatte Aaron, ein christlicher Priester aus Alexandria, die *Pandekten der Medizin* zusammengestellt, Auszüge aus dem Werk des Galen, die alsbald ins Syrische und 685 von einem jüdischen Arzt aus Bacora ins Arabische übersetzt worden waren.)

Des weiteren wirkten Einflüsse der ägypischen Medizin und der magischen Medizin sowie der Alchemie. Besonders letztere sollten der islamischen Wissenschaft sehr bald ihre hochgeschätzte Besonderheit aufprägen. Die medizinische Literatur der Araber verrät in dieser Periode noch ihre Abhängigkeit von der Autorität der Antike.

Dann folgte die Glanzzeit; die Gelehrten machten persönliche Anschauungen geltend, kritisieren die alten Meister, erprobten neue Methoden, entwickelten Therapien nach eigenen Mustern. Obgleich sie Galen und Hippokrates weiterhin hohe

Achtung zollten, suchten sie sich deren Vormundschaft zu entledigen. In dieser Periode war der bekannteste Autor Razis, ein Perser, der über zweihundert Werke hinterlassen hat, die verschiedenste Themen umfassen, von *Ratschläge für den Erwerb eines Sklaven* bis *Ärztliche Regeln für den Gebrauch von Reisenden*. Ihm verdanken wir auch die erste ins einzelne gehende Beschreibung der Masern und die differenzierte Diagnose verschiedener Hautausschläge. Sein Ansehen bewahrte ihn jedoch nicht davor, im Elend zu sterben, blind, in fortgeschrittenem Alter. Unter seinen Aphorismen findet sich einer, der die Jahrhunderte überdauert hat: „Wo Galen und Hippokrates übereinstimmen, fällt den Ärzten der Entschluss leicht; weichen ihre Auffassungen aber voneinander ab, ist die Uneinigkeit unter den Ärzten unabänderlich."

In diesem goldenen Zeitalter, in dem Avicenna lebte und wirkte, begleitete die Medizin die Ausdehnung des Islam, seiner Wissenschaft und seines kulturellen Einflusses. In Cordoba verfügte die muselmanische Universität im zehnten Jahrhundert über vierundzwanzig Schulen; ihre Bibliothek umfasste über eine halbe Million Bände. Bis ins zwölfte Jahrhundert sollte diese Blütezeit in Spanien anhalten. Zu dieser Zeit wurde der große, in Cordoba geborene arabische Arzt Averroës Gouverneur von Andalusien, er begründete die „Averroismus" genannte intellektuelle Bewegung.

Auch die Juden verbreiteten in dem Maße, in dem sie von Land zu Land ziehen mussten, die arabische Wissenschaft und wurden dadurch ihre wirksamsten Vermittler.

III

Dass der junge Avicenna aus eigenem Antrieb zum Mediziner geworden war, galt damals bei den Arabern durchaus als ungewöhnlich. In der Regel erfolgten Ausbildung und erste praktische Schritte seit Beginn des neunten Jahrhunderts unter der Obhut eines Hospitalzentrums. Dieses System hatte der mächtige Wesir Adud al-Daula, dem fünfundzwanzig Ärzte zur Seite standen, ins Leben gerufen. In den Hospitälern, zum Teil prächtigen Bauten – wie etwa in Kairo und Damaskus – erfolgte gleichzeitig die Ausbildung von Ärztenachwuchs und die Behandlung von Kranken beiderlei Geschlechts. Der dabei erreichte Standard konnte sich sehen lassen: Es gab bereits gesonderte Räume für entsprechende Fachbehandlung, die Abteilungen, in denen man Fieberkranke behandelte, wurden mittels Brunnen gekühlt. Alle Hospitäler verfügten zudem über gut ausgestattete Bibliotheken. Es gab auch bereits eine Behörde namens Hisba, der es oblag, über die Einhaltung der Normen ärztlicher Ethik zu wachen sowie darüber, dass die Ärzte, Chirurgen, Drogisten und Kräuterhändler ausreichende Kenntnisse für die Ausübung ihres Gewerbes besaßen.

Avicenna aber hatte sich noch nicht endgültig für die Medizin entschieden. Die Unbeständigkeit seines Charakters, auch seine Neugier nach anderen Zweigen der Wissenschaft führten ihn nun zum Studium der Logik – von der er später in seinen phantasievoll ausgeschmückten Lebenserinnerungen sagen sollte, er habe zwar den Mechanismus, nicht aber den Geist begriffen. Den Plan zu einer Autobiographie hatte er übrigens schon in diesem zarten Alter gefasst!

Mit zweiundzwanzig Jahren – er stand nun bereits im Ruf eines Weisen – war es dann soweit: Avicenna schlug endgültig die medizinische Laufbahn ein. Als Dank für die Heilung von einem schweren Leiden nahm ihn Emir Nouhk el Mansor als Arzt am Hofe von Buchara auf. Dort konnte er fortan auch die kostbare Bibliothek benutzen, die später einem Brand zum Opfer fiel. (Wie bei Hippokrates und der Bibliothek von Kos ein reichliches Jahrtausend zuvor, sollten Neider behaupten, Avicenna habe den Brand gelegt, um die Werke der alten Meister zu vernichten und damit die wissenschaftliche Leistung der Epoche allein für seine Person zu beanspruchen.)

Am Hof von Buchara begann er – angeregt durch Abdul Hasen, einen seiner Bewunderer – mit der Niederschrift erster medizinischer Werke. Dann starb sein Vater, und Avicenna – der Einbindung in die festen Regeln des Hofes inzwischen müde – beschloss, sich als Arzt in Korkanje niederzulassen.

Die Stadt zeigte sich entzückt darüber, sicherte eine entsprechende Belohnung zu und bereitete ihm einen begeisterten Empfang. Die Araber zeigten sich generell großzügig gegenüber ihren Ärzten, bei den Begüterten hieß das: sehr beträchtliche Honorare waren die Regel. Bekannt ist das Beispiel des Chirurgen Abu Nasr, der für das Entfernen der Harnsteine aus der Blase eines Kalifen den fürstlichen Lohn von 3.000 Goldstücken erhielt.

Doch die Unrast trieb Avicenna noch immer. Es hielt ihn nicht lange in Koranje, er wollte in unbekannte Länder aufbrechen, zu Lehrmeistern, die ihm neue wissenschaftliche Perspektiven eröffnen konnten. Zehn lange Jahre wurde er nun zum Weltenwanderer, verfolgte von Land zu Land ein kaum umrissenes Ziel, das ihm immer wieder entwich. Zuweilen wie ein Asket, zu anderen Zeiten aus vollen Zügen lebend, verbrauchte er sich und musste immer wieder neue Enttäuschung erleben. Doch überall hinterließ er seine Spuren.

Eine Zeitlang ließ er sich in Djordjan nieder, wo ihm Muhamed el-Schiraz, als Förderer der Wissenschaften, ein Haus zur Verfügung stellte. Dort hielt Avicenna öffentliche Kurse und verfasste verschiedene seinem Gastgeber gewidmete Werke.

Von Djordjan zog er weiter ins irakische Rai, wo Ibn Fakhri - unter Vormundschaft seiner Mutter - regierte. Der Fürst litt an einer quälenden Depression, welche die Palastärzte vergebens zu bekämpfen suchten. Avicenna gelang es, ihn von dieser Schwermut zu befreien. Hier in Rai begann er mit den Vorarbeiten für neue Werke. Sie wurden durch ausbrechende politische Wirren jäh beendet. Avicenna floh zunächst nach Kazwin und begab sich bald darauf ins entfernt gelegene Hamadam, wo er anfangs in den Dienst einer adligen Dame trat.

Die Ankunft des längst in ganz Arabien berühmten Arztes blieb natürlich dem Hof von Hamadam nicht verborgen. Und bald ließ Emir Schems el-Doualah, der an chronischen, mit erheblichen Schmerzen verbundenen Darmkoliken litt, Avicenna zu sich rufen und bat um dessen hochgeschätzten Dienst. Dem „Fürst der Ärzte" gelang die Heilung. Als Belohnung erhielt er den Titel eines Wesirs und wurde damit in den Hofstaat aufgenommen.

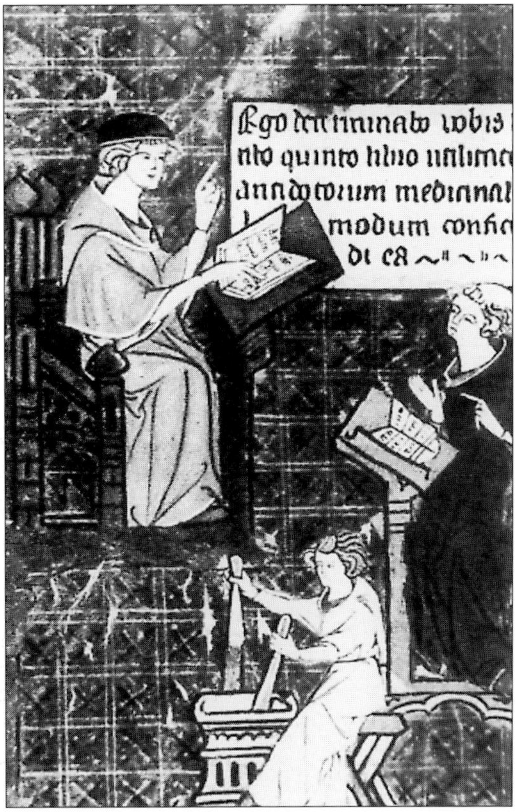

Avicenna bei einem Disput. Französische Miniatur des 13. Jahrhunderts.

Für Avicenna begannen nun glückliche und fruchtbare fünfzehn Jahre. Der Emir schätzte ihn überaus, ließ ihm alle Freiheiten. Tagsüber widmete er sich seinen Schriften - neben der Wissenschaft hatte er sich inzwischen auch der schönen Literatur zugewandt -, am Abend versammelte Avicenna seine Schüler um sich, las ihnen aus seinen medizinischen Werken vor, mit entsprechenden Kommentaren, und auch aus seinen Gedichten. Als Poet waren die besten seiner Schöpfungen durchaus denen des berühmten Omar Khayyam ebenbürtig, dem er um ein Jahrhundert vorausging. Im Grundton schwermütig, vergleicht er beispielsweise in einer Allegorie die Menschen mit gefangenen Vögeln, die auf die Befreiung durch den Todesengel warten.

Währenddessen harrten im Nebenraum bereits Sänger, Musiker und Tänzer darauf, an die Reihe zu kommen - denn die Lehrstunden wurden stets durch kleine Feste gekrönt, die sich bis zum Morgengrauen hinzogen. Wenn Avicenna dann Anzeichen von Ermüdung verriet, zogen sich alle sofort zurück.

IV

Frucht dieser Jahre in Hamadan war - neben anderen Werken - vor allem Avicennas denkwürdiger *Kanon der Heilkunst*, das großartigste und zugleich bedeutsamste Werk der arabischen Medizin. Nur ein Universalgenie wie er konnte sich einer solchen Aufgabe stellen.

Der Kanon ist unterteilt in fünf Bücher: 1. Anatomie und Physiologie - 2. Allgemeine Pathologie - 3. Krankheiten jeder Region des Organismus - 4. Arten des Fiebers - 5. Pharmakologie. Jedes Buch enthält eine bestimmte Anzahl von Abteilungen, die wiederum in Lehren und Summen unterteilt sind.

Wie bereits der Titel Kanon verrät - Rückgriff auf das griechische Wort mit der Bedeutung „Regel" -, strebte Avicenna bei seiner Abhandlung über Theorie und Praxis der Medizin nach Vollständigkeit, wollte gleichsam eine Enzyklopädie schaffen. Wie einst die Werke des autoritären Galen, ist auch der Kanon der Heilkunde ein ehrgeiziges und zugleich unbedingtes Werk, das keine Einwände oder andere Meinungen gestattet. Seine Schlussfolgerungen sollten für die Leser unabänderliche Grundsätze bedeuten.

Avicenna versuchte in seinem Kanon, die medizinischen Lehren des Hippokrates und des Galen mit den biologischen Auffassungen des Aristoteles zu verbinden. Dabei gelangen ihm an vielen Stellen echte Fortschritte, anderorts fehlt solche Innovation, muss vor allem auf dem Gebiet von Anatomie und Chirurgie fehlen, da hier der Islam dem medizinischen Forscher strenge Grenzen setzte.

Praktische Anatomie war von der arabischen Religion strengstens verboten. Studien auf diesem Gebiet durften allein anhand von Texten erfolgen, nicht an Körpern. Gleichermaßen galt die Chirurgie als derbes Handwerk, eines Arztes unwürdig; nur untergeordnete Heilkundige wagten sie auszuüben.

Umso höher war der Entwicklungsstand von Chemie und Pharmakologie, der natürlich seinen Niederschlag im Kanon fand. Avicenna beschreibt verschiedenste aus Pflanzen gewonnene Arzneitränke und Tinkturen, ebenso die Anwendung von Betäubungsmitteln und Alkoholaten (nachdem bereits der schon erwähnte Razis die Verwendung von Alkohol [arabisch: „feingeistige Sache"] bei mehreren pathologischen Situationen vorgeschlagen hatte).

Auch die Neigung der Araber zur Alchemie - wo sie als Allheilmittel aus der Synthese von Metallen das fabelhafte „Elixier des Lebens" zu finden suchten - sowie zur Heilung mittels edler und seltener Steine spiegelt sich in Avicennas Werk wider.

Bei letzteren geht es ihm nicht um die Talisman- oder Amulettfunktion, sondern um die Verwendung als Arzneimittel. Er beschreibt die Erhitzung, Pulverisierung und Verarbeitung zu entsprechenden Pillen, besondere Heilwirkung sprach er dabei neben verschiedenen Edelsteinen auch Perlen, Korallen und dem Bernstein zu.

Auch ein weiteres Verdienst der Araber wird im Kanon erstmals systematisch beschrieben: die Einrichtung von Apotheken.

In verschiedenen Kommentaren war später zu lesen, Avicennas Werk stelle das intellektuelle Spiel eines Gelehrten dar, er habe im Sinne seiner Aussagen die Manipulation widersprüchlicher Thesen vorgenommen, Vernunft dem Glauben geopfert - kurzum einen Kanon geschaffen, der mehr Kunst und Glanz als medizinische Innovation biete. Das mag zwar in Teilen zutreffen, aber eben nur in Teilen. Wie sonst hätte das Werk über Jahrhunderte seine Faszination und Ausstrahlung bewahren können?

Hier mögen einige Beispiele folgen: In seinem *Kanon der Heilkunst* hat Avicenna erstmals die Netzhaut des Auges beschrieben, die Meningitis als Entzündungszustand der Gehirnscheiden erkannt, die grundlegenden Typen der Gelbsucht systematisiert, die Übertragung bestimmter Infektionen durch die Plazenta entdeckt. Auch finden sich hier erstmals die Darstellung des Luftröhrenschnitts in Fällen von Erstickung und der Behandlung der Blutarmut mit frischem Rückenmark.

Auch Avicennas Bestimmung der Wissenschaften ist bemerkenswert. Er teilt die Philosophie auf in Spekulation und Praxis; ersteres Feld umfasse die Physik, die Mathematik, die Metaphysik und die Theologie; letzteres die Ethik (das Studium des Menschen als Individuum), die Ökonomie (die ihn in eine Familiengesellschaft einreihe) und die Politik (die ihn einer bürgerlichen Gesellschaft gegenüber in Verantwortung bringe). Avicenna glaubte, dass unmittelbar auf die Welt des Geistes die der physischen Kräfte folge, imstande, mittels Beschwörungen vom Reich der Intelligenz angezogen zu werden.

V

Inzwischen gingen die Jahre, in denen der Emir von Hamadam Avicenna Schutz gewährte, seine Arbeiten beförderte und ihm ein Leben voll Prunk und Ausschweifungen gestattete, dem Ende entgegen. Bei einem Feldzug wurde der Emir von einer neuerlichen Krise befallen, angeblich weil er die ihm vom Arzt verschriebene Diät nicht eingehalten hatte. Daraufhin befahl er, man solle ihn unverzüglich in die Heimat, zu Avicenna bringen. Dort kam er allerdings nicht mehr lebend an.

Sein Sohn und Nachfolger war nicht länger gewillt, den eitlen Arzt als Wesir anzuerkennen. Bei Hof nun offen gehasst, suchte Avicenna daraufhin Zuflucht im Haus eines Apothekers, wo er die Abfassung seiner Werke fortsetzte. Bald entschied er sich, angesichts der neuen und unwürdigen Umstände, seine Dienste heimlich dem Gouverneur von Ispahan anzubieten. Der neue Emir jedoch, der von dem „Verrat“ Kenntnis bekam, ließ solches nicht zu und befahl die Verbringung des Arztes in die Festung Ferdejan.

Avicennas weiteres Schicksal gestaltete sich nun abenteuerlich: Der Gouverneur von Ispahan, erzürnt über die Tat des Emirs, bemächtigte sich Hamadans und befreite Avicenna. Kurz darauf aber eroberte der Emir seine Stadt zurück, und der Arzt musste wieder ins Gefängnis zurückkehren.

Eines Tages dann stellte Avicenna in seiner Zelle das Schreiben ein. Unwiderstehlich riefen ihn das Leben, die Liebe, die Freude. Er durfte nicht im Kerker verkümmern – und bereitete also die Flucht vor. Als es soweit war, gab ihm der zur Mithilfe bereite Kerkermeister in tiefer Nacht unauffällige Kleidung und öffnete das Gefängnisportal; draußen wartete bereits eine Gruppe von Feinden des Emirs, die Avicenna unverzüglich nach Ispahan brachten.

Dort wurde er mit den größten Würden empfangen, fand neue Verehrer und Schüler. Wieder brach für ihn eine Zeit des Ruhms und der Lebenslust an. Avicenna arbeitete und lebte bis zur Erschöpfung. Er schrieb neue Werke, über Medizin und Logik, Metaphysik und Astronomie, sogar über Heeresverwaltung und Steuerfragen.

Schließlich war seine Konstitution dem ausschweifenden Leben nicht mehr gewachsen. Die Philosophie hatte ihm ebensowenig Klugheit beschert wie die Medizin Gesundheit, könnte man dazu sagen. Bereits empfindlich geschwächt, streckte ihn schließlich ein heftiger Durchfall nieder, den ein mit Pfeffer vermischter Beruhigungseinlauf nur verschlimmerte.

Zu diesem Zeitpunkt begann der Gouverneur von Ispahan gerade einen neuen Feldzug gegen Hamadan. Er zwang Avicenna, trotz dessen bedenklichen Zustands, zur Begleitung – um ihn bei siegreichem Verlauf dem verhassten Emir wie eine Trophäe vorführen zu können. Gleich am ersten Tag bekam der „Fürst der Ärzte“ die Strapazen des Feldzugs zu spüren, seine Hinfälligkeit nahm zu. Er fühlte, dass es dem Ende zuging, nichts konnte dies noch hinauszögern. Avicenna verfiel in Apathie, weigerte sich, stärkende Mittel zu nehmen. Er bat nur darum, in Ruhe gelassen zu werden – der sich Rast und Mäßigung doch stets versagt hatte.

„Geht ruhig voran, Freunde. Für mich ist alles vorbei“, flüsterte der Mann, den die Araber in ihrer poetischen Ausdrucksweise den „einmaligen Meister“ nannten. An einem heißen Junitag des Jahres 1037, im heiligen Monat Ramadan, traf er seine letzten Verfügungen und sprach noch einmal demütig das Gebet des Koran. Dann war alles vorbei.

VI

Avicenna, neben anderen arabischen Weisen, verdanken wir mit seinem grundlegenden Werk zugleich, dass die Traditionen hippokratischer und galenischer Medizin während der langen Lethargie des Mittelalters nicht untergegangen sind.

Gegen Ende des zwölften Jahrhunderts wurde sein *Kanon der Heilkunst* ins Lateinische übersetzt, von einem gewissen Gerardo di Cremona, der dafür in Toledo zunächst lange Jahre mit dem Erlernen des Arabischen verbracht hatte.

Ohne den praktischen Beitrag der Araber wäre die wissenschaftliche Wiedergeburt in Europa um viele Jahrhunderte verzögert worden. Sie erwiesen sich als hochherzige Wächter und Verbreiter der klassischen Tradition und schufen bei ihrer Ausbreitung nach Westen auch zahlreiche Zentren der medizinischen Forschung.

Die stärkste Nachwirkung sollte dabei von der Schule der Medizin in Salerno ausgehen. Gegründet im neunten Jahrhundert, orientierte man sich hier auch in der Folgezeit am arabischen Vorbild. Bald sollte die Schule europäischen Ruf erlangen, nicht nur wegen des vermittelten wissenschaftlichen Standards, sondern auch ihrer strengen Regeln willen. Ab 1140 wurde mit einem Dekret des Königs Rogerio II. von Sizilien die Prüfung als Voraussetzung für spätere ärzliche Tätigkeit festgeschrieben: „Fortan muss der, welcher die Medizin ausüben will, vor unseren Prüfern erscheinen, um über die Materie seiner Studien vernommen zu werden. Wird er als anmaßend und unklug beurteilt, erwartet ihn eine Gefängnisstrafe, und sein Besitz wird öffentlich versteigert." Und abschließend hieß es: „Das vorliegende Dekret will verhindern, dass die Untertanen unseres Königreichs infolge von Unwissenheit der Ärzte Schaden erleiden."

Auch für Fragen der medizinischen Moral und Ehrbarkeit wurden Vorschriften formuliert, wie etwa in dem Werk *De Adventu Medici*, verfasst gleichfalls 1140 von Archimateus. Hier ist ebenfalls der Widerhall der Gebote eines Hippokrates oder Galen zu spüren, wenn es etwa heißt: „Wirst du zu einem Kranken gerufen, so empfehle dich Gott dem Engel, der Tobias geleitete. Suche unterwegs den Boten auszufragen; auf diese Weise kannst du, sofern du im Puls und im Urin des Kranken nichts entdeckst, dank der Kenntnis, die du hinsichtlich seines Zustands an den Tag legst, zumindest sein Vertrauen gewinnen. Gleich nach deiner Ankunft wirst du dich bei den Freunden des Kranken erkundigen, ob er schon gebeichtet hat, denn stellst du ihm die Frage, bevor du ihn untersucht hast, bringst du ihn in Verlegenheit. Anschließend setzt du dich, trinkst, was man dir anbietet, und rühmst die Schönheit der Landschaft und der Umgebung, sofern dies der Fall ist. Wenn dieses Lob nicht am Platze ist, rühmst du die Freizügigkeit der Familie. [...] Werfe keine begehrlichen Blicke auf die Frau, auf die Tochter oder die Dienerin des Kranken, denn das macht den Blick des Arztes blind, es beraubt ihn der göttlichen Hilfe und stört die Ruhe des Patienten. Wirst du nach altem Brauch zum Abendessen geladen, so stürze nicht gleich auf den Ehrenplatz zu, es sei denn, er würde dir angewiesen, wie es der Brauch ist, wenn ein Priester oder ein Arzt zu Besuch kommt. Mittlerweile erkundigst du dich nach dem Zustand des Kranken, damit er sich davon überzeugen kann, dass du ihn über den Tischfreuden nicht vergisst. Beim Abschied drückst du freudigen Dank aus, denn der ist immer willkommen."

Zwei Jahrhunderte nach seiner Gründung hatte Salerno bereits viele Generationen von Ärzten ausgebildet und zahlreiche kranke und verwundete Kreuzfahrer nach der Rückkehr aus dem Heiligen Land aufgenommen. Unter ihnen befand sich auch der Herzog der Normandie, dem zu Ehren das berühmteste Werk der Schule von Salerno verfasst wurde: das *Regimen Sanitatis Salernitatum*. Unter seinen in Versform gehaltenen Ratschlägen findet sich, recht unverblümt formuliert, etwa der folgende:

„Ein König, der seinen Appetit nicht mäßigt,
wird nie in Ruhe herrschen können.

Dem Schlachten eines Rinds zuzusehen ist angenehm,
aber unklug wird es sein, sich mit ihm den Wanst zu füllen."

Von Anfang an wurden in Salerno auch weibliche Studenten aufgenommen und durften nach der Prüfung als Dozenten an der Schule wirken – was einer Revolution im mittelalterlichen Denken gleichkam. So berichtete beispielsweise der Arzt und Mönch Rudolfo anläßlich eines Besuchs in Salerno im Jahre 1059, eine Frau sei der einzige Mensch gewesen, der sich ihm dort auf medizinischem Gebiet als ebenbürtig erwiesen hätte. „Trofa heißt diese wissenschaftliche Matrone", so lesen wir bei Rudolfo, „sie hat bereits ein Werk über Krankheiten von Frauen und Neugeborenen verfasst, worin indes auch allerhand Schönheitsrezepte nicht als überflüssig erachtet werden." Und er zitiert etwa das folgende: „Um das Haar blond zu machen, rühre man zu gleichen Teilen Holunderstrauchrinde, Ginsterblüten, Eigelb und Safran. Man koche alles in Wasser auf, sammle den sich auf der Oberfläche bildenden Schaum und trage ihn wie eine Pomade auf."

Dem Beispiel Salerno folgend, entwickelten sich auch andere medizinische Zentren, wie etwa in Bologna, Padua und Montpellier. Der Ruf der mittelalterlichen Medizinschulen wuchs oder schwand je nach Reputation und Beliebtheit der dort lehrenden Meister. Erinnert sei an dieser Stelle an einen der am häufigsten zitierten Lehrer jener Epoche, den Portugiesen Arnaldo de Vila Nova. Geboren 1235, war er eine der seltenen lusitanischen Persönlichkeiten, die in der Geschichte der Medizin in Erscheinung traten. Als Professor in Montpellier – am Anfang zugleich Medizin und Theologie lehrend – erfreute er sich in der kultivierten Welt hoher Wertschätzung. Unter seinen mächtigen Freunden befand sich auch Papst Bonifazius VIII., der ihm in der Folgezeit den Rat gab, sich doch mit der Medizin zu begnügen und die dornenreiche Theologie beiseite zu lassen, da sie für jeden, der Neider befürchten müsse, Fallen bereithalte. Kaum weiche jemand ab vom Weg des Konformismus, werde er sogleich als Ketzer betrachtet. Vila Nova befolgte den Rat, sein Ruf als Arzt und Chirurg stieg danach ins Ungeahnte.

Er hatte auch das arabische Vorbild genau studiert und sich auf die Suche nach dem „Lebenselixier" begeben. Als erster in Europa bereitete er aus Wurzelsäften und getrockneten, alkoholisierten Blättern Tinkturen zu. Und er braute ein heißes Aqua vitae, das im Grunde nichts anderes darstellte als den gewöhnlichen Branntwein unserer Tage. Nach Vila Novas Tod fand man seine heimlich niedergeschriebenen Werke, die von den kirchlichen Behörden als „Diktat des leibhaftigen Satans" verurteilt wurden, mit dem der schlaue Arzt einen Pakt geschlossen habe, und die man unverzüglich verbrannte.

Vila Nova ist nur ein Beispiel. Gleich ihm wirkten an den liberalen Schulen nach arabischem Vorbild weitere innovative Mediziner. Sie wurden mit offenen Armen empfangen, da man in Salerno und anderswo die Wissenschaft als Reich vorwärtsdrängender Kühnheit ansah, und nicht als Schattenreich der Unterwürfigkeit – wie an den christlichen Schulen.

Und so verdankte die Medizin des Mittelalters den Muselmanen am Ende wenn nicht die völlige Erneuerung, so doch die kritische Überlieferung und Fortführung der klassischen Ansätze.

Der ab dem 13. Jahrhundert folgende Niedergang und letztliche Untergang der Kalifenmacht blieb nicht ohne Auswirkungen auch auf die arabische Wissenschaft und Medizin. Ein Großteil dieser Kultur wurde von den Siegern ausgelöscht. So sollen die Mongolen die Bestände der monumentalen Bibliothek von Bagdad in den Tigris geworfen haben, und die Heilige Inquisition durfte sich rühmen, eine Million arabischer Bücher in Südspanien vernichtet zu haben. Allein Kardinal Jimenez überantwortete fünftausend Exemplare des Koran den Flammen – womit er den Brand der Bibliothek von Alexandria zu „rächen" gedachte, den angeblich die Araber verantwortet haben sollten.

Paracelsus

(1493 - 1541)

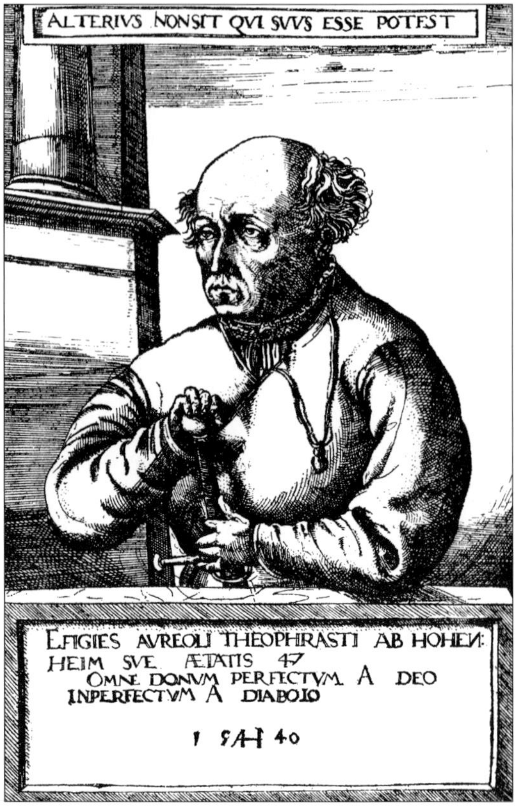
ALTERIVS NONSIT QVI SVVS ESSE POTEST
EFIGIES AVREOLI THEOPHRASTI AB HOHEN:
HEIM SVE ÆTATIS 47
OMNE DONVM PERFECTVM A DEO
INPERFECTVM A DIABOLO

Porträtstich von Augustin Hirschvogel, 1540.

I

Die Renaissance brachte, neben vielem anderen, mit der Erfindung Gutenbergs auch ein edles, in seiner Wirkung äußerst folgenreiches Gewerbe hervor: das Drucken von Büchern. Hatte sich die Verbreitung geistigen Gutes bis dahin auf wenige, von Kopisten per Hand hergestellte Exemplare beschränkt, so erreichte nun das gedruckte Buch nicht nur eine unvergleichlich größere Auflagenhöhe, sondern war auch wesentlich preisgünstiger zu erhalten und damit nicht länger nur ein Privileg der begüterten Gesellschaftsschicht. Rasch entstanden in Europa erste Zentren des Buchdrucks - etwa in Venedig und Basel, Lyon und Paris, Leipzig und Frankfurt am Main -, gegründet und geleitet von aufgeklärten Geistern, die die Meister der Antike im Original wie in Übersetzungen aufleben ließen, die zugleich neuen Stimmen zum Durchbruch verhalfen und damit Grundlagen für die geistige und kulturelle Weiterentwicklung der Menschheit legten. Die Macht, die das neue Medium Buch in kürzester Zeit erreichte, lässt sich nicht zuletzt auch am Widerstand messen, der sich ihm entgegenstellte, an Gehässigkeit, Unduldsamkeit und Panik der Häscher, welche nicht wenige gedruckte Werke sogleich verbieten und vernichten ließen.

Einer der bedeutenden ersten Verleger jener Zeit war der in Basel wirkende Frobenius, der neben anderem die Werke des Humanisten Erasmus herausbrachte. Wie die meisten seiner Kollegen hatte er die Wichtigkeit eines neuen, nonkonformistischen Denkens erkannt und sich der Verbreitung neuer Ideen verschrieben.

Eines Tages war Frobenius ernstlich erkrankt.

Eine Fußwunde hatte sich infiziert, die Entzündung griff rasch auf das ganze Bein über und vergiftete den Organismus. Die beigezogenen Ärzte wussten keine andere Empfehlung, als das Bein abzunehmen. Gleichwohl befürchteten sie, die Amputation werde nicht genügen, um dem Umsichgreifen des schrecklichen Brandes Einhalt zu gebieten.

Nicht nur in Basel war damals bereits die Rede von einem seltsamen Menschen namens Paracelsus, halb Dämon, halb Irrer, einem Mann, der die Gequälten beruhigte, die Syphilitiker heilte und die Ärzte mit heftigen Bannflüchen belegte - diese würden in einer scholastischen Wissenschaft, in den Irrtümern der Meister von gestern verkümmern, uneingedenk der leuchtenden Lehren der Natur. Es hieß, dieser Paracelsus sei ein grausamer und unberechenbarer Mensch, ausschweifend, mit groben Manieren, der sich, zur Unzeit hingeworfen auf seinem Lumpenlager, betrinke; ein Mann, der - gesegnet von den Armseligen, deren Leiden er linderte, und verwünscht von den Herren Doktoren - durch Dörfer und Städte zog und eine revolutionäre Medizin anpries. Ob Apostel oder Ketzer, ob irrwitzig oder auserkoren: Einig war man sich darin, dass hier eine ungewöhnliche ärztliche Begabung erschienen war.

So empfahl denn Frobenius' Freund Erasmus, im Unklaren über die Krankheit seines Verlegers, sich diesem umstrittenen Reformer der ärztlichen Kunst anzuvertrauen und ihn an Frobenius' Krankenlager zu bitten. Paracelsus untersuchte das von der Verwesung bedrohte Bein. Gleichzeitig beobachtete er die um den Kranken versammelten ratlosen Ärzte und rief ihnen zu:

„Wollt ihr, Lausjäger, zulassen, dass dieser Organismus verfault?"

Verstört versuchte Frobenius den anstößigen Abenteurer zu besänftigen, doch vergebens. Konvention und heuchlerische Höflichkeit waren nichts für Paracelsus. Sein Ungestüm ging immer aufs Ganze, weshalb er seine Attacke in aufbrausendem Ton fortsetzte:

„Nun habt ihr dieses Bein brandig werden lassen und könnt zu eurer Schande nichts anderes vorschlagen als das Schlachtermesser? Ich werde dich heilen, Frobenius, aber wirf mir zuerst diese Nichtskönner aus dem Haus!"

Und Frobenius wurde tatsächlich geheilt. Dank dieses Erfolges gewann Paracelsus zwei getreue Parteigänger, die gleich darauf die Baseler Magistratsherren dazu überredeten, den unbotmäßigen Arzt in der Stadt aufzunehmen und ihn ungeachtet fragwürdigen Rufes und seiner jungen Jahre an die Universität zu berufen. Außerdem veröffentlichte Frobenius einige seiner Werke, und er wie auch Erasmus empfahlen ihn der Gunst erlauchter Herren - sich durchaus bewusst des damit eingegangenen Risikos.

Übrigens wurde Paracelsus gleich nach der Heilung des bekannten Druckers von einem Brief des Erasmus überrascht, in dem der Philosoph von Rotterdam ihm nunmehr sein eigenes Leiden schilderte und um Rat bat. Paracelsus schlug eine entsprechende Therapie vor, und Erasmus antwortete: „Ich kann dir kein deinen Verdiensten und deiner Wissenschaft angemessenes Honorar senden, entbiete dir jedoch meinen Dank. Du hast Frobenius dem Jenseits entrissen, und er ist die Hälfte meiner selbst. Wenn du mich heilst, wirst du zwei in einem heilen. Sei mutig."

Paracelsus war nicht nach Basel gekommen im Bemühen um eine einkömmliche und behagliche Stellung, sondern um niederzureißen. Er kannte keine Ehrerbietung, er war ein kühner Aufbegehrer und zeigte bei jeder Gelegenheit Angriffslust. Eine neue Lehre, davon war er überzeugt, durfte sich auf keinen Kuhhandel einlassen mit denen, die sie unterdrücken wollten, sie brauchte Kampfesfeuer und Aufbruchsgeist, um aufzublühen. Sanfte Manieren waren von ihm nicht zu erwarten.

Seine beiden Freunde hatten das sofort begriffen, gehörten sie doch zu der Bewegung, die sich in der Kopf gesetzt hatte, Wissenschaft und Kultur von Abgöttern und Dogmen zu befreien. Folglich ließen sie sich von Paracelsus' ungestümem Charakter nicht abhalten. Zudem zeigten sich in einigen seiner Schriften durchaus Spuren des Einflusses von Erasmus wie Frobenius.

Schließlich kam im Juni des Jahres 1527 für Paracelsus der Tag der ersten öffentlichen Vorlesung.

Die Baseler strömten in die Universität - sollte der Mann doch dem Vernehmen nach mithilfe seiner Hexenkünste die guten und die bösen Geister beschwören können, sollte er die seit langem erstrebte Kunst beherrschen, mittels Alchemie den Stein der Weisen zu erkennen und trinkbares Gold als „Lebenselixier" herzustellen. Ja, dieser Paracelsus sollte als Wundertäter jenes Geheimnis in Händen halten, welches das gesamte Mittelalter vergebens zu entschleiern versucht hatte!

Hinter den Herren des Magistrats, den Dekanen der Universität, den Richtern, adeligen Herren und Damen drängte sich das gemeine Volk, um den „Luther der Medizin" zu erleben. Die unwissende Menge würde ihn zwar nicht verstehen, da die Vorträge der Meister in Lateinisch erfolgten, doch alle erwarteten von Paracelsus irgendein außergewöhnliches Experiment, das gewiss Erstaunen hervorrufen würde.

Dann war es endlich soweit. Ruhigen Schrittes trat Paracelsus hinter das Katheder. Das stolz erhobene Haupt signalisierte: Ich werde mich von dieser aufgeregten Versammlung nicht einschüchtern lassen. Und er hob mit fester Stimme an:

„Ich wende mich an alle die, welche Arzt werden wollen. Meine Lehre ist neu, doch verachtet sie nicht, nur weil andere sie ablehnen. Ich wende mich an alle die, welche die Medizin lieben, denn nur die Liebe ist imstande, gegen Gewohntes aufzustehen und Opfer auf sich zu nehmen. Wenn ihr die Medizin also liebt, so kommt zu mir und hört mir ohne Voreingenommenheit zu. Ich werde nicht wiederholen, was bereits in den Büchern steht, dafür aber das verkünden, was die Erfahrung mich gelehrt hat. Die Bücher lügen. Weder Titel noch Beredsamkeit, nicht die Kenntnis klassischer Sprachen, nicht die Bücherweisheit, so dekorativ sie auch sein mögen, verhelfen dem Arzt zur tiefen Kenntnis der Natur. Allein die Erfahrung trifft alle Wissenschaften; sie allein erlaubt auch, die verschiedenen Krankheiten kennenzulernen, ihre Ursachen und ihre Symptome zu verstehen, die Arzneien mit Sachkenntnis und Beharrlichkeit zu verschreiben, um das Leiden so gut wie möglich zu lindern."

Die Zuhörer waren verblüfft. Paracelsus redete nicht in der Sprache der Gelehrten, sondern auf Deutsch, der Sprache des gemeinen Volkes! Ein Ärgernis für den gelehrten Teil des Auditoriums. Umso mehr klatschten die einfachen Leute - die ihm bereits auf der Straße hinterher liefen, ihn verehrten und nun seiner mutigen Vernunft Beifall spendeten, dass er sich nicht nur den Gebildeten, sondern auch ihnen verständlich machen wollte.

Paracelsus hatte den Aufruhr, den er damit auslösen würde, vorausgesehen. Und er bekannte sich zu seiner Wahl:

„Ja, ich spreche Deutsch. Ich kann mich nicht der Rhetorik oder der Feingeistigkeit rühmen, da ich sie nicht besitze. Ich wähle die Sprache, von der es heißt, sie sei den Weisen nicht angemessen, nicht um des wohlfeilen Beifalls willen, sondern weil sie meine Muttersprache ist. Ich wähle sie aus Liebe zu meinem Vaterland, zum Geist meines Vaterlandes."

Nach solcher Einleitung kam er zunächst auf die Alchemie zu sprechen und schilderte seine Versuche auf diesem Feld. Es gehe ihm dabei nicht um die phantastische Umwandlung von Metallen, nicht um eine käufliche Alchemie, sondern um eine, welche die Therapie mit Hilfe entsprechender Entdeckungen im Laboratorium bereichern könne.

Paracelsus hatte bereits eine heilsame Revolution im Arzneibuch bewirkt, indem er aus Pflanzen und Mineralien neuartige Arzneien mischte. Auch hatte er mit einem Mittel, das Eisen-, Schwefel- und Quecksilberbestandteile kombinierte, Erfolge bei der Bekämpfung der Syphilis erzielt - einer Geißel, die man bisher mit Guajakholz zu bekämpfen versucht hatte. (Die Quecksilberbehandlung war übrigens schon 1497 von Gaspare Torella in Valencia diskutiert worden.) Ebenso hatte Paracelsus als erster beobachtet, dass bestimmte Gifte, sofern man sie dosiert verabreichte, der Medizin große Dienste leisten konnten. Aus der intensiven Beschäftigung mit den inneren Beziehungen zwischen Physiologie und Chemie schloss er, dass hier einer der wichtigen Gründe für organische Störungen zu suchen sei.

Für den Praktiker Paracelsus bestand das einzige Ziel dessen, was er als Alchemie verstand, also darin, neue Formen der Therapie zu entwickeln. Auf dieses Verständnis kam er im folgenden zu sprechen:

„Dank den Behörden dieser Stadt werde ich Studenten und geneigten Zuhörern zwei Stunden täglich die theoretische und praktische Therapie erklären können, so wie ich sie verstehe, und nach der Methode, deren Erfinder ich bin. Ich hoffe dieses Programm mit größtmöglichem Eifer zum Wohl meiner Hörer erfüllen zu können." Und er fuhr fort:

„Daher merkt auf! Ich werde heute vom Magen sprechen. Der Magen ist ein Alchemist: er löst die Nahrung auf, verändert sie, verarbeitet sie, um sie zu assimilieren und dabei das Nützliche vom Schädlichen zu trennen. In ihm wird das Brot in Blut verwandelt. Der Ofen, den die Menschen erfunden haben, ernährt sich vom Feuer, das Schwein nährt sich von Abfall, aber der Alchemist, der sich im Magen verbirgt, führt eine vollkommenere und kompliziertere Arbeit durch und benötigt dafür weder Feuer noch Abfall."

Was für eine Sprache! Die Herren Doktoren waren empört. Jemand musste doch endlich einschreiten und den Ketzer des Raumes verweisen! Doch Paracelsus schien die Woge von Empörung, Erschrockenheit und auch Neid, die ihm von allen Seiten entgegenschlug, nicht zu bemerken; seine Worte hatten ihn bereits weit aus dem Hörsaal hinausgeführt.

Gegen alle herrschende medizinische Konvention gerichtet war auch der folgende Satz: „Ihr sollt nicht den unbeweglichen Körper kennenlernen, den Leichnam, sondern den lebendigen Körper, in dem die wunderbarsten Erscheinungen ablaufen: den mit seiner Seele bekleideten Körper."

Nur wenige Stunden später brodelte die Stadt Basel. Überall stritt man über diesen besessenen Mann, dessen Ideen offenbar der Ofen waren, in dem die Götter der Medizin verschmolzen, in dem die lebendigen Kräfte keimten, die Gesetze der Natur sich Kraft brachen wie Flüsse, die nach Jahrhunderten des Eingeschlossenseins aus den Eingeweiden der Erde herausströmten.

„Luther! Das ist der Luther der Medizin!" ertönte es auf den Straßen.

In einer der folgenden Nächte – gerade loderte hier wie auch andernorts in der Stadt ein Johannisfeuer –, erschien Paracelsus unvermutet auf dem Domplatz. Studenten bahnten ihm einen Weg die Stufen zur Kathedrale hinauf. Im hellen Schein, der aus den Fenstern des mächtigen, erleuchteten Gotteshauses drang, wandte er sich an das Volk:

„Warum ruft ihr, ich sei der Luther der Medizin? Luther ist nicht mit Paracelsus zu vergleichen. Ich bringe euch eine Wahrheit, die meine, verschieden von jeder anderen, und um sie zu verteidigen, muss ich nicht vor den Universitätsherren kriechen. Luther und der Papst sind lediglich Gevattern, die sich wegen ein und desselben Hemds in den Haaren liegen!"

Das Volk raste. Frauen schluchzten, schrien, fielen in Ohnmacht. Im wilden Tanz umkreisten die Studenten das Johannisfeuer, wollten den Meister auf ihre Schultern heben. Er aber bat um Ruhe, da er noch nicht am Ende sei, und fuhr schließlich ekstatisch fort:

„Ihr sollt mir folgen, Leute aus den Dörfern, Studenten, Edelleute! Auch ihr Alten – Galen, Razis, Avicenna –, dazu die weisesten Männer von Paris, Florenz, Köln, Wien! Vom Rhein zur Donau, von der Seine bis zur Bucht von Neapel, Berg- und Küstenbewohner, ihr alle sollt mir folgen, ich bin euer Monarch, ich bin die Wahrheit!"

Angestachelt von der tobenden Menge, entriss Paracelsus darauf den Studenten diverse Bücher, die sie auf den Platz mitgebracht hatten – darunter Werke von Galen und Avicenna –, und warf sie in die lodernden Flammen. Einigen empörten Medizinern, die ihn an solchem Sakrileg hindern wollten, rief er zu:

„Das ist die Ursache für das Elend in der Welt, für euer Elend! Die Theorien zählen nicht, nur die Praxis macht den guten Arzt. Die Kunst des Heilens, fußend allein auf der Wirklichkeit der Tatsachen, erwirbt man nicht vom Kaiser oder vom Papst oder von den Universitäten. Nein, sie ist eine Gabe Gottes!"

Während die seit Jahrhunderten geachteten Werke in der Feuersglut zu Asche vergingen, wütete Paracelsus weiter:

„Mögen die Flammen eure Wissenschaft verschlingen, denn sie ist Schlangengift! Möge zu Asche werden, was ich von euch gelernt habe, auf dass ich mich von diesem Gift befreie!“

Als diese Nacht zu Ende ging, vermochten selbst seine Freunde und Verehrer nicht mehr sicher zu sagen, worum es sich bei diesem Paracelsus handelte: um ein Genie oder einen Wahnsinnigen.

II

Zur Welt gekommen war jener Mann im Morgengrauen der Renaissance, gegen Ende des Jahres 1493 im schweizerischen Pilgerort Maria-Einsiedeln, als Philippus Aureolus Theophrastus Bombastus von Hohenheim. Bekannt wurde er - mit der latinisierten Form seines adligen Familiennamens - als Paracelsus. Manch einer der Zeitgenossen meinte irrigerweise, dies bedeute „Über Celsus“, war doch Celsus einer der großen antiken Väter der Medizin gewesen. Der eitle Philippus Theophrastus registrierte solche Deutung indes nur zu gern.

Sein Vater, Wilhelm Bombast von Hohenheim, war der uneheliche Sohn eines schwäbischen Edelmanns; verfolgt während der Bauernaufstände, hatte er in Einsiedeln Zuflucht gefunden und dort eine bescheidene Dienerin des Klosters Unserer Lieben Frau von den Eremiten geheiratet. Als Liebhaber der Medizin und der Alchemie lebte er auf einer Alm hoch über dem Ort, ohne großen Wohlstand, von den Einkünften seiner ärztlichen Praxis.

Paracelsus liebte besonders seine Mutter inbrünstig, auch später, auf der Höhe seines Ruhms, betonte er immer wieder, seine Wurzeln lägen bei dieser einfachen Frau; das Volk sei sein Ursprung, sein Lehrmeister, ihm verdanke er seinen Genius.

Der kleine Philipp - der zu einem der Initiatoren der wissenschaftlichen Revolution des sechzehnten Jahrhunderts werden sollte - führte zunächst das Leben des Gebirgsjungen, als Hirte des bescheidenen Schaf- und Rinderbestands des Familie kam er in Berührung mit den Härten und Wundern der Natur, wurde gestählt von winterlicher Kälte und Schnee, von den Stürmen und auch den gelegentlichen Entbehrungen. Das Leben der Hohenheims verlief karg, man ernährte sich von Brot und Hafersuppe, dazu Milch und Käse aus eigener Wirtschaft. Diese rauhe Unabhängigkeit, zugleich der Ungestüm des Bergbewohners sollten den Charakter des Knaben prägen.

Dann geschah ein folgenreiches Unglück. Eines Tages war ein barbarischer Soldat zu einer Bergtour aufgebrochen. Oben, in der Einöde des Gebirges, traf er unvermutet auf den jungen Hirten - und machte sich einen Spaß daraus, sein Messer zu ziehen und Philipp zu kastrieren.

Das glatte Gesicht des Paracelsus, sein blondes und eunuchenhaftes Wesen, seine Abneigung gegen Frauen, seine Erbarmungslosigkeit gegen Widersacher - eine Art von wilder Lust am Herausfordern und Vernichten - zeugten später lebenslang von der erlittenen grausamen Verstümmelung, die sein Wesen aushöhlte. Doch das Fehlen der Mannbarkeit beraubte ihn nicht der Kühnheit und Energie, die zu beherrschenden Zügen seiner Laufbahn werden sollten.

Mittlerweile war die Mutter gestorben. Und da die helvetischen Befreiungskriege den Argwohn der Schweizer gegen alle angestachelt hatten, die zum „Land jenseits des Rheins“ gehörten, hielt der Vater es für klug, Einsiedeln zu verlassen. Damit begann auch für den Sohn zunächst ein Nomadenleben, bis Wilhelm von Hohenheim endlich eine dauerhafte Stellung als Arzt im Bergwerkszentrum von Villach in Kärnten fand. Hier begann Paracelsus' Ausbildung. Der Vater nahm ihn auf lange Wanderungen mit und weckte in ihm das Interesse an der Botanik, an der Meditation, an der Entdeckung einer blühenden und in jedem Lebewesen vollkommenen Welt, mochte das Erscheinungsbild auch noch so unansehnlich sein. Auch nahm er den Sohn bei Krankenbesuchen mit, diskutierte die einzelnen Fälle und vermittelte ihm so die Grundkenntnisse der Medizin. Diese Lehrzeit beim Vater sollte Paracelsus nie vergessen.

Ihre Spuren waren deutlich erkennbar, wenn er bald darauf die Therapie mit neuen pflanzlichen Mitteln bereicherte und vehement für eine medizinische Praxis eintrat, die auf der eingehenden Untersuchung des Kranken zu gründen habe, auf der Beobachtung des individuellen Ausdrucks jeder organischen Störung. Das entsprach zugleich einer Wiederbelebung der - lange Zeit von der gelehrsamen Scholastik vernachlässigten - hippokratischen Methoden.

Die Benediktiner des Val de Levant unterrichteten den Jüngling in Lateinisch und Philosophie. Einer von ihnen, der Mönch Tithemius, ein Liebhaber der Geheimwissenschaften, weihte ihn in die Magie und die Alchemie ein, die beiden mächtigen Anziehungspunkte der Epoche, die sogar die skeptischen unter den Meistern angesteckt hatten. Den jungen Philipp betörten sowohl der Heiligenschein des Geheimnisses wie die Kunstfertigkeit der mönchischen Experimente - eine Verlockung, von der er sich nie mehr befreien sollte. Auch Sigmund Fugger aus Schwaz in Tirol vermittelte ihm später weitere Einblicke in die Alchemie.

Doch gleichzeitig teilte Paracelsus das Leben der einfachen Leute, lauschte ihren Berichten und Klagen und suchte Kontakt zu den Bergleuten und Steigern der Gruben, die ihn in die Mineralogie einführten.

Deutlich wurde bereits in dieser ersten Lehrzeit die Leidenschaft eines rastlosen und ungestümen Temperaments.

Mit siebzehn Jahren ging er nach Wien, um an der Universität Medizin zu studieren. Von dem dort herrschenden Klima zeigte er sich indes rasch enttäuscht. Man lehrte allein und mit fast abergläubischer Hochachtung die alten Meister, mit ihrer Vorliebe für die Abstraktion - ein krasser Gegensatz zu dem, was er in der Praxis des Vaters kennengelernt hatte. Während bereits überall ein Hauch von Erneuerung, von Freiheit, von Rückkehr zur Natur zu spüren war, versuchte der noch immer mächtige akademische Dogmatismus diese Bestrebungen aufzuhalten.

Die lange Periode des Mittelalters, beherrscht von der Theologie - die auf alle Zweifel eine Antwort bereit hielt -, hatte eine Lehre begründet, die nicht auf Tatsachen, sondern auf Spekulationen fußte: Die Seele aus göttlichem Ursprung sei die Quelle des Lebens, und die Materie diene ihr nur als Stütze. Gesundheit wie Krankheit würden der Seele entspringen, an dieser müsse sich die Weisheit mit Hilfe des Glaubens orientieren, und nicht am Körper, der nur flüchtiges Werkzeug sei.

Alles menschliche Wissen war in umfassenden, enzyklopädischen Werken zusammengetragen, aus ihnen allein hatte man seine Kenntnisse zu schöpfen - nicht aus systematischem und freiem Studium der Wirklichkeit. Aus diesem Grund galt auch die Anatomie als verachtete Kunst.

Natürlich war dieser festgeschriebene Kanon nicht von einem zum anderen Tag umzustürzen. Dazu bedurfte es eines längeren Kampfes - an dem sich nun auch Paracelsus beteiligte. Er blieb trotz allen Unbehagens an der Universität und beschloss, sich als erstes der erstarrten Pathologie zuzuwenden. Um sie zu erneuern, musste er sich freilich zunächst einmal in ihre herrschende Lehre vertiefen. Obwohl er sich rühmte, zehn Jahre hindurch nur ein einziges Buch, nämlich das der Natur, studiert zu haben, machte er sich nun mit einem Mal ans Lesen. Er befragte griechische, lateinische, hebräische und arabische Schriften, während er gleichzeitig seine Experimente auf dem Feld der Alchemie fortsetzte und seine Kenntnisse der Philosophie, der Religion und sogar der Handlesekunst vertiefte.

Nachdem er, nicht ohne Umwege, in Wien den Grad des Baccalaureus erlangt hatte, begab er sich für mehrere Jahre auf ausgedehnte Reisen und setzte dabei auch seine Studien an verschiedenen Universitäten in Deutschland, Frankreich und Italien fort. Zuletzt war er einige Zeit im Amt des Heereschirurgen der Republik Venedig und als Stadtarzt in Straßburg wie Salzburg tätig, ehe man ihn - wie eingangs geschildert - 1527 nach Basel berief.

Diese Wanderjahre verliefen ohne festes Programm. Je nach Laune und Lust war Paracelsus heute an einer Universität zu finden, um sich morgen wieder von seinen Lehrmeistern zu verabschieden und unter Propheten zu mischen, unter heilkundige Frauen oder Scharlatane, denen er Zauberkunststücke zu entlocken hoffte. Der Absolvent der Wiener Universität wurde zum Gefährten von Philosophen wie von Zigeunern. Als Arzt wollte er bald nur den Tatsachen folgen, bald griff er zu Beschwörungsformeln, um den Kranken Linderung zu verschaffen. Der offiziellen Lehre Widerstand leistend, folgte er gegentlich doch dem Rat der alten Meister, um gleich darauf wieder nach Rezepten der Scharlatane zu greifen. So rühmte er sich einmal, einen vom Phlegma heimgesuchten Patienten mittels Auflegen eines Stranges Regenwürmer geheilt zu haben.

Seine Vorliebe für magische Prozeduren führte schließlich – während sein Ruf als ungewöhnlicher Heiler zunahm – auch zu der sich rasch verbreitenden Legende, er sei dank dem Genuss eines „Wurms vom Haselnussstrauch" alllmächtig geworden, was ihm erlaubt habe, sich mit Hilfe verschiedener Listen den Teufel zum Untertan zu machen. Dieser habe ihm eine Tinktur überlassen, die alles in Gold verwandle, ein Elixier, das Gesundheit und langes Leben gewährleiste.

Paracelsus war rastlos unterwegs – und konnte doch während dieser Zeit nicht all jene Gegenden besucht haben, auf deren unmittelbare Kenntnis er sich später stets berief: ganz Spanien vom Süden bis zum Norden, England, Schweden, Preußen, Polen, dazu noch Ägypten. Fest steht, dass er die Bergwerke von Cornwall besucht hat, und die von Tirol, wo er sich ein Jahr aufhielt, um die Metalle zu studieren und ihre therapeutische Anwendung auszuprobieren. Dazu hat er originelle Beobachtungen verfasst, auch über typische Bergmannskrankheiten, besonders die Schwindsucht. Fest steht ebenfalls, dass er längere Zeit in Straßburg sesshaft war, wo man ihn zum „Stadtarzt" berief, und sich danach in Salzburg niederließ.

Auf seinen Reisen erfuhr er Reichtum wie Elend, Liebedienerei wie Verleumdung. Palastportale taten sich ihm ebenso auf, wie er sich in verwahrlosten Gefängniszellen eingekerkert fand: In Tartares empfing der Sohn des Herrschers ihn großzügig; bald darauf wurde er in Nördlingen als Betrüger festgesetzt. Seine Feinde behaupteten, er habe einen Pakt mit dem Teufel geschlossen und fröne abscheulichen Lastern, und selbst seine größten Bewunderer betrachteten ihn als unverbesserlichen Säufer. Doch blieb er auch im trunkenen Zustand durchaus hellsichtig und war beispielsweise noch imstande, jeden deutschen Wortlaut fehlerfrei ins Lateinische zu übersetzen.

Dass er an der berühmten Universität von Ferrara promoviert habe, ist nicht nachgewiesen, obgleich er sich dieser Tatsache rühmte und als „Doktor zweier Medizinen" auftrat – womit er betonen wollte, dass er zugleich praktischer Arzt wie qualifizierter Chirurg war. Tatsächlich scheint er die Chirurgie mit damals seltener Fachkenntnis praktiziert zu haben: Er leimte Nasen wieder fest, wagte sich an Milzoperationen, nähte große Wunden. Trotzdem bestritten seine Verleumder die Promotion in Ferrara.

III

Auf seinen Reisen hatte Paracelsus eindringliche und vielschichtige Erfahrungen sammeln können. Er hatte Elend, Kriege, rauhe Sitten und die Strenge des mittelalterlichen Lebens erlebt – all das hatte ihn in der ungestümen Rebellion gegen das Bestehende gestärkt. Als „verrücktester aller Ärzte und größter Arzt aller Verrückten" – wie Bordet ihn später nannte – trat das Wahnhafte in ihm vor allem im heftigen Zorn gegen jedwede Routine zutage, in seiner völlig unbeherrschten Ausdrucksweise. Was er forderte und vorlebte, trug freilich prophetische Züge: das Recht jedes intelligenten Wesens auf freie Überlegungen ebenso wie sein Postulat, der Mensch müsse endlich zum Mittelpunkt jeder geistigen Forschung werden.

Wie sein Zeitgenosse Doktor Faustus wurde Paracelsus zur Symbolfigur, stand für eine Zeit des Gärens, der Unruhe, des Überschwangs. Wie Faustus war er ein zugleich gesegneter wie verwünschter, begnadeter wie verdorbener Mensch, fähig zu vorbildlicher Bescheidenheit wie zu unmäßigem Dünkel.

Die Unabhängigkeit von fremdem Urteil umriss er in folgender beispielhafter Lebensregel: „Wenn du ein echter Arzt sein willst, musst du selbstständig denken können, statt dich nur auf fremdes Denken zu verlassen." Die Medizin betrachtete er als Beruf von Auserwählten, eng verknüpft mit anderen Wissenschaften wie Philosophie und Theologie. Zugleich lehnte er sich auf gegen die von Rom diktierte dogmatische Hierarchie der katholischen Kirche.

„Der Arzt", schrieb Paracelsus, „darf kein Lügner sein, kein Henker, auch kein gewöhnlicher Mensch. Von ihm wird Ehrbarkeit erwartet, Hilfsbereitschaft und Achtbarkeit." Und an anderer Stelle: „Der Arzt soll Tag und Nacht an seine Kranken denken, an den Dienst, in den er all sein Denkvermögen und seinen gesunden Menschenverstand stellen wird. [...] Die besten Ärzte sind die, die den geringsten Schaden anrichten. Leider gibt es aber solche, die ihre Patienten vergiften und ihnen unnötigerweise Quecksilber verordnen oder Einläufe verabreichen, sie zur Ader lassen, bis sie ihnen allen Lebenssaft entzogen haben. Einige von ihnen haben sich mit soviel Buchweisheiten vollgestopft, dass sie darüber ihren Verstand eingebüßt haben; anderen liegt der eigene Gewinn mehr am Herzen als die Gesundheit der Kranken."

Polemisch auch diese Bemerkung: „Ein Arzt sollte Diener und nicht Feind der Natur sein; doch manchmal legt sein schändlicher Einfluss der Heilung Hindernisse in den Weg."

Paracelsus' Ideen münden in eine weitgespannte Kosmologie, sie umfassen die sternenbezogene wie die irdische Natur, alle Wesen des Weltalls, die wirklichen und die fabelhaften - Götter und Dämonen, Faune und Undinen, Riesen und Zwerge. Als Paracelsus die Bühne der Medizin betrat, herrschten dort noch Religion, Astrologie und Magie. Die Grenzen der Medizin konnten sich schwerlich ausweiten, war sie doch mit der Kabbala und der Alchemie verschmolzen. Ohne auch nur von einem Bestandteil dieses Gemenges Abstand zu nehmen, fand Paracelsus doch zu einer neuen Synthese. Aus der phantastischen Gesamtheit seiner Ideen entwickelte er eine zusammenhängende Lehre.

Ausgehend von der Überzeugung, dass der Mensch einen Mikrokosmos innerhalb der gewaltigen Welt darstelle, suchte er Analogien zwischen dem menschlichen Organismus und allem Übrigen, was diesen umgebe und bedinge. Dieser Weg führte ihn zu den wechselseitigen Abhängigkeiten von Klima, Jahreszeiten und Krankheiten. Das paracelsische System kulminiert dann in einem „vitalen Prinzip", nach dem, wie er meinte, alle physiologischen Vorgänge abliefen, welches die Körperfunktionen regiere und die Elemente vermische. Dieses Prinzip trenne zum Beispiel in den Nahrungsmitteln das für die Ernährung Schädliche vom Nützlichen, es verwandle sie in assimilierbare Substanzen - solcherart werde dann Brot zu Blut. Damit hatte Paracelsus die Lehre des Vitalismus begründet.

Ketzerisch für seine Zeit waren auch die Gedanken zur Stellung des Menschen im großen Weltgebäude. So schreibt er etwa: „Wie wunderbar wurde der Mensch geschaffen und gebildet! In ihm findet sich Gott, der auch im Himmel herrscht, dieser Gott, dessen Macht sich gleichfalls im Menschen beobachten lässt. Wo könnten wir den Himmel entdecken, wenn nicht im Menschen? Und da das Werk des Himmels von uns stammt, ist der Himmel gleichermaßen in uns vorhanden. [...] Der Mensch wurde aus der Erde geboren; folglich trägt er in sich selbst den Charakter der Erde. Später, bei seiner neuen Geburt, ist er Gott, und als solcher empfängt er die göttliche Natur."

Das Spiel der Harmonien, so Paracelsus, lenke die Erscheinungen. Da solchermaßen etwa das Blut im Einklang mit dem Planeten Mars stehe, müsse man mit der Behandlung von „Störungen dieser Flüssigkeit" warten, bis Mars sich in einer günstigen Position befinde, und parallel dazu müsse die Therapie auf einer Substanz fußen, die - wie Eisen - das kriegerische Zeichen des genannten Planeten trage.

Neben solchen Analogien zwischen Mensch und Weltall hielt Paracelsus fest, dass der Körper von drei „Prinzipien" gebildet werde: dem Quecksilber, welches den flüssigen und flüchtigen Teil darstelle; dem Schwefel, Prinzip des Brennbaren; sowie dem Salz als Kern, der dem Feuer widerstehe, Sinnbild alles Dauerhaften. Und weiter: Die Krankheit sei Ausdruck der zufälligen Vorherrschaft eines dieser Prinzipien, daher müsse eine gute Therapie versuchen, dem gestörten Organismus das gerade Fehlende zurückzugeben - sei es Salz, Schwefel oder Quecksilber. Vor allem bei der Heilung der Syphilis erzielte Paracelsus solchermaßen bemerkenswerte Ergebnisse. Manchmal verhalf ihm dabei freilich auch der Zufall zum Erfolg.

Paracelsus war der erste, der – gegründet auf seine Lehre vom Spezifischen – nicht mehr auf Allerweltsmittel setzte, sondern auf für jede Krankheit eigene Mittel. Dabei sah er eine Beziehung zwischen Krankheit und Arznei in Form, Farbe und Ursprung. So müsse etwa der Kopf des Mohns bei Gehirnerkrankungen Verwendung finden, der Blutegel bei Blutkrankheiten, die Pulmonar genannte Pflanze (da gewissermaßen verwandt mit dem Lungengewebe) bei Reizungen der Lunge. Die Haut der Salamander (in ihrer Buntheit an die Degenerationsflecken der Haut erinnernd) müsse bei bösartigen Entzündungen aufgelegt werden, das Gold (als Edelmetall, das mit dem Herzen harmonisiere) helfe dem Herzkranken.

Die moderne Medizin verdankt Paracelsus neben der Quecksilbertherapie auch die Anwendung von Opium. Er war auch einer der ersten, der Heilkräfte im Magneten erkannte, überzeugt davon, dass sich in ihm Astralkraft verberge:

„Der Magnet stand lange Zeit vor aller Augen, ohne dass jemand daran dachte, ihn zu verwerten. Die Wichtigtuer tadeln mich, weil ich mich nicht nach den alten Meistern richte. Aber was soll ich tun? Wäre ich ihnen wie den Demiurgen gefolgt und hätte ich eigene Experimente außer Acht gelassen, meine Kenntnisse wären die irgendeines Bauerntölpels: ich wüsste nur, dass der Magnet Eisen anzieht. Ein Wissenschaftler indes muss immer das, was seine Augen prüfen, erkennen und entwickeln: auf diese Weise entdeckte ich, dass der Magnet eine geheime Heilkraft besitzt" – er könne nämlich mit Hilfe des anziehenden und abstoßenden Pols dem Organismus seine Energie vermitteln. Und mit solcher Behandlung – die Paracelsus zum Vorläufer des Werkes von Mesmer sowie der Elektrotherapie machte – könne man fast alles heilen, vom Ausfluss bis zur Gelbsucht, vom Krebs bis zu Hämorrhoiden.

Die Medizin bestand für Paracelsus aus vier Säulen: der Philosophie, mit der das Studium beginnen solle, der Astronomie und in ihrem Gefolge der Astrologie, der Alchemie und der *Virtus*, die, wiewohl undefiniert, der Weisheit (sapientia) entsprechen sollte. Indes stellte er die letztere über alle anderen, wie etwa aus folgendem Rat an angehende Ärzte hervorgeht: „Viele sind es, denen die sapientia fehlt. Ohne diese werden sie jedoch zu nichts oder nur zu sehr wenigem gelangen und für ihre Nächsten ohne Nutzen bleiben. Nur der, welcher die Weisheit besitzt, versteht mit der Vernunft umzugehen, über Irrtümer und Zweifel hinweg. Nun ist aber diese Tugend – virtus – nicht in Büchern oder in äußeren Dingen zu finden. Sie findet sich nur in uns selbst."

An die Stelle der vier Körpersäfte Galens setzte Paracelsus vier Einheiten (lat. *ens*): ens astrale, naturale, spirituale und veneni, letztere die einzige, die objektiv begründet schien. In Übereinstimmung mit den Physiologen des Mittelalters glaubte er, dass die lebendigen Erscheinungen von einem immateriellen Prinzip gelenkt würden, dem *Arqueu* (nicht gleichzusetzen mit der Seele), dessen Mission darin bestehe, allen Körpern und Organismen ihre artbedingten Eigenschaften und das Gleichgewicht ihres individuellen Lebens zu erhalten. So lege das Arqueu eines Minerals diesem das Gesetz der Kristallisierung auf und mache es auf seine Risse aufmerksam; das gleiche Arqueu sorge bei den höheren Wesen für das Gleichgewicht der Körpersäfte, und so weiter. Erst die Vereinigung des Arqueus mit der organischen Materie erzeuge als Quintessenz das Leben.

Ungeachtet seiner häufig nebulösen, nachlässigen und leichtfertigen Feststellungen – etwa bezüglich von Frauenkrankheiten – kommen Paracelsus gleich mehrere große Verdienste zu. Er befreite Pathologie und Physiologie aus der sklavischen Abhängigkeit von den alten Meistern; diese beiden Gebiete der Medizin hat er ebenso durchgreifend erneuert wie bald darauf Vesalius die Anatomie. Vor Paracelsus beschränkten sich die Ärzte fast ausschließlich auf die Einschätzung des Pulses und die Prüfung des Urins, das Arzneibuch bestand aus einem Sammelsurium von Rezepten ohne die geringste wissenschaftliche Grundlage. Hier kommt Paracelsus ein weiterer Verdienst zu: Er steht für den Übergang von der mystischen Alchemie zur systematischen, experimentellen Chemie. Und er erkannte als erster die Notwendigkeit einer genauen Untersuchung des Patienten.

Sein Selbstverständnis als Arzt kommt in den folgenden Sätzen zum Ausdruck: „Um Alchemist zu sein, muss man die Chemie des Lebens verstehen. Die Medizin ist nicht nur eine Wissenschaft, sondern auch eine Kunst, die nicht allein in der Herstellung von Pillen, Pflastern und Drogen verschiedener Beschaffenheit besteht, sondern in der Wiederherstellung vitaler Prozesse. Diese müssen bekannt sein, bevor wir sie lenken können. Der Wille kann durch sich allein zur Heilung führen, wogegen der Zweifel uns nur zum Fehlschlag führt. Die Persönlichkeit des Arztes kann eine größere Wirkung ausüben als alle verschriebenen Drogen zusammen."

Mit seinem Wirken, seinem Auftreten und seinen Schriften gehört Paracelsus zu den bahnbrechenden Gestalten der Renaissance. In einer Zeit, da Aberglauben und religiöse Hysterie die Atmosphäre prägten, da Fanatiker öffentlich Buße ablegten, sich geißelten und dazu aufforderten, es ihnen gleichzutun, da Pest, Syphilis und Epidemien als Werk des Satans galten, erschien dieser Paracelsus und verkündete mutig und selbstbewusst, keine Krankheit, auch nicht der ansteckendste Veitstanz, dürfe dem Teufel zugeschrieben werden, kein Leiden dürfe die Praxis der Teufelsaustreibung rechtfertigen. Wie einst Hippokrates bestand er nun wieder darauf, dass alle Krankheiten mit natürlichen Phänomenen zusammenhingen und nur in Kenntnis dieser Phänomene behandelt und geheilt werden könnten.

IV

Von Paracelsus' erster Vorlesung an der Universität Basel, am 5. Juni 1527, war bereits die Rede. Damit hatte er seinen Hut in den Ring der Auseinandersetzung geworfen, strikte Ablehnung und erbitterte Feindschaft seitens der dogmatischen Gelehrten war die Folge. Schon bald veröffentlichte die Gegenseite eine kleine - natürlich auf Lateinisch verfasste - Streitschrift, die kostenlos verteilt wurde und Paracelsus zu verunglimpfen trachtete. Er entgegnete unverzüglich und entschieden.

Nicht nur mit seiner Lehre und Praxis stellte er sich den herrschenden Konventionen entgegen, sondern auch mit seinem äußeren Habitus. Zu einer Zeit, da die meisten seiner Kollegen aristokratische Lebensgewohnheiten nachzuäffen versuchten, vernachlässigte Paracelsus bewusst seine Kleidung und behandelte mit größter Selbstverständlichkeit auch Mittellose und Bedürftige - was ihm die Bezeichnung „Armenarzt" eingebracht hatte. So nannte ihn achtungsvoll das Volk, und so nannten ihn auch, voller Verachtung, die Reichen und die Dogmatiker. Er trat auf wie ein Bauer und suchte das Unansehnliche seiner Gestalt nicht durch kostbare Kleidung zu bemänteln, was bereits einer Art von Herausforderung gleichkam. Auch aufs Katheder stieg er in gewöhnlicher Kleidung; hatte er damit den äußerlichen Pomp der gelehrten Kollegen der Lächerlichkeit preisgegeben, so attackierte er danach verbal deren reine Bücherweisheit, wenn er ihnen zurief: „Nur ganz wenige Ärzte verfügen über eine genaue Kenntnis der Krankheit und ihrer Ursachen; sie schreiben ihre Werke bei Hippokrates und Galen ab. Meine Werke hingegen habe ich auf Grund meiner ohne Unterlass gewonnenen praktischen Erfahrung, der Großmeisterin aller Dinge, verfasst."

Solches Auftreten musste die Kollegen an der Universität verprellen, umso mehr, als sich Paracelsus auch weigerte, an Feierlichkeiten und Thesendiskussionen teilzunehmen. So wurde ihm alsbald der Zugang zu den Hörsälen erschwert, gleichzeitig lautstark die Fragwürdigkeit seiner Lehren betont. Paracelsus reagierte stets agressiv auf solche Aktionen, gestützt auf die Aura seines Namens - hatten doch die bekannten Heilerfolge wie eine beredte Überzeugungskraft seinen Ruhm längst endgültig besiegelt. Sein Protest kam im übrigen den Interessen der Basler Magistratsherren entgegen, die seit längerem mit Unwillen gewisse „Unsitten" an der Alma mater beobachteten - aber nichts dagegen taten. Die Ideen des extravaganten Arztes waren ihnen ohnehin gleichgültig.

So nahmen die Umtriebe seiner Feinde - jetzt auch eingeschlossen die Apotheker, deren Betrügereien er an die große Glocke hängte - immer weiter zu, man wollte den Aufsässigen aus der Stadt Basel vertreiben. Für einige Monate leistete Paracelsus' kämpferisches Temperament Widerstand, doch dann kam es zu einem Vorfall, der rasch großes öffentliches Aufsehen erregte und seine kurze Zeit in Basel beenden sollte.

Der an einer Darmerkrankung leidende Domherr Cornelius hatte Paracelsus zu Hilfe gerufen und ihm für den Fall der Heilung eine „fürstliche Belohnung" in Aussicht gestellt. Der Arzt hatte Erfolg, entsprechend hoch war das Honorar, das er berechnete. Der Domherr zahlte indes nur einen Teil der Summe und klagte darüber hinaus bei Gericht gegen Paracelsus wegen „Ausbeutung der Patienten". Die Richter gaben der Klage recht. Das Ganze schlug natürlich hohe Wellen, Paracelsus wurde nicht nur erneut von den Basler Honoratioren beschimpft, sondern jetzt auch vom Volk ausgepfiffen.

Entnervt brach er – nach knapp acht Monaten – seine Zelte in Basel ab und zog sich gegen Ende des Jahres 1527 in ein Dorf bei Stuttgart zurück. Doch auch dort erreichte ihn noch der Zorn seiner Gegner, so dass er, von Inhaftierung bedroht, bald darauf nach Kolmar fliehen musste. Warmherzig aufgenommen, sollte er jedoch auch hier – ausgelöst durch einen Streit mit dem Schüler Oporinus, der sich ihm zugesellt hatte – bald wieder in Verruf geraten.

Darauf fasste Paracelsus den Entschluss, sich endgültig von den Reichen und Gebildeten abzuwenden. In Gesellschaft einiger Getreuer nahm er das unstete Wanderleben wieder auf und wurde – unter erbärmlichen Lebensumständen, mit Einkünften, die seinem Rang völlig unangemessen waren – von neuem zum umherziehenden Apostel, der seine reformatorischen Lehren zu verbreiten suchte. Am Tage, heiter und voll klarem Bewusstsein, oder abends, in Weinlaune, ließ er dem Strom von Ideen, die in seinem fiebrigen Gehirn pulsierten, freien Lauf. Dabei beschwor er auch häufig Gespenster, widmete mehr Zeit dem „Stein der Weisen" als den systematischen Erklärungen organischer Phänomene. Zufällig unterwegs gefundene Hütten wurden nun zu seinen Universitäten; Bauern, Landstreicher und Bettler zu seinen Schülern. Wenn der letzte von ihnen vor Müdigkeit oder Betrunkenheit einnickte und die betäubten Körper sich ringsum schlafen legten, sollte der verdammte Arzt das Zwiegespräch fortsetzen, jetzt ganz allein – ein Zwiegespräch mit der Zukunft.

Und Paracelsus schrieb. Er schrieb bis zum Morgengrauen, wie im Wahn, als könnte sein Leben im nächsten Augenblick zu Ende gehen. Seine Werke sollten die Zeiten überdauern, sie sollten freilich noch über eine längere Periode kontrovers diskutiert werden. Die Geschichte hat ihm später widersprüchliche Rollen zugewiesen, vom Possenreißer bis zur genialen, tragischen Gestalt.

Eine Station seiner neuerlichen Reisen war Nürnberg, wo er sich einige Wochen aufhielt. Sein Ruhm war ihm vorausgeeilt; in scheinbar günstiger Atmosphäre fasste er einige neue Werke ins Auge. Aber auch hier folgte bald Feindseligkeit, die ihn letztlich aus der Stadt treiben sollte.

Es brauchte nur einen ungewöhnlichen, von der herrschenden Lehre abweichenden Heilerfolg, und sofort werteten seine Gegner dies als Beweis für Paracelsus' „Pakt mit der Hölle". So wurde etwa behauptet, der Griff seines Messers (es handelte sich um den Degen des Militärchirurgen, von dem er sich nie trennte, auch nicht beim Schlafen, als sehe er darin das Stigma des Kampfgeistes) verberge einen Schutzdämon. Hinzu kamen sein ausschweifendes, beleidigendes Gebaren, von dem er nur im trunkenen Zustand abließ, und die undurchsichtige Art, mit der er seine Therapien durchführte – alles Momente, die seine Verehrer begeisterten, zugleich seine Feinde abstießen und letztlich die Oberhand gewinnen ließen.

So auch jetzt in Nürnberg: Hier hatte sich Paracelsus in einem Keller ein Laboratorium eingerichtet und unternahm gemeinsam mit einigen Schülern Versuche. Apparate und Arbeitsmethoden waren primitiv, was Paracelsus freilich nicht daran hinderte, sich als Herrscher der Phänomene aufzuspielen, die er gerade erst zu untersuchen begann. Wichtiger als die Experimente – die sehr wohl den Keim der pharmazeutischen Chemie in sich trugen – schien ihm wohl das ehrerbietige Staunen seiner Schüler zu sein. Als einer von ihnen schließlich merkte, dass der Meister erst ganz am Anfang war, heftete er - es war gerade Karneval - eine große Zeichnung an die Tür von Paracelsus' Wohnhaus, zeigend Galen, wie er aus der Hölle auf diesen deutet und ihn verächtlich als Kakophrastes anredet. Viele Menschen sahen die Karikatur und amüsierten sich darüber.

Die anonyme Kränkung saß. Paracelsus beschwerte sich beim Magistrat, doch niemand schenkte ihm Gehör. Der Graben des Misstrauens, der Abneigung und Geringschätzung um seine Person wurde auch in Nürnberg zunehmend tiefer, so dass er die Stadt kurz darauf wieder verließ.

Als Getriebener setzte er seine unstete Wanderschaft durch die verschiedensten Gegenden fort. Am Ende seines Lebens sollte er später resümieren, er sei von allen gehasst und nirgends wirklich willkommen geheißen worden - außer bei denen, die er von einer Krankheit geheilt habe.

In Beritzhausen arbeitete er weiter an der Niederschrift seiner Lehrwerke - Bücher voll wissenschaftlicher Verwegenheit, zugleich voller Zorn und Bitterkeit. Im Zentrum steht dabei stets seine Grunderkenntnis, dass nur praktische Erfahrung zur Ausübung wirklicher Medizin führen könne.

Während eines Aufenthalts in Villach entstand sein anspruchsvollstes theoretisches Werk, *Paramirum*, das die philosophischen Erkenntnisse, zugleich auch die magischen Spekulationen des Paracelsus zusammenfasst.

Das Schicksal seiner großen Werke ging verschlungene Wege. Sie erlebten, trotz entsprechender Bemühungen des Autors, zu seinen Lebzeiten keine Publikation und wurden erst später veröffentlicht. Das lag vor allem daran, dass die Manuskripte - aufgrund der komplizierten Handschrift und eines äußerst verschlungenen Satzbaus - lange als unentzifferbar galten. So steht auch bis heute die Authentizität einiger dieser Drucke in Frage.

Immer häufiger musste der Wander-Apostel jetzt zur Kenntnis nehmen, dass bei seinen Zuhörern Spott die Oberhand gewann. Wenn sie ihn also nicht mehr bewunderten, so sollten sie ihn wenigstens fürchten. Also verbreitete Paracelsus bei seinen Auftritten Schrecken - wenn er etwa verkündete, unter seinen Lumpen seien mächtige Tränke verborgen, mit deren Hilfe er die guten und die bösen Geister zu Werkzeugen der Liebe oder des Hasses machen könne. „Der Teufel spricht aus seinem Mund“, erklärte daraufhin nicht nur der treulose Oporinus.

Auch stellte er immer häufiger gewagte Prognosen, um seinen schwindenden Ruf wieder aufzubessern. Als man ihn in Süddeutschland zu einem Kind mit Knochentuberkulose brachte, versprach er Heilung für einen baldigen Zeitpunkt. Dies gelang nicht, wieder wurde Paracelsus beschimpft und verspottet, floh daraufhin in die bayerischen und danach schweizer Berge - noch einmal die stillen, behaglichen Zeiten seiner Kindheit suchend.

Aber dessen wurde er bald müde. Er ergab sich nicht. Er kehrte unter die Menschen zurück, wollte geachtet sein, verehrt, man sollte an seine Sendung glauben. Dieser verzweifelte, unsinnige Versuch, seinen einstigen Ruhm wieder zu beleben, war ein Ausdruck vorzeitigen Alterns und möglicherweise auch Folge einer angeborenen Syphilis, an der er gelitten haben soll. Wie dem auch sei, Paracelsus jedenfalls scharte aufs Neue Zuhörer in schmutzigen Herbergen um sich und beschwor in wirrem Kauderwelsch aus Deutsch und Lateinisch eine harmonische Welt, in der der Mensch, die Pflanzen, die belebten und unbelebten Dinge nach den Gesetzen der Abhängigkeit vom gesamten Weltall existierten.

Seine letzten Manuskripte zeugten dann nur noch von Trauer und Trostlosigkeit. Zu Armut und Verspottung hatte sich jetzt zusätzlich eine schwere Krankheit gesellt. Doch ungeachtet seines erbärmlichen Zustands gönnten ihm seine Feinde keine ruhige Minute. Besonders zwei setzen ihm bis zum Ende heftig zu: Erastus, Professor in Heidelberg, der ihn mit dem „Gaukler in einer Zigeunerbande“ verglich, und Oporinus, sein ehemaliger Schüler, später Verleger des Anatoms Vesalius, der ihn einen „heruntergekommenen, wurmzerfressenen Saufbold“ nannte, welcher bei Menschen, die sich ihm noch zu nähern wagen würden, „allein Ekel auslösen“ könne.

Völlig verarmt und verlassen, starb Paracelsus schließlich im Jahre 1541 - in der Folge eines Wechselfieberanfalls - hilflos im Armenasyl von Salzburg.

Die Einsamkeit seiner letzten Stunden passte indes gut zu einer oft von ihm verkündeten Lebensregel: „Wer in der Lage ist, sein eigener Meister zu sein, wird keinem anderen untertan sein müssen.“

Vesalius

(1514 - 1564)

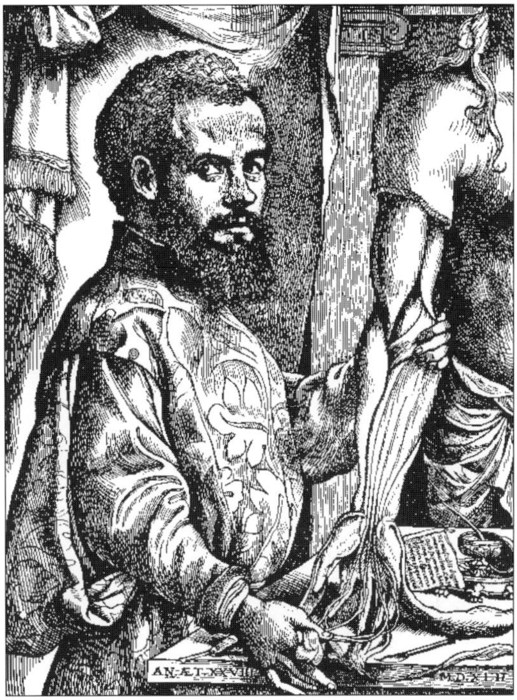

Zeitgenössischer Holzschnitt.

I

Der Montfaucon-Hügel in Paris war der Ort für die Hinrichtung von Verbrechern. Wenn Menschen dort vorbeikamen, beeilten sie sich, die hölzernen Galgen hinter sich zu lassen, welche verstümmelten Bäumen glichen, aus der Erde hervorgebrochen, um dem Himmel zu fluchen. Dichte, eisige Stille schloss den Hügel ab nach allen Seiten. Nur das Krächzen der Raben und der Hauch des Windes kündeten von der Anwesenheit des Todes. Sogar die Henker, hartgesottene Männer, stiegen nach getanem Werk leichenblass den Hang hinunter, ohne zurückzublicken, und suchten unverzüglich die erste Taverne am Wege auf, um den Bann des Ortes hinter sich zu lassen.

Einen aber gab es in Paris, einen Studenten mit lebhaften, entschlossenen Augen, der des Nachts die Wachen narrte, den Zaun um die Hinrichtungsstätte überwand und den herumstreunenden Hunden die Leichen der Übeltäter streitig machte. Er war aus dem belgischen Leuven an die Seine gekommen, um hier an der Universität Medizin zu studieren. Vor allem aber interessierte ihn die Anatomie - weder Angst noch Ekel oder der Tadel der Kirche konnten ihn daran hindern, sie am menschlichen Körper zu studieren. Bei seinen ungewöhnlichen Streifzügen am Montfaucon-Hügel setzte er etliche Male sein Leben aufs Spiel, doch er ließ nicht locker. Wenn seine Gefährten aus der Ferne das Bellen der Hunde hörten, sagten sie: „André scheint ihnen das Festmahl zu verderben." Die Verwegenheit des jungen Mannes brachte ihm natürlich den Beifall vieler Kommilitonen ein, die Hochschullehrer aber betrachteten dies allenfalls als Überspanntheit und beargwöhnten sein Tun: Da wagte es einer, anhand exakter Untersuchung von Körpern und Körperteilen an den seit Jahrhunderten gültigen Auffassungen zu rütteln! Dieser eigenwillige Student konnte unbequem werden, sie durch seine Einwände in Verlegenheit bringen, sie in der Öffentlichkeit verdächtig machen - einer

Öffentlichkeit, die sich gerade anstecken ließ von der Revolte in Wissenschaft und Kunst, welche sich bedrohlich in ganz Europa ausbreitete.

Als André Wesale (später latinisiert Vesalius) war er am 31. Dezember 1514 in Brüssel zur Welt gekommen. Im kleinen Häuschen der Eltern fanden sich die zahlreichen Kinder des Ehepaars von der liebevollen Mutter Isabel umsorgt. Der Vater, bescheidener Hofapotheker von Prinzessin Margarethe, war ein gebildeter Mann, der es verstand, seinen Söhnen die Liebe zur Wissenschaft einzuflößen. Er ließ sie ihre Liebhabereien und Interessen frei wählen, und sie konnten ihnen unter dem aufmerksamen Blick des Vaters unbekümmert nachgehen.

Vater Vesalius entstammte einer Familie mit langer medizinischer Tradition. Ursprünglich in Wesel am Rhein, im Herzogtum Kleve, angesiedelt, hatten bereits etliche seiner Vorfahren Abhandlungen über Medizin verfasst. Andrés Urgroßvater war Professor an der Universität Leuven (Löwen) gewesen und Hausarzt bei Marie von Burgund, Gattin des Kaisers Maximilian.

Schon als kleiner Junge hatte André eine seltsame Neigung gezeigt und sich oft von den Freunden abgesondert. Wenn das der Fall war, wusste seine Mutter, dass man ihn in den Speichern suchen musste, auf Dächern oder in Gärten – bei der Jagd auf Mäuse, Maulwürfe oder herrenlose Katzen. Jedes Tier, das er zu fassen bekam, wurde sofort getötet und untersucht. Aus Grausamkeit? Oder aus einem unbefriedigten Wesen heraus, das sich nie abfand mit den Antworten der Erwachsenen auf seine Fragen nach dem Leben und der Welt? Andrés Eltern waren sicher, dass sich hinter dem beunruhigenden Hang zum Töten und zum Erforschen der Eingeweide der Tiere eher ein frühreifer Hunger danach verbarg, hinter die Geheimnisse der Natur zu kommen.

Nach seiner Schulzeit in Brüssel schickte der Vater André zum Studium an die Universität von Leuven, wo dieser sich rasch umfassende Kenntnisse der Klassiker aneignete – befördert durch die Tatsache, dass der Verleger Haldinus den begabten jungen Mann zum Korrekturlesen der Druckfahnen von griechischen und lateinischen Ausgaben der Werke Galens anstellte. Gonthier d'Andernach – der seinen Lebensweg noch öfters kreuzen sollte – hatte ihm das Griechisch beigebracht. Gleichzeitig widmete sich André der Mathematik, bei den Vorlesungen lernte er auch Gemma von Groningen kennen, mit dessen Hilfe er später ein vollständiges Skelett von einem Schafott der Stadt stehlen sollte.

Nach einem reichlichen Jahr beschloss Vesalius, Leuven zu verlassen und sich zunächst in Montpellier zu vervollkommnen. Von dort zog es ihn unwiderstehlich nach Paris, wo große Meister der Anatomie wirkten. Hier sollte er, inzwischen achtzehn Jahre alt, Vorlesungen des berühmten Guido Guidi aus Florenz besuchen, und auch die von Jacobo Dubois (Silvio), einem glühenden Verteidiger von Galens Ideen.

Zu dieser Zeit beschränkten die Professoren sich noch darauf, aus den klassischen Werken zu lesen und sie zu kommentieren, wobei sie Passagen übersprangen, die sie selbst nicht verstanden. Praktische Versuche wurden ausschließlich an Hunden oder Schweinen vorgenommen. Nicht immer stimmten die Aussagen der Klassiker dabei mit den Versuchsergebnissen überein, dann gab der Dozent zu verstehen, dass wohl das Tier nicht fehlerfrei gewesen sei. Auch kam es häufig vor, dass ein von Galen beschriebener Muskel, ein Gefäß, ein Nerv beim Versuch am Tier nicht gefunden werden konnte. In solchen Fällen kehrte Vesalius abends in die Universität zurück, sezierte heimlich aufs neue und präsentierte das Ergebnis am nächsten Tag dem betretenen Meister, dem diese Sachkenntnis seines Schülers natürlich nicht behagen konnte.

Doch mit solchen kleinen Triumphen gab sich Vesalius nicht zufrieden. Er war überzeugt: Das Studium allein am Tier musste zu Irrtümern führen, die menschliche Anatomie musste zwangsläufig eine andere sein. Überliefert ist eine diesbezügliche zornige Äußerung gegenüber seinen Kommilitonen: „Hunde und Schweine! Habe ich oder habt ihr einen Tierleib? Man muss uns erlauben, den menschlichen Organismus zu untersuchen!"

II

Doch dies galt damals noch als „Entweihung". Nicht nur die Kirche verurteilte solche Bestrebungen; auch das Volk widersetzte sich der Forderung, dass der Anatom endlich menschliche Leichen untersuchen dürfen müsse. Man glaubte an die Auferstehung des Leibes, der unbeschadet und unversehrt vor das himmlische Erbarmen treten müsse – folglich dürfe niemand die Genehmigung erhalten, dem toten Körper Gewalt anzutun und ihn zu verstümmeln. Der Leib war erschaffen nach dem Abbild Gottes – wie konnte man zulassen, dass ein Skalpell ihn antastete?

In der langen Zeit der Kriege, der Metzeleien, der Schlachten war dem menschlichen Leben zwar nie die geringste Achtung entgegengebracht worden, aber einen Leichnam der Wissenschaft willen aufschneiden – Gott bewahre!

Im Jahre 1315 hatte Mundinus es erstmals gewagt, drei menschliche Körper zu sezieren, das Ärgernis war so groß, die Beleidigung des göttlichen Gebots als so schmachvoll empfunden worden, dass man ihn aus der Kirche ausstoßen wollte. Nur ein sofortiges Reuebekenntnis verhinderte dies im letzten Moment. Die Anatomie war zu jener mittelalterlichen Zeit – wie Vicq d'Azyr später bemerken sollte – unter allen Wissenschaften wohl jene, deren Vorteile am höchsten gerühmt und deren Fortschritte am wenigsten begünstigt wurden.

Die Kirche verbot seit jeher alle anatomischen Studien am Menschenleib kategorisch. Noch im 14. Jahrhundert drohte – nach dem Edikt von Tours – jedem die Exkommunizierung, der versuchte, eine Leiche mit dem Messer oder anderen Instrumenten zu öffnen, ebenso jedem, der eine Einäscherung vornahm, um reinen Knochen zu erhalten. Zugleich wurde die Chirurgie lange Zeit gering geschätzt und nicht als ärztliche Kunst betrachtet, ihre Ausübung niederen Handwerkern wie Barbieren oder Metzgern überlassen.

So war es nicht ausgeblieben, dass die Chirurgie kaum nennenswerte Fortschritte gemacht hatte. Als immer mehr ernsthafte Ärzte diesen Mangel zu beklagen begannen und energisch darauf verwiesen, dass man nicht auf die grundlegenden Kenntnisse der menschlichen Anatomie verzichten könne, sah sich die Kirche schließlich zu ersten kleinen Zugeständnissen veranlasst. Ab der zweiten Hälfte des 15. Jahrhunderts genehmigte man in – immer noch wenigen – Ausnahmefällen das Sezieren und die anatomische Verwendung der Körper von Hingerichteten, sofern sie zuvor Reue gezeigt, die Beichte abgelegt hatten und von einem Priester mit Ablass bedacht worden waren. Die Wissenschaft kam dabei freilich immer noch sehr kurz, das Ganze erfolgte in einer streng festgelegten Zeremonie. Nach der Hinrichtung wurde die Leiche einem Universitäts-Mediziner übergeben, der dafür zu sorgen hatte, dass Vertreter der Kirche und des Magistrats der anatomischen Übung beiwohnten. Vor dem ersten Schnitt wurde den Anwesenden eine entsprechende Päpstliche Bulle vorgelesen und am Leichnam das Siegel der Universität angebracht. Bei H. W. Haggard findet sich eine anschauliche Beschreibung des darauf folgenden Rituals:

„Zur Einleitung der Sezierung und unter Beachtung der Meinung, dass das Gehirn der Sitz der Seele sei, wurde zunächst der Kopf des Leichnams hochgehoben. Darauf folgte ein summarisches Gebet. Die ausführenden Ärzte berührten den Körper nicht, der nun von einem Diener aufgeschnitten wurde. Währenddessen las der Meister mit lauter Stimme eine Stelle aus Galen vor und deutete mit einem Zeigestock auf die im Text genannten verschiedenen Körperteile und Strukturen. Der Vorgang endete mit einer feierlichen Versammlung, die ein Konzert einschloss, ein Bankett und eine Theateraufführung. All das dauerte zwei Tage und fand seinen Höhepunkt in der Beerdigung des leicht verstümmelten Leichnams."

III

Auch Vesalius hatte in Montpellier und danach in Paris seinen Galen studiert. Doch nun drängte es ihn nach praktischer Überprüfung der festgeschriebenen Lehre. Galen hatte beispielsweise empfohlen, jeder Anatom solle sich mit den menschlichen Knochen vertraut machen und sie mit eigenen Händen betasten – Vesalius befolgte diesen Rat unter Verwendung aller ihm zur Verfügung stehenden Mittel. Einmal stieß er auf eine Grabstelle, die durch eine Überschwemmung aufgerissen war; die Wassermassen hatten das bereits verweste Fleisch fortgespült, aber das Gerippe lag unversehrt da und bildete folglich einen vorzüglichen Studiengegenstand. Bei einer anderen Gelegenheit hatte er an einem Berghang das Skelett eines Schurken gefunden, erschlagen von einem Wanderer, als jener ihn hatte überfallen wollen. Niemand hatte ihm das Grab, das jedem Christen zustand, geschaufelt, hatte der Straßenräuber doch Jahre hindurch die Bewohner der Gegend in Schrecken versetzt. So war er den Ratten und fleischfressenden Vögeln überantwortet worden, die den Leichnam binnen zweier Tage verzehrt hatten. Und wieder bemächtigte Vesalius sich des düsteren Fundes, um an ihm die überlieferten Beschreibungen zu prüfen.

Doch solches Zufallsmaterial genügte ihm nicht, bald umstrich er deshalb die Friedhöfe und die Galgen des Montfaucon-Hügels. Kein Ekelgefühl und kein Aasgeier konnten ihn verscheuchen, bei jeder sich bietenden Gelegenheit nahm er einen Schädel oder einige Knochen, unauffällig verpackt, mit nach Hause, wo er dann hinter verschlosser Tür an seine Forscherarbeit ging. Aus Furcht, ein Nachtschwärmer könnte durch die Ritzen der Fensterläden Licht in seiner Kammer bemerken – Vesalius stand bereits nach kurzer Zeit im Ruf eines „Hexenmeisters" –, wartete er zumeist, bis das erste Morgengrauen seinen Anatomie-Tisch erhellte. Er lebte wie gehetzt, fühlte sich überwacht ob seiner gesetzwidrigen Handlungen. Bevor er eine Leiche zerlegte, kniete er nieder und bat Gott um Vergebung für sein Vergehen. Doch Vesalius war überzeugt davon, dass er unter Missachtung des Todes einen Beitrag zur Entdeckung der Geheimnisse des Lebens leistete.

Die Nachbarn konnten beobachten, wie er im Dämmer des Tagesanbruchs rings um das Haus die Reste seiner Opfer beerdigte. Solche Kühnheit musste ihm natürlich Feinde bringen. Aber sie brachte ihm auch die Freundschaft wissenschaftlich aufgeschlossener, nach Neuem drängender Menschen wie etwa Professor Gonthier. Dieser ermutigte ihn nicht nur, sondern machte ihn schließlich zu seinem ersten Assistenten bei den wenigen offiziell genehmigten Sezierungen.

Alsbald wagte es Vesalius – er hatte inzwischen erste eigene Entdeckungen aufzuweisen –, im Disput seine persönlichen Meinungen vorzutragen, allerhand gewagte Ideen, doch seine Initiativen stießen auf taube Ohren bei den Autoritäten der Universität. Jacques Armentarius beauftragte ihn zwar noch, Versuche an besonderen Leichen vorzunehmen, die unter seltsamen Umständen auf den Seziertisch gelangt waren. Doch mehr und mehr musste Versalius wachsende Spannungen um seine Person beobachten und die Nutzlosigkeit seines Aufbegehrens einsehen.

So beschloss er am Ende, Paris zu verlassen. Dies erfolgte dann sogar in großer Hast, da Krieg zwischen den Kaisern Franz I. und Karl V. ausgebrochen war und Vesalius die Aufforderung erhielt, dem Hause Österreich zu dienen. Gegen Frankreich zu kämpfen, war er aber nicht bereit – und kehrte also nach Leuven zurück, wo man ihm die Leitung eines Anatomiekurses antrug.

Doch auch hier, im eigenen Land, war es um Studienmöglichkeiten am menschlichen Leichnam nicht besser bestellt als in Frankreich. Er musste also die gleichen Listen anwenden, die gleichen Risiken eingehen, sich der gleichen Furcht aussetzen – und das tat er. Einmal war ein berüchtigter Dieb dazu verurteilt worden, an einen Balken gekettet bei lebendigem Leib verbrannt zu werden, und zwar bei kleinem Feuer, dessen Flammen den Körper aus einem gewissen Abstand umzüngelten, um die Marter zu verlängern. Danach hatten Vögel die Knochen blankgefressen und ein reines Skelett hinterlassen. Vesalius kletterte auf die Schultern seines Freundes Gemma, nahm das Gerippe vom verkohlten Balken ab, versteckte die Knochen in einem Sack und floh mit dem kostbaren Schatz nach Hause. Spät in der Nacht kam er noch einmal zurück, um einige auf dem Eisenrost hängengebliebene restliche Knochen zu bergen. Einige Tage später stellte Vesalius dann das rekonstruierte Skelett in der Universität Leuven dem staunenden Publikum vor. Dem Polizeichef (der auf Grund einer Anzeige seine Wohnung hatte durchsuchen lassen), erklärte er, er habe es in seinem Gepäck aus Paris mitgebracht.

Der Ruf des „Hexenmeisters“ war ihm aus Frankreich gefolgt. Auch in Leuven forschte die Kirche sein Tun aus, überwachte ihn. Das bedeutete, ungeachtet aller Aufbrüche der Renaissance, eine große Bedrohung. Vesalius konnte nicht länger bleiben. Seine Unruhe wurde noch befördert, als ihn Berichte erreichten, dass auch andere Anatomen wie er entschlossen daran arbeiteten, neuen praktischen Erkenntnissen zum Durchbruch zu verhelfen, ja, dass entsprechende erste Veröffentlichungen in Kürze zu erwarten seien. Dabei arbeitete er selbst seit einiger Zeit daran, seine Feststellungen wie anatomischen Zeichnungen in einem größeren Werk zu vereinigen. Sollten ihm, dem Vorreiter, nun andere zuvorkommen?

Es drängte ihn nach einem Land, wo die Wissenschaft nicht unterdrückt wurde, wo auch die Anatomie Ansehen genoss - nach Italien. Dort waren nicht nur bereits in einigen fortschrittlichen Stadtstaaten Studien am menschlichen Leichnam generell erlaubt, nein, Italien - das Land der Sonne, der Kunst, der Schönheit - war zugleich die Quelle jenes neuen Gedankenguts, das wir heute als Renaissance bezeichnen. Dazu gehörte auch eine ganz neue Betrachtung des menschlichen Körpers, der viele Jahrhunderte lang nur als verachtenswertes Werkzeug der Sünde, als schmutziges Gefängnis der Seele gegolten hatte, das man verachten und geißeln musste, damit man der ewigen Glorie teilhaftig werde.

Nach Italien! Also schloss sich Vesalius dem Heer des Deutschen Kaisers an, erreichte im Jahre 1536 Bologna und ging ein Jahr später nach Padua. Mittlerweile war in Leuven sein erstes Werk erschienen, *Neues Buch von Razis*, ein Kommentar zum Werk des alten arabischen Meisters.

IV

Vieles hatte sich in den letzten Jahrzehnten verändert. Die Türken waren 1453 in Konstantinopel eingefallen, was den endgültigen Zerfall des Byzantinischen Reiches markierte. Weltkarte wie soziale und politische Landschaft veränderten sich mit zunehmender Beschleunigung. Viele bisher unter dem Dach der muselmanischen Zivilisation wirkende Denker, Künstler und Gelehrte suchten Zuflucht im Westen und wählten dafür die am leichtesten zugänglichen und gastfreiesten Regionen. Italien wurde dabei zum bevorzugten Land. Dort hatten sich freie Stadtstaaten konstituiert, die rasch zu wirtschaftlichen und geistigen Zentren aufstiegen. Gleichzeitig wurde die Autorität der römischen Kirche in Europa von reformatorischen Spaltungen erschüttert. Eine historische Periode begann, in der das von praktischem Handeln gestützte Denken seine kritische Funktion wieder einforderte. Hatte man sich bis dahin vorrangig mit Problemen des Todes, der Sühne und Erlösung beschäftigt, so rückte nun das Verlangen nach einem erfüllten Dasein ins Zentrum. Das galt auch für die Wissenschaften, in denen man endlich das trübe Spekulieren aufgab und sich statt dessen dem unmittelbaren Studium der Natur zuwandte. Für die Medizin bedeutete dies: Das Geheimnis des Todes trat zugunsten der Erforschung des Lebens in den Hintergrund. Das sechzehnte Jahrhundert sollte nicht zuletzt zum Jahrhundert der Anatomen werden.

Die byzantinischen Flüchtlinge hatten ihre Bücher und Kostbarkeiten mit nach Italien gebracht und eröffneten alsbald Schulen in Neapel, Rom, Florenz und anderen Städten. Hier erblühten nun Kunst, Philosophie und Medizin von neuem; man lernte Griechisch, um in den Originaltexten der großen Meister des Altertums die Lauterkeit und die einst unverdorbenen Begriffe wieder zu entdecken. Rasch wurde klar, dass die Wissenschaft in der langen Zeit des Mittelalters statt Fortschritten eher einen Rückschritt gebracht hatte. Nun also galt es, von den Ursprüngen her neu zu beginnen. So sammelten sich Lernbegierige unter der neuen Bezeichnung „Humanisten“ - was bedeutete, dass sie sich für eine Kultur einsetzten, die den Menschen „menschlicher“, interessierter an seinem eigenen Wesen und auch am eigenen Körper machen sollte.

Zur gleichen Zeit führten die großen Entdeckungsreisen der Seefahrer zu neuen Erkenntnissen und einer Erweiterung des geistigen Horizonts. Von Generation zu Generation überlieferte falsche Meinungen zur Naturgeschichte wurden korrigiert, die Entdeckung bisher unbekannter Arten aus Fauna und Flora bereicherte die Wissenschaft; die heilenden Eigenschaften bestimmter, von den Ureinwohnern der neu erforschten Länder verwendeter Pflanzen vermehrten das Rüstzeug der Therapie.

Auf diesem Gebiet zogen besonders die Portugiesen und Spanier Nutzen aus ihren seemännischen Unternehmungen und verliehen dem Begriff „Medikament" eine neue Bedeutung. So veröffentlichte der Portugiese Cristóvão da Costa (geb. um 1515) eine Abhandlung über Drogen, Medizinen und Pflanzen Ostindiens, die in der lateinischen Übersetzung von Charles de l'Elcuse weite Verbreitung fand; João Bermudes, gleichfalls Portugiese, hinterließ als Ergebnis einer wissenschaftlichen Reise nach Äthiopien eine wichtige Zusammenstellung in Europa unbekannter Drogen. Gleichermaßen fasste der berühmte Garcia de Orta, der die königliche spanische Flotte im Jahre 1534 nach Indien begleitete, seine jahrzehntelange Forschung über die im Orient verwendeten Spezereien und Medikamente in dem Werk *Colóquios* zusammen. Es wurde sehr bald auch ins Italienische und Französische übersetzt.

Der Austausch von Ideen nahm beständig zu. Eine neue Generation, die Hemmnisse der Scholastik hinter sich lassend, begann sich leidenschaftlich für die klassische Kultur zu interessieren, für ihre Vollkommenheit, ihre Liebe zu allem Schönen und allem Lebendigen. Die Bannkraft einer objektiven Wissenschaft schickte sich an, über alle Hindernisse zu triumphieren.

Ein Genius versinnbildlichte die Bestrebungen dieser sich in Gärung befindlichen Epoche: Leonardo da Vinci – der auch zu den ersten gehörte, die in der Anatomie die Wissenschaft und zugleich die Kunst erkannten, die es neu zu gießen galt. Vom Körper sprach er als einem „so großartigem Wunderwerk", dass die Seele, wiewohl „ein göttliches Ding", wenn sie sich von ihm trenne, dies nur unter großen Schmerzen tue. Und er fügte an: „Ich glaube wohl, dass ihre Tränen und ihr Schmerz zutiefst gerechtfertigt sind..."

Seine Texte wie die großartigen anatomischen Zeichnungen (Leonardo weigerte sich, zwischen dem wissenschaftlichen Wort und dem künstlerischen Bild zu unterscheiden) stellen einen der Höhepunkte der Geschichte der Anatomie dar und sind zugleich geniale Vorwegnahme der sich ankündigenden Fortschritte. Sie erreichten jedoch seine Zeitgenossen nicht und wurden erst viel später veröffentlicht. Der bescheidene Leonardo verbarg sie vor der Mitwelt, da er sich nicht für einen Wissenschaftler hielt.

V

Als Vesalius Ende 1537 nach Padua kam, erlebte die Stadt, von den Herren des Magistrats weise gelenkt, gerade ihre erste große Blütezeit. Die Universität galt als bedeutendes Zentrum medizinischer und juristischer Studien, Wissbegierige aus ganz Europa strömten dort zusammen. Hier sollte Vesalius nun endlich – zum ersten Mal – auf wissenschaftliches Verständnis für seine Bemühungen stoßen.

Ihm eilte bereits der Ruf des Neuerers voraus, gerade war eine Abhandlung von ihm erschienen, in der er die Beschreibung der unpaarigen Vene vervollkommnet und festgestellt hatte, dass der Aderlass rechts durchgeführt werden müsse, bedingt durch die intime Verbindung zwischen den Gefäßen dieses Armes und der genannten Vene.

Am 5. Dezember 1537 unterzog er sich – in Anwesenheit von zweiundzwanzig Lehrstuhlinhabern – an der Universität Padua der Prüfung als angehender Doktor der Medizin. Die Augen wurden ihm verbunden, danach erhielt er aus den Händen verschiedener Koryphäen Knochen eines Skeletts zur Identifikation. Vesalius betastete sie, befühlte sie – und gab umgehend die genauen Bestimmungen und Beschreibungen. Das Auditorium zeigte sich beeindruckt. Die demonstrierten Kenntnisse des Mannes waren so außerordentlich, dass auch die angesehensten Professoren nicht umhin kamen, ihm uneingeschränkt Beifall zu zollen. Vesalius erhielt die Doktorwürde, verbunden mit einer ungewöhnlichen Belohnung für seine Leistung: Herabsetzung der Prüfungsgebühren. Der Doktorgrad kostete ihn nur siebzehn und einen halben Dukaten.

Schon einen Tag später, nachdem er sich bei der Sezierung eines Leichnams hervorgetan hatte, folgte die Berufung zum Professor! Und bald darauf, ungeachtet seiner Jugend, ein Ruf ins berühmte Venedig.

Ob in Padua, Venedig oder später an weiteren italienischen Universitäten: Die Besucher seiner Vorlesungen und praktischen Demonstrationen, durchaus nicht nur Studenten, drängten sich zu Hunderten in den Sälen, kletterten die Säulen hinauf, balgten sich um einen Platz auf der Balustrade. Manchmal schwoll der Strom der Neugierigen derart an, dass Vesalius sich gezwungen sah, seine Demonstration zu unterbrechen; die Luft war zu erstickend geworden. Zu jener Zeit gab es noch keine Mittel, um den Leichnam vor Verwesung zu bewahren; um den unerträglichen Geruch zu übertönen, verbrannte man stark riechende Pflanzen, deren dichter Rauch mit der Zeit freilich gleichermaßen unerträglich wurde.

Selbst Professoren verließen ihre Katheder, um Vesalius zu hören. Begeisterte Bewunderer stahlen Leichen, um sie ihm zu verehren. Die größte Genugtuung aber musste es ihm bereiten, dass nun selbst Mönche und Priester - Repräsentanten einer kirchlichen Macht, die seine Arbeit in Paris und Leuven so behindert hatte - häufig unter seiner staunenden Hörerschaft zu finden waren.

Statt blumenreicher Rhetorik bevorzugte Vesalius eine genaue, knappe Sprache. Auch bediente er sich, wenn das Thema danach war, einleuchtender Bilder - etwa: Die beiden Trapezmuskeln würden sich darstellen, als bildeten sie eine Mönchskapuze; die Herzklappen würden an die Mitra des Papstes erinnern; das Zwerchfell, sobald ausgestreckt, gliche einem Streifen; die Adduktoren des Schenkels seien gleichsam die Hüter der Jungfräulichkeit.

Auf seinem triumphalen Weg durch die Universitäten von Norditalien legte er in Pisa einen längeren Aufenthalt ein, da ihm der Großherzog der Toskana, Cosimo de Medici, die Bereitstellung jeder gewünschten Zahl von Leichnamen für seine Studien zugesagt hatte. Solcherart günstige Umstände brachten es mit sich, dass nun sein ehrgeiziger Wunsch, endlich praktisches und anschauliches Studienmaterial zur Anatomie vorlegen zu können, Gestalt annahm. 1538 erschien bei Vitalio in Venedig Vesalius' Werk *Anatomische Tafeln*, gegliedert in sechs Abschnitte: drei dem Skelett, die übrigen den Arterien, Nerven und Eingeweiden gewidmet. Jeder Abschnitt enthält - von Vesalius selbst geschaffene - exakte bildliche Darstellungen, der dazugehörige Text beschreibt die verschiedenen Abschnitte des Organismus. Dabei gelang es Vesalius zugleich, durch Jahrhunderte überlieferte Fehler zu korrigieren. Dabei war der Verfasser gerade erst fünfundzwanzig Jahre alt!

Hatte Paracelsus dereinst die Welt der Pathologie mit dem Feuer seiner Aufsässigkeit zum Glühen gebracht, so zeigte sich Vesalius als Anatom nun nicht weniger mutig, auch nicht weniger zerstörerisch, was das etablierte Dogma betraf.

Der Erfolg der *Anatomischen Tafeln* war atemberaubend. Von der sprunghaft wachsenden Wertschätzung seiner Person zeugte beispielsweise ein Dekret der Republik Venedig - wo Vesalius ab 1539 an der Universität lehrte -, mit dem ihm „in Anbetracht der unvergleichlichen Kunst als Anatom" die Erhöhung seines monatlichen Honorars von 40 auf 70 Gulden gewährt wurde. Vielleicht fühlte er sich dadurch auch ermuntert, eine ältere Abhandlung seines Leuvener Lehrers Gonthier d'Andernach zu kommentieren, gleichzeitig zu korrigieren und als Neudruck zu veröffentlichen. Dieser erhob unverzüglich heftigen Einspruch gegen derartige „Unverfrorenheit".

Die kleine Schrift war freilich nur eine Episode, längst hatte Vesalius - nach den Tafeln - mit der Arbeit an einem eigenen umfassenden Werk zur Anatomie begonnen. Während er tagsüber lehrte und sezierte - nur was er mit eigenen Augen geprüft hatte, konnte gelten -, saß er die Nächte durch an der Formulierung seiner Texte und Anfertigung seiner mit größter Exaktheit aufs Pergament gebrachten anatomischen Zeichnungen. Vier Jahre nahm das gewaltige Vorhaben in Anspruch, dann konnte Vesalius das komplette Manuskript und die Bildvorlagen - künstlerisch ausgestaltet von dem Tizian-Schüler Stefano Calcar (einige Kunsthistoriker meinen gar, von Tizian selbst) - dem Drucker seiner Wahl übergeben. 1543 erschien das Werk bei Oporinus in Basel, mit dem Titel *De Humani Corpore Fabrica*. Das Entstehen des 690 Seiten umfassenden Foliobandes mit 323 Illustrationen hatte Vesalius persönlich überwacht. Während zahlreicher Besuche in Basel hatte er nicht nur die Druckfahnen korrigiert und die Ausführung der Stiche begutachtet, sondern sogar selbst das Papier ausgesucht.

VI

De Humani Corpore Fabrica, das Hauptwerk des Vesalius, zählt zu den großen Denkmälern der Anatomie. Damit lag erstmals ein in Text und Bildern exaktes Werk vor, gründend auf eigenen Experimenten und Erfahrungen.

Bereits das gestochene, kunstvoll gestaltete Titelblatt stellt eine Huldigung an die praktische Anatomie dar. Es zeigt Vesalius im Hörsaal, bei der Sektion einer Frauenleiche. Nicht wie die alten Meister auf dem Katheder den Vorsitz führend und mit dem Zeigestock auf Teile des von anderen geöffneten Leibes weisend - nein, selbst sezierend und demonstrierend, die rechte Hand auf die Unterleibsorgane im weit geöffneten Bauch des Frauenkörpers gerichtet. Dabei ist er umringt von einer Gruppe von Anatomen und hoch geachteten Persönlichkeiten, man erkennt neben anderen Paracelsus, Silvius, Michel Servat und Martin Luther. Im Halbrund dahinter verfolgt in drei Reihen eine aufmerksame Zuschauerschaft das Geschehen. Ganz oben, über die Balustrade gebeugt, sind zwei symbolische Gestalten zu erkennen: ein ungläubig dreinblickender, missmutiger Greis, der die Augen von dem abstoßenden Schauspiel abwendet; und ein junger Mann, der den staunenden Blick umso intensiver auf die ungeahnten Dinge richtet, die Vesalius da entschleiert. Hier stehen sich Zukunft und Vergangenheit gegenüber - noch miteinander lebend, doch schon unvereinbar.

Die *Fabrica*, gewidmet „meinem gütigen und unbesiegbaren Kaiser“ Karl V., wurde alsbald zum Ereignis in der Welt der Wissenschaft. Haller nannte es „ein unsterbliches Buch, das alles bisher Geschriebene übertrifft“; Senae äußerte, Vesalius habe mit seinem Werk „ein Weltall entdeckt“. Ein großer Teil der Wirkung ging auch auf die meisterlichen bildlichen Darstellungen zurück.

Ihre bis dahin nie gesehen Originalität war so groß, dass sie selbst die Malerei der Epoche beeinflussen sollten. Neben fünfundzwanzig Stichen im Folioformat finden sich weitere knapp dreihundert in unterschiedlichen Größen, besonders beeindruckend dabei die Gestaltung der Skelette. Man erblickt sie aufrecht, starr oder in Bewegung gezeichnet, sie wirken anmutig, auch dramatisch, ohne jemals Schrecken zu erzeugen. Es gibt auch allegorische Darstellungen: Ein Skelett, auf einen Spaten gestützt die Arbeit symbolisierend, fleht zum Himmel um Segen für seine Mühen; ein anderes beugt sich in Gebetshaltung über ein Grab, in Verzweiflung oder Bußfertigkeit; ein drittes erinnert an einen düsteren Schuldgebeugten, der vielleicht über seine Sünden und über das Missgeschick eines nutzlos vergeudeten Daseins nachdenkt.

Noch Jahrhunderte später sollte Charles Baudelaire bei einem Pariser Antiquar in einem der seltenen Originalexemplare der *Fabrica* blättern und sich davon so gebannt zeigen, dass er das Buch umgehend erwarb.

De Humani Corpore Fabrica ist in sieben Bücher gegliedert: 1. Von den Knochen - 2. Von der Muskulatur (ebenfalls beeindruckend illustriert mit Darstellungen hautloser Körper, die ihre Muskulatur in betörenden Haltungen zeigen; die Muskeln beben vor Kraft, sind angespannt und erscheinen so, als wären sie gerade bei der Ausübung ihrer Funktionen überrascht worden; einer dieser Körper, in marschierender Bewegung, mit schmerzvoll zurückgeworfenem Kopf, scheint gerade einem Alptraum entrinnen zu wollen) - 3. Von den Adern- und Arteriennetzen - 4. Vom Nervensystem - 5. Von verschiedenen Organen, besonders denen der

Ernährung sowie der Fortpflanzung - 6. Von Brustkasten, Herz und Lungen - 7. Vom Gehirn.

Vesalius stellte sich mit diesem Werk der überlieferten Lehre, die er in seiner Praxis teils bestätigt gefunden hatte, teils aber korrigieren oder gänzlich zurückweisen musste, was er voller Leidenschaft tat. Dabei waren seine Beweisführungen ebenso gewissenhaft wie anregend, so dass es nur eine Frage der Zeit sein konnte, bis er auch hartnäckige Skeptiker überzeugen sollte. Nehmen wir als Beispiel die Auseinandersetzung mit dem allmächtigen Galen:

Vesalius bestätigt ihn bei der Darstellung der Bahn der Venen, der Anatomie des Herzens (hier widerlegt er allerdings das - so Galen - Vorhandensein einer interventrikulären Verbindung), des inneren und äußeren Gehörs sowie des Mediastinums, während er ihm in mehreren anderen Bereichen, namentlich dem der Knochen, nicht folgen kann. Hier widerlegt er Galens Erklärungen zur Krümmung des Schenkelknochens und des Humerus, zur Gestalt des Unterkiefers (den Vesalius als Verschmelzung zweier Knochen ohne Zwischenknochen beschreibt). Er berichtigt, was über den Aufbau des Brustbeins und die Anzahl der Teile des Kreuzbeins angenommen wurde, er beschreibt erstmals bestimmte Knorpel, den Gelenkmeniskus des Knies und die Gelbkörper des Eierstocks. Er weist nach, dass die Knorpel des Kehlkopfs doppelt angelegt sind und nicht einfach, und dass der Uterus nicht dreieckig ist, wie schon seit Hippokrates angenommen wurde. Die von Vesalius demonstrierten Gehirnschnitte - um die Ventrikelhöhlungen und die Hirngefäße sichtbar zu machen - stimmten bereits mit denen überein, die Vieussens hundert Jahre später durchführen sollte.

Er selbst hatte beim Erscheinen von *Fabrica* geäußert: „Man wird mich kühn nennen, weil ich es gewagt habe, den Meister von Pergamon anzugreifen, mich, der ich die Anatomie stets mit all meinem Gewissen als Arzt studiert habe!“

Vesalius' großes Werk formuliert bereits im Vorwort, nach einer Bilanz der vorangegangenen langen Periode des Verfalls, den kritisch-kämpferischen Anspruch des Anatomen und Chirurgen, den die folgenden knapp 700 Seiten befestigen sollten:

„Nach den Verwüstungen durch die Barbaren, wodurch die bis dahin blühenden Wissenschaften in Verfall gerieten, erschienen in Italien allerhand vermeintliche Meister, die in Nachahmung der Römer die Handarbeit verachteten, die Operationen und Behandlungen von Sklaven durchführen ließen [...]. Sie vernachlässigten die bewährten Überlieferungen des Altertums und überließen die Krankenzimmer den Apothekern und die Aufgabe, die Kranken zu operieren, den Barbieren. Die ärztliche Kunst verfiel in einem solchen Maße, dass man nur noch Scharlatane am Werk sah, welche die Stelle der Ärzte einnahmen und die Kranken mit Amuletten bahandelten. Die Chirurgie, diese göttliche Kunst, welche die Äskulapschüler uns vermacht haben und deren Ausübung noch heute die Könige von Persien und Indien nicht verschmähen [...], ließ sich durch allerlei trübe Gestalten ihres Rufes berauben.

Ihr Studenten von heute aber braucht euch nicht gedemütigt fühlen, Chirurgen zu sein, wenn schon die Griechen Chirurgen waren. Die ärztliche Kunst und die Vernunft gebieten es geradezu, damit die Medizin nicht zu Lasten der Menschheit in Frage gestellt wird.“

Zwölf Jahre nach dem Erscheinen der *Fabrica* veröffentliche Oporinus im Jahre 1555 eine zweite, von Vesalius erweiterte und berichtigte Auflage, die wiederum weite Verbreitung fand. (Bis zum Ende des 17. Jahrhunderts wurden Texte und Abbildungen aus dem Buch vielfach als Raubdrucke verbreitet, zudem beflügelte das Werk zahlreiche Autoren nach Vesalius.)

Wie stark die Wirkung der durch die *Fabrica* ausgelösten Debatte um die Anatomie schon bald nach derem Erscheinen war, zeigte sich nicht zuletzt auch an Reaktionen seitens Kirche und Staatsmacht. Der Papst nahm den gegen Sezierungen ausgesprochenen Bannfluch zurück. In England wurde ein Gesetz erlassen, das den Barbier-Chirurgen erlaubte, pro Jahr vier Leichen gehängter Verbrecher zu öffnen. Überdies wurde der Innung der Barbier-Chirurgen das Recht eingeräumt, einen Professor der Anatomie zu ernennen und bei diesem zu studieren. (Ein solcher Absolvent, John

Cains, erhielt 1546 die Lehrstuhlberufung an die Universität Padua.)

Das von Vesalius beklagte und attackierte, lange Zeit gültige Verdikt, keiner dürfe die Hand auch nur an den kleinsten Schädel legen, geschweige denn einen ganzen Körper sezieren, befand sich mehr und mehr in Auflösung. Dank seines Werkes sollten Anatomie und Chirurgie fortan einen unaufhaltsamen Aufschwung und Fortschritt erleben. Nichts und niemand mehr konnte – wie schon Leonardo gesagt hatte – den echten Künstler an der Erforschung des Wahren hindern, „besonders wenn ihn die Liebe zur Anatomie treibt."

VII

Natürlich nahmen die im Alten verharrenden Gegner Vesalius' *Fabrica* nicht kampflos hin. Vor allem die Front der dogmatischen Galenisten fühlte sich herausgefordert. So veröffentlichte etwa Silvius umgehend eine Schmähschrift, von der man nur den Titel lesen musste, um zu wissen, was einen erwartete: *Vessalium non esse, sed Vesanum* – etwa: „Man sage nicht Vesalius, sondern Vesanus [von Sinnen]". Die Meister spürten, dass, wenn Galens Unfehlbarkeit in Frage gestellt wurde, damit auch ihr Ruf ins Wanken geriet. So griff die Hetz- und Beschimpfungskampagne gegen Vesalius bald auf ganz Europa über. Auch sein ehemaliger Lehrer Gonthier beteiligte sich daran, wie auch einer seiner Schüler, der ihm fast alles verdankte, Realdo Colombo. Dieser ließ nun verlauten, die *Fabrica* sei das Werk eines „ungebildeten Plagiators".

Vesalius verpasste keine Gelegenheit, um sich – ebenso hitzig wie entschieden – zu verteidigen. Überliefert ist etwa seine, auf Gonthier zielende Bemerkung: „Diese Herren Meister, die mich bekämpfen, habe ich nie andere Leichen sezieren sehen als solche, die ihnen bei Banketts den Bauch stopfen."

Die Kontroverse nahm immer schärfere Züge an, schließlich wurde Vesalius gar der Ketzerei verdächtigt. Entnervt vernichtete er verschiedene unveröffentlichte Manuskripte und beschloss, via Basel (wo er der dortigen Medizinschule ein vollständiges Skelett schenkte, das man noch heute besichtigen kann) in seine Vaterstadt Brüssel zurückzukehren.

Auch dort jedoch traf er nach kurzer Zeit – da ihm glänzende ärztliche Erfolge gelangen – auf eine Atmosphäre von Missgunst und Ablehnung. Vesalius drohte zu verzweifeln, als ihn plötzlich eine Nachricht des Kaisers erreichte.

Inzwischen war nämlich die Kontroverse um die *Fabrica* und Vesalius' Wirken selbst Karl V. zu Ohren gekommen, der sich als Schirmherr der Wissenschaften und Künste betrachtete. Er hatte daraufhin angeordnet, der Umstrittene habe sich an verschiedenen italienischen Universitäten nach praktischer Demonstration seiner Kunst dem Disput mit seinen gelehrten Gegnern zu stellen.

Also reiste Vesalius erneut nach Italien. Die Auseinandersetzung brauchte er nicht zu fürchten – so gerieten die anberaumten Sitzungen denn auch zum Triumph für ihn. In Pisa zum Beispiel ließ sein Gönner Cosimo de Medici eigens den Leichnam einer Nonne aus Florenz herbeischaffen. Der Herzog saß dann auch in der ersten Reihe des Hörsaals, neben weiteren hohen Persönlichkeiten und den führenden galenistischen Köpfen, um sich ein eigenes Bild von Vesalius' Können und Auftreten zu machen. Dieser nutzte die Gelegenheit nicht nur zu einer glänzenden Demonstration seiner anatomischen Kunst, sondern auch zur vernichtenden Attacke auf seine Gegner. Die Lehrstunde fiel absolut überzeugend aus, nicht anders verhielt es sich in Padua. Entsprechend waren dann die Berichte an den Kaiser – sie sollten ihre Wirkung nicht verfehlen.

Im Jahre 1544 ernannte Karl V. Vesalius zu seinem Leibarzt, verbunden mit der Verpflichtung, am Hof von Madrid zu wohnen. Das neue Amt brachte bisher ungewohnte Pflichten mit sich, so dass die Anatomie zurückstehen musste – auch deshalb, weil in Spanien noch immer strenge Regeln hinsichtlich der Verwendung von menschlichen Leichnamen herrschten. Nur an unbekannten Krankheiten Verstorbene durften mit dem Seziermesser „beleidigt" werden. In solchen Fällen konnte Vesalius dann seiner Leidenschaft frönen – doch es waren höchst seltene Gelegenheiten, und seine Enttäuschung wuchs zunehmend. Er kompensierte sie einige Zeit damit, sich der Rolle des Höflings anzupassen und sich wie alle anderen zu bereichern. Auch ehelichte er zu dieser Zeit die adlige Hofdame Anna von Hamme. Der Dämon der Anatomie und die Kontroverse mit den Galenisten aber quälten ihn weiter, wie etwa ein langer Brief an Joachim Roelants belegt. Vesalius beginnt ihn zwar mit einer lobenden Beschreibung der Eigenschaften von Chinarinde, die er als einer der ersten Karl V. empfohlen und verabreicht habe, geht dann jedoch sofort in eine Disputation zum Aufbau des menschlichen Körpers und in heftige diesbezügliche Angriffe gegen Silvius über.

Am Ende stand der Entschluss, Madrid zu verlassen und nach Brüssel zurückzukehren. Der Kaiser stimmte zu. So zog sich Vesalius in ein Palais zurück, das er auf den Grundmauern des väterlichen Hauses hatte errichten lassen und dem er den Namen „Aedes Vesalienae“ gab. Hier wollte er als stiller Forscher leben, fernab vom Lärm der wissenschaftlichen und politischen Welt.

Einige Zeit darauf aber erreichte ihn von Kaiser Karl V. ein neuer, dringender Ruf. Vesalius war nicht erfreut, konnte sich aber nicht entziehen. So vermachte er das Palais seiner Tochter – inzwischen mit dem Hoffalkner des Kaisers, Juan de Bal, verheiratet – und kehrte nach Madrid zurück.

Hier war die Lage, was die dringend nötige Fortsetzung anatomischer Studien betraf, inzwischen hoffnungslos. Es war nicht mehr möglich, auch nur einen einzigen Schädel aufzutreiben. Dabei arbeitete Vesalius gerade an einem weiteren Werk (das schließlich in Venedig erschien) und sah sich auch weiterhin mit seinen Gegnern konfrontiert, an der Spitze der hartnäckige Widersacher Falopius. In der Auseinandersetzung konnte er sich nun nicht mehr auf systematische Sezierungen stützen, sondern allein auf theoretische Erörterungen. Ein unbefriedigender Zustand! Umso größer waren seine klinischen Erfolge bei Hofe, was seinen Ruf in Madrid so befestigte, dass er auch nach dem Tode Karls V. bei dessen Nachfolger Philipp II. als Leibarzt im Amt blieb.

Der Hof von Madrid war zu jener Zeit der glänzendste in ganz Europa. Es kann daher nicht verwundern, dass solch prunkvolle Umgebung auch Vesalius verführte – der mit der Zeit, wie alle anderen, zum eitlen und verwöhnten Höfling wurde und seine Forschungen mehr und mehr aufgab. Praktisch konnte er auf seinem Gebiet ohnehin nicht mehr arbeiten, da mittlerweile die Inquisition auf der iberischen Halbinsel herrschte. Und der inzwischen wohl situierte Vesalius war längst nicht mehr der rebellische Jüngling von einst, der alle Verbote in den Wind geschlagen hatte und alle Risiken eingegangen war, um in den Besitz von Leichen zu gelangen. Dennoch sollte gerade der Virus der Anatomie seiner ebenso bequemen wie einträglichen Lage ein jähes Ende bereiten.

Zu den Einzelheiten des Vorfalls gibt es verschiedene Überlieferungen. Die glaubhafteste spricht davon, dass eines Tages ein Edelmann des Hofes an einer geheimnisvollen Krankheit gestorben war. Vesalius konnte seine Wissbegier nicht zähmen und bestand darauf, dass ihm die Autopsie zu genehmigen sei – denn er habe als Leibarzt des Kaisers die Pflicht, die Todesursache zu ergründen. Seinem Antrag wurde nun seitens der Kirche stattgegeben, mit der Auflage, dass der Obduktion Vertreter des Hofadels und der Ärzteschaft sowie kirchliche Repräsentanten beizuwohnen hätten. So geschah es. Doch während Vesalius schließlich den Brustkorb der Leiche öffnete, schrie einer der Anwesenden plötzlich, er habe das Herz zittern sehen. Sofort wurde die Autopsie unter beträchtlichem Aufsehen unterbrochen, Vesalius wurde der Tötung angeklagt und vor das Gericht der Inquisition gestellt. Dieses verurteilte ihn wegen „Verbrechen und Hexerei“ zum Tode. (Einige Historiker waren später der Meinung, weniger der geschilderte Vorfall als Versalius' oft geübte Kritik an den verkommenen Sitten des Klerus hätte zu dem strengen Urteil geführt.)

Nicht einmal sein Gönner Philipp II. hatte dies zu verhindern vermocht. Immerhin gelang es dem Kaiser kurz darauf, dank seiner Machtbefugnis eine Strafmilderung durchzusetzen. Statt ihn hinzurichten, wurde Vesalius nun eine Bußpilgerschaft nach Jerusalem auferlegt.

So musste der Anatom sich unter dem Geleit des venezianischen Generals Malatesta in das Heilige

Land begeben. Während er dort seine Strafe abbüßte, starb in Italien sein langjähriger Widersacher Falopius, und der Senat von Venedig rief Vesalius nach Padua, um dort den freigewordenen Lehrstuhl der Anatomie einzunehmen. Die Inquisition stimmte schweren Herzens zu, und bald darauf konnte sich der zwangsweise Büßende nach Italien einschiffen, wo ihm eine glänzende Rehabilitierung bevorstand. Doch die Reise endete abrupt, als ein heftiger Sturm aufkam und der Segler vor der Insel Zante Schiffbruch erlitt.

Dort starb Vesalius am 15. Oktober 1564, verzweifelt und krank, vermutlich an Typhus.

Ambroise Paré

(1510 - 1590)

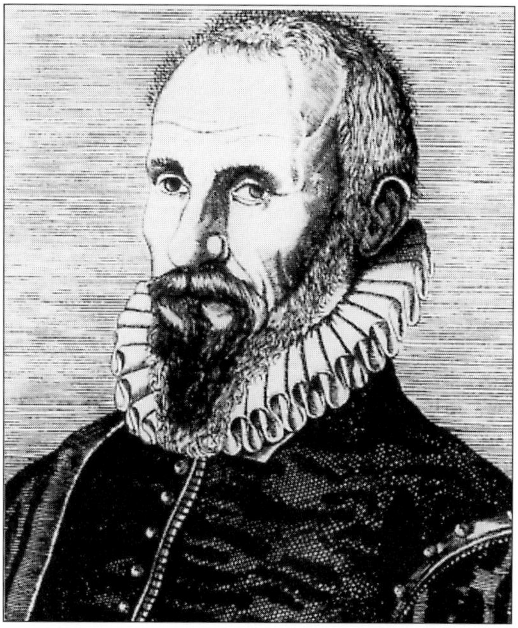

Zeitgenössischer Kupferstich.

I

Um das Jahr 1525 konnte man in dem Städtchen Laval im Departement Mayenne, im Barbierladen eines gewissen Meisters Vialot, einen aufgeweckten Lehrburschen bei der Arbeit beobachten. Er hieß Ambroise Paré und stammte aus dem nahegelegenen Dorf Bourg-Hersent, wo der Vater eine Schreinerei betrieb und Truhen herstellte.

Seinen Jungen hatte er nach Abschluss der Volksschule zunächst der Obhut des Kaplans Orsey anvertraut, der ihm als Grundlage für eine humanistische Bildung Latein beibringen sollte. Doch der unheilvolle Kaplan hatte sich des Schülers mehr als gehorsamen Dieners bedient, und zwar ohne Entgelt. Der Junge musste die Blumenrabatten beschneiden, das Maultier striegeln, Botschaften überbringen, Brennholz hacken und daneben alles tun, was flinke Arme und Beine erforderte. Wenn dann die Stunde des Unterrichts nahte, waren Körper und Geist des Knaben bereits erschöpft und er sehnte sich nur noch nach dem Strohsack.

Natürlich war dem Vater mit der Zeit die arge Nachlässigkeit des Lateinlehrers, auch die Ausnutzung des Sohnes nicht verborgen geblieben. Schließlich hatte er den nutzlosen Studien beim Kaplan ein Ende gemacht und Ambroise bei Meister Vialot in die Lehre gegeben, wo der Junge sich nun aneignen sollte, wie das Haar der Bürgersfrauen zu kräuseln und die Heißblütigen zur Ader zu lassen waren.

Von Anfang an interessierte sich Ambroise Paré viel stärker für die medizinische Seite des Barbierhandwerks als für die Kunst des Bartstutzens. Schon als Schulkind hatte er seinen Spielkameraden bei eingetretenen Verletzungen die Wunden ausgewaschen und einen ersten provisorischen Verband angelegt - was die Legende später dahingehend deutete, seine Berufung für die Medizin habe von Anfang an festgestanden.

Wie dem auch sei, im Barbierladen von Meister Vialot konnte er nun Hieb- und Schnittwunden aller Art sehen. Man lebte in einer rauhen Zeit, Handgreiflichkeiten und die Verteidigung der Mannesehre mit dem Degen gehörten zum Alltag. Und da die gelehrten Ärzte sich nicht dazu herabließen, die Folgen von Messerstichen und Degenhieben zu behandeln, fiel den Barbieren diese Aufgabe zu. Ambroise verfolgte gebannt die Heilversuche des alten Vialot und vergaß darüber alles andere – manchmal sogar den Kunden, den er gerade rasieren sollte. Gelegentlich folgte er den vom Meister Behandelten auch auf die Straße, vielleicht aus Mitgefühl, vielleicht doch einem geheimnisvollen inneren Wink gehorchend?

Eines Tages dann hatte er alles gesehen, was es bei Meister Vialot zu sehen gab. Für Ambroise stand fest: Er wollte ein qualifizierter Chirurg werden. Im provinziellen Flecken Laval war dieses Ziel nicht zu verwirklichen, sondern nur in größeren Städten, ja eigentlich nur in Paris. Als erstes ging er nun für einige Zeit nach Angers, wo er sich erneut bei einem Barbierchirurgen verdingte und des Nachts als Autodidakt wahllos alle medizinischen Handbücher las, deren er habhaft werden konnte, wobei sein Verständnis oftmals überfordert wurde. Die täglichen Beobachtungen aus der Praxis notierte er in gewissenhaft in seinen Schreibheften.

Ambroise Paré hatte inzwischen viel gesehen und gelernt, der junge Mann verfügte über praktische Kenntnisse und vor allem ein genaues Gespür. So nahm es nicht Wunder, dass er auch Scharlatanen rasch hinter die Schliche kommen konnte. Eines Tages bemerkte er auf der Straße einen armen Teufel, der schrecklichen Gestank um sich verbreitete. Ein brandiger Arm unter seiner Jacke sei der Grund, jammerte er und bat zugleich um milde Gaben. Paré brauchte nur einen Blick auf Schulter und Arm zu werfen, brauchte nur den Geruch zu prüfen, um zu erkennen, dass der Mann eigentlich eine Armamputation hinter sich hatte und jetzt den verwesenden Arm eines Erhenkten in seinen Jackenärmel gesteckt hatte, um solcherart Mitleid zu erregen. Doch der Bettler dauerte ihn, und er ging ohne Worte zu machen weiter.

Allein, so war ihm in Angers bald klar, konnte er nicht weiterkommen. Also beschloss er, sich für einige Zeit zu seinem älteren Bruder Jean Paré zu begeben, der in Vitré in der Bretagne als Arzt wirkte und, im Gegensatz zu den meisten seiner Kollegen, auch die Chirurgie betrieb. Bei ihm erhielt Ambroise nun ersten systematischen Unterricht. Der Bruder wies ihn in die Lektüre grundlegender chirurgischer Werke ein, an der Spitze *Practica copiosa in arte chirurgica*, verfasst von Guy de Chauliac und Giovanni di Vigo, erstmals erschienen 1514 in Italien und 1525 ins Französische übersetzt. Ein solches Exemplar studierte der des Lateinischen unkundige Ambroise Paré nun.

Giovanni di Vigo, gebürtig aus Rapallo, gehörte damals zu den Bahnbrechern der Chirurgie, einer Kunst, die einst von den Großmeistern der Antike hoch geschätzt worden war und danach, unter den Zwängen des Mittelalters, eine jahrhundertelange Periode des Verfalls erlebt hatte. Der mit der Renaissance zu Beginn des 16. Jahrhunderts einsetzende kühne Sprung auf dem Feld anatomischer Studien führte nun auch dazu, dass die als niederes Fach den Handwerkern überlassene Chirurgie sich endlich wieder als ärztliche Kunst rehabilitieren konnte. Diese Entwicklung hatte – Hand in Hand mit der Anatomie – ihren Ausgangspunkt in Italien, dort erschienen folglich auch die ersten bedeutenden Werke über die chirurgische Kunst.

Während seiner Studienzeit beim Bruder hatte Ambroise Paré freilich nie das große Ziel aus den Augen verloren: Paris! Und schließlich kam der Tag, da er den Aufbruch wagte. Er stopfte seine bescheidene Habe in einen Reisesack und bestieg den knochigen Rücken eines Maultiers, das ihn die folgenden sechs Tage zum Ziel seiner Wünsche und Träume bringen sollte: in der Stadt an der Seine ein Meister der Chirurgie zu werden.

II

Parés Anfänge in Paris glichen seiner Zeit in Laval und Angers. Ein Onkel betrieb hier eine Barbierstube, und bei diesem verdingte er sich, um den nötigen Lebensunterhalt zu verdienen. Es folgten die bereits bekannten frustrierenden Erfahrungen. Ambroise fielen die niederen Pflichten zu, vom Säubern des Ladens bis zum Rasieren diverser Bärte, während der „Meister“, in schwarzer Baskenkappe mit doppelreihigem weißem Federschmuck, sich die anspruchsvollen Perücken und heiklen Wundbehandlungen vorbehielt. Doch Paré biss die Zähne zusammen. Jeden Abend, stets gewärtig des Klopfens eines späten Kunden, studierte er seine mitgebrachten Bücher.

Und dann konnte er, inzwischen zweiundzwanzig Jahre alt, endlich einen ersten Erfolg verzeichnen. Es gelang ihm, eine Anstellung als Hilfschirurg im Hôtel-Dieu zu erhalten, dem Armenhospital der Stadt, wo er nun erstmals mit erfahrenen Praktikern in Berührung kam. Und zugleich mit unsäglichem Elend und Leid. Vom Morgengrauen bis zum Einbruch der Nacht strömten unbehauste und bettelarme Menschen mit entsetzlichen Wunden und Verstümmelungen durch die Tür des Hôtel-Dieu und suchten Linderung – eine ebenso harte wie nützliche Schule für den Praktiker.

Wichtiger noch: Als Angesteller des Hôtel-Dieu durfte Paré nun auch Vorlesungen an der Universität besuchen. Hier tat sich ihm eine ganz neue, bisher verschlossene Welt auf. Nach erschöpfendem Dienst im Hospital eilte er zu den Lehrveranstaltungen von Professor Jacques Goupil am Collège de France und beobachtete, wie dieser emphatisch über Galen sprach und aus der Entfernung die Sezierung eines Leichnams kommentierte, die ein Assistent vornahm. Er konnte nur beobachten und die Gebärden registrieren, die Worte blieben ihm verschlossen, da er des Griechischen und Lateinischen nicht mächtig war. Aus diesem Grund wurde schließlich auch sein Gesuch abschlägig beschieden, sich an der Universität zu immatrikulieren.

Paré war enttäuscht, doch vielleicht hatte gerade diese Abweisung auch ihr Gutes und bewahrte ihn vor einer allzu akademischen Ausbildung. Zugleich war er sich der eigenen Unvollkommenheit durchaus bewusst. Seinem erhaltenen privaten Tagebuch vertraute er sich dementsprechend an, wobei er seine Unwissenheit immer wieder auf die einstigen Versäumnisse des Kaplans Orsey zurückführte.

Umso intensiver versuchte er sich im Hôtel-Dieu praktisch zu vervollkommen. Sein Studienstoff waren Missbildungen und offene Wunden, dahinter stand das entsetzliche Leiden der Betroffenen. So lernte Paré hier auch, was menschliches Mitgefühl des Arztes bewirken konnte – fortan eine wichtige Maxime für ihn.

Als 1533 in Paris die Pest ausbrach, konnte Paré neue, schlimme Erfahrungen sammeln. Er half die Kranken aus den Armenvierteln ins Hôtel-Dieu zu tragen, er verband ihre Pestbeulen, während Nonnen wohlriechenden Weihrauch entzündeten, Myrrhe und Ginster, welche den fauligen Dunst der überfüllten Krankensäle eher verstärkten als vertrieben. In seinen kurzen Arbeitspausen beruhigte er die Familien und gesellte sich zum Volk, das in den Gotteshäusern um himmlische Gnade flehte.

Inmitten von Chaos und Schrecken blieb indes sein klinischer Instinkt hellwach. Paré nutzte jede freie Minute, um die Merkmale und den Charaker der Geißel mit großer Exaktheit in seinen Kladden festzuhalten. So schrieb er etwa: „Die Pest wird häufig von grausamen und bösen Unbilden begleitet: Fieber, Drüsengeschwüre, purpurrote Karbunkel, Durchfall, Delirium, Tobsucht und Magenkrämpfe, Herzklopfen, Schwere und Schwäche aller Gliedmaßen, Tiefschlaf und betäubte Sinne. [...] Schließlich, in den letzten Stunden, erbeben die Nasenflügel, die Nasenspitze wird noch spitzer, die Schläfen werden hohl, die Augen versinken, und die Gesichtshaut wird kalt und hart; starres Grinsen kräuselt den Mund, der Puls wird schwach."

III

Seit Jahrhunderten wütete die Pest – wie auch andere Epidemien – in Europa. Wenn die Geißel auch vorübergehend nachließ, so brach sie doch plötzlich wieder zerstörerisch los. Eingeschleppt worden war die Seuche ursprünglich aus China; Seefahrer und auch Händler, die auf der Karawanenstraße über Russland, Persien und die Türkei zurückkehrten, hatten sie nach Europa gebracht.

Der erhaltene Bericht eines Franziskanermönchs gibt beredtes Zeugnis davon, wie die Pest etwa Mitte des 14. Jahrhunderts Sizilien heimsuchte und welche Folgen der Ausbruch der Seuche zeitigte:

„Anfangs Oktober im Jahre des Heils 1347 landeten zwei Galeeren – sie gehörten Genuesern, die vor dem Zorn Gottes geflohen waren, da sie ihn durch ihre verbrecherischen Taten herausgefordert hatten – im Hafen von Messina. Diese Genueser litten an einem so ansteckenden Übel, dass alle, die das Pech hatten, das Wort an sie zu richten, unverzüglich von einer tödlichen Krankheit befallen, von schmerzhaften Stichen durchbohrt wurden oder das Schwinden ihrer Kräfte fühlten. Auch erschienen an ihren Schenkeln oder Armen linsengroße Geschwülste, welche die Betroffenen einfach ‚Feuerbeule' nannten. Dieser Abszess infizierte den ganzen Körper dermaßen, dass der Erkrankte mit ungeahnter Heftigkeit Blut erbrach. Das Blutspucken hielt drei Tage an, ohne dass ihm Einhalt geboten werden konnte. Dann hauchte der Kranke sein Leben aus. Als die Bewohner von Messina entdeckten, dass dieser Tod auf die Genueser zurückging, schickten sie sich an, diese aus der Stadt und dem Hafen zu vertreiben. Doch das Übel ließ nicht nach, sondern verursachte eine Unzahl von Todesopfern. Schon begannen die Menschen einander derart zu hassen, dass, wenn ein Kind von der Krankheit befallen wurde, der Vater sich weigerte, es zu pflegen, und wenn er trotz allem wagte, sich ihm zu nähern, wurde er sogleich angesteckt, ohne dem Tod, der nach etwa drei Tagen eintrat, entkommen zu können. Und als sei es damit nicht genug, folgten ihm Angehörige und Nachbarn, ja sogar Katzen und andere Haustiere, in den Tod."

Ob ihrer Ohnmacht verhöhnt, selber bedroht von der Gefahr, angesteckt zu werden, klammerten die Ärzte sich an eine Handvoll unschuldiger und phantastischer Rezepte zur Vorbeugung und konzentrierten sich dabei auf die Ernährung, die Luft der Umgebung und auf den Geisteszustand, wobei sie zu friedlichen Gedanken rieten, zur Konzentration auf „angenehme, unterhaltsame Dinge". Da man die Luft von Ausdünstungen verpestet glaubte, wurden die Straßen mit Wiederkäuern bevölkert, damit deren scharfer Atem das Gift neutralisiere. Nur die mutigsten Ärzte überließen die Kranken nicht einfach ihrem Schicksal. Sie zogen Handschuhe, legten Überwürfe aus Saffianleder an und bedeckten das Gesicht mit einer Vogelschnabelmaske, die mit einer von Duftkräutern erfrischten Atemröhre ausgestattet war.

Ungeachtet des grundsätzlichen Unwissens über die Pest erkannte man bald die Bedeutung von Hygiene und sanitären Maßnahmen für die Bekämpfung der Seuche. So wurde verfügt, dass „jeder Pestbefallene sofort aus der Stadt geschafft werden soll, um außerhalb geheilt zu werden oder zu sterben". Die ihn begleitet hatten, „sollen zehn Tage isoliert bleiben". Außerdem drohte jedem, der einen Pestkranken entdeckte und ihn nicht den Behörden meldete, der Scheiterhaufen.

Die Kirche betrachtete die Epidemie strikt als göttliche Strafe, als die Ankündigung des Jüngsten Gerichts. Die Pest war der Bote, der Reiter der Apokalypse auf einem weißen Streitross, so stand es in den Evangelien. Und da das so war, fiel es leicht, bei jedem Ausbruch der Pest auch eine entsprechende Sünde als Ursache zu benennen, ganz nach Belieben der Kirchenoberen. Für die Pest von 1552 zum Beispiel machte man das Erscheinen einer neuen ketzerischen Religion verantwortlich – während die von Rom abgefallenen Protestanten sie als himmlische Rache für die Starrheit der katholischen Lehre ansahen.

Aber nicht nur die Pest zeigte verheerende Wirkungen. Neben anderen Epidemien, etwa der Cholera, meldete sich im Europa des Jahres 1435 eine neue Plage, die „Englische Schwitzsucht", deren Entstehung man der Insel zuschrieb, wegen des dort herrschenden strengen Klimas und der Unsauberkeit ihrer Bewohner, die als „Schmutzfinken und Vielfraße" galten. Grafton hat diese neue Seuche wiefolgt beschrieben:

„Man kann sich nichts Lästigeres und Schmerzenderes vorstellen. Plötzlich überfällt tödlich glühender Schweiß den ganzen Körper, der das Blut reizt, Magen und Kopf in Brand steckt. Diese Qualen sind so peinvoll, dass die Kranken das Bett nicht verlassen können. Außerstande, eine derart aufsässige Hitze zu ertragen, reißen sie sich Leintücher und Bettdecken vom Leib."

Die Prüfung durch all diese Epidemien führte zur Störung des allgemeinen geistigen Gleichgewichts. Vielerorts sah es so aus, als seien die Menschen plötzlich besessen, sie tanzten wild umher, als hätte der berüchtigte „Tanz von Sankt Vito" (Veitstanz) mit seinen manischen Zuckungen nicht nur Einzelne, sondern jetzt ganze Bevölkerungen erfasst. Ebenso verhielt es sich in Italien mit der „Tarantella", ursprünglich ein vom Stich einer Spinne, der Tarantel, hervorgerufener Erregungszustand, der nun zum Massentanz mutierte.

Alles dies diente dem Sünder oder dem, der sich dafür hielt, als Mittel dazu, das Bedürfnis nach Reue zu befriedigen - ebenso wie Skeptiker oder auch Schwerenöter ihre Ängste mit Hilfe von wilder Ausschweifung zu betäuben suchten. Kurz: Die allgemeine Atmosphäre war in Folge der nicht eindämmenden Epidemien von Unsicherheit und Hysterie geprägt.

IV

Doch nicht nur die Pestepidemie von 1533 wurde für Paré zum Feld neuer ärztlicher Erfahrungen. Kurze Zeit darauf befand sich Frankreich im Krieg gegen Italien, Österreich und England, und Marschall Montejean rekrutierte ihn 1536 als Heeresarzt. In einer Atmosphäre von Militanz, Verrohung und Gotteslästerung bewahrte sich Paré auch jetzt die Liebe zum Mitmenschen. Ebenso erschöpft wie die Soldaten, versah er dennoch gewissenhaft seinen Nachtdienst in den Zelten der Verwundeten und gewann rasch großes Ansehen. Während die Kanonen ringsum Feuer spien und Körper zerfetzt wurden, sann der Arzt über neue Mittel zur Milderung des Schmerzes nach und korrigierte Verstümmelungen mittels erfinderischer Kunstgriffe. In Turin führte er beispielsweise im Jahre 1538 mehrere heikle Operationen am Ellenbogen durch.

Oft auch zur Improvisation gezwungen, fand Paré auf einem dieser Feldzüge bei der Behandlung von offenen Wunden zu einer wichtigen therapeutischen Neuerung. Zu jener Zeit wurden alle durch Hakenbüchsen verursachten Verwundungen als ansteckend angesehen, weshalb man immer noch die von den Arabern verbreitete Methode anwandte, sie mit einem rotglühenden Eisen oder kochendem Öl auszubrennen - obwohl manche Chirurgen bereits andere, weniger brutale und wirksamere Methoden erprobten. So hatte etwa Michelangelo Briondo aus Venedig (darin unterstützt auch von Paracelsus' Freund Wurtz) postuliert, man dürfe solche Wunden allein mit sauberem Wasser auswaschen, jegliches Ausbrennen wie auch die Anwendung irgendwelcher Mixturen würde die Wunde nur reizen und somit die Vernarbung verzögern. Gaspare Tagliacozzi, Professor in Bologna, war noch weiter gegangen: Er beschränkte sich darauf, die durch Feuerwaffen hervorgerufenen Wunden durch Autoplastik zu heilen, indem er etwa einer verstümmelten Nase ein Stück vom Arm anheftete, bis dieses vollständig angewachen war. Paré selbst, den das Ausbrennen auch nicht befriedigte, hatte bereits nach der unveröffentlichten Geheimformel eines Turiner Arztes geforscht, der dafür berühmt war, derartige Verletzungen rasch zu heilen; vergebens hatte er ihn mit Geschenken umschmeichelt, um ihm das geheimnisvolle Rezept zu entlocken.

Also musste er zunächst weiter die arabische Methode anwenden. Doch eines Tages sah er sich mit einer so großen Zahl von Verwundeten konfrontiert, dass der Ölvorrat ausging. Gequält vom Schauspiel hunderter vor Schmerz schreiender Männer kam er auf die Idee, statt des siedenden Öls ein Gemisch aus Eigelb, Rosenhonig und Terpentin zu verwenden - was der Formel des Turiner Arztes nicht sehr fern war und noch heute zum Vorrat der Veterinärmedizin gehört. Damit behandelte er die klaffenden Wunden, um sie anschließend zu verbinden. Paré wachte die ganze Nacht an den Lagern der Patienten, am Ende konnte er feststellen, dass die Soldaten, die er mit seiner neuen Mixtur behandelt hatte, seelenruhig waren, fieberfrei, schmerzfrei und ohne Entzündungen, während die noch mit Öl Traktierten delirierten und geschwollene Wundränder aufwiesen.

Fortan verwendete Paré die neue Methode systematisch, verfeinerte sie nach Maßgabe seiner Erfahrungen und arbeitete darauf hin, dass die anderen Feldärzte sie gleichfalls übernahmen - nicht um seiner Eitelkeit zu schmeicheln, sondern zum Wohle der Leidenden.

Das Echo dieser Erfolge verbreitete sich rasch. Ambroise Paré wurde von mehreren Generälen umbuhlt, blieb indes seinem Marschall Montejean treu. Dieser konnte eines Tages von einem Mailänder Arzt, den er zu seiner Behandlung gerufen hatte, die folgenden Worte über Paré hören: „Mein Herr, in Eurem Dienst steht ein Chirurg, der zwar jung an Jahren, aber alt an Wissen und Erfahrung ist. Behaltet und achtet ihn, er wird es Euch lohnen." Die Treue erwies sich als so gegenseitig, dass Paré sich am Ende weigerte, unter dem Nachfolger des Marschalls zu dienen.

Zurückgekehrt nach Paris, ehelichte er Jeanne Mazelin, Tochter eines Beamten aus dem Kanzleramt. Doch die Atmosphäre unter den Medizinern der Stadt war geprägt von Lagerkämpfen und Missgunst, der als ungebildet geltende Paré sah sich ausgegrenzt, hinzu kam, dass die Chirurgie den meisten nach wie vor als niederer Beruf galt. Das war auf den Schlachtfeldern anders, wo sich zum einen eine unvergleichliche chirurgische Praxis bot, zum anderen eine Atmosphäre der Gemeinschaft herrschte, welche die gesellschaftliche Distanz milderte. So suchte sich Paré also einen neuen Kriegsherrn und schloss sich dem Vicomte de Rohan an.

Während der Kämpfe um Perpignan gelang ihm dabei wieder ein rasch die Runde machender Erfolg. Der Stadtkommandant de Brissac war von einer Kugel am rechten Schulterblatt getroffen worden, die Ärzte vermochten das Projektil nicht zu lokalisieren. Rohan schickte ihm daraufhin Ambroise Paré, der den Einfall hatte, den Krieger in dieselbe Stellung zu versetzen, in der er getroffen worden war. Dabei verriet die Kugel sich durch eine unauffällige Ausbeulung der Haut und konnte sogleich entfernt werden.

Einige Zeit darauf ließ er sich wieder in Paris nieder und veröffentlichte sein erstes Werk mit dem Titel *Behandlungsmethoden der durch Hakenbüchsen und andere Feuerwaffen verursachten Verletzungen; sowie der von Pfeilen, Schleudern und ähnlichen Werkzeugen, besonders aber von Pulver hervorgerufenen Wunden*, eine Zusammenfassung seiner Erfahrungen bei der Wundbehandlung im Felde. Die Schrift war in Französisch, seiner Muttersprache, abgefasst – was Paré sofort Angriffe seiner arroganten Gegner einbrachte. Sie schmähten ihn als „unwissenden Soldaten-Kurpfuscher", als „unverschämten Dummkopf" und erklärten – nicht ohne Furcht um ihre bisherige Domäne –, er maße sich an, mit seinem „Vorstadtfranzösisch" einer Lehre die Stirn bieten zu können, die allein Vorrecht der Erwählten sei. Paré antwortete unerschrocken: „Warum sollte es mir nicht erlaubt sein, in meiner Sprache, die ebenso edel ist wie jede fremde, zu schreiben?" Für ihn war es viel wichtiger, die praktische Wissenschaft einer Mehrheit von Menschen nahezubringen, gegen die Unwissenheit anzukämpfen, den großen Feind Krankheit zu bezwingen, als zum Ergötzen einer Minderheit lateinisch verfasste theoretische Weisheiten vorzulegen.

Das dem Vicomte de Rohan achtungsvoll gewidmete Werk – im Vorwort forderte Paré die jungen Chirurgen auf, seine bescheidene Arbeit weiterzuentwickeln – erlebte bald darauf eine zweite, erweiterte Ausgabe. Der Widerhall reichte über Frankreich hinaus, auch in deutschen Landen und in Italien nahm man, in Zeiten beständiger kriegerischer Auseinandersetzungen, Parés Gedanken über die Behandlung von Verletzungen durch Kriegswaffen weithin zur Kenntnis, was sein Ansehen befestigte und ihm in der Folge immer wieder den Ruf in die Schlacht eintrug.

So war er etwa 1545 als Feldarzt auch bei der Umzingelung von Bologna dabei. Dort wurde eines Tages der Herzog von Guise Opfer eines gegnerischen Lanzenstoßes, der ihm eine scheußliche Narbe – und in deren Folge den Beinamen „der Schmiss" – einbringen sollte. Das Eisen war tief in sein Fleisch gedrungen, hatte das Gesicht von der Nase bis zum Ohr aufgeschlitzt. Es bedurfte Parés ganzer Virtuosität, um die Lanzenklinge mit Hilfe von Schmiedezangen herauszuziehen.

Mehr als ein Jahrzehnt lang hatte Paré mit Bescheidenheit, ständig wachsenden praktischen Kenntnissen und Beharrlichkeit seinen Dienst im Felde verrichtet und sich einen Namen gemacht. Nun sollte ihn ein großer Tag erwarten. Das berühmte Kolleg Sankt Cosme hatte beschlossen, ihn nach entsprechender Prüfung in den Rang

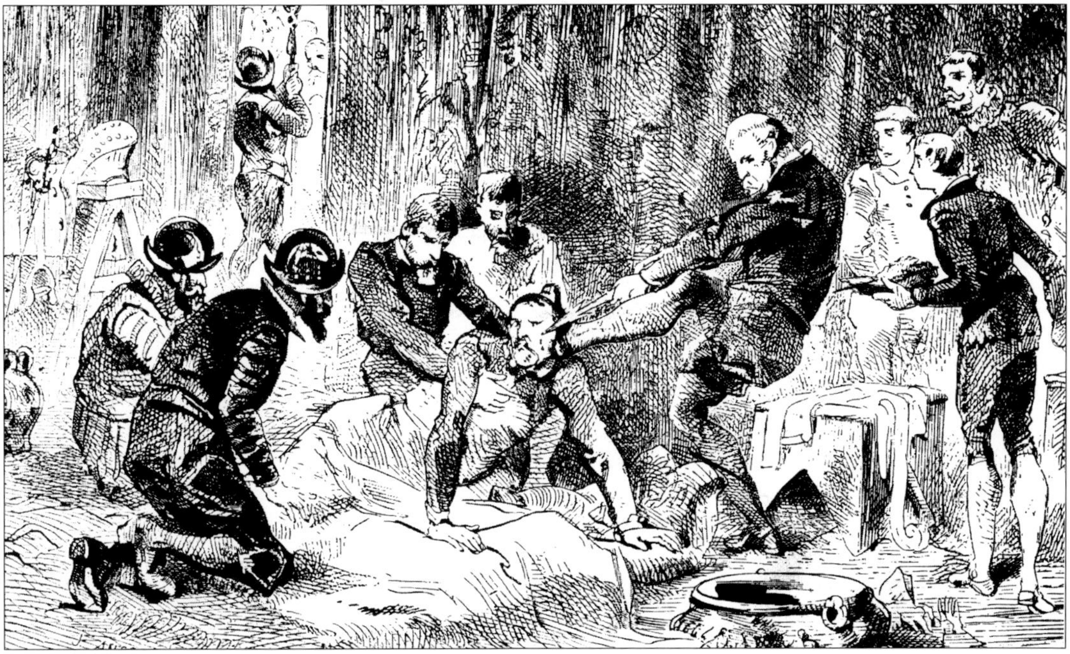

Paré beim Entfernen einer Lanzenspitze aus dem Gesicht des Herzogs von Guise. Xylographie nach einer zeitgenössischen Radierung von Jean Morin.

eines Titelchirurgen zu befördern. Welche Genugtuung: endlich weg von der niedrig geschätzten Innung der Barbierchirurgen!

Bescheiden wie immer trat der einstige Lehrling des Barbiers Vialot vor das Konzil der Doktoren und wusste - ungeachtet seines Vortrags in Französisch, durchsetzt nur mit einer Handvoll lateinischer Begriffe - zu überzeugen. Am Ende stand die feierliche Überreichung der Urkunde als Chirurg.

Das traditionsreiche Kolleg Sankt Cosme, in dessen Amphitheater die Veranstaltung stattfand, war die eigentliche Geburtsstätte der französischen Chirurgie. Um das Jahr 1268 hatten hier Barbiere eine spezielle Bruderschaft unter der Schirmherrschaft des Heiligen Cosme und des Heiligen Damian gegründet, die mit ihren vom Propst von Paris anerkannte Statuten in das „Buch der Berufe" aufgenommen worden war. Im Jahre 1311 hatte dann Jean Pitard, Chirurg des Königs, eine Verfügung durchgesetzt, nach der fortan nur noch solche Barbiere auch chirurgisch tätig werden konnten, die sich einer entsprechenden Eignungsprüfung durch die vereidigten Meister des Kollegs Sankt Cosme unterzogen hatten. Die ärztliche Hierarchie war festgefügt: Auf dem Gipfel thronte der Doktor der Medizin, gefolgt vom Chirurgen und Apotheker, alle von bürgerlichem Stand; ganz unten war das Handwerk der Barbierchirurgen angesiedelt. Diese erfuhren 1506 durch die Medizinische Fakultät von Paris zwar eine bescheidene Aufwertung, als man ihnen ebenfalls gestattete, sich ein Statut zu geben - insgesamt aber herrschte der Dünkel der Gebildeten.

Der Doktor der Medizin war in der Regel ein schwülstig daherredender Nichtskönner, der seine praktische Unfähigkeit durch einen Schwall von gelehrten Worten und ein aufwendiges Angebot an Rezepten zu vertuschen suchte, darunter etwa mit Butter bestrichene lebendige Spinnen sowie Krebsaugen. Garrison schrieb später über diese Spezies von Ärzten: „Ein eitler, unfähiger Wichtigtuer, Kleinedelmann mit roten Absätzen und langem schwarzen Gewand, mit einer von einem viereckigen Hut gekrönten riesigen Perücke. Hochtrabend und hochnäsig stellte er seine Kenntnisse des Lateinischen zur Schau."

Auch die Apotheker hatten sich ihre Berufsbescheinigung - die sie von den unlauteren Händlern diverser Gebräue unterschied - lange erkämpfen müssen. Das wiederum missfiel den Ärzten, die mit solcher Beförderung den Apotheker nun als möglichen Nebenbuhler in der Kunst des Rezeptierens fürchteten. Allerdings erforderte damals das offizielle Arzneibuch keine wissenschaftlichen Kenntnisse, da es sich gleichermaßen auf Phantasie wie auf den Aberglauben stützte und seine Zuflucht durchaus auch zu Ameiseneiern oder Hundekot nehmen konnte.

Doch zurück zu Ambroise Paré. Der nunmehr ordentliche Chirurg eröffnete eine Praxis in der Rue de Hirondelle in Paris und widmete sich in den folgenden wenigen Jahren des Friedens verstärkt der Anatomie, ohne deren Kenntnis, wie er längst erkannt hatte, seine Techniken nicht weiterzuentwickeln waren. In einem Buch fasste er seine diesbezüglichen Beobachtungen zusammen. Zuvor hatte er bereits ein kleines Werk über das Abschnüren von Arterien veröffentlicht - eine Technik, die er erstmals in Damvillers während einer Amputation angewandt hatte, um die Blutung zu stoppen. Zwar hatten verschiedene Ärzte das Abschnüren von blutenden Gefäßen bereits diskutiert, Paré kam jedoch das Verdienst zu, die Methode als erster praktisch angewendet zu haben.

In seiner Pariser Praxis konnte er nun das Betätigungsfeld vielseitig ausweiten. Dabei verschmähte er auch die Techniken anderer Kollegen nicht, wenn seine erfinderischen Hände sie als angebracht empfanden. Ob Paré Neues schuf oder bereits Vorhandenes anwandte und verbesserte - in allem zeigte sich die Intuition eines Revolutionärs der chirurgischen Kunst. Frei von den Konventionen seiner Vorgänger, wandte er sich von herrschender Routine ab, schlug kühn neue Techniken und Instrumente vor, jede Aufgabe wurde ihm zum aufregenden Abenteuer, bei dem Gefahren möglichst ausgeschaltet bleiben sollten. Trotz seines inzwischen unbestrittenen fachlichen Wissens vergaß er keinen Moment die mitmenschliche Seite seines Tuns. Celsus' alten Empfehlungen folgend, hielt er fest:

„Der Blick des Chirurgen ist scharf und durchdringend; furchtlos und dennoch menschlich; er versucht den Kranken zu heilen, ohne sich von dessen Schreien stören zu lassen; er soll sich folglich so benehmen, als hörte er die Klagen des Patienten nicht, das heißt, ohne sich zu übereilen und auch ohne mehr als notwendig zu schneiden."

Auf allen Gebieten der Chirurgie, die er wie kein anderer geadelt und vorangetrieben hat, war Ambroise Paré ein unermüdlicher Neuerer. Seine in rascher Folge erscheinenden Veröffentlichungen u. a. über Anatomie, über den Kampf gegen Pest und Blattern, über die Behandlung und das Vermeiden von Brüchen, über Schädelverletzungen und schwierige Geburten - Paré gilt als einer der Begründer der modernen Geburtshilfe; so schlug er etwa eine Methode vor, den Fötus im Fall von falscher Lage in die Gebärmutter zurückzuschieben -; seine Ingeniosität bei der Entwicklung neuer Instrumente, wie Arterienklammern und künstliche Gliedmaßen aus Eisen - all dies trug neben seinen praktischen Erfolgen dazu bei, dass sein Ruf unaufhörlich stieg. Und damit natürlich auch die Zahl seiner akademischen Gegner.

Der Lehrkörper der Sorbonne verfolgte sein Tun mit besessenem Widerwillen, der sich in Intrigen und Verleumdungen äußerte. So hieß es unter anderem, das Abschnüren von Geweben sei ein ausgesprochener Hohn gegenüber Galens Traditionen. Unverändert warf man ihm auch seine mangelnden Kenntnisse des Lateinischen vor, als handle es sich dabei um ein Vergehen. Schließlich verwehrte man ihm auch das Recht, Mitglied des Kollegs von Sankt Cosme zu werden (wo er später zum Dekan berufen werden sollte).

Aber Paré ließ sich nicht entmutigen; klug und mutig wie er war, fehlte es ihm nicht an Gelassenheit und Standfestigkeit für entsprechende Verteidigung. Immer wieder berief er sich dabei auf die Beweiskraft seiner langjährigen praktischen Erfahrungen, wenn er etwa sagte: „Man verlange von mir keine Zitate, keine Zungenfertigkeit, kein großmächtiges Auftreten; man suche mich lieber Tag und Nacht bei meinen Patienten." Oder: „Der meisterliche Chirurg ist immer zuerst ein Mensch, die Bühne für seine Operationen ist das Leben."

Wortführter der besonders verletzenden Polemik gegen das Abschnüren von Arterien war der Pariser Professor Etienne Gourmelen gewesen. Auf ihn zielte Paré dann auch in der Schrift *Apologie und Abhandlung mit Schilderung der Reisen an verschiedene Orte*, in der er seine bisherigen Erfahrungen als Armeechirurg in Art einer Chronik resümierte. Darin wird der Professor geringschätzig als „Meisterchen" bezeichnet, und er muss sich die Frage gefallen lassen, wie ausgerechnet er es wagen könne, Paré die Chirurgie lehren zu wollen, wo er doch wie eine „furchtsame Maus" nie seine Bibliothek verlassen habe. Die folgenden Sätze sind Credo wie Attacke zugleich: „Die Chirurgie erlernt man mit den Augen und den Händen. Ihr, Meisterchen, aber könnt nur von der Höhe eines Katheders herab große Reden schwingen."

V

Die kurze Zeit des Friedens neigte sich indes ihrem Ende zu, und wieder musste Paré als Feldarzt des Vicomte de Rohan in den Krieg ziehen. Dabei kam es im Verlauf einer blutigen Schlacht zum einem Vorfall, der das weitere Leben des Chirurgen bestimmen sollte.

Im Kampf mit einem übermächtigen Feind hatte Rohan den sofortigen Rückzug seiner Truppen befohlen. Dieser vollzog sich in größter Eile, völlig ungeordnet. Ein Infanterist, von mehreren Degenstichen durchbohrt, stürzte zu Boden; Scharen von Kameraden hasteten in Panik an ihm vorbei, die Hilferufe des Getroffenen missachtend. In der Höhe kreiste bereits eine dunkle Schar Geier, nur darauf wartend, dass endlich auch der letzte Fliehende entschwand. Doch dann lenkte eine jähe Bewegung des Verwundeten doch noch die Aufmerksamkeit einiger mitleidiger Kameraden auf sich. Sie warteten einige Minuten, bis das Herz des Sterbenden offenbar zu schlagen aufhören würde, dann begannen sie ihm erbarmungsvoll ein Grab zu schaufeln.

Doch nicht nur diese Männer hatten den Todeskampf des armen Mannes bemerkt. Aus einem der fliehenden Heereswagen spähte auch der stets wache Paré heraus, der sofort anhalten ließ und sich nach dem Geschehen erkundigte. Er untersuchte den scheinbar Sterbenden, hob ihn auf, schleppte ihn unter den staunenden Blicken der Umherstehenden in seinen Wagen. Während der folgenden Tage und Wochen pflegte er den Mann aufopferungsvoll, rang Stunde um Stunde mit dem lauernden Tod – den er schließlich besiegen konnte.

Seitdem wurde Ambroise Paré auf dem Schlachtfeld wie ein Talisman angesehen. An seiner Seite stellten sich die Krieger, ob Adlige oder Gemeine, tollkühn dem Feuer der Hakenbüchsen und dem Stahl der Degenklingen entgegen, in der Gewissheit, dass der Todesengel nichts auszurichten vermochte gegen die Künste dieses begnadeten Chirurgen.

Die Folge: Nach dem Feldzug von Luxemburg beorderte nun der König den berühmten Arzt, dem die Kavalleristen ihre Siege zu verdanken glaubten, in sein Gefolge. Paré wurde von Heinrich II. zu seinem Leibchirurgen ernannt – ein Amt, das er danach auch während der Regierungszeit aller drei letzten Regenten aus dem Hause der Valois ausüben sollte.

Die Berufung durch den König verdankte er einem neuerlichen kriegerischen Vorfall. Eines Tages hatte die von 120.000 Soldaten des Kaiserreichs belagerte Garnison von Metz dem Hof einen beängstigenden Hilferuf übermittelte: Die Stadt könne der Umzingelung, den Sturmangriffen und vor allem den Folgen des ausnehmend strengen Winters nicht länger standhalten. Verwundete stürben zu Hunderten mangels ärztlicher Betreuung; es herrschten Disziplinlosigkeit, Demoralisierung, Schrecken. Deshalb erflehe man dringend die Hilfe des „Meisters Paré" – als würde dieser die Stütze eines mächtigen Heeres darstellen oder die Allianz mit den barmherzigen Göttern verkörpern.

Heinrich II. befahl umgehend, man solle einen gegnerischen italienischen Hauptmann mit Gold bestechen, um Paré in die belagerte Festung schmuggeln zu können. So geschah es. Als der

Chirurg in Metz eintraf, wurde er dort wie ein Retter empfangen. Seine Gegenwart bedeutete neue Hoffnung und setzte unter den erschöpften Verteidigern ungeahnte neue Energien frei. Am Ende gab das feindliche Heer die Belagerung von Metz auf und zog unter dem Jubel der Bevölkerung ab.

Paré aber reiste wieder nach Paris und wurde dort wie ein Cäsar gefeiert, der von triumphalen Feldzügen heimkehrte. Doch er blieb bescheiden, und auch als Leibchirurg des Königs behandelte er weiterhin einfache Leute. Wenn ein Kranker sich bei ihm für seine Dienste bedanken wollte, erwidert er häufig: „Ich habe dich behandelt, aber Gott hat dich geheilt."

Mit den beständigen Kriegen war natürlich der Ausbreitung von Epidemien, allem voran der Pest, Tür und Tor geöffnet. Auch auf diesem Gebiet hatte Paré zahlreiche Erfahrungen gesammelt, die er in der 1568 erschienen Abhandlung *Über die Pest, die Blattern und die Masern* zusammenfasste. Darin protestierte er erneut gegen die „Einfalt der Ärzte", die Pestkranken solch nutzlose Mittel verordneten wie ägyptischen Mumienstaub (ein Rezept tatsächlich nur für Nabobs!) oder pulverisiertes Horn.

Ungeachtet seines inzwischen erreichten Rufes und seiner Stellung bei Hofe verstummten doch zu keiner Zeit die gehässigen Stimmen seiner Neider. Als der schwindsüchtige König Franz II. – Nachfolger von Heinrich II. – starb, machten sie Paré dafür verantwortlich, den Tod herbeigeführt zu haben, weil er bei der Behandlung einer vereiterten Mittelohrentzündung eine toxische Substanz verwendet habe. Dies konnte leicht widerlegt werden, unter Parés Verteidigern befand sich auch Katharina de Medici, die wissen ließ: „Nein! Paré ist ein ehrenhafter Mensch und unser Freund, ich kann nicht an eine so hassenswerte Verleumdung glauben."

Als man Franz' Nachfolger Karl IX., der an der Bluterkrankheit litt, einmal am Arm zur Ader lassen wollte, verhinderte Ambroise Paré dieses Vorhaben. Er intervenierte mit soviel Überzeugungskraft und Kühnheit, dass ihm Gehör geschenkt und der Kranke vor den schwerwiegenden Folgen dieser Unbesonnenheit bewahrt wurde. Der König sollte diese Schuld gegenüber seinem Chirurgen nie vergessen und sie ihm später vergelten.

VI

Dies geschah in der barbarischen Bartholomäusnacht des Jahres 1572. Frankreich war inzwischen in Katholiken und Hugenotten gespalten, heftige Auseinandersetzungen waren die Folge. In der Nacht von Sankt Bartholomäus brach der Hass gegen die reformierten Hugenotten offen aus. Es wurde eine Nacht des Schreckens, des blindwütigen Mordens, des kollektiven Wahnsinns.

Zu den Hugenotten übergetreten war auch der Chirurg König Karl IX., Ambroise Paré. Und ihn sollte der Herrscher jetzt unbeschadet dieser Tatsache retten. Er steckte ihn in königliche Kleider und verbarg ihn, um Paré vor dem auch im Palast wütenden Gemetzel zu bewahren.

Dass Karl IX. schließlich den Verfolgungen Einhalt gebat, schreibt die Überlieferung auch einem Gespräch zu, das der König in jenen entscheidenden Stunden mit seinem Chirurgen geführt haben soll.

Eingangs, so wird berichtet, habe Karl IX. Paré geraten, schleunigst wieder zum Katholizismus überzutreten, um der Gewalttätigkeit der verblendeten Widersacher zu entgehen. Darauf habe Paré erwidert: „Um Gottes Licht willen, Sire, ich hatte gedacht, Ihr erinnertet Euch an Euer Versprechen, mir niemals vier Dinge zu empfehlen: in den Leib meiner Mutter zurückzukehren; mich einer Schlacht bis auf eine Tagesreise zu nähern; Euren Dienst zu verlassen – und zur Messe zu gehen."

Der König wirkte erregt. Mit einer Stimme, die sowohl Schlaflosigkeit wie auch Schuldgefühl kaum verbarg, gestand er:

„Ich weiß nicht, was in mir vorgeht, ich bin verwirrt im Körper und im Geist, als hätte ich Fieber. Und mir will jeden Augenblick scheinen, gleich ob ich wache oder schlafe, dass diese niedergemetzelten Körper mich blutüberströmt, mit ihren grauenvollen Gesichtern heimsuchen. Ich wünschte sehr, dass die geistig Armen und die Unschuldigen nicht unter ihnen wären."

Auch der letzte aus dem Hause der Valois, Karls Nachfolger Heinrich III., pflegte ein beinahe freundschaftliches Verhältnis zu Paré. Der König schätzte Unterhaltungen mit ihm über Themen der Anatomie und Chirurgie. Um diese Neigung des Herrschers zufriedenzustellen, ließ Paré eigens für ihn Abbildungen von Sezierungen und chirurgischen Instrumenten drucken, die hoch geschätzt waren. Es wurde Mode, seine Rezepte zu übernehmen; der gesamte Hof bevorzugte die von ihm zubereiteten Arzneitränke, nach seinem Vornamen „Ambrosien" genannt.

Da Paré nun in einer ruhigen Zeit lebte, konnte er sich wieder intensiv seinen Untersuchungen und Schriften widmen. In seinen *Anmerkungen zu Hippokrates und Galen* übernahm er von den als unfehlbar angesehen Meistern nur das, was er durch die eigene Erfahrung bestätigt gefunden hatte. Und er postulierte: Der Kranke allein sei die Quelle, aus der man die Wahrheit schöpfen könne. Folglich hob er die Bedeutung von entsprechender Hygiene, appetitanregender Küche und vergnüglichem Beisammensein hervor, während unangebracht verschriebene oder übermäßig eingenommene Arzneien den Heilvorgang der Natur nur beeinträchtigen würden: „Unterhaltungen und gute Verfassung helfen dem Arzt ebenso sehr wie dem Patienten. Ein gerunzeltes Gesicht ist verhängnisvoll."

Zur raschen Genesung des Vicomte de Havre empfahl Paré beispielsweise Bratschen- und Gitarrenmusik sowie fröhliche Freunde statt schwächender Hausmittel.

Auch die berühmte Heilung des Marquis de Auret kann hier für Parés ärztliches Vorgehen stehen. Der Marquis hatte eine komplizierte Oberschenkelfraktur erlitten, hinzugekommen war eine Blutvergiftung, so dass die Ärzte ihn bereits aufgegeben hatten. Der König hatte nun Parés Hinzuziehung angeraten, und der Arzt wusste, dass er vor allem das Vertrauen des Kranken gewinnen musste – mochte die Hoffnung auf Wiederherstellung auch noch so gering sein. Und: Zunächst musste die Wunde dräniert werden, erste Regel guter Chirurgie.

Am Bett des Todkranken stehend – der Fall zog sich schon sieben Monate hin –, gab ihm Paré zunächst eine realistische Zustandsbeschreibung: „Euer Schenkel ist stark geschwollen, eitrig, deformiert, und entlässt grünlich stinkenden Eiter. Ich habe ihn mit einer silbernen Sonde sondiert." Zugleich aber machte er dem Verzweifelten Mut: „Mit der Gnade Gottes und mit Hilfe der chirurgischen Kunst wird es jedoch gelingen, Euch bald wieder auf die Beine zu stellen." Und Paré begann mit der Behandlung: langanhaltende Dränagen, welche die fauligen Stoffe entzogen, Umbettung des Kranken auf eine geeignete Lagerstatt, ein Kissen, das den schmerzhaften Druck auf den vom langen Liegen verursachten Schorf linderte, Puder für den Rücken und für die nötige heilende Ruhe eine Dosis Schlafmittel. Dazu ordnete er das eintönige Geräusch fließenden Wassers an, das den Regen schläfriger Tage nachahmen sollte, sowie eine Ernährung, die den Appetit und die Kräfte des Sterbenskranken anrege sollte: rohe Eier, in gezuckertem Wein gekochte Pflaumen, eine sorgfältig zubereitete Suppe aus der Schlossküche, Fleisch verschiedener Sorten und eine maßvolle Ration Wein aus erster Hanglage. Paré blieb im Haus und leistete dem Kranken unermüdliche Gesellschaft. Dieser war nun bereit, seine Hoffnungslosigkeit abzulegen und auch selbst wieder gegen den Tod zu kämpfen – auch bei eintretenden weiteren Komplikationen. Als der Chirurg eines Tages bemerkte, dass der aus der Wunde sickernde Eiter ungewöhnlich stank, stellte er daraufhin fest, dass sich ein Stück Knochen gelöst hatte, das entfernt werden musste. Der Zustand des Kranken ließ das kaum zu, aber Paré erreichte im ebenso beharrlichen wie taktvollen Gespräch, dass der Marquis seine letzten physischen und psychischen Reserven mobilisierte und der Eingriff erfolgreich ausgeführt werden konnte. Nicht nur in diesem verzweifelten Fall kam der Charakterstärke von Arzt und Patient die gleiche Bedeutung zu wie einer sorgfältigen Therapie. Und als sich dann die Genesung abzeichnete, vergaß Paré nicht die Empfehlung: „Sucht Euch ein bequemes Plätzchen und setzt Euch vor das Schlossportal, damit Ihr die Welt an Euch vorüberwandeln sehen könnt."

Ambroise Parés oft durch anmutige und spöttische Betrachtungen, durch Aphorismen und Sprichwörter aufgelockerte Werke markieren den Beginn der modernen Chirurgie. Zugleich enthalten sie Berichte von seinen zahlreichen Reisen und den Begegnungen mit Menschen unterschiedlichster Herkunft. Dabei wurde er mit jeder Art von körperlichen und seelischen Leiden konfrontiert. So schildert er uns die Welt der Monarchen wie die der Armseligen. Doch immer wieder rücken die letzteren in den Mittelpunkt, das Volk, aus dem dieser ungebildete junge Mann hervorgegangen war, um zum leuchtenden Stern der Chirurgie und zu einer der bedeutendsten Gestalten der Renaissance aufzusteigen.

Beim Rückblick auf seine Erlebnisse und ärztlichen Erfolge während vieler Kriegsjahre färbte sich seine Feder gelegentlich auch mit Stolz, zumeist aber ist von den Gewalttätigkeiten die Rede, deren er dabei ansichtig werden musste. An einer Stelle erzählt er, wie er während der Umzinglung von Hesdin im Visier der Artilleriekanonen einen schönen Brunnen erblickt habe, vor dem „Dutzende von Landstreichern und Straßendirnen lagerten und sich in Amüsement und Gotteslästerung ergingen“. Er bekennt, dieser lästerliche Müßiggang habe ihm misshagt, klagt sich jedoch zugleich an, nicht gegen das beginnende heftige Feuer eingeschritten zu sein, das wohl fünfzehn oder sechzehn Menschen niederstreckte. Was er nicht anmerkte, was Augenzeugen jedoch berichteten, war, dass er gleich darauf zu den Unglücklichen hinüberlief und den nicht tödlich Getroffenen sofort Hilfe leistete.

Tatsächlich haben körperlicher Schmerz und Grausamkeit Paré immer beeindruckt, auch nach langjähriger chirurgischer Praxis und schlimmen Erfahrungen im Kriege vermochte er sich nicht daran zu gewöhnen. Solche Geschehnisse hielt er auch im seinem Tagebuch fest, beispielsweise während der Einnahme von Turin:

„Wir stürmten die Stadt wie Wahnsinnige [...]. Ich betrat, um mein Pferd unterzubringen, einen Stall, wo ich vier tote Soldaten vorfand und drei weitere, die starr an der Mauer lehnten. Weder sahen, hörten noch sprachen sie, und ihre Röcke glühten noch vom Pulver der Kanone, das sie verbrannt hatte. Ich blickte sie mitleidig an, als ein alter Soldat erschien und mich fragte, ob ich eine Möglichkeit sähe, sie zu retten. Ich sagte nein. Plötzlich trat der Soldat auf die Verletzten zu und schnitt ihnen sanft und ohne jede Wut die Kehlen durch. Als ich diese große Grausamkeit sah, sagte ich zu ihm, er sei ein böser Mensch. Er erwiderte, dass, wenn er sich einmal in ähnlichem Zustand befinden sollte, er sich wünschte, Gott ließe ihm die Gnade zuteil werden, dass jemand das gleiche mit ihm vornähme, damit er nicht so erbärmlich sterben müsste.“

VII

Im Jahre 1575 erschienen Parés vorliegende Einzelschriften erstmals vereint als *Gesammelte Werke*. Diese erreichten anfangs nicht die verdiente Verbreitung, da es noch immer genügend Neider und akademische Gegner gab, die heftig gegen ihn arbeiteten. Ein neuerlicher Vorfall kam ihnen dabei zu Hilfe.

Kurze Zeit nach dem Erscheinen der Gesammelten Werke erkrankte König Heinrich III. auf geheimnisvolle Weise. Wie einst beim Tod von Franz II. erhoben sich unverzüglich Stimmen, die Paré dafür verantwortlich machten. Er habe dem König ein Gift gegeben – andere Monarchen der Dynastie Valois habe er ja auf diese Weise gar aus dem Leben befördert. Wie stets bei solchen Attacken beherrscht und besonnen vorgehend, bestand Paré nun darauf, dass ab sofort die anderen Ärzte des Königs seinen Behandlungen beiwohnen müssten, um sich von der Haltlosigkeit der Vorwürfe zu überzeugen. Das war dann kurz darauf auch der Fall, der König genas ohne weitere Komplikationen.

An diplomatischem Geschick hatte es Paré noch nie gefehlt. Einmal hatte er bei einer Behandlung Heinrichs III. neben dem eitlen Hofarzt Louis Duret gestanden. Um dessen Empfindlichkeit herauszufordern, hatte der König beiläufig geäußert, er wünsche sich einen Sohn, damit der Meisterchirurg Paré ihn erziehen könne. Duret deutete die Bemerkung sehr richtig als Spitze gegen seine akademische Bildung. Doch Paré beschwichtigte ihn augenblicklich mit der taktvollen Bemerkung: „Ihr wolltet sicher sagen, Majestät, dass Ihr den Geist des Prinzen der Fürsorge von Monsieur Duret und den Körper Eurem bescheidenen, aber kräftigen Diener Paré anvertrauen würdet."

Mehr und mehr genoss Ambroise Paré nun ein ruhiges Leben und arbeitete an der weiteren Sichtung und Ordnung seines Lebenswerks. Im Jahre 1576 legte er seine *Zwei Bücher der Chirurgie* in korrigierter und erweiterter Neuausgabe vor. Um zu erwartenden Plagiatsvorwürfen von vornherein den Wind aus den Segeln zu nehmen, bemerkte er im Vorwort: „Wenn ich in diesem Werk die gelehrten Meister nachgeahmt habe, die vor mir geschrieben haben, so nicht mit der Absicht, ihnen ihr Eigentum zu entwenden und mich mit fremden Federn zu schmücken, sondern um ihre Tugenden und Mühen erneut nach Kräften zur Kenntnis zu bringen."

Die *Zwei Bücher der Chirurgie* waren erstmals 1564 erschienen, mit folgendem Vorspruch Parés: „Möge dieses Buch Gott gefallen, möge alles seiner Ehre, dem Nutzen der Republik und dem Fortschritt der jungen wissbegierigen Chirurgen dienen, denn für sie schreibe ich." Dem Buch beigegeben waren einundvierzig Abbildungen. Einer dieser schönen Stiche zeigt die Einrichtung einer Hüftverrenkung, durchgeführt in pompöser Umgebung, typisch für die Zeit. Links im Bild erwartet schon ein Himmelbett den auf einem reich geschnitzten Tisch ausgestreckten Kranken; während der Chirurg den Knochen an seinen Platz rückt, hält einer der Assistenten den Leidenden an den Füßen fest, der zweite, in weiten Pumphosen, bedient eine komplizierte Vorrichtung mit Schnüren und Gewichten, um den Patienten in der notwendigen Lage zu halten.

Die von Ambroise Paré diskutierten und praktizierten Behandlungsmethoden waren bereits von erstaunlicher Modernität und Virtuosität. Er unterschied als erster die Brüche des Oberschenkelhalsknochens von denen des Diaphysenknochens; er stellte fest, ein gezogener Zahn könne sofort im Zahnfach ersetzt werden; er äußerte sich über Altersleiden und machte für chronische Urinbeschwerden die Verhärtung der Prostata verantwortlich. Die Syphilis benannte er als häufigste Ursache für Schlagadererweiterung, ebenso wie er den Vorgang der Einbalsamierung zur Erhaltung der Leichname eingehend beschrieb: zunächst die Ausweidung sowie lange Einschnitte in die Weichteile zur Blutentleerung; danach Waschung des Leichnams mit Branntwein sowie mit Absinth, Aloe, Salz und Alaun aufgegekochtem Essig; am Ende Füllung der Hohlräume mit einem aus mehreren Stoffen zusammengesetzten Pulver.

Je berühmter er wurde, so blieb er doch seinen Herrschern treu und widerstand den zahlreichen Lockungen ausländischer Fürstlichkeiten, die ihn unbedingt in ihrem Dienste sehen wollten. Als die Spanier ihn einmal in Hesin gefangen nahmen, machte er einen Ausbruchsversuch, nur um zu vermeiden, dass sein König zur Freilassung des kostbaren Häftlings ein hohes Lösegeld bieten müsse.

Im August 1589 starb Heinrich III., der letzte seiner könglichen Gönner, an den Folgen eines Dolchstichs, dem ihm Frater Jacques Clement beigebracht hatte. Dieses Ereignis entfesselte einen neuen Bürgerkrieg, da sich die Bevölkerung von Paris gegen den Nachfolger des Königs erhob und die Auslieferung des Monarchen forderte. Der Erzbischof von Lyon aber wollte diese Schande nicht geschehen lassen. Er befahl die Verteidigung der Festung und die grausame Bestrafung der Unbotmäßigen. Daraufhin warf Leibchirurg Paré – der wie kein anderer die Leiden der Armen und die Erbarmungslosigkeit des Kampfes kannte – seinen ganzen Einfluss in die Waagschale, um den Erzbischof zur Vernunft zu bringen. Und er hatte Erfolg. Die Festung kapitulierte, Blutvergießen war damit vermieden und das Volk von Paris bejubelte die letzte mutige Tat des Chirurgen Ambroise Paré.

Er starb am 20. Dezember 1590 in Paris – der Stadt, in der er einst als unwissender junger Mann ankommen war und wo er nun als „König der Chirurgie" sein Leben beschloss.

Seine Wurzeln im einfachen Volk hatte er bei allem Triumph niemals vergessen. Eine überlieferte Episode mag das am Ende nochmals verdeutlichen: Als sich Heinrich III. einmal darauf vorbereitete, von seinem Leibchirurgen untersucht zu werden, sagte der Valois zu ihm:

„Ich erwarte, dass du deinen König besser behandelst als die Armen."

Darauf Paré: „Unmöglich, Majestät!"

„Warum?"

„Weil ich auch die Armen behandle, als wären sie Könige."'

William Harvey

(1578 - 1657)

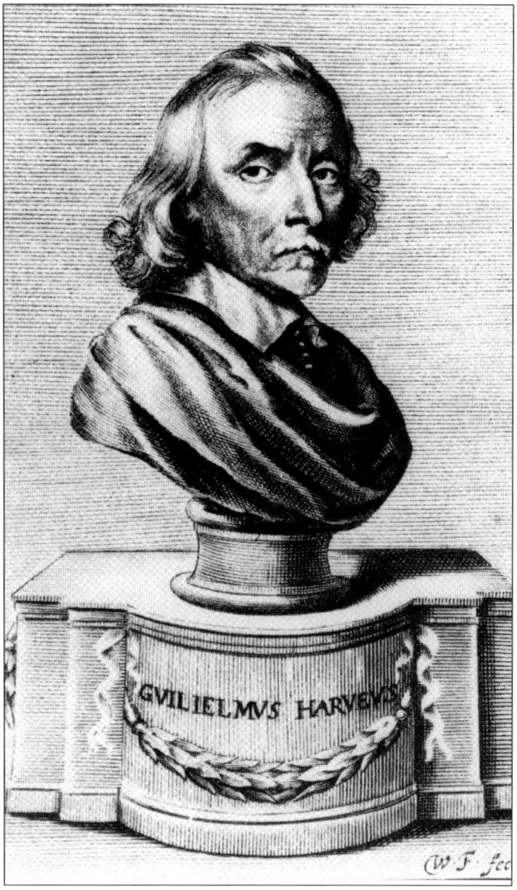

Kupferstich von W. Faithorne, um 1670.

I

Ende des 16. Jahrhunderts überquerte ein junger Engländer, ebenso bekannt für seine Leistungen als Student der Physik und Medizin wie als tollkühner Haudegen, den Ärmelkanal und begab sich von den Niederlanden aus quer durch Europa nach Italien. Sein Ziel war Padua. Hier, längst im Ruf eines bedeutenden Zentrums neuer Ideen, wollte er seine Studien fortsetzen und sich vervollkommnen.

Vesalius hatte in der kultivierten italienischen Stadt eine glänzende anatomische Tradition begründet. Fabrizio di Acqapendente hatte als Tempel der Wissenschaft dazu ein beeindruckendes Amphitheater errichten lassen, in dem Sezierungen vorgenommen wurden. Andere setzten die Tradition indessen fort, die Anatomie war unumschränkte Herrscherin in Padua - bildete sie doch die notwendige Grundlage dafür, endlich auch zu genauer Kenntnis der verschiedenen Funktionen der untersuchten Körperorgane zu gelangen. Den in seiner Statik betrachteten menschlichen Organismus genau und in allen Einzelheiten zu beschreiben - die Anatomie - war die eine Aufgabe; die andere bestand darin, seine Dynamik - die Physiologie - ebenso genau zu erkennen.

Fabrizio di Acquapendente, Harveys zukünftiger Lehrer, war als erster diesen Weg gegangen und hatte sich, ausgehend vom anatomischen Studium der Muskeln, auch deren Funktion, der Physiologie der Bewegung, zugewandt.

Dass es den englische Studenten, der bereits in Cambridge den Reiz der Erforschung des menschlichen Körpers verspürt hatte, unter zahlreichen angesehenen Universitäten Europas also ausgerechnet nach Padua zog, konnte nicht verwundern.

Zur Welt gekommen war dieser William Harvey am 2. April 1578 in Folkestone im Herzogtum Kent, im Haus eines reichen Kaufmanns. Der Vater ermöglichte ihm – wie auch den sechs weiteren Söhnen – eine gediegene Bildung. Während alle sechs Brüder, dem Wunsch des Vaters folgend, danach die Handelslaufbahn einschlagen sollten, entschied sich William schließlich für die Medizin. Davor aber standen zunächst der Besuch der Lateinschule in Canterbury (mit bestem Erfolg, denn er sprach später Lateinisch ebenso fließend wie seine Muttersprache) und danach zwölf Semester Studium der Dialektik und Physik, dazu auch der Medizin, an der Universität Cambridge.

In Padua geriet Harvey alsbald beim Studium von Acquapendentes Lehren an ein Thema, das ihn sofort reizte: der Blutkreislauf. Dieser musste der Mittelpunkt der Physiologie sein! Ohne genaue Bestimmung der Rolle des Blutes und der Art, wie es fließt, ließ sich der Mechanismus der verschiedenen Teile des menschlichen Körpers nicht erklären. Dieser Aufgabe wollte Harvey sich nun widmen.

II

Als er sich in Padua an diese Aufgabe machte, hatte die Erforschung des Blutkreislaufs bereits eine lange Geschichte hinter sich, spannend und verschlungen wie die Handlung eines Romans. Wenn man geglaubt hatte, schon den Schluss zu kennen, trat aus der Kulisse plötzlich ein neuer Akteur, eröffnete ein neues Kapitel und brachte Verwirrung in die Handlung. Schien das Garn sich schließlich zu entwirren, tauchte eine Überraschung auf oder eine dramatische Wendung, die neue Verstrickungen brachten und das Finale hinauszögerten.

Bereits die antiken Meister der Medizin hatten den Herzmuskel untersucht, ohne sich noch eine Vorstellung von seiner Funktion machen zu können. Aristoteles (Philosoph, kein Arzt, dennoch ein großer medizinischer Forscher, Begründer der Embryologie und der vergleichenden Anatomie) entdeckte im Herz das Gefäß- und Nervenzentrum und betrachtete es als Sitz der Intelligenz. Erasistratos fand (wie wir wissen, fälschlich) heraus, dass die Adern Blut enthielten und die Arterien Luft. Galen (auf Erasistratos' Irrtum beharrend, da er sich lediglich auf das Aussehen der Organe nach dem Tod berufen konnte – die Venen der Leiche waren mit Blut gefüllt, die Arterien stets leer) entwickelte eine ebenso eingehende wie phantasievolle Kreislauftheorie, die bis zum Mittelalter als unwiderleglich gelten sollte: Das in der Leber durch Umformung der Nahrungsmittel erzeugte Blut – so Galen – werde einzig über die Venen verteilt und im Herzen durch die Vermischung mit Luft erneuert. Das aus den Lungen kommende und dorthin durch die Lungenarterie zurückfließende Blut fülle die linken Kammern des Herzmuskels, während die rechten das Blut der Venen empfingen, so ergäbe sich sozusagen eine Vermischung von Luft und Blut durch die Poren der Scheidewand, welche die beiden Hälften des Herzens teile.

Verschiedene Anatomen hatten im Lauf der Zeit Zweifel an Galens Kreislauftheorie angemeldet – besonders hinsichtlich der Leber als Zentrum –, und dies mit praktischen Beobachtungen untermauert. Leonardo da Vinci hatte sich bei seinen Studien des menschlichen Körpers ebenfalls mit dem Herzen sowie mit den Herz- und Gefäßbewegungen befasst. Dabei kam er zu dem Schluss, dass die Funktion der sigmaförmigen Klappen, befindlich an den Mündungen der großen Arterien, darin bestehe, den Blutfluss stets in dieselbe Richtung zu leiten und den Rückfluss zu verhindern. Als wichtigste Phase des Herzkreislaufs sah er die Systole an, nicht die Diastole. Von Galens Vorstellungen über die Durchlässigkeit der Scheidewand vermochte er sich freilich noch nicht zu lösen.

Berengarius, Aranzin und Eustaquius erkannten deutlich das Vorhandensein von Ventilen in den Gefäßöffnungen des Herzens – was einen einzigen Blutweg andeutete und damit Galen entgegenstand. Und Vesalius hatte widerlegt, dass das Blut von einer Herzkammer zur anderen Durchgang habe, und betont: „Die Scheidewand des Herzens ist dicht, kompakt, und das macht das Eindringen selbst feinster Partikel unmöglich."

Während all dies diskutiert wurde, hatte indes bereits Jahrhunderte zuvor ein anderer Autor, der Araber Ibn al-Nafis, sich mit Avicennas Kanon auseinandersetzend, eine wichtige Schrift über das Problem des Blutkreislaufs verfasst, die zwar zu Harveys Zeiten in Europa noch nicht bekannt war, doch ebenfalls außerordentliche Intuition verrät. Darin heißt es: „Wir wissen, dass das Entstehen der Geister eine Funktion des Herzens ist, erzeugt durch die Vermischung von Luft mit dem geschwächten Blut, das sich hierdurch stärkt, eine Mischung, die in der linken Herzkammer stattfindet. Daher muss im Herzen eine andere Höhlung vorhanden sein, die das geschwächte Blut aufnimmt, damit dieses sich von neuem durch die Berührung mit der Luft stärkt. Diese Höhlung befindet sich rechts, wo das Blut nach links durchlaufen, sich dort ernähren muss und die Geister erzeugt. Aber die beiden Kammern sind hermetisch durch eine Wand getrennt, durch die das Blut nicht dringen kann. [Hier bereits der deutliche Gegensatz zu Galens Lehre! - d. A.] Ohne Zweifel fließt das unreine Blut durch die Arterienvene [Lungenarterie], um die linke Höhlung zu erreichen, nachdem die Lunge ihr Nährstoff geliefert hat. Das ist der Grund, warum dieses Gefäß eine dichte Wand mit zwei Membranen hat, während die Venenarterie [Lungenader] schlank ist und nur eine Membran besitzt. Das Vorhandensein der Lunge im Venentrajekt ist erklärlich, weil sich das Blut belebt und in den Lungenbläschen erhitzt; nach Beendigung der Vermischung mit der Luft ist dieses Gemisch in der linken Kammer vereinheitlicht und erzeugt die Geister. Der Venenarterie obliegt somit die Beförderung des Bluts in die linke Herzkammer."

Diese Schrift ist umso überraschender und verdienstvoller, wenn man bedenkt, dass ihr Verfasser nicht auf Sezierungen oder gar Vivisektionen zurückgreifen konnte, welche die arabische Religion strengstens untersagte. Doch da das Werk damals nicht nach dem Abendland gelangte, blieb es ohne Einfluss auf die weitere Erforschung des Blutkreislaufs.

Drei Jahrhunderte später war ein weiterer Pionier dieser Forschung als Märtyrer auf dem Scheiterhaufen gestorben - der spanische Theologe und Arzt Miguel Servet, geboren 1509 in Villanueva de Aragón. Auch er hatte in Padua studiert, sich danach in den Religionsstreit seiner Zeit eingemischt und als ketzerisch geltende Schriften verfasst - in denen er auch unverhofft an die Grenze einer genauen Beschreibung des Blutkreislaufs gelangte. Tatsächlich finden sich in seinem eigentlich theologischen Werk *Christianismi restitutio* auch medizinische Abschnitte, darunter die Feststellung, dass das Blut beim Verlassen der linken Herzkammer durch die Venenarterie in die Lunge gelange, dort Unreinheiten aussondere und sich durch das Vermischen mit dem pneuma (der äußeren Luft) belebe, um sodann von der Diastole der linken Herzkammer angesaugt zu werden, die es durch die Venenarterie zur Rückkehr in das Herz zwinge, um dort den vitalen Geist Gottes zu bilden.

Dies stellte die erste Beschreibung der Lungenzirkulation, oder der kleinen Zirkulation, dar und bedeutete einen gewaltigen Fortschritt - dessen Verbreitung und Nutzung die Umstände der Zeit allerdings verhinderten.

Als glühender Theologe und kämpferischer Charakter erkannte Servet im Fortschritt der Wissenschaft den eigentlichen Weg zu Gott. Um den göttlichen Geist zu begreifen, so postulierte er, müsse man zunächst den menschlichen Geist erforschen - und zwar mittels der Anatomie und der sie belebenden Physiologie. Und das Blut als Flamme des Lebens sei das erste Geheimnis, das es zu entschlüsseln gelte; erst danach könne man sich dem Geheimnis der Seele zuwenden.

Dass die römische Kirche ihn als Ketzer betrachten musste, leuchtet ein. Der drohenden Gefahr durch die Inquisition suchte Servet zu entkommen, indem er in die Schweiz, nach Genf flüchtete, inzwischen ein Zentrum der calvinistischen Reformation. Doch ausgerechnet Calvin erwies sich nun als ebenso grausamer Gegner. Unter der Anklage, Servet habe grundlegende Dogmen auch der reformatorischen Lehre in Zweifel gezogen und damit die Kirche beleidigt, ließ er den Spanier festnehmen und kurz darauf, am 26. Oktober 1553, bei lebendigem Leib verbrennen. Servet starb stolz und tapfer. Während die Flammen des Scheiterhaufens seinen Leib erfassten, richtete er ohne einen Klagelaut die glänzenden Augen auf seine Häscher. Zusätzlich verhöhnt durch eine possenhafte Krone, die man auf sein schwefelbestreutes Haupt gestülpt hatte, marterte den Sterbenden vielleicht mehr noch als das Feuer der Gedanke, sein Werk könne den Nachkommen verloren gehen.

Tatsächlich folgte alsbald die Vernichtung aller erreichbaren Exemplare von *Christianismi restitutio*. Nur ganz wenige haben den Wahnsinn und die Wirren der Zeit überstanden und sind heute kostbare Zeugnisse für die Pionierleistung dieses Märtyrers der Wissenschaft – dem es nicht mehr beschieden war, den genauen Mechanismus der Atemorgane und die Rolle der Luft bei der Hämatose zu erforschen. Aber er hatte beides vorausgeahnt.

Im Jahre 1559, sechs Jahre nach Servets Martyrium, veröffentlichte Realdo Colombo, Schüler und Nachfolger von Vesalius auf dem Lehrstuhl für Anatomie in Padua, seine Forschungsergebnisse zum Lungenkreislauf. Er beschrieb die Systole und Diastole sowie das Funktionieren der Herzklappen und gelangte dabei sehr nahe an die Erkenntnis des großen Kreislaufs. In seinem Buch heißt es:

„Das Blut wird durch die Arterienvene zum Herzen geführt und kehrt durch die Venenarterie zurück in die linke Herzkammer. Wenn das Herz sich weitet, erhält es in der rechten Kammer das Blut der unteren tiefen Vene und in der linken das Blut der Venenarterie." Colombo widersprach zwar, wie zuvor bereits andere, Galen in der Frage der angeblichen Verbindung zwischen den Herzkammern, dessen These von der Leber als angeblichem Produzenten des Blutes vermochte jedoch auch er noch nicht zu überwinden.

Dann folgte schließlich, sechzig Jahre vor Harvey, auch hier der entscheidende Schritt. Andrea Cesalpino focht erstmals diesen grundlegenden Irrtum Galens an, indem er erklärte, der Sitz des „Prinzips, das die Tätigkeit des Organismus lenkt", sei nicht die Leber, sondern das Herz. Auch erkannte er, dass der Blutkreislauf im „Umlauf" vor sich gehe, statt wie bisher angenommen im „Hin- und Rückfluss". Cesalpino war auch – nach Hippokrates – der erste, der im Zusammenhang mit dem Kreislauf wieder den Begriff „Zirkulation" (Bewegung im Kreis) verwendete.

Im Jahre 1574 schließlich stellte Acquapendente fest, dass die Venen kleine Gefäße in ihrem Innern besäßen und dadurch verhinderten, dass das Blut in die äußeren Enden zurückfließe. Auch wenn diese Leistung ihm bis heute zugeschrieben wird, so kommt doch das Verdienst der erstmaligen Entdeckung der Venengefäße zwei Portugiesen zu: João Rodrigues de Castelo Branco (Amato Lusitano) und João Baptista Canani. Die beiden hatten während ihres anatomischen Studiums in Ferrara auch Sezierungen von Tier- und Menschenleichen vorgenommen. Im Jahre 1547 legten sie dann die erste Beschreibung der Venengefäße vor.

III

Das Verdienst, alle diese Forschungen zu einem Abschluss zu bringen, sollte William Harvey zufallen. Im April 1602 erwarb er in Padua die Würde eines Doktors der Medizin und kehrte, intensiv beschäftigt mit dem Problem der Zirkulation, nach London zurück. Kurz darauf verlieh ihm auch die Universität Cambridge die Doktorwürde. Im Jahre 1607 wurde er zum Mitglied des Royal College der Ärzte ernannt. Er heiratet die Tochter von Dr. Lancelot Brown, Leibarzt der Königin Elizabeth.

1609 folgte ein weiterer wichtiger Schritt: Harvey erhielt die Stellung als ärztlicher Leiter im renommierten Hospital St. Bartolomäus. Sechs Jahre lang widmete er sich nun der praktischen medizinischen Tätigkeit. Er schätzte sie sehr, bis kurz vor seinem Lebensende blieb er in Kontakt mit der bedeutenden Einrichtung.

Doch abends in seinem Haus, insgeheim – als fürchtete er, dies könnte seiner Berufsehre abträglich sein, war doch schon Vesalius als „Leichendoktor" verspottet worden –, setzte er seine in Padua begonnenen anatomischen Studien fort und führte dabei auch Autopsien durch.

Im Jahre 1615 wurde Harvey auf den Lehrstuhl für Anatomie und Physiologie des Londoner College of Physicians berufen. Zur Tätigkeit des Arztes und Forschers kam nun die des Lehrers hinzu. Seine heute im Britischen Museum aufbewahrten Vorlesungsmanuskripte zeugen von einem umsichtigen Pädagogen, der sich konsequent für die Beschäftigung mit der praktischen Anatomie einsetzte.

Der entscheidende Tag für seine Forschungen zum Kreislauf kam dann eher zufällig. Dem Grafen von Montgomery war bei einem tödlichen Unfall die Lunge zerfetzt worden und Harvey hatte Gelegenheit, die Leiche gründlich zu untersuchen. Dabei wurde ihm ein weiteres Mal klar: Was konnte er an Leichen schon lernen, wenn doch nur das Leben das Blut in Bewegung setzte! Galen, Vesalius und alle Großen der Medizin hatten die Erscheinungen des Lebens allein an toten Körpern erforscht. So konnte es nicht weitergehen!

Und Harvey wagte den nächsten Schritt. Er wollte endlich den Blutkreislauf im funktionierenden Organismus untersuchen. Zu diesem Zweck legte er die Arterie eines Tieres bloß, band sie mit einem Faden ab und schnitt sie oberhalb des Knotens ab. Nun sah er: Bei jedem Pulsschlag strömte das Blut aus dem amputierten Gefäß, bis die Blutung allmählich nachließ und das Herz ermattete. Wäre Galens Theorie richtig, so hätte freilich die angeblich das Blut erzeugende Leber die durch die Blutung verlorengegange Menge ersetzen müssen!

Sein nächstes Experiment nahm Harvey vor, indem er das vom Herzen ausgehende Blutgefäß abschnürte und durchschnitt. Diesmal spritzte kein Blut, und nach einigen Sekunden begann das Herz durch die Ansammlung des aus den Lungenflügeln und den anderen Teilen des Organismus herausdrängenden Blutes anzuschwellen.

Während der Fortführung dieser Forschungsarbeiten machte Harvey auch Kontrollen bei sich selbst: Er drückte auf eine Ader an der Oberfläche des Arms und drängte so das Blut in Richtung Herz; als er den Vorgang unterbrach, floss das Blut nicht in die Vene zurück – das bewies die Existenz der Gefäße, die sich schlossen und den Rückfluss verhinderten.

Am Ende war er sicher, Galen widerlegt zu haben: Das Blut entstand nicht in der Leber, es floss aus dem Herz in die Arterien und kehrte durch die Adern zurück. Folglich also vollzog sich die Zirkulation in einem weiten Kreislauf, ausgehend von der linken Seite des Herzmuskels, sich durch die Arterien verteilend und nach Erfüllung seiner Funktion als Ernährer des Organismus durch die Venen ins Herz zurückkehrend – nicht durch die linke, sondern durch die rechte Seite.

Zur Bedeutung seiner Tierexperimente schrieb Harvey: „Wären die Anatomen beim Sezieren niederer Tiere so bewandert wie sie es im menschlichen Körper sind, würden viele Dinge, die sie bis heute ratlos machen, ohne Schwierigkeiten begriffen werden." Tatsächlich waren die Untersuchungen sehr aufschlussreich – vor allem auch an Tieren, deren Herz auf einen Vorhof und eine Kammer beschränkt ist (etwa Fische), und solchen mit nur einer Herzkammer (etwa Frösche, Eidechsen und Schlangen).

Am Anfang seines später verfassten Hauptwerks *De motu cordis et sanguinis* – einem Höhepunkt ärztlicher Wissenschaft, in dem er die gesamte Kreislaufphysiologie beschreibt – bekannte Harvey: „Als ich mich zum ersten Mal an Vivisektionen wagte, um die Bewegungen und Funktionen des Herzens zu entdecken, und sie durch unmittelbare Untersuchung und nicht anhand von Schriften anderer zu entschlüsseln suchte, fand ich meine Bemühungen so geschmälert und gehemmt, dass ich mich fast versucht fühlte, wie Fracastoro zu denken, dass die Herzbewegungen nie begriffen werden könnten, es sei denn mithilfe von Gott, der sie ersonnen hatte. Denn ich muss gestehen, dass ich zu Anfang nicht unterscheiden konnte, wann die Systole und wann die Diastole eintrat, und zwar infolge der Geschwindigkeit dieser Bewegungen, die bei vielen Tieren in kürzerer Zeit als in einem Lidschlag vor sich gehen, so wie ein Blitz..."

Diese Schwierigkeit löste Harvey, indem er kaltblütige Tiere zuhilfe nahm, deren Herz langsam schlägt, und warmblütige Tiere kurz vor dem Eingehen, bei denen das gleiche geschieht. Solcherart vermochte er zu beweisen: Das Herz zieht sich wie jeder andere Muskel zusammen, nur zweckmäßiger, um den Inhalt an Blut auszustoßen; der Herzschlag fällt mit dem Augenblick größter Konzentration zusammen, das heißt, mit der Systole statt mit der Diastole, wie bisher angenommen; der Puls der Arterien äußert sich durch die Diastole. Indem er das Lumen der Venen und der Lungenarterien dem der anderen Gefäße gegenüberstellte und die mechanischen Gesetze studierte, gelangte er zu dem Schluss, dass die Bewegung des Blutes in den Arterien vom Zusammenprall der Flüssigkeitssäule mit den elastischen Wänden dieser Gefäße herrührt.

Indem Harvey das Problem der Zirkulation von einem mechanischen und dynamischen Standpunkt aus untersuchte und bei biologischen Versuchen erstmals auch mathematische Berechnungen einbezog, eröffnete er der medizinischen Forschung ungeahnte und revolutionäre Perspektiven. Für ihn funktionierte das Herz wie eine von Muskelkraft getriebene hydraulische Pumpe. Bald darauf sollte Descartes, der sich mit derselben Frage beschäftigte – Warum kreist das Blut? –, folgende Erklärung geben: „Es ist so, weil das Herz das wärmste Organ ist; der Temperaturunterschied bringt das Blut zum Kreisen."

Noch blieben freilich verschiedene grundsätzliche Fragen offen, die es zu klären galt, darunter der Übergang des Blutes von der rechten zur linken Höhlung des Herzens. Indem Harvey die Interkommunikation der Scheidewand, die er als nicht porös, sondern luftdicht erkannt hatte, beiseite ließ, bot sich ihm – ausgehend von den Erkenntnissen Lusitanos und Acquapendentes zu den Herzklappen – eine ebenso logische wie einfache Alternative: Das Blut ging vom rechten Herzen aus durch die Lungenarterie, drang tief in die Lungen ein, durchfloss sie und kehrte von dort durch die Lungenvene in die linke Herzkammer zurück. Eine Klappe am Eingang der Lungenarterie verhinderte den Rückfluss des Blutes ins Herz und zwang es, in die Lungen zu fließen.

Harvey fühlte sich des eingeschlagenen Weges bereits sicher; jede seiner Auffassungen wurde durch Experimente bekräftigt; die ganze Wahrheit lag in Reichweite. Und so führte er seine Arbeiten ohne Umschweife weiter, bis er sich endlich am Ziel glaubte. Doch er blieb dabei bescheiden. Entweder gewahrte er nicht das ungewöhnliche Ausmaß seiner Entdeckung, die den Scharfsinn so vieler Jahrhunderte herausgefordert hatte, oder er unterschätzte sie aufgrund seiner Charakterveranlagung – ein Triumphierender wollte er nicht sein.

Endlich aber beschloss er, nach nochmaligen ausgedehnten Experimenten, seine Entdeckung den Schülern preiszugeben. Das tat Harvey fast schüchtern – ein Mann, der mittlerweile zum zweiten Arzt des Königs Jakob I. und bald darauf zum Leibarzt des Thronfolgers Charles (Karl) I. ernannt worden war. Gleichzeitig hatte er den Lehrstuhl für Anatomie und Chirurgie am Royal College von London erhalten.

Doch die neuen Ämter vermochten seine Forscherleidenschaft nicht zu hemmen. Neun Jahre lang beschäftigte sich Harvey hartnäckig und diszipliniert – ohne die erreichten Ergebnisse sogleich veröffentlichen zu wollen – mit den aufeinander folgenden Einzelheiten der Kreislaufphysiologie und stützte sich dabei auf qualitative wie auch, ein Novum, auf quantitative Beobachtungen. Welche Menge an Blut stößt der Herzmuskel bei jeder Kontraktion aus? Vielleicht das Äquivalent des Inhalts der Herzkammern. Und wieviele Male pro Minute sammelt die Herzkammer diese Blutmenge an? Wahrscheinlich ebenso viele Male wie man den Herzschlag empfindet. Also galt es, die Aufnahmefähigkeit einer Herzkammer zu messen.

Harvey sezierte ein Schaf, entnahm ihm das Herz von der annähernden Größe eines Menschenherzens, füllte die Höhlung mit Wasser und maß die Menge. Jetzt folgerte er: Wenn das Herz im Durchschnitt zweiundsiebzig Mal pro Minute schlägt, stößt es während dieser Zeit etwa eineinhalb Liter Blut aus. Um nun zu erfahren, welche Menge an Blut in jedem Körper vorhanden ist, blutete er ein weiteres Schaf aus und stellte fest, dass es nur zwei Liter enthielt. Wenn folglich das Herz etwa eineinhalb Liter Blut pro Minute bewegte, und zwei Liter im Organismus vorhanden waren, bedeutete dies: Für die Herztätigkeit war keine neue Blutzufuhr vonnöten.

Solchermaßen im Besitz der grundlegenden Antworten auf die Frage der Zirkulation, zögerte William Harvey indes immer noch, sie zu veröffentlichen. Doch einige seiner Kollegen ermutigen ihn, bis er schließlich seine Zweifel überwand und sich an die Niederschrift machte.

IV

Die Veröffentlichung seines Werkes mit dem Titel *Exercitio anatomica de motu cordis et sanguinis in animalibus* vertraute Harvey dem angesehenen Verleger Wilhelm Fitzer in Frankfurt am Main an, der es auf der Messe des Jahres 1628 erstmals präsentierte. Das Buch erregte sofort Aufsehen. Gewidmet ist es Charles I., der sich lebhaft für Harveys Arbeiten interessiert hatte: „Euch, der Ihr das neue Licht unserer Zeit seid und in Wahrheit dessen wirkliches Herz; Euch, Fürst voller Tugend und Milde, dem ich frohen Mutes alle Wohltaten zuerkenne, deren England sich erfreut, und alles Wohlbefinden unserer Leben, flehe ich an, mit Eurer gewohnten Großherzigheit diese meine Abhandlung über das Herz entgegenzunehmen."

Obgleich Harvey die Zikulation, so wie er sie beschreibt, als positive Wahrheit verkündet, lässt er doch auch seine Befürchtungen durchblicken und betont die Unannehmlichkeiten, die er dabei überwinden musste. Im Vorwort zum 8. Kapitel bekennt er beispielsweise: „Was noch zu sagen wäre, ist von so unerhörter und neuer Natur, dass, wenn ich es ausspräche, ich nicht nur den Neid einer Minderheit herausforderte, wie ich bei dem Gedanken erzitterte, dass ich mir vielleicht die Abneigung der gesamten Menschheit zuzöge, sind doch die Macht der Gewohnheit und der Einfluss, welchen die Hochachtung gegenüber den Alten wie den tief verwurzelten Lehren auf alle Menschen ausüben, nicht zu unterschätzen. Dennoch ist mein Los entschieden, und ich vertraue auf meine Liebe zur Wahrheit und auf den allen hochstehenden Geistern innewohnenden guten Glauben."

Nachdem er die Verteilung und den inneren Aufbau der Herzgefäße dargestellt hat, kommt Harvey zu einem zentralen Punkt seiner Galen-Widerlegung: „Ich habe begonnen, über die Blutmenge nachzudenken, die sich von einer Stelle zur anderen bewegt, und habe sofort begriffen, dass eine solche Blutmenge unmöglich nur durch die Erzeugnisse der Verdauung hergestellt werden kann, denn in diesem Fall wären die Venen rasch erschöpft und die Arterien würden platzen, weil sie die riesige Menge Blutes, die ihnen zuflösse, nicht mehr halten könnten..."

Neben der *Fabrica* des Vesalius wurde Harveys Werk zu einem Grundpfeiler aller künftigen ärztlichen Wissenschaft. Noch war unbekannt, ob die organischen Funktionen von einer kreisenden Flüssigkeit abhingen, die dem Austausch zwischen den verschiedenen Organen diente, ein Flussweg, der die verschiedenen Produktionszentren eines weiten und komplizierten Reiches miteinander verbindet und sie mit überraschender Vollkommenheit koordiniert. Harvey schreibt: „Die Zirkulation liefert dem Organismus ein erhitztes, gereinigtes, dampfendes, feuriges und sozusagen nahrhaftes Blut – das in den Organen erkaltet, dick und schwach wird und ins Herz zurückkehrt, um sich wieder zu veredeln. Die gesamte Blutmenge fließt von der tief gelegenen Vene in einem sehr kurzen Zeitraum in die Arterien. Das Blut ist eine Flüssigkeit, die in alle Parzellen des Körpers dringt, und die Venen befördern es unablässig zum Herzen."

Nicht nur den Weg des Blutes beschrieb Harvey, er entwarf auch die allgemeinen Funktionslinien der Verdauung, der Lungen, der Nieren und der Muskeln. Und was die Chirurgie betrifft, so lieferte er dem Arzt mit seiner Darstellung des Kreislaufmechanismus Mittel, um Blutungen vorauszuahnen und zu kontrollieren.

Keine geringere Leistung stellte die Tatsache dar, dass Harveys Entdeckung – der ein ebenso kontroverser wie machtvoller Widerhall beschieden sein sollte – sich fast ausnahmslos und erstmalig auf die exakte Wissenschaft stützte statt auf das Spiel der Hypothesen und auf spekulative Gelehrsamkeit. Damit kommt Harvey auch der Rang eines Pioniers der experimentellen Medizin zu.

Allerdings blieb Harvey das letzte Bindeglied des Zirkulationszyklus noch verschlossen: die Art, wie die Venen und Arterien sich auf den verschiedenen organischen Gebieten verbinden. In den Lungen stellte er sich zu diesem Zweck die Gegenwart von Anastomosen und Verästelungen vor, doch war er noch weit davon entfernt, das Vorhandensein haarfeiner Gefäße ahnen zu können, das erst im Jahre 1691 bekannt und bewiesen werden sollte, dank der Arbeiten von Marcello Malpighi, dem wir damit die Kuppel dieses prachtvollen Gebäudes verdanken.

Harveys Entdeckung war indes kein unmittelbarer Einfluss auf die damalige ärztliche Praxis und auf die Therapie beschieden - mit Ausnahme des Gebiets der Bluttransfusion. Die Versuche, Blut auf Schwerkranke zu übertragen, hatten bereits eine lange Geschichte und waren zumeist fehlgeschlagen. Bevor die Kreislaufdynamik bekannt wurde, gab man dem Patienten in der Hauptsache menschliches Blut zu trinken, als handle es sich dabei um ein Stärkungsmittel. Wurde doch einmal eine Transfusion gewagt - vorausgesetzt, dass junge kräftige Blutspender vorhanden waren -, so nahm sie zumeist einen verhängnisvollen Ausgang, nicht nur für den Kranken, sondern auch für den Spender.

Mit seinen Arbeiten hatte Harvey den Glauben an die Wirksamkeit der Transfusion wiederbelebt. Giovanni Collo de Belluno, Professor in Padua, beanspruchte bald danach für sich den ersten praktischen Erfolg auf dem Gebiet der Transfusion, er veröffentlichte auch eine Schrift zu seiner dabei angewandten Methode.

Dann war es ein Arzt aus Oxford, Richard Lower, der die Transfusion systematisch bei Tieren praktizierte und studierte. Dabei bediente er sich einer kommunizierenden Röhre zwischen den Halsadern zweier Hunde. Doch das Blut in der Röhre gerann, und auch zahlreiche andere, anschließend erprobte Hilfsmittel brachten kein fruchtbares Ergebnis. Zur gleichen Zeit behauptete der Arzt Ludwigs XIV., Jean Denis, dass blutarme Menschen ihre Gesundheit wiedererlangen könnten, sobald sie Blut von gesunden Tieren empfingen. Ein offensichtlich bei einem jungen Menschen gelungener Transfusionsversuch mit acht Unzen Lammblut ermutigte ihn zu weiteren Behandlungen, umso mehr, als Nachrichten gleicher Art von Konkurrenten bekannt wurden. Doch schon bald unterlief Denis ein schlimmer Fehlschlag, der ihm einen von der Witwe des Opfers angestrengten Prozess eintrug und seine Transfusionspraxis beendete.

Die Geschichte der Bluttransfusion verzeichnet noch einen weiteren Pionier, einen gewissen Samuel Pepys, der genaue Beobachtungen hinterließ. Doch eine Päpstliche Bulle, mit der die Transfusion kategorisch untersagt wurde, verzögerte die Wiederaufnahme der Experimente um fast zwei Jahrhunderte. Sie konnten schließlich erst zu einer Zeit gelingen, da das Vorhandensein der verschiedenen Blutgruppen und ihre entsprechende Unverträglichkeit bekannt wurden. Erst im Jahre 1901 sollten zwei Forscher die Agglutinine entdecken, und im Jahre 1914 konnte dann der Belgier Albert Hustin erfolgreich die erste Transfusion von zitronensaurem Blut durchführen.

V

Wie so viele andere große Unternehmungen der medizinischen Wissenschaft rief auch William Harveys Werk sofort eine wütende Gegnerschaft auf den Plan. Der Zorn reaktionärer Geister übertraf bei weitem die Begeisterung der Gefolgsleute Harveys: Hunderte von Gelehrten gingen ebenso eifrig wie hasserfüllt daran, ihn sogleich an den Pranger zu stellen. Unter diesen Widersachern traten besonders hervor: Primerose, der Harvey in einer Schrift „Fälschungen" bei den Experimenten vorwarf; Guy de Patin, eine bedeutende Gestalt der wissenschaftlichen Welt von Paris, der die Lehre des englischen Arztes für „widersprüchlich, nutzlos, falsch, unmöglich, widersinnig und schädlich" befand (und der, als Harvey zwei Jahre nach der Veröffentlichung seines Werkes den Herzog von Lennox nach Frankreich begleitete, den Autor spöttisch „circulateur" nannte - nach dem lateinischen Wort circulator, was Scharlatan bedeutet); Kaspar Hoffmann, der allen Entdeckungen Harveys kategorisch widersprach; sowie Jean de la Torre, der das Buch einen „Skandal" nannte - habe der „eingebildete, aber unbedeutende Engländer" sich doch allein vorgenommen, eine Vielzahl vorhandener „unerschütterlicher Dogmen" und „prachtvoller Thesen" zu ruinieren. Doch der giftigste und auch gefährlichste von allen Gegnern - da es sich um einen anerkannten Meister der Medizin handelte - war der Pariser Anatomieprofessor Riolano. Er ging so weit zu postulieren, wenn denn Harveys Thesen die von Galen zunichte machen würden, dann nicht etwa deshalb, weil Galen unrecht habe, sondern weil die Natur sich eben verändert habe.

Ein dichterisches Echo dieser Zwistigkeiten findet sich in Molières Komödie „Der Arzt wider Willen". Dort äußert Doktor Diatoro in einer Szene höchstes Wohlgefallen an seinem Sohn, gleichfalls Arzt: „Was mir an ihm am meisten gefällt, und worin er meinem Beispiel folgt, ist die blinde Treue zu den Meinungen der Alten, und dass er von den Gründen der angeblichen Entdeckungen unseres Jahrhunderts nie etwas wissen noch hören wollte, was die Blutzirkulation und andere Ideen von gleichem Kaliber betrifft..."

Andere aber - wie Silvius, Descartes, der Däne Niels Stensen, der Franzose Raymond de Vieussens, der Engländer Richard Lower - unterstützten Harvey und zeigten sich überzeugt von der Genauigkeit seiner Experimente und der Klarheit seiner Ausführungen. Die drei Letztgenannten widmeten der Anatomie des Herzens und der großen Gefäße später mehrere Studien, die Harveys Erkenntnisse bestätigten. Die Vervollkommnung der Techniken erlaubte inzwischen weitergehende Forschung: mit Hilfe der Gefäßinjektion konnte man auch die feinsten Verästelungen der Venen und Arterien erkennen.

Doch der mit der Veröffentlichung von *De motu cordis et sanguinis* ausgelöste hitzige Streit war noch immer nicht abgeebbt. Im eigenen Land wurde dem Autor „unsinniges Handeln" vorgeworfen, weil er seine hochgeachtete Stellung durch „Wahngebilde eines Forschers" ins Wanken gebracht habe - die Schärfe der Angriffe schien sich dabei ebenso gegen seine Theorien zu richten wie gegen seine Beziehungen zu den Stuarts. Man machte Harvey mittels böser Hetzschriften lächerlich.

Ein großer Teil seiner Patienten hatte ihn inzwischen verlassen - gab es doch auch herbe Kritik an seinen Therapiemethoden. Es hieß, angesichts seiner „törichten und verwirrenden" Rezepte könne sich niemand eine Vorstellung davon machen, woran der Patient eigentlich litte. Dazu notierte Aubrey, Harveys Handschrift sei einfach unleserlich, und wenn die seinen Kranken auferlegte Behandlung jener gliche, die er sich selbst aufzwinge - eine drastische und brutale -, so seien die gegen ihn erhobenen Vorwürfe wohl begründet. Harvey litt an Gicht, und auch im tiefsten Winter tauchte er die Füße in einen mit Wasser gefüllten Holzkübel, bis sie so gut wie erfroren waren; erst dann, nachdem er die Krankheit „bestraft" hatte, wärmte er die Füße am Kamin.

Sei dem, wie es sei - Harvey verschmähte es jedenfalls, auf die unablässigen Vorwürfe und die Kritik zu antworten. Großtuerei und öffentliche Auseinandersetzungen lagen dem bescheidenen Forscher wie eh und je fern. Er war ein von Tag zu Tag entrückterer, wortkargerer Mensch geworden. Doch als Riolan dann eine weitere beleidigende Schrift verbreiten ließ, die sein Werk besonders heftig und unsachlich verspottete, nahm Harvey schließlich den Fehdehandschuh doch auf und antwortete sehr entschieden. Die Umstände hatten ihn dazu gezwungen, sein zurückhaltendes, kühles Temperament aufzugeben. Und plötzlich zeigte sich wieder das Feuer jener Zeiten, da er durch ganz Europa gezogen war, um Italiens beflügelnde Luft zu atmen.

Während der folgenden Jahre machte er sich intensiv an die Verteidigung seiner Lehren und ihre Untermauerung durch neuerliche Experimente. Mit neu erwachter Energie unternahm er auch mehrere Reisen auf den Kontinent. Dabei hielt er Gastvorlesungen an mehreren Universitäten, behandelte diverse hochgestellte Patienten und trat auch mutig auf, wo ihm das nötig erschien. Weite Publizität fand beispielsweise sein Eingreifen in einen der damals weitverbreiteten „Hexenprozesse". Drei arme alte Volksheilerinnen waren angeklagt worden und sollten auf dem Scheiterhaufen verbrannt werden. Harvey konnte nachweisen, dass ihre Rezepturen allein aus hilfreichen Kräutern bereitet waren und plädierte mit all seiner wissenschaftlichen Autorität für Aufhebung des Urteils – am Ende erfolgreich.

Dann brach 1642 in England der Bürgerkrieg aus. Der inzwischen auf den Thron gelangte König Charles (Karl) I., der Harveys Arbeiten stets Wertschätzung entgegengebracht hatte, berief ihn in seinen Dienst – und Harvey zögerte nicht. Er begleitete den König, der seine beiden Söhne der Obhut des Arztes anvertraute, nach Oxford. Während der blutigen Schlacht bei Edgehill konnte man ihn Tag und Nacht beobachten, wie er aufopferungsvoll verwundete Soldaten operierte und pflegte. Ein gewisser Adrian Scrope berichtete später: „Ich wurde auf dem Schlachtfeld niedergestreckt und hatte bereits mit dem Leben abgeschlossen. Nur dank der großherzigen Bemühungen des unsterblichen Dr. William Harvey bin ich schließlich dem Tode entronnen."

Die wenigen Momente der Ruhe verbrachte der Arzt mit Lektüre. Eine Anekdote berichtet, er sei dabei, unter einer Hecke sitzend, so vertieft gewesen, dass ihm erst eine Kanonenkugel um die Ohren fliegen musste, bevor er sich wieder seiner Pflichten besann.

Seine Treue zu Karl I. kam Harvey teuer zu stehen. Während er nach Beendigung der Kämpfe für ein paar Tage nach Derby gereist war, um mit einem dortigen Kollegen über Krankheiten der Gebärmutter zu diskutieren, drangen einige seiner Gegner in Harveys Londoner Wohnung ein, verwüsteten sie und vernichteten alle dort befindlichen Manuskripte.

Im Jahre 1645 konnte der zwischenzeitlich siegreiche König dann Harveys Ergebenheit belohnen. Karl I. vertraute ihm die Leitung des Morton College an, wo Harvey nun lehrte und weiter forschte. Diese Zeit in Oxford, während der er sich nun – ebenso bahnbrechend wie zuvor auf dem Gebiet des Kreislaufs – der neuen embryologischen Wissenschaft verschrieb und das Wachstum der Küken im Ei begeistert verfolgte, scheint die glücklichste seines Lebens gewesen zu sein. Häufig besuchte er das Trinity College, um dort Entdeckungen und Erkenntnisse mit Reverend George Bathurst auszutauschen, der eine Bruthenne besaß, welcher er täglich Eier unterschob, um die Fortschritte und die Merkmale der Brutzeit festzuhalten.

Doch die Ruhe dauerte nur reichlich drei Jahre, dann entflammte der Bürgerkrieg aufs neue. Oxford ergab sich am Ende dem Parlament, was zugleich bedeutete, dass Harvey als Präsident des Morton College abgesetzt wurde. Enttäuscht kehrte er nach London zurück, wo er sich in seine neuen Forschungen vergrub und im Jahre 1649 schließlich auch die Hinrichtung seines Gönners Karl I. erleben musste.

Zwei Jahre später, 1651, folgte die Veröffentlichung von Harveys grundlegendem biologischen Werk *De generatione animalium*, in dem er nachwies, dass jedes Tier mehrere Entwicklungsphasen durchläuft, während derer seine Form sich verändert und sich allmählich dem endgültigen Körperbau nähert. Mit dieser revolutionären Auffassung inspirierte er die moderne Embryologie.

Im Jahre 1656 – inzwischen regierte Lord Protector Oliver Cromwell als Nachfolger des hingerichteten Königs Karl I. – wurde Harvey ein neues ehrenvolles Amt angetragen, er sollte die Präsidentschaft des London College übernehmen. Doch der inzwischen Achtundsiebzigjährige wies die Ehre zurück und erklärte, dafür zu alt, außerdem von heikler Gesundheit zu sein.

Tatsächlich hatte das bewegte Leben seine Spuren bei Harvey hinterlassen. Er war ein bitterer, zuweilen jähzorniger alter Mann geworden, der mehr und mehr auch zum Zynismus neigte. Als man ihn einmal zur Behandlung des Philosophen Bacon, jetzt Lord Chancellor unter Cromwell, rief, bemerkte er danach abschätzig: „Bacon schreibt über Philosophie wie ein Lord Chancellor. Trotzdem habe ich ihn geheilt."

Sein Vertrauter Aubrey hat uns folgende Charakteristik hinterlassen: „Harvey war ausnehmend cholerisch. In seiner Jugend trug er nach der Zeitmode einen Dolch an der Hüfte (ich erinnere mich, dass mein alter Schulmeister, Mr. Latimer, noch mit siebzig Jahren ein Messer und einen

Dolch trug, genau wie sein Großvater und der Beamte des Landkreises von Bristowe). Aber Harvey hatte die Angewohnheit, ihn wegen nichts und wieder nichts aus der Scheide zu ziehen.

Er war nicht von großer Statur, aber vierschrötig und griesgrämig. Er war dunkelhäutig, seine Haare, schwarz wie Rabenschwingen, waren schon zwanzig Jahre vor seinem Tode schneeweiß geworden. Er war von überspanntem Temperament."

In Harveys Garten stand ein Pavillon, wo er seine Bücher und wissenschaftlichen Instrumente aufbewahrte. Diesen Schatz vermachte er nun der Ärztekammer und setzte für die Erhaltung der Bibliothek eine Dauerrente von sechsundfünfzig Pfund Sterling aus. Damit verbunden war die Auflage, in der Harvey-Bibliothek jährlich eine Feier zu Ehren der Wohltäter der Ärzteinnung abzuhalten.

Erschöpft und krank legte Harvey auch das Professorenamt nieder, einzig verbliebenes Bindeglied zu seinem Beruf. Von George Ent stammt die folgende Schilderung aus Harveys letztem Lebensjahr:

„Ich fand ihn wie Demokrit mit jovialem Gesichtsausdruck und in ruhiger Geistesverfassung beim Studium der Naturerscheinungen, wobei er sich für alles interessierte, was in seinem Blickfeld lag. Nach unserer Begrüßung fragte ich ihn: ‚Fühlen Sie sich wohl, Meister?'

Er erwiderte: ‚Wie sollte ich mich wohl fühlen, wenn das Land in Unordnung ist und ich völlig verwirrt bin? Fände ich keine Erholung in meinen Studien und Balsam in den Erinnerungen an meine Forschungen aus anderen Zeiten, nichts würde mich noch am Leben halten. Doch dieses obskure Dasein, fern von öffentlichen Aufregungen, das so viele andere langweilt und ekelt, ist für mich ein hochgradiges Heilmittel. Natürlich freue ich mich noch immer am Untersuchen von Tierkörpern. Ich habe gedacht, dass wir auf diese Weise nicht nur einen Einblick in die zartesten Geheimnisse der Natur, sondern auch eine Ahnung von einer Art Abbild oder Widerspiel des Schöpfers in Person gewinnen können.' "

Das stille Leben genügte ihm, umsomehr, als sich am Ende auch noch Erblindung einstellen sollte. Harvey hatte sich endgültig von der Welt zurückgezogen. Am Morgen des 3. Juni 1657 erwachte er auf seinem Ruhesitz in Rochampton mit gelähmter Zunge. Dem herbeigerufenen Arzt konnte er noch die Anweisung zuflüstern, er solle ihn unterhalb der Zunge zur Ader lassen – doch es war zu spät. Unmittelbar darauf schloss William Harvey für immer die Augen.

Nach seiner Beerdigung in Hampstead ließen die Mitglieder des Ärztekollegiums ihm im Kongresssaal ein Standbild mit folgender Inschrift errichten: „Zum Dank für die Leistungen seines Genies hat das Ärztekollegium Harvey, dem Lebendigen, dieses Denkmal gesetzt, damit er sein ewiger Präsident sei, er, dem wir die Entdeckung des Blutkreislaufs und der Entwicklung der Tiere verdanken."

Harvey gehörte zu den wenigen genialen Gestalten der Medizin, welche die Weihen des eigenen Wirkens noch selbst hatten erleben können. Universitäten in ganz Europa vermittelten seit etwa 1640 seine Lehren, eine neue Generation von Forschern, gestützt auf seine Autorität, setzte seine Arbeit auf dem Gebiet der Physiologie und der Pathologie fort.

Thomas Sydenham

(1624 - 1689)

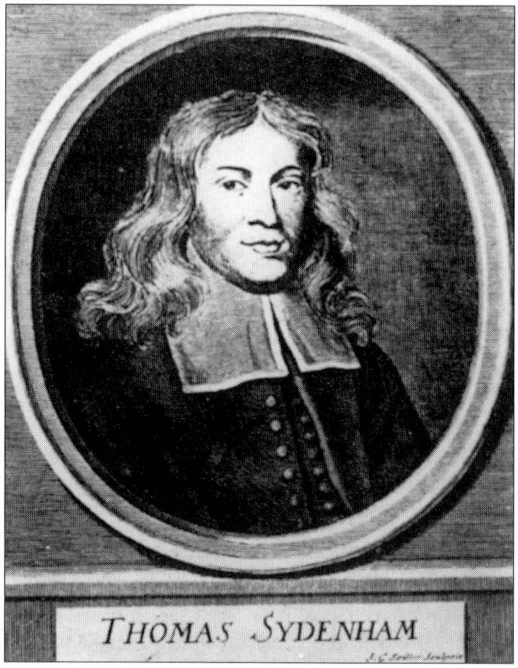

Kupferstich von J. G. Sciller, um 1700.

I

Man schrieb das Jahr 1684, als in London ein junger Mann namens John Sloane - der seine Kenntnisse als Volontär bei einem praktischen Arzt erweitern wollte - seinen Mentor, den Chemiker Robert Boyle, aufsuchte und um Rat fragte, an wen er sich denn wenden sollte. Boyle zögerte nicht mit der Antwort: „Da kommt nur einer in Frage: der alte Sydenham."

Worauf er sofort einen Empfehlungsbrief für Sloane verfasste und diesen zugleich vorwarnte: „Bedenke aber, dass Sydenham ein übellauniger Mensch ist. Er wird wegen jeder Bagatelle ärgerlich. Doch beurteile ihn nicht danach, auch nicht nach seinem Äußeren. Am Ende wirst du ihn zu schätzen wissen."

Tags darauf stand Sloane etwas ängstlich vor der Tür von Thomas Sydenhams Praxis, fasste sich aber schließlich ein Herz und läutete. Der Assistent erschien, ein mürrisch dreinblickender Mann, fragte nach seinem Begehren, nahm den Empfehlungsbrief entgegen und führte ihn dann wortlos ins Wartezimmer. Sloane blickte sich um, und die Umgebung mutete ihn noch ungastlicher an, als er befürchtet hatte - karge Möblierung, abgestandene Luft, die Atmosphäre eines Museums. Er bereute gekommen zu sein und dachte an die Warnungen seines Gönners Boyle, an die grimmige Miene des Assistenten. So beschloss er zu verschwinden, bevor noch jemand auftauchte. Als er sich gerade herausschleichen wollte, erschien plötzlich ein korpulenter, schwergewichtiger Mann von puritanischem Aussehen, der sich auf einen Stock stützte. Es war der alte Sydenham.

In herrischem Ton wies der Meister Sloane einen Stuhl an und sagte: „Sie kennen also Robert Boyle und gedenken die Medizin auszuüben! Man trifft heute nicht mehr viele Menschen, die sich für unseren Beruf interessieren... Wo haben Sie studiert?" Seine Stimme klang rauh und zugleich spöttisch, während seine lebendigen Augen unter den buschigen Brauen hervorlugten.

„Ich habe meine Abschlussprüfung an der Universität von Orange bestanden und in Montpellier und Paris studiert", erwiderte Sloane.

Sydenham fasste sich dann und wann an die Knie, und immer wenn er es tat, zog sich sein Gesicht in Falten. Die lästige Gicht machte ihm zu schaffen. Aber der junge Mann wusste nichts von den Beschwerden und glaubte, ein gespieltes Leiden gehöre zu Sydenhams unerträglicher Spottsucht.

„Sehr gut, mein Junge. Das heißt also, Sie sind eine Leuchte mit einem vollgepackten Sack an Wissen."

Der Herr des Hauses amüsierte sich offenbar. Das durfte nicht zugelassen werden! Und Sloane hob beinahe zornig zu einem Referat über Anatomie und pharmakologische Botanik an. Der berühmte Äskulap sollte staunen über seine an wichtigen Universitäten des Kontinents erworbenen Kenntnisse!

Als Sloane geendet hatte, blickte ihn der alte Sydenham an und meinte: „Sehr gut, sehr gut... Ich glaube, Sie wissen alles über die medizinische Wissenschaft und brauchen daher keinen verschrobenen Klinikaster wie mich. Aber erlauben Sie mir eine Frage: Haben Sie auch schon gelernt, wie man einen Kranken behandelt?" Als er Sloanes ratlose Miene sah, fuhr er, plötzlich wütend geworden, fort: „Anatomie! Botanik! Belanglosigkeiten, Wichtigtuerei, eine Lawine von Worten, von Theorien, von Diskussionen! Merken Sie sich: Es gibt nur einen Ort, wo man die Medizin wirklich erlernen kann: am Krankenbett."

Mit diesem Ausbruch offenbar seiner üblen Laune ledig, rieb Sydenham aufs neue seine steifen Knie und schloss versöhnlich: „Das Schlimmste, mein Junge, ist, wenn die Gicht uns zwingt, das Haus zu hüten. In solcher Lage bleibt uns nur ein Buch in der Kaminecke..."

Dies ist nur eine von vielen überlieferten Geschichten, die von Sydenhams Überzeugung wie von seinem Temperament künden. Man nannte ihn den „englischen Hippokrates" – hatte er doch die medizinische Praxis als erster wieder auf die direkte Untersuchung der Krankheitszustände gegründet. „Das Krankenbett" war Motto seines Lebens wie seines Wirkens, praktische Medizin also, im Gegensatz zur „gelehrten" theoretischen Medizin seiner Epoche. Sydenhams Auflehnung gegen den herrschenden wissenschaftlichen Byzantinismus, seine Rückbesinnung auf Hippokrates geschah zu einer Zeit, da in England auch andere mächtige Stimmen bewusst den alten griechischen Geist aufnahmen: Shakespeare ließ die antike Tragödie wieder aufleben, Cromwell bekannte sich zum politischen Ideal der demokratischen Freiheit.

II

Thomas Sydenham, der die Entwicklung der ärztlichen Kunst so nachhaltig beeinflussen sollte, war im Jahre 1624 in Windford Eagle in der Grafschaft Dortshire zur Welt gekommen, wo sein Vater einen kleinen Herrensitz besaß. Seine Ausbildung in Oxford hatte kaum begonnen, als 1642 der Bürgerkrieg in England ausbrach und König Karl I. seinen Hof von London nach dort verlegen musste. Die Familie Sydenham lehnte die Sache des Königshauses nachdrücklich ab. Der Vater war ein leidenschaftlicher Parteigänger Cromwells – so nahm es nicht Wunder, dass sein Sohn Thomas alsbald mutig als Soldat des Parlamentsheeres gegen die Royalisten focht. In deren Reihen stand unter vielen anderen auch Richard Wiseman, der „Vater der englischen Chirurgie". Die Kämpfe erreichten eines Tages auch Windford Eagle, dabei kamen Sydenhams Mutter und einer seiner Brüder ums Leben – was den Hass auf das Königshaus noch beförderte.

Nach Cromwells Sieg konnte Sydenham dann 1647 nach Oxford zurückkehren, wo er nach einjährigem Studium den Grad eines Baccalaureus der Medizin erwarb. Vorbild für seine Berufswahl war zweifellos ein Doktor Cox gewesen, der wenige Jahre zuvor mit Intelligenz und Empfindsamkeit einen von Sydenhams Brüdern erfolgreich behandelt hatte.

Der junge Baccalaureus hatte mit glänzenden Leistungen auf sich aufmerksam gemacht, so erhielt er eine Assistentenstelle am All Souls College, wo er nun die nächsten Jahre tätig war.

Dann kam das Jahr 1655 und die Nachricht, dass Prinz Charles Stuart an Schottlands Küste gelandet war, entschlossen, den Thron zurückzuerobern. Wie viele Gegner der Monarchie stellte sich auch Sydenham unverzüglich bei seinem alten Regiment ein und zog in den Kampf. Die Königlichen wurden neuerlich geschlagen, und Sydenham erhielt für den geleisteten Dienst als Rittmeister und Hilfsarzt eine Belohnung von sechshundert Pfund Sterling.

Mit gefüllter Geldbörse ehelichte er nun die heitere Mary Gee und reiste nach London, wo er sich in der King Street niederließ und seine Ausbildung endlich fortsetzen konnte. 1659 erhielt er vom Royal College das „medizinische Patent". Nun sollte der Grad eines „Doktors der Medizin" folgen. Doch wieder traten die politischen Ereignisse dazwischen. Erst 1676, als Zweiundfünfzigjähriger, sollte er schließlich in Cambridge promovieren.

Im Jahre 1660 starb Oliver Cromwell, bald darauf folgte die Restauration der Monarchie unter König Karl II. Die Familie Sydenham war für ihre konsequent antiroyalistische Haltung bekannt, und obwohl eine allgemeine Amnestie verkündet worden war, fühlte sich Thomas weder sicher noch zuversichtlich. Aus diesem Grund – und auch, weil er die wissenschaftliche „Luft" des Kontinents kennenlernen wollte – verließ er England und ging für einige Zeit nach Montpellier, wo er unter anderem Vorlesungen des angesehenen Arztes und Hochschullehrers Barbeyrac hörte.

1662 kehrte Sydenham in die Heimat zurück, erwarb im Londoner Westminster-Viertel, in der Pall Mall Street, ein Haus und eröffnete dort seine Arztpraxis. Das sollte fortan sein wichtigstes Betätigungsfeld bleiben: klinische Praxis, genaue Untersuchung der Kranken wie der Krankheitszustände. „Die Kunst der Medizin", so resümierte er später, „lernt man nicht richtig, wenn man sie nicht praktisch ausübt."

Sydenhams Methoden unterschieden sich gravierend von denen der Kollegen: Skeptisch gegenüber der medizinischen Schulweisheit, noch skeptischer gegenüber allen herrschenden Regeln zur Diagnose und Therapie, versuchte Sydenham die Krankheit systematisch zu erfassen und entsprechend ihres Charakters wirkungsvoll zu behandeln. Beim geringsten Zweifel über das Leiden des Patienten hielt er es für richtiger abzuwarten, als überstürzt, ohne Sinn und Verstand diverse Arzneien zu verordnen.

Es dauerte nicht lange, und Sydenham galt als der beste praktische Arzt der Stadt. London gewöhnte sich bald auch an Strenge dieses Mannes, der mit Worten und Heilmitteln sparsam umging, der absolut pünktlich an die Tür der Kranken klopfte und jeden Fall so intensiv behandelte, als warteten keine anderen auf ihn. Seinem scharfen Blick entging kaum ein Symptom, auch keine Verstellung. Er erschien wie ein geduldiger Jäger, dem von seinem Hinterhalt aus keine einzige Bewegung der flüchtigen Beute entging, bis er sie in seine Falle gelockt hatte. Seine Praxis verwandelte sich zum Experimentierfeld mit dem Ziel, den besonderen Charakter, die besondere Natur einer jeden Krankheit zu bestimmen. Mit dieser wissenschaftlichen Einstellung führte Sydenham die ärztliche Kunst zur Objektivität zurück, auf den praktischen Weg.

III

Was die Ausübung der Medizin betraf, so sah sich Sydenham damals mit zwei vorherrschenden, einander entgegengesetzten Schulen konfrontiert: den Iatrochemikern und den Iatrophysikern. Beide lieferten sich die erbittertsten Polemiken – ohne den geringsten Nutzen für die Kranken.

Die Iatrochemiker, an der Spitze Francis de la Boe, brachten die Krankheit mit der Fermentation in Verbindung, die verantwortlich sei für den Säure- oder Alkaligehalt der Körpersäfte; wenn das Gleichgewicht sich verändere, so gelte es, dieses durch die Verabreichung von Säuren und Alkalien wiederherzustellen, je nach der festgestellten Abweichung. Dieser Schule kam, bei aller fehlerhaften Betrachtung, immerhin der Verdienst zu, der Medizin den Weg zum Laboratorium zu weisen.

Die Iatrophysiker, geführt von dem Italiener Giorgio Baglivi, hatten Harveys Erkenntnisse vom

Herzmuskel aufgenommen. Sie verglichen den Organismus mit einer ganz bestimmten Gesetzen unterworfenen Maschine, als deren Motor sie die Seele ansahen. Folglich benutzten sie auch vorwiegend mechanische Mittel zur Behandlung: den Aderlass (zur Reinigung der „Filter", als welche sie die Drüsen betrachteten) sowie Purganzien und Klistiere (zur Entlastung der „Ausflüsse" aus den Eingeweiden). Und obgleich Baglivi zu mäßigem Gebrauch riet, wandten seine Anhänger die Mittel zumeist völlig hemmungslos an. Von René Dumenil ist der Satz überliefert: „Um die Methoden der Iatrophysiker ertragen zu können, bedarf es schon der Physis eines ausgewachsenen Gauls."

Begründet hatte diese Schule einst Sanctorius. Er hatte als erster die organischen Funktionen mit der Sprache der Mechanik erklärt und damit gerechtfertigt, dass er für seine Studien genaue Messungen vornahm. Ihm verdanken wir übrigens die Erfindung der „Pulsuhr" - des ersten ärztlichen Thermometers zur Messung der Körpertemperatur. Auch schuf er eine besondere Waage zur Messung des „durch die unsichtbare Atmung verursachten Gewichtsverlusts". Dazu erklärte er: „Die wohltuende Atmung äußert sich nicht durch Schweiß, sondern durch den im Lauf des Tages unmerklich verdunsteten Dampf, und zwar in einer Menge von etwa eineinhalb Litern." Diese Ausdünstung nehme beim Schlafen noch zu. Sanctorius war so besessen von seiner Waage, dass er schließlich den ganzen Tag mit ihr verbrachte. In dieser Stellung ist er auch gezeichnet worden.

Giovanni Borelli, ein anderer Iatrophysiker, widmete sich den Mechanismen der muskulären Anstrengung und versuchte dabei, die entsprechende verbrauchte Energie zu berechnen sowie die physischen Gesetze der Fortbewegung zu definieren. Er schrieb: „Eine Körpersubstanz wird auf die Muskeln durch Vermittlung der Nerven übertragen." Diese Substanz bezeichnete er als „succus nerveus" und glaubte, dass die Flüssigkeit beim Erreichen des Muskels sich mit dem Blut vermische und als Folge einer intensiven Gärung dort gleichsam explodiere.

Was die Iatrochemiker betraf, so waren sie seit ihrem Begründer Jean-Baptiste Van Helmont, einem glühenden Anhänger von Paracelsus, damit beschäftigt, das Leben anhand chemischer Reaktionen zu interpretieren.

Van Helmonts Hinwendung zu Paracelsus ging auf eigene Krankheitserfahrung zurück: Eines Tages hatte er, nach dem Besuch bei einer galanten Dame, Krätze bekommen, die sich rasch ausbreitete. Er versuchte sich zu heilen und folgte dabei streng Galens Lehre - nach der diese ansteckende Krankheit Zeichen einer „Verbrennung der Galle" und daher mit kräftiger Abführung zu kurieren war. Die gewaltige Purganz ließ ihn freilich so krätzig zurück wie zuvor, nur dass er durch die Tortur erheblich geschwächt war. So beschloss er, nie wieder Galen zu folgen und fortan allein Paracelsus zu befragen. Mit einer entsprechenden Naturmedizin gelang dann auch rasch die Heilung. Schon bald machte sich Van Helmont dann Paracelsus' Auffassung zu eigen, dass der organische Körper ganz und gar einem arqueu (Geist) gehorche, wobei die physiologischen Prozesse des Handelns von der Wirkung der besonderen Gärstoffe abhingen. Seine Spekulationen führten ihn bereits ziemlich nahe an das Phänomen der Immunität heran. Was seine Künste als praktischer Arzt betraf, so sagte man ihm nach, seine Patienten würden „entweder in drei Tagen geheilt sein oder im gleichen Zeitraum sterben".

Tatsächlich hielten sich die Therapeuten jener Zeit nicht mit Halbheiten auf, sondern gingen ziemlich gewaltsam zu Werke. So weiß man etwa, dass König Ludwig XIV. insgesamt achtunddreißig Mal zur Ader gelassen und mehr als zweitausend Mal heftiger Abführung unterzogen wurde, zumeist mitttels Klistiers. Es gab regelrechte Fachleute auf diesem Gebiet, die mit unglaublicher Großzügigkeit belohnt wurden. Sie waren zumeist von einem ganzen Schwarm an Assistenten umgeben. Die Herzogin von Burgund unterzog sich beispielsweise eines Tages in einem von Menschen wimmelnden Salon von Versailles einer Klistierbehandlung, ohne dass der Vorgang von irgendwem wahrgenommen worden wäre, so dicht war die „Wand" der Helfer um sie herum, die für die mühsame Therapie nötig waren.

Auch die Aderlass-Spezialisten, Verfechter der

Phlebotomie, gingen rigide zu Werk. Den Missbrauch der Methode rechtfertigten sie folgendermaßen: „Je mehr faules Wasser man aus einem Brunnen schöpft, desto reiner wird er; je öfter das Kind gesäugt wird, desto mehr Milch hat die Mutter. Ähnliches geschieht mit dem Blut." Man ließ wegen nichts und wieder nichts zur Ader, in regelmäßigen Abständen, in einer Art von physiologischem Ritual. Auch in den Klöstern gab es monatlich einen „Tag des Aderlasses".

IV

Inmitten dieses Wirrwarrs von Hypothesen und Therapien praktizierte Sydenham Vorsicht und Realismus; er ließ sich von der Beobachtung und vom hippokratischen Beispiel lenken. „Wie kann man ein Haus ohne Grundmauern bauen?" fragte er ohne jede Selbstgefälligkeit. So brachte er beispielsweise, die große Bedeutung der Konstitution hervorhebend, akute Unglücksfälle mit einem Entzündungszustand des Blutes in Verbindung. Aufmerksam jedes Detail beobachtend und den Ablauf organischer Störungen abschätzend, gelangte er zu der Folgerung, dass Krankheiten sich nach ihrer Entwicklung unterscheiden ließen, dass jede Krankheit ihren eigenen Rhythmus habe. Die Erfahrungen seiner ausgedehnten praktischen Tätigkeit ermöglichten es ihm sehr bald, neben der Diagnose auch eine recht zuverlässige Prognose zum Krankheitsverlauf geben zu können.

All dies führte dazu, dass die Zahl seiner Patienten beständig zunahm, freilich auch die Schar seiner im Traditionellen verhafteten Widersacher.

Im Privatleben war Thomas Sydenham derselbe ruhige und zurückhaltende Mensch, den die Kranken in seiner Sprechstunde schätzten. Sein Eheleben verlief harmonisch, zusätzlich gefestigt durch die Geburt mehrerer Kinder.

Da Sydenham der republikanischen Partei weiterhin verbunden blieb, verweigerten ihm die Stuarts – von neuem Herrscher über England – trotz seines steigenden Rufs lange Zeit die Promotion und einen Lehrstuhl. Doch er zeigte weder Verdruss noch Groll. Keinen Tag unterbrach er seine praktische Arbeit, bedeutete doch jeder Kranke eine neue Welt, zu deren Erforschung er sich berufen sah. Ob sonniger Tag oder neblige Nacht herrschten, ob laue Lüfte oder eisiger Wind wehten – unermüdlich sah man Sydenham auf Londons Straßen, in seinen Mantel gehüllt, zu Patienten eilen. Niemand außer Mary konnte ermessen, in welch hohem Grad ihn diese tägliche Arbeit fesselte, die Außenstehenden eintönig und farblos erscheinen musste. Die Verweigerung des Lehrstuhls war daher für ihn bedeutungslos. Aus Ehren machte er sich nichts.

Auch wenn Sydenham keine enzyklopädischen wissenschaftlichen Schriften hinterlassen hat, so gelangte er doch aus der täglichen Praxis heraus zu systematischen Erkenntnissen, vor allem was den Ursprung pathologischer Erscheinungen und ihre Bekämpfung betraf. Die Krankheit betrachtete er als „Unglücksfall", der vom Organismus bekämpft werde. Bald ähnele dieser einem Eindringling, der von außen her komme, bald einem Rebellen innerhalb der Festung, die ihn beherberge, gegen die er aufbegehre und die er untergraben wolle. Und weiter: „Gegen diese Angreifer verteidigt sich der Organismus, indem er sich der schädlichen Substanzen tatkräftig entledigt und sie aus dem Blut entfernt. Das Fieber stellt das erste Warnsignal dieser defensiven Organisation dar und bedeutet also einen heilsamen Vorgang. Der geheime Instinkt, der den Kampf gegen den Feind anspornt und lenkt, hat seinen Ursprung in der Konstitution. Der Arzt darf nicht unbekümmert in den Konflikt eingreifen, der sich vor seinen Augen abspielt, sondern muss dem natürlichen System des Widerstands Orientierung geben und es disziplinieren – was man die ‚natura medicatrix' nennt." Seine Heilungsphilosophie hat er später in dem Werk *Methodus curando medicas* zusammengefasst.

Sydenham ist die erste schematische Klassifizierung der Krankheiten zu verdanken. Dabei unterschied er, wie bereits beschrieben, zwischen Krankheiten, die durch funktionelle Störungen verursacht werden, und solchen, die von äußerlichen aggressiven Eindringlingen ausgelöst werden – eine Vorwegnahme des Zeitalters der Bakteriologie.

All diese Erkenntnisse führten ihn auch immer wieder zu neuen, damals ungewöhnlichen Behandlungsmethoden. So bestand Sydenham beispielsweise bei Fieber wie auch bei verschiedenen Infektionskrankheiten auf, wie er sagte, „erfrischender" Behandlung. Das hieß etwa, dass er während einer Blatternepidemie die Kranken anfangs Tag und Nacht im Freien, der frischen Luft ausgesetzt, lagerte und ihnen erst vom sechsten Tag der Krankheit an erlaubte, wieder in ihr Zimmer zurückzukehren. Dort mussten dann die Fenster offen stehen, die Kleidung musste leicht sein, entgiftende Diät war vorgeschrieben – mit Bier als Pflichtgetränk, von dem während vierundzwanzig Stunden zwölf Flaschen getrunken werden mussten. Auch bei Behandlung der Schwindsucht setzte Sydenham auf frische Luft und überließ entsprechende Patienten nicht dem muffigen Dunst in den Krankensälen der Hospitäler.

Sydenhams ab 1666 entstandene Beschreibungen einzelner Krankheitszustände sind von einer Genauigkeit und Klarheit, die auch heute noch beeindruckt; umso mehr, da sie zu einer Zeit verfasst wurden, in der Symptomalogie und Nosologie noch in den allerersten Kinderschuhen steckten; einer Zeit, da sich die Ärzte immer noch allein auf Indikatoren stützen mussten, die über jene des Altertums praktisch nicht hinausgingen: das Aussehen der Zunge, die Unregelmäßigkeiten des Pulsschlags, das Aussehen des Blutes (dessen Unterschiede in Färbung und Dichte phantasievolle Diagnosen erlaubten), die Merkmale des Urins (bei dem man gerade mit der Geschmacksbewertung nach bitter oder süßlich begann – was die Entdeckung der Zuckerkrankheit verhieß).

Sydenham widmete sich dem Studium von Fieber und Pest, er berichtete lebendig und genau über Masern, Scharlach und Tuberkulose. Ihm verdanken wir auch die erste Untersuchung zur Dysenterie und die Kenntnis des Veitstanzes, einer Krankheit, die seinen Namen erhielt („Sydenhams Veitstanz").

Als Beispiel für Sydenhams exakte Darstellung sei hier aus seiner Untersuchung über die Masern zitiert; „Die Krankheit befällt im allgemeinen Kinder. Am ersten Tag beobachtet man Zittern und Kälteschauer, und den Kranken wird bald heiß, bald kalt. Am zweiten Tag tritt das Fieber auf, begleitet von Aufregung, Durst, mangelndem Appetit; die Zunge ist weiß belegt, aber nicht trocken, der Kranke hustet leicht, ist schläfrig, hat einen schweren Kopf und schwere Augenlider, die unablässig tränen, die Nase läuft. Diese Symptome nehmen bis zum vierten, manchmal bis zum fünften Tag noch zu. Auch treten auf Stirn und Gesicht kleine rote Tupfer auf, Flohstichen sehr ähnlich, die sich vermehren und aufeinander übergehen, bis sie auf dem Gesicht große dunkelrote Flecken bilden. Die Tupfer verteilen sich hauptsächlich im Gesicht; nachher greifen sie auf Brustkorb und Bauch über und erstrecken sich auch auf die unteren Gliedmaßen. Der anfänglich leichte Husten wird von Fieber und Atemnot begleitet. Die Augen tränen weiter. Um den sechsten Tag werden Stirn und Gesicht rauh, die Pusteln verblassen und die Haut schält sich. Gegen den achten Tag hin verschwinden die Flecken im Gesicht, nur wenige verbleiben am Körper und sind am neunten Tag getilgt."

Ebenso große Fortschritte erreichte Sydenham auf dem Gebiet der Pharmakologie. Er erkannte die dem Opium innewohnende herzstärkende Kraft, bereitete es als Laudanum zu (als „Sydenhams Laudanum" bis heute im Gebrauch) und verwandte es als Kardiotonikum. Für die Behandlung der Diarrhoe entwickelte er einen weißen Absud („Sydenhams Absud", zusammengesetzt aus verkohltem und porphyrisiertem Kalbshorn, Brotkrumen, Gummiarabikum und Zucker), bei Blutarmut führte er die Gabe eines Eisenpräparats ein.

Gleichzeitig erkannte er als erster in England die therapeutische Wirkung des aus der Chinarinde gewonnenen Chinins und setzte es bei Malaria ein. Dieses Wechselfieber (auch Sumpffieber genannt) trat damals im feuchten England häufig auf. Obwohl Sydenham weder das Wesen noch den Ursprung der Malaria kannte, verstand er es, durch Anwendung der neuen Droge des Übels Herr zu werden.

Chinarinde und Chinin waren aus Peru nach Europa gelangt. Den dortigen Bewohnern längst bekannt, hatte der mit den spanischen Eroberern ins

Land gekommene Juan de Vega im Jahre 1640 damit erfolgreich das Dreitagesfieber der Gattin des Gouverneurs von Peru bekämpft und das Mittel danach sofort nach Spanien empfohlen. Von dort aus fand die exotische Droge, bald auch als „Puder der Gräfin" bekannt, in den folgenden Jahrzehnten Verbreitung in ganz Europa. So heißt es etwa, auch der Hypochonder Ludwig XIV., ein Liebhaber aller Arzneien, habe so manches Pfund Chinin geschluckt. Innerhalb kurzer Zeit wurde das Mittel natürlich auch zum Manna für Spekulanten, so mancher handelte es zu Wucherpreisen.

Sydenham hatte dafür nur Verachtung und Galgenhumor übrig. So beschwerte er sich eines Tages über die Praktiken eines Apothekers aus Cambridge: „Der Mann hat über fünftausend Pennies aus der Herstellung eines ‚Allheilmittels' erlöst, das doch nichts anderes ist als genau das gleiche Chinin, das mir ganze sechs, freilich ehrliche Pennies eingebracht hat."

Verbreitet war damals ebenfalls, wenn auch nicht so stark wie bald Chinin, die Anwendung von Antimon. Eingeführt von den Arabern in Montpellier, begründete man seine Heilwirkung mit einer phantasievollen Analogie: Wenn das Antimon die Unsauberkeit des Goldes tilgte, musste es auch die „Unsauberkeit" des Organismus tilgen, die „schädlichen Körpersäfte" beseitigen können.

Indes wartete die Medizin noch immer auf neue Instrumente und Techniken, mit denen man das Geheimnis diverser beobachteter pathologischer Erscheinungen entschlüsseln konnte. Das Mikroskop sollte hierfür eine der wichtigsten Erfindungen werden. Obwohl bereits Galilei (neben seinem Fernrohr) ein bescheidenes Vergrößerungsglas ersonnen hatte, gelang erst jetzt, Mitte des siebzehnten Jahrhunderts, die Entwicklung eines Mikroskops mit zusammengesetzten Linsen, aufbauend auf ermutigenden Versuchen von Leeuwenhoek mit einfachen Linsen.

Während in England Thomas Sydenham die praktische ärztliche Kunst vorantrieb, arbeitete Antoni van Leeuwenhoek, ein wohlhabender Kaufmann aus Delft, in Holland unermüdlich an der Entwicklung des Mikroskops. Geschickt im Herstellen von Linsen, entwarf er im Lauf der Jahre annähernd zweihundert, stets weiterentwickelte Modelle, ehe er endlich zufrieden sein konnte. Sein Mikroskop brachte es schließlich auf 160fache Vergrößerung, und Leeuwenhoek konnte damit die Kapillarzirkulation und die Bewegung der Blutkörperchen studieren.

Als er Freunden in England von seinen Entdeckungen berichtete, empfahl ihn schließlich einer der Royal Society von London, die Leeuwenhoek danach als Mitglied aufnahm. Hier ein Auszug aus einem seiner begeisterten Briefe:

„Als ich den Schwanz dieses Tierchens [einer Kaulquappe] untersuchte, bot sich mir ein Schauspiel, wie es sich den Augen noch nie geboten hatte. Ich entdeckte mehr als fünfzig Blutzirkulationen, und solange das Tier sich im Wasser still verhielt, konnte ich es mit meinem Mikroskop an verschiedenen Stellen nach Belieben beobachten. Ich sah nicht nur, dass das Blut vielerorts von der Mitte des Schwanzes bis zu den Extremitäten durch winzige Gefäße geleitet wurde, ich sah auch, dass jedes dieser Gefäße eine Richtung oder einen Winkel einnahm und das Blut in die Mitte des Schwanzes lenkte, um ins Herz zurückzukehren."

Auch untersuchte Leeuwenhoek die Ablagerungen von Zahnstein an Zähnen. Staunend notierte er dazu: „Ich fand dort kleine Tiere in größerer Zahl als die gesamte Bevölkerung der Niederlande, die höchst anmutig umherwimmelten."

Der Weg für weitere medizinische Entdeckungen war damit bereitet, auch wenn der erfinderische Holländer die bahnbrechende Bedeutung seiner Freizeitbeschäftigung keineswegs erkannt hatte. Und natürlich stieß er weithin auf Skepsis und Ablehnung, die so weit ging, dass man die von ihm entdeckten „winzigen lebenden Geschöpfe" kurzerhand für Produkte seiner Phantasie erklärte – Schicksal eines jeden Pioniers der Wissenschaft.

V

Die gewissenhafte Regelmäßigkeit, mit der Sydenham seiner Arbeit nachging, wurde ab seinem vierzigsten Lebensjahr durch die Gicht beeinträchtigt, deren Anfälle ihn danach immer wieder zu vorübergehender Untätigkeit zwingen sollten. Das waren dann Tage und Stunden der Bitternis für den rastlosen Arzt, der damit auch zunehmend reizbar und jähzornig wurde. Mary Gee indes pflegte ihn aufopfernd.

In seine Abhandlung über Gicht und Wassersucht, *Tractatus de podraga et hydrope*, sind gewiss auch eigene Erfahrungen eingeflossen. So schildert er etwa den Beginn einer Gichtattacke: „Abends legt das Opfer sich in ausgezeichneter Verfassung schlafen. Gegen zwei Uhr morgens jedoch erwacht es jäh durch einen starken Schmerz im großen Zeh. Es folgen Kälteschauer und leichtes Fieber. Der Schmerz nimmt zu. Der Unglückliche spürt bald Zucken und Reißen in den Muskelbändern, bald Krämpfe und ein Gefühl von Drücken oder lokalem Würgen. Die Nacht vergeht auf diese Weise in schauriger Marter und Verändern der Körperlage in der Hoffnung auf Erleichterung. Schließlich kommt das Opfer einigermaßen zur Ruhe. Aber gegen Morgen entdeckt es, dass der Zeh geschwollen ist. [...] Tage später schwillt auch der andere Fuß an, und die fürchterlichen Schmerzen kommen wieder."

1665 brach die „große Pest von London" aus. Seit Beginn der Renaissance war in der Stadt kein so wütendes Aufflackern der Epidemie verzeichnet worden. Thomas Sydenham, einundvierzig Jahre alt und auf der Höhe seines Ruhms, schwankte zwischen Pflichtgefühl und Angst vor Ansteckung. Schließlich obsiegte der Schrecken: Mit dem Argument, er müsse die Niederschrift einiger wichtiger Abhandlungen zu Ende bringen, dies würde ihm an einem ruhigen Ort, fern von London leichter fallen, verließ er mitsamt seiner Familie die Hauptstadt – eine Entscheidung, die seine Widersacher als Flucht bezeichneten und heftig rügten.

Doch Sydenham verfügte auch über treue Freunde. Die erhaltene Korrespondenz vermittelt ebenso das Bild eines höchst ehrbaren Charakters, wie sie Aufschluss gibt über Sydenhams weitgefächerte Bildung und seine vielfältigen Interessen. Regelmäßigen Briefwechsel unterhielt er mit dem Arzt William Cole in Worcester; mit Robert Grady, Medizinprofessor in Cambridge, für den er später einen *Bericht über das Auftreten epidemischer Krankheiten bis zum Jahre 1679* abfasste; mit Perry Paman, ebenfalls Professor in Cambridge, mit dem er auch Gedanken über Geschlechtskrankheiten austauschte.

Zum besten Freund seiner letzten zwanzig Lebensjahre aber wurde der Arzt und Philosoph John Locke, Begründer des englischen Empirismus. Dieser hatte sich im Jahre 1667 in London niedergelassen, gleichfalls in der Pall Mall Street, in unmittelbarer Nachbarschaft von Sydenham. Seine kränkliche Konstitution hatte ihm früh verwehrt, die Medizin regelmäßig auszuüben, weshalb er sich der Philosophie und auch der Politik zugewandt hatte.

Locke verfügte über hohes Ansehen in allen wissenschaftlichen Kreisen.

Die Beziehung der beiden Männer hatte ihren Anfang schon einige Zeit vor Lockes Einzug in der Pall Mall Street genommen. In der ausbrechenden öffentlichen Debatte nach Veröffentlichung einer Schrift von Sydenham über die Behandlung von Infektionskrankheiten hatte Locke den – ihm noch unbekannten – Kollegen energisch gegen seine konservativen Gegner verteidigt. Danach war man sich auch persönlich näher gekommen. Später veröffentlichten die beiden auch einige gemeinsame, von hypothesenfreiem Empirismus geprägte medizinische Abhandlungen.

In den erhaltenen Briefen an Locke (der das Haus in der Pall Mall Street nach einiger Zeit wechselte) geht Sydenham bald mit liebevoller Sorge auf die belastete Gesundheit des Freundes ein, bald diskutiert er diverse klinische Fälle. Dabei geht es einmal auch um die an die Öffentlichkeit gelangte Behandlung einer Londoner Dame von Adel durch beigezogene Ärzte aus Paris. Die Lady litt an einer Gesichtsneuralgie, und die französischen Ärzte hatten sie mittels Ziehen eines Zahns therapiert, der angeblich den Nerv gequält haben sollte. „Ganz falsch", so Sydenham. „Der unerträgliche Schmerz ist doch in Wirklichkeit hervorgerufen durch eine hysterische Äußerung des Blutes, das sich aus reiner Laune eben das Gebiet des Gesichts gewählt hat. Um seine giftigen Ausdünstungen zu entfernen, muss man zu ganz anderen Mitteln greifen."

Und er schlug vor: „Aderlässe von acht Unzen, Quecksilberpillen und peruanischen Balsam, Beruhigungspillen für die Nacht, Laudanum für das Zahnfleisch sowie Bettruhe."

In einem anderen Brief rät er John Locke dringend von extensiver Abführung und Aderlass ab: „In Ihrem Fall, mein Freund, würde ich nichts dergleichen tun, wirklich nichts dergleichen. Nur Diät und Ausritte in freier Natur." Und: „Bier ist freilich empfohlen, aber nur mäßig starkes wie das, welches in bescheidenen Häusern getrunken wird, und aus kleinen Gläsern." Hinzu fügte er, dass auch ihm Bier gut tue, weil es seine Nierensäure verdünne.

Bei aller nach außen gezeigten Schroffheit war Sydenham im Inneren doch ein empfindsamer Mensch. Das wurde zum Beispiel auch deutlich, als in späteren Jahren sein jüngster Sohn William die Absicht fasste, den Arztberuf einzuschlagen. Sydenham zeigte sich darüber so erfreut und ergriffen, dass er - der eigentlich die Feder schon aus der Hand gelegt hatte - sofort daranging, eine dem Sohn gewidmete Abhandlung zu Papier zu bringen, *Processus integri*, seine letzte Schrift.

Bis zuletzt bewahrte er sich auch die Liebe zu Werken der Kunst und Literatur, aus denen er zusätzliche Kenntnisse vom Leben und von den Menschen schöpfte. Als eines Tages ein junger Mann - ähnlich dem eingangs beschriebenen John Sloane -, angelockt von seinem Ruhm, den alten Sydenham mit der Bitte aufsuchte, ihm doch das beste medizinische Lehrbuch zu empfehlen, bekam er zur Antwort: „Lesen Sie den ‚Don Quijote', mein Junge. Das tue übrigens auch ich immer wieder."

Im Jahre 1686 verschlimmerte sich Sydenhams Gichtleiden so, dass er fortan endgültig auf die Ausübung der ärztlichen Praxis verzichten musste. Seine Hinfälligkeit und die erzwungene Untätigkeit verbitterten ihn so sehr, dass er sich wie in einer Höhle einschloss. Zur Qual der Gicht kam drei Jahre später noch ein schweres Nierenleiden hinzu, an dessen Folgen Thomas Sydenham im Herbst 1689, fünfundsechzigjährig, verstarb.

Seine Gebeine wurden in der Londoner St. James-Kathedrale beigesetzt. Ein reichliches Jahrhundert später, 1810, ließ das Royal College der Ärzte das inzwischen verfallene Grab restaurieren. Wieder ein reichliches Jahrhundert später, 1943, sollte die Kirche mitsamt dem Grab der Bombardierung durch die deutsche Luftwaffe zum Opfer fallen.

Wenn auch Bomben am Ende Sydenhams Grabstatt vernichten konnten, so bleiben doch sein Name und seine bahnbrechenden Leistungen für immer im Ehrenbuch der Medizin verzeichnet.

António Ribeiro Sanches

(1699 - 1783)

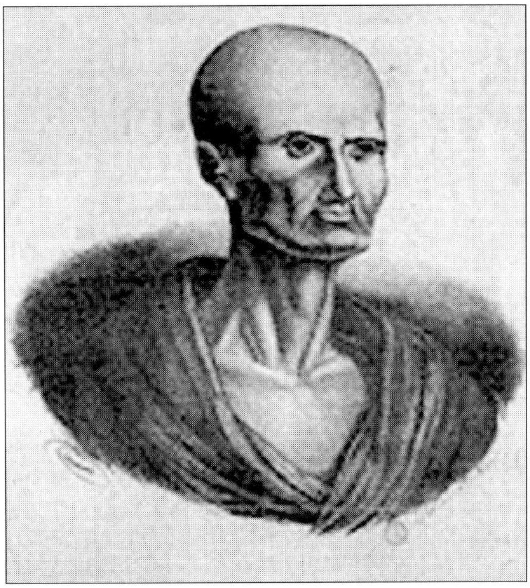

Zeitgenössische Darstellung, um 1780.

I

Alles ließ zunächst darauf schließen, dass António Ribeiro Sanches - geboren am 7. März 1699 im portugiesischen Grenzort Penamacor als Sohn eines konvertierten jüdischen, also „neuchristlichen" Kaufmanns -, dem Rat der Familie folgen und nach dem Studium der Rechtswissenschaft eine vielversprechende und einkömmliche Laufbahn als Anwalt einschlagen würde. Sein Onkel, ein Rechtsberater, brauchte einen Nachfolger für die Kanzlei, überdies sah er mit Vergnügen voraus, dass der Neffe, dessen Frühreife offenkundig war, seine Tochter heiraten würde. Doch es sollte alles ganz anders kommen...

Zunächst aber hatte sich António dem väterlichen Plan gefügt und war im Jahre 1716 nach Coimbra aufgebrochen, um sich an der dortigen juristischen Fakultät einzuschreiben. Das tat er nicht ohne Bedauern. Der Anwaltsberuf hatte ihn nie gelockt, außerdem passte er eigentlich nicht zum Wesen eines Jungen, der in den Bergen aufgewachsen war, im Kontakt mit einer rauhen Natur voller Schönheit und Geheimnissen. Alles dort drängte nach Männlichkeit und Kühnheit, nach Entdeckung der Welt. Auch hatte er drei Jahre in der Stadt Guarda die höhere Schule besucht, die Welt der Musik und der Bücher entdeckt - mit vierzehn Jahren beherrschte er bereits das Lateinische - und von dem weitgereisten Oberaufseher der Schule Berichte aus fernen Ländern gehört. Und diese vielfältige, ausschweifende Neugier sollte nun in ein Studium und danach einen Beruf ohne jede Aufregung gezwängt werden? Doch es half wohl alles nichts.

Coimbra aber enttäuschte den jungen Mann sehr bald. Es war keineswegs eine idylische Stadt, wie er sie sich als Ort zum Lernen vorgestellt hatte. Hier herrschten rauhe Sitten, man zechte ungehemmt, Banden von Raufbolden durchstreiften das Universitätsviertel bis in den frühen Morgen. Auch an der Universität ging es eher locker zu, seine Kommilitonen verbrachten mehr Zeit in den Tavernen als im Hörsaal. „Der Universitätskurs dauert für sie keine zwanzig Vorlesungstage", heißt es in einem Brief Antónios. Kurz: Hier wollte er nicht bleiben. Auch die Eltern stimmten dem zu, so wechselte der Student nach einem Semester die Universität und ging nach Salamanca.

An der kastilischen Alma mater erwarteten ihn

indes noch schlimmere Zustände. Die Zuchtlosigkeit in den Hörsälen war beispiellos. Eine Überlieferung berichtet, dass der Professor Villarcal angesichts der herrschenden Unbotmäßigkeit eines Tages gedroht habe, jedem Studenten, der es ihm gegenüber an Achtung fehlen lasse, „den Kopf abzuhacken". Tatsächlich habe er dann auch mit einem vier Pfund schweren Bronzekompass nach einem Störer geworfen, der sich gerade noch ducken konnte, um nicht „mitsamt seinem Gehirnschmalz" zu Boden zu stürzen.

Doch Ribeiro Sanches zwang sich, ungeachtet aller misslichen Umstände, zu ordentlichem Studium und arbeitete intensiv, manchmal bis zur Erschöpfung. Dann quälten ihn heftige Migräne und Magenbeschwerden, so dass er bereits fürchtete, wohl ohne den Abschluss in Jurisprudenz nach Hause zurückkehren zu müssen.

Doch gerade die Schwäche seiner Konstitution sollte die entscheidende Wende in seinem Leben einleiten. Unter Ribeiros Kommilitonen gab es natürlich auch Studenten der Medizin, von ihnen hatte er sich verschiedene Lehrbücher geliehen, in denen er die Ursachen für seine körperlichen Beschwerden zu finden hoffte. So geriet er eines Tages auch an die *Aphorismen* des Hippokrates. Eher zufällig aufgeschlagen, geriet er sofort in den Bann des Textes und zog sich damit tagelang völlig fasziniert in seine Kammer zurück. Das war das außergewöhnlichste Buch, das er je gelesen hatte! Hier verbanden sich endlich einmal – und auf die überzeugendste Weise – praktische Wissenschaft und spekulative Philosophie. Und der es geschrieben hatte, war ein Arzt! António folgerte für sich: Nur die Medizin bot also die Möglichkeit, zu einer so intimen und weltgültigen Erkenntnis der Erscheinungen des Lebens zu gelangen. Und sein Entschluss stand fest: Er, Ribeiro Sanches, musste auch Arzt werden – ohne Rücksicht auf die zu erwartenden Widerstände.

II

António hatte seine Entscheidung getroffen. Nichts und niemand würde ihn davon abbringen können. Der Vater reagierte, wie vorhergesehen, sogleich mit heftiger Ablehnung – und das nicht nur wegen der familiären Planungen bezüglich des Jura-Absolventen, sondern auch in Sorge wegen der jüdischen Herkunft des Sohnes.

Die vor Zeiten gegen die Israeliten entfesselte religiöse Intoleranz war in Portugal noch immer vorherrschend. So war es unerlässlich, dass aus jüdischen Familien stammende, intellektuell begabte junge Männer bestimmte „gewagte" Berufe mieden – vor allem die Medizin, der die christlichen Dogmatiker vorwarfen, die „finsteren Absichten der Juden" zu befördern. In der Tat wurden beim „Feldzug gegen die Hebräer", diesem gezielten Schüren des Volkszorns, immer wieder besonders Ärzte und Apotheker jüdischer Herkunft als „Hexenmeister" und „Beherrscher von Teufelskünsten" von der Inquisiton angeklagt, gemartert und zum Tode verurteilt. Wenn den Verfolgten noch Zeit zum Entkommen blieb, flohen sie in andere Länder, wo ihre Kenntnisse und ihre Energie dann Früchte trugen.

António aber zeigte sich unbeeindruckt von den Vorhaltungen des Vaters. Er würde seinen gewählten neuen Weg gehen, Arzt werden, koste es auch große Opfer! Doch wie das anfangen? Ein anderer Onkel von ihm betrieb eine Arztpraxis in Lissabon, vielleicht konnte er helfen. Ribeiro Sanches schrieb ihm einen langen Brief, legte seine Gründe für die Entscheidung dar – und fand Unterstützung. Der Onkel stärkte ihn darin, unverzüglich die Studienrichtung zu wechseln, und empfahl, während der anstehenden langen Sommerferien als Gehilfe bei einem erfahrenen Praktiker in die Lehre zu gehen. Ein entsprechendes Empfehlungsschreiben für den ihm gut bekannten, angesehenen Arzt Dr. Barnardo Pinho in Guarda war beigefügt. Sicher hatte er auch Anteil daran, dass der Vater nunmehr schweren Herzens der getroffenen Entscheidung zustimmte.

Auch Dr. Pinho zeigte sich einverstanden, und die folgenden Monate, die António bei dem erfahrenen Praktiker in Guarda verbrachte, vermittelten ihm erste Erfahrungen auf dem Gebiet der ärztlichen Praxis. Zurück in Salamanca, widmete er sich dann mit Feuereifer dem Studium der Medizin.

Als im Jahre 1723 die Nachricht von einer in Lissabon wütenden schrecklichen Fieberepidemie eintraf – auch davon, dass der portugiesische König sich an den renommierten Hygieniker Bertrand in Paris um Hilfe gewandt hatte –, schob Ribeiro Sanches kurzentschlossen seine Studienpflichten auf und eilte in die Hauptstadt. Er wollte mit eigenen Augen erleben, wie wirksam die von dem französischen Arzt (dessen Buch über die Bekämpfung der Pest er aufmerksam gelesen hatte) vorgeschlagenen neuen Methoden sein würden. Die folgenden Wochen wurden zu einer Schule der Praxis: Ribeiro Sanches ging in die am meisten betroffenen Stadtviertel, suchte die Betroffenen auf, notierte die charakteristischen Krankheitssymbole und den Verlauf des Fiebers.

Zurück an der Universität, setzte er das Studium fort und erwarb im April 1724 den Grad des Baccalaureus der Medizin. Danach aber hielt in nichts mehr in Salamanca. Nach einer kurzen Zeit in Lissabon vermittelte ihm erneut der Onkel seine erste Arztstellung, im Armenspital von Benavente.

Bald darauf aber sollten die einst in den Wind geschlagenen bösen Ahnungen des Vaters plötzlich Realität werden. Ribeiro Sanches, der gerade aus Protest gegen die herrschende antijüdische Hysterie im Lande bewusst vom „neuchristlichen" zum jüdischen Glauben übergetreten war, wurde deshalb bei der Inquisition angezeigt. Als er dies erfuhr, wusste er, dass rasches Handeln angesagt war und ihm – wie Tausenden portugiesischen Juden zuvor und danach – nur die Flucht blieb.

Man schrieb das Frühjahr 1726, als sich Ribeiro Sanches, bis zur Unkenntlichkeit vermummt, von Lissabon aus nach Genua einschiffte, „ohne ein Abschiedswort an irgend jemanden", wie er später rückblickend schrieb. Damit begann ein Wanderdasein, das ihn auf nicht enden wollenden Wegen durch ganz Europa führen sollte.

In Genua angekommen, machte sich António auf den Weg nach Süden. Er wollte sich in Rom niederlassen, doch wieder musste er seine Pläne kurzfristig ändern. Noch während der Reise erreichte ihn die Nachricht, dass – als Folge eines heftigen Streits des Lissaboner Königshauses mit dem Heiligen Stuhl – allen portugiesischen Staatsbürgern ab sofort der Aufenthalt in Rom verboten war.

Was tun? Vielleicht nach London gehen, wo Professor Douglas lehrte, von dessen Anatomievorlesungen er schon viel Gutes gehört hatte? Gesagt, getan – Ribeiro Sanches verließ Italien und reiste via Frankreich und Holland in die britische Metropole. Dort verdiente er seinen Lebensunterhalt durch ärztliche Tätigkeit in der portugiesischen Kolonie, daneben besuchte er Vorlesungen in Anatomie und auch – Ausdruck seiner breitgefächerten Wissbegier – in Mathematik.

Doch das neblige Londoner Klima bedrückte ihn nach einiger Zeit, und schon zwei Jahre später zog es den Unsteten wieder auf den Kontinent. Er ließ sich in Bordeaux nieder und lebte dort unter Juden lusitanischer Herkunft. Dann hörte er, dass der von ihm verehrte Hygieniker Bertrand mittlerweile in Marseille lehrte. Nun wollte er den Mann, der wie kein anderer die Möglichkeiten kannte, den Auswüchsen der Epidemien zu begegnen, endlich selbst kennenlernen und erleben! Also reiste Ribeiro Sanches nach Marseille und schrieb sich bei Bertrand ein.

III

Dieser empfahl ihm eines Tages die Lektüre der *Aphorismen* von Hermann Boerhaave, des berühmten praktischen Arztes und Universitätsprofessors aus dem holländischen Leuven, der in ähnlich hohem Ruf stand wie der Brite Sydenham. Und wieder – wie einst in Salamanca beim Studium der *Aphorismen* des Hippokrates – war das Resultat eine Initialzündung. Überliefert ist Ribeiro Sanches' emphatische Reaktion: „Und da versuche ich an so vielen Orten hinter das Geheimnis der Medizin zu kommen – wenn es doch in Holland einen Mann wie Boerhaave gibt, der alle Probleme genau kennt!"

Also reiste er Anfang 1730 nach Leuven, um sich

als Student der Medizin an der Universität einzuschreiben. Dass er bereits den Grad des Baccalaureus besaß, verschwieg er.

Alsbald saß Ribeiro Sanches fasziniert im Hörsaal. Boerhaave war ein begnadeter Pädagoge, er zog Studenten aus allen Himmelsrichtungen nach Leuven, die ihn vergötterten. Unter seiner Leitung fanden sowohl pathologische Übungen im Leichenschauhaus statt wie auch die praktische ärztliche Arbeit in der Universitätsklinik. An der Seite Boerhaaves lehrten der Anatom Albinus und der berühmte Pharmakologe Van Swieten. In einem Brief schrieb Ribeiro Sanches: „Unter den Universitäten, die ich gesehen und besucht habe, fand ich keine bessere. Leuven ist einzigartig und äußerst geeignet, um die Zeit endlich nutzbringend zu verwenden."

Bald trat António Ribeiro Sanches als bester Student hervor. Er machte sich während der Vorlesungen keinerlei Notizen, war aber jederzeit in der Lage, das Gehörte mit größter Genauigkeit wiederzugeben.

Dann nahte ein schicksalhafter Tag für António. Der berühmte Boerhaave war von der russischen Zarin Anna Iwanowna - Nachfolgerin Peters des Großen, der 1726 verstorben war - gebeten worden, einige seiner talentiertesten Zöglinge nach Moskau zu entsenden, damit sie dort die russische Medizin beflügeln sollten. Ribeiro Sanches war die erste Wahl. Er wurde also zu seinem Professor bestellt, und dieser eröffnete ihm:

„Sie sind jung, und junge Leute reisen gern. Möchten Sie Russland kennenlernen? Dann bereiten Sie sich für diese lange Reise vor, die allerdings den Baccalaureus in Medizin voraussetzt. Sie müssen Ihr Studium ohne Verzug beenden. In Russland werden gute Ärzte gebraucht, und ich bin sicher, dass Sie einer von ihnen sein werden."

Freudig stimmte Ribeiro Sanches zu, sah sich allerdings gezwungen, nunmehr sein Geheimnis zu lüften. Er habe bei Boerhaave lernen wollen wie alle anderen auch, ohne Bevorzugung. Der Meister zeigte sich beeindruckt. Er sollte den sonderbaren portugiesischen Arzt nie mehr vergessen, wie auch dieser lebenslang seinem wichtigsten Lehrer die Treue hielt. „Ich schwöre bei Boerhaave" konnte man fortan immer wieder von ihm hören.

Im Jahre 1732 - kurz zuvor war der Vater gestorben - begab sich Ribeiro Sanches nach Moskau, wo er die ansehnliche Summe von sechshundert Rubeln im Jahr verdienen sollte. Schon während der langen, beschwerlichen Reise sah er sich erstmals mit einer ganz neuen, unendlich weiten und schmermütigen Welt konfrontiert, die sich ihm bald nach und nach ganz eröffnen sollte. In den Herbergen, in denen er übernachtete, erlebte er schwerfällige, unglückliche Bauern, die das Elend hinnahmen wie ein göttliches Urteil, das man ertragen musste. Ein fast mystisches Volk, bei dem sich Lachen und Weinen vermischte, eine riesige gefügige Herde, die von Kindheit an das Knallen der Peitsche gewohnt war.

Angekommen in Moskau, sollte er dann die andere Seite des Großrussischen Reichs kennenlernen: die Schicht der Herrschenden, geprägt durch Habgier, Zügellosigkeit und Verdorbenheit. Ribeiro Sanches hielt sich wohlweislich fern von allen Intrigen und Verschwörungen, was seinem Ruf nur nützlich sein konnte.

Schon wenige Monate nach seiner Ankunft war er der bevorzugte Arzt bedeutender Persönlichkeiten und wurde dazu berufen, all jene russischen Kollegen einer Prüfung zu unterziehen, die sich in der Stadt niederlassen wollten. Er bewohnte ein Palais, zahlreiche Dienstboten umsorgten ihn. Einem Freund schrieb er: „Mein Gehalt beträgt bereits dreitausend Cruzados, ich fahre eine Kutsche mit vier Pferden." Doch ungeachtet dieses Status blieb Ribeiro ein kritischer und genauer Beobachter der russischen Verhältnisse, wie das folgende Notat belegt: „Ich glaube nicht, dass sich in einem Gemeinwesen, in dem die Sklaverei herrscht, jemals ein gutes, geschweige denn vollkommenes Staatswesen einrichten lässt."

Auf halbem Wege von Osten nach Westen gelegen, schien Moskau dazu prädestiniert, als Umschlagplatz wissenschaftlicher Erkenntnisse zwischen verschiedenen Zivilisationen zu dienen. So schickte sich Ribeiro Sanches an, nachdem er beruflich Fuß gefasst hatte, die Initiative zu einem derartigen Austausch zu ergreifen. Er wollte mehr von der fernöstlichen Medizin wissen und diese Kenntnisse dann nach Westeuropa weitergeben.

Von Moskau aus zogen Händler nach Sibirien und ins ferne China. Sie machte er zu seinen Sendboten, und die portugiesischen Jesuiten in Peking zu seinen Mittlern. Sanches sandte ihnen Bücher über Astronomie und erhielt dafür exotische Heilpflanzen und Berichte über Heilmethoden, die er eingehend studierte. Danach fasste er seine Beobachtungen zusammen und schickte sie nach Leuven.

Auf diese Weise erfuhr etwa Van Swieten, dass Quecksilberchlor bei der Behandlung von Syphilis oral eingenommen werden konnte – was dieser alsbald praktizierte und was rasch als „Van Swietens Likör" bekannt wurde. Doch seine Gegner bezeichneten die orale Gabe als „Verschwörung gegen die Menschheit" – obwohl Quecksilber seit langem als Therapeutikum gegen die Geißel Syphilis angewandt wurde, freilich nur in Form von unbarmherzigen Einreibungen, die der Kranke solange erhielt, bis der Organismus gesättigt war, was man an stinkendem Atem, Durchfall sowie Zahnfleisch- und Zungenentzündung feststellen konnte. Dann wurde die brutale Imprägnierung für eine Weile wieder ausgesetzt.

IV

Die Syphilis hatte Europa seit Jahrhunderten heimgesucht, auch zu Ribeiros Zeit galt sie nach wie vor als Alptraum der Heere. Es hieß, die Krankheit sei einst mit der Rückkehr von Christoph Kolumbus' Seeleuten aus der Neuen Welt nach Europa eingeschleppt worden – doch viele Stimmen bestritten dies, darunter auch Ribeiro Sanches.

Als erster hatte der portugiesische Arzt Diaz de Islá auf Haiti verwiesen und eine Schrift über das, wie er es nannte, Übel der hispanischen Insel veröffentlicht. 1498 unternahm dann Las Casas, aus Barcelona gebürtig, eine Seereise nach Haiti. Er wollte die Ursprünge und Eigenheiten der Krankheit erforschen und nahm dazu Untersuchungen unter den Ureinwohnern vor. Dabei gelangte er zu der Feststellung, dass die Krankheit „auf eine längst vergangene Epoche" zurückgehe, „versunken im Gedächtnis der Lebenden" – und dass sie unter den Christen dort verbreiteter sei als unter den Eingeborenen.

Wer auch die Syphilis nach Europa eingeschleppt hatte – dort war jedenfalls die Zeit mit ihren unaufhörlichen Kriegen, geführt von Heeren angeworbener Söldner aus den verschiedensten Ländern und Regionen, besonders günstig für die Verbreitung der neuen, rasch äußerst gefürchteten Krankheit. So wird etwa berichtet, dass sich unter der Soldateska Karls VIII. auch eine Schwadron bereits angesteckter Spanier befand, die das Übel auf ihren Feldzügen in alle Himmelsrichtungen verbreiteten. Während der Umzingelung von Neapel zeigten so viele Krieger Hautausschläge und Syphilisgeschwüre, dass die Belagerer am Ende den Rückzug antreten mussten. Die Betroffenen wurden nach Hause geschickt – aber damit griff die Epidemie nur noch weiter um sich. Die Verantwortung dafür suchte man stets beim Nachbarn. So erklärten sich auch die anfangs unterschiedlichen Benennungen der Krankheit: bei den Franzosen hieß sie „Übel von Neapel", bei den Spaniern „Franzosenkrankheit", bei den Engländern „Morbus gallicus". Der Name „Syphilis" tauchte zum ersten Mal 1530 in einer Schrift des Veronesers Fracastoro auf, in der er die Anzeichen der Krankheit und die entsprechenden Heilmittel beschrieb – das Quecksilber und die Rinde des Gujakbaums, gleichfalls aus der Neuen Welt eingeführt, wo sie längst angewendet wurden.

Man vermutete, dass die Ansteckung, wie bei der Pest und der „englischen Schwitzsucht", durch die Luft erfolgte. Deshalb schützten sich die Menschen vor Kontakt mit „zweifelhaftem Atem" – und nicht etwa vor geschlechtlicher Berührung. So hieß es etwa, der Kardinal Wolsey habe König Heinrich VIII. mit Syphilis angesteckt, „indem er ihm ins Ohr geflüstert" habe. Angesichts einer sich rasant verbreitenden Krankheit, gegen die kein wirksames Heilmittel bekannt war, griffen Angst und Schrecken dermaßen um sich, dass beispielsweise in Frankreich ein Gesetz erlassen wurde, das jeglichen Kontakt zwischen dem Angesteckten und der Außenwelt untersagte. Wer es übertrat, musste des Galgens gewärtig sein.

Die Schotten vermuteten als erste eine Ansteckung durch Geschlechtsverkehr. So erließ der Stadtrat von Aberdeen eine Verordnung, die „als Schutz gegen die aus Frankreich und anderen Ländern eingeschleppte Krankheit" festlegte: „Jede übel beleumundete Frau hat sich des Lasters und der Sünde des Geschlechtsverkehrs zu enthalten und ihr Brot durch Arbeit zu verdienen. Bei Nichtbefolgung wird sie mit heißem Eisen gebrandmarkt und anschließend verbrannt."

Zur Zeit des Ribeiro Sanches war man also mit der Therapie der Syphilis noch kaum fortgeschritten, obgleich der Beitrag des portugiesischen Arztes, was die orale Verabreichung von Quecksilber betraf, ebenso vermerkt zu werden verdient wie seine Thesen über die Heredosyphilis und die starken Zweifel, die er hinsichtlich der Herkunft der Krankheit hegte.

V

Doch Ribeiro Sanches befasste sich in Moskau nicht nur mit der Syphilis. Mit gleichem Interesse studierte er die Praxis der russischen Bäder, über deren hygienischen Wert und ihre Bedeutung für die Prophylaxe er verschiedene Schriften verfasste. Auch war ihm die Einrichtung eines botanischen Gartens für Zwecke der Pharmakologie zu danken, ebenso ein entsprechendes Arzneibuch für den russischen Gebrauch.

Der Widerhall seiner ärztlichen Tätigkeit in Moskau wie auch seiner Schriften machten den Namen des lusitanischen Juden bald in der gesamten gebildeten Welt bekannt. Als die Nachricht eintraf, dass die Französische Akademie der Wissenschaften Ribeiro Sanches zum Korrespondierenden Mitglied gewählt hatte, wollte nun auch Zarin Anna Iwanowna den Arzt persönlich kennenlernen und berief ihn zu einer Audienz nach St. Petersburg. Als man ihr – es war im Herbst 1733 – dann den gerade vierunddreißigjährigen, Bescheidenheit wie Sicherheit ausstrahlenden Ribeiro vorstellte, meinte sie erstaunt: „Ich habe gedacht, man müsse Falten und weißes Haar haben, um ein Weiser zu sein!"

Der positive Eindruck der Zarin führte dazu, dass sie Ribeiro Sanches zum Kanzleramtsarzt berief. Ende 1733 verlegte er daraufhin seine Wirkungsstätte von Moskau nach St. Petersburg. Rasch in Kontakt mit der dortigen Kaiserlichen Akademie der Wissenschaften, regte Ribeiro unter anderem den wissenschaftlichen Austausch mit der Portugiesischen Akademie in Lissabon an.

Zu diesem Zeitpunkt beschloss er auch, sich wieder – diesmal endgültig – vom Judentum loszusagen. Seine Gründe erläuterte er in der Schrift *Die Politik der Anziehungskraft*, ein Plädoyer dafür, den Neuchristen in Portugal wieder die ihnen zukommende Stellung einzuräumen, nachdem durch die Verfolgung vieler Tausender und deren Flucht ins Ausland der intellektuelle Reichtum des Landes unermesslichen Schaden genommen habe.

Schon nach kurzer Zeit in St. Petersburg wurde Ribeiro Sanches zum Chefarzt der Kaiserlichen Heere ernannt. Das war eine ehrenvolle Stellung, verbunden zugleich mit praktischen ärztlichen Erfahrungen während der darauf folgenden Feldzüge – bei denen er nicht zuletzt das Los der Erniedrigten und Beleidigten, um Dostojewskis Romantitel zu zitieren, aus der Nähe kennenlernte.

Einmal, bei der Belagerung von Asow während des Krieges gegen die Türkei, wütete unter den Soldaten zusätzlich eine mit hohem Fieber einhergehende Epidemie. In den Spitälern war kein Bett mehr frei, so musste neben anderen Notbehelfen auch ein verlassenes Herrenhaus als Etappenspital dienen – obwohl es auf einem Hügel lag, dem Wind preisgegeben. Zu jener Zeit wurde starker Luftzug noch generell als schädlich für die Kranken angesehen. Doch siehe, ausgerechnet hier war nun die Sterblichkeit unter den behandelten Soldaten am geringsten! Das fiel natürlich auch Ribeiro Sanches auf, der daraufhin in seiner Schrift *Über die Fieberanfälle in Hospitälern* frische Luft als Therapie empfahl, was bald als revolutionär galt – waren doch Sydenhams Gedanken über die Vorteile von Licht und Luft bei der Therapie noch nicht nach Russland gelangt.

Entkräftet nach St. Petersburg zurückgekehrt, erholte sich Ribeiro bald wieder und widmete sich intensiv seiner wissenschaftlichen Arbeit. Er unterhielt Korrespondenz mit berühmten Kollegen in Westeuropa, etwa Haller und Verlhof, und verfasste eine große Zahl von Schriften, darunter *Internistische Arztpraxis, Abhandlung über die Dampfbäder* sowie *Über die Ernährung und Erziehung der Findelkinder in Moskau*. Außerdem sammelte er umfangreiches Material über die Ethnographie aller Regionen, in denen russische Heere stationiert waren. Seine intellektuelle Neugier galt gleichermaßen der russischen Kultur wie den beobachteten gesellschaftlichen, politischen und pädagogischen Problemen, die er dabei stets mit denen in seinem Vaterland in Beziehung setzte.

Dank seiner Vermittlung wurden auch Boerhaaves Manuskripte nach Russland gebracht; sie befinden sich bis heute in der Bibliothek der Militärakademie von St. Petersburg.

Als Lohn für seine geleisteten Dienste ernannte ihn die Zarin 1739 zum Arzt des Adligen Kadettenkorps, dazu zum offiziellen Hofarzt - eine ungewöhnlich hohe Ehre, verbunden mit einem Monatshonorar von zweitausend Rubeln. Nunmehr berufen, Anna Iwanowna in Person zu behandeln - deren rätselhafte Krankheit keiner der Vorgänger zu erkennen vermocht hatte -, diagnostizierte Ribeiro Sanchez Nierensteine als Ursache und musste der Zarin eröffnen, ihr werde kein langes Leben beschieden sein. Die Prognose sollte sich nur ein Jahr später bewahrheiten, und die Autopsie sollte seine richtige Diagnose bestätigen.

Der Tod der Zarin im Jahre 1740, auf dem Thron gefolgt von dem erst drei Monate alten Prinzen Iwan, löste eine Welle von Intrigen aus. Das Reich wurde kurze Zeit vom früheren Liebhaber der Herrscherin regiert, einem Abenteurer, der bald darauf während der „Nacht von Marschall Much" festgenommen wurde. Dieser Marschall, der drei siegreiche Feldzüge des russischen Heeres befehligt hatte, war ein enger Freund von Ribeiro Sanches.

Bald darauf sollte der lusitanische Arzt einen bitteren Preis für diese Freundschaft bezahlen. Als nach vorübergehenden Wirren die neue Zarin Isabella Petrowna, eine Tochter Peters des Großen, auf den Thron gelangte, ließ sie neben anderen auch Marschall Much als „Parteigänger Iwans" festsetzen. Ribeiro Sanches dachte nicht daran, den Freund zu verleugnen, und besuchte ihn regelmäßig im Gefängnis. Als man dies der neuen Herrscherin meldete, zugleich ein Konkurrent der glühenden Antisemitin hinterbrachte, Ribeiro habe „die instabile Lage noch verschlimmert", ließ Isabella auch den Portugiesen als „jüdischen Verschwörer" ins Gefängnis werfen.

Doch er verfügte über genügend einflussreiche Fürsprecher auch in St. Petersburg, die nach einiger Zeit seine Freilassung erreichten. Sofort legte er sämtliche Ämter nieder und schickte sich an, Russland zu verlassen. Daraufhin lenkte Isabella Petrowna nun ein. Sich des Verlustes bewusst, den die russische Medizin mit seinem Fortgang erleiden würde, bat sie Ribeiro Sanches, erlittene Beleidigungen zu vergessen und in Russland, wo man ihn hoch schätze, zu bleiben.

Der Arzt willigte ein. In der Folgezeit behandelte er noch den künftigen Zaren - an dessen Krankenbett er dreißig Nächte hintereinander verbrachte - sowie die Prinzessin von Anhalt-Zerbst, die spätere Zarin Katharina die Große. Auch führte er seine Forschungen zur Syphilis weiter und teilte dabei die Ergebnisse wie bisher mit Van Swieten im holländischen Leuven. Die Zarin erwies ihm mit der Ernennung zum „Russischen Staatsrat" ihre Reverenz, die Petersburger Kaiserliche Akademie der Wissenschafen ernannte ihn zum Ehrenmitglied. Doch Ribeiro Sanches spürte, das seine Zeit in Russland zu Ende war. Immer stärker sehnte er sich nach Westeuropa zurück und hoffte, dort in der Gemeinschaft mit führenden Wissenschaftlern einige Jahre der Ruhe und forschenden Muße finden zu können. Am Ende stand sein Entschluss fest. Unter dem Vorwand, das strenge russische Klima nicht länger ertragen zu können, kündigte er der Zarin endgültig seine Dienste.

VI

Ziel Ribeiros war Paris, wo er sich niederlassen wollte. Auf der langen Reise dorthin legte er in Berlin einen Zwischenaufenthalt ein und hatte dabei auch eine Begegnung mit dem Preußenkönig Friedrich II. In der Seinemetropole, damals europäisches Zentrum der Literatur und der Wissenschaften, empfing man ihn mit größter Ehrerbietung. Bald sollte er Rousseau, Falconnet und Diderot zu seinen Freunden zählen können, die ihn zur Mitarbeit an der berühmten Enzyklopädie aufforderten. Ribeiro verfasste daraufhin das Kapitel „Erkrankungen der Seele".

Seinen internationalen Ruf nutzend, richtete der Arzt nun auch einen eindrucksvollen Appell an den Herrscher in Lissabon, endlich eine Wende in der Politik gegenüber den Juden und Neuchristen herbeizuführen. Ribeiro schrieb: „Angesichts des Verlustes so vieler Seelen, welche die Kirche verliert, die unter Christen getauft und erzogen wurden; angesichts der beträchtlichen Verluste für den Staat und seinen Reichtum – welcher treue Patriot wird da nicht fest und standhaft hoffen, dass der König, einziger Herr und Vater seines Volkes, dieser Unordnung Einhalt gebietet!"

An der Reformierung seines „leichenhaften Reiches", dieses „Landes der Trägheit und der Leidenschaften" mitzuarbeiten, welches eine Politik brauche, die alle produktiven Kräfte vom Zwang befreie – das war Ribeiro Sanches' fester Wille, und das machte aus ihm einen wichtigen Vertreter der protugiesischen Aufklärung, der er sich bereits seit seinem Aufenthalt in Leuven verbunden fühlte.

Das ruhige Leben, das er in Paris endlich gefunden hatte, erlaubte ihm jetzt, seine jahrzehntelangen praktischen Beobachtungen zu sammeln, zu ordnen und zu Papier zu bringen. Dazu meinte er: „Man muss schreiben, um die Zeit auszufüllen, und zwar im Hinblick auf die Nützlichkeit, nicht auf den Ruhm." Eine dieser Schriften galt erneut der Syphilis, sie wurde alsbald ins Englische und Deutsche übersetzt.

Im Jahre 1752 wählte die Royal Society of London Ribeiro Sanches zum ordentlichen Mitglied. Obgleich seine Geldmittel von Tag zu Tag schrumpften, wies er Patienten ab, um nicht von der selbsterlegten Aufgabe des Schreibens abgelenkt zu werden. War freilich der Kranke arm oder aus einem intoleranten Land geflohen, leistete er ihm jeden Beistand, und zwar mit einer menschlichen Zuneigung, die bald in Paris bekannt wurde. Als eines Tages eine bettelarme Frau mit einem dreijährigen Kind im Arm an seiner Tür klopfte, gab ihr Ribeiro Sanches, nachdem er sie untersucht hatte, Geld für die nötige Arznei. Außerdem erbot er sich, das kleine Mädchen aufzunehmen. Die Frau willigte schweren Herzens ein und meinte: „Ich übergebe sie Euch, Herr. Ich weiß, dass das Kind hier die gleiche Liebe finden wird, die es bei mir gehabt hat, dazu aber auch viele andere Dingee, die ich ihm nie geben konnte." Fortan sollte die Kleine ihm jene häusliche Zärtlichkeit schenken, die er sein ganzes Leben entbehrt hatte. Später sollte der Arzt ihr einen guten Teil seines Besitzes vermachen.

VII

Schließlich kam die Stunde, da Ribeiro Sanches endlich wieder seinem Vaterland nützlich sein konnte. Im Jahre 1755 wurde Lissabon von einem gewaltigen Erdbeben heimgesucht, einer Tragödie apokalyptischen Ausmaßes. Die Erde bebte, riss auf in riesigen Kratern, die ganze Straßenzüge verschlangen, während der aufgewühlte Fluss weitere Viertel überschwemmte und das ausbrechende Feuer tausende Gebäude vernichtete, die dem ersten Ansturm der Naturkatastrophe noch entgangen waren. Mit den Verwüstungen einher gingen wilde Plünderungen. Das gewaltige Beben – Voltaire nannte es in einem spontan entstandenen Gedicht *Das Unheil von Lissabon* – sollte fortan als schwerste Katastrophe ihrer Geschichte in der Erinnerung der Bewohner bleiben.

Schon kurze Zeit danach leitete der Minister des Reiches, Sebastião José de Carvalho e Melo, die Maßnahmen zum Wiederaufbau der Stadt ein. Für ein derart ehrgeiziges Vorhaben bedurfte es der Mitarbeit aller portugiesischen Spezialisten, gleich ob sie im Lande oder als Vertriebene in der Fremde lebten. Sein Ruf ging auch an Ribeiro Sanches in Paris, von ihm erwartete sich der Minister grundlegende Gedanken und Pläne zum Wiederaufbau des öffentlichen Gesundheitswesens und der höheren Schulen. Ribeiro sagte mit Freuden zu - er kehrte jedoch nicht nach Portugal zurück.

In den folgenden Jahren stürzte er sich mit Feuereifer in die neue Aufgabe und verfasste diverse grundlegende, teils als Berichte für den Minister gedachte Schriften, darunter *Abhandlung über die Erhaltung der Gesundheit der Völker, Briefe über die Erziehung der Jugend* sowie *Methode zum Erlernen und Studieren der Medizin*.

Der Einfluss des im Pariser Exil lebenden Portugiesen auf viele Reformen seines Landes war so evident, dass nicht wenige spätere Historiker Ribeiro Sanches als den eigentlichen Ideengeber für die wichtigsten Initiativen des Reichsministers betrachten sollten. Dieser Einfluss indes beruhte auf Gegenseitigkeit: das gesamte Werk Ribeiros war von dem Bestreben geprägt, bei der Lösung der Probleme seines Vaterlands aktiv mitzuwirken. Damit war er zugleich einer der bedeutendsten Vertreter der sogenannten „politischen Medizin", wie sie zu jener Zeit besonders in England und Frankreich kultiviert wurde.

Das Bild des Hin- und Hergerissenseins zwischen Lissabon und Paris wird auch in dem folgenden Notat Ribeiros deutlich: „Schluss jetzt mit der portugiesischen Liebe! Und wenn du dir wieder die Mühe nimmst, damit weiterzumachen, dann mit französischer Liebe, die nicht so blind ist; die essend und trinkend erhalten wird. Und wer weder isst noch trinkt, hat nichts zur Verfügung, er kann nicht lieben, und seine Liebe nicht einmal vorzeigen. Niedergeschrieben von einem Portugiesen."

Unablässig setzte Ribeiro Sanches daneben seine ärztlichen Studien fort, etwa mit einer *Untersuchung zur Paralyse des Blinddarms*, die er der Royal Society in London vorlegte.

VIII

Das Werk von Ribeiro Sanches ist von den Medizinhistorikern in drei Kategorien eingeteilt worden. Großer Verdienst kommt dabei seinen Arbeiten über die Syphilis zu, die er später in dem grundlegenden Werk *Beobachtungen über die Geschlechtskrankheiten* zusammengefasst hat. Teile daraus fanden nach seinem Tod Aufnahme in die von Diderot und D'Alambert herausgegebene Methodische Enzyklopädie.

Ribeiro Sanches unterscheidet bei der Syphilis eine - von anderen Autoren bereits beschriebene - akute Form sowie erstmals eine - vor ihm unbekannte - chronische Form, die in schleppendes pestartiges Fieber ausarte. Als ideales Mittel gegen die Krankheit empfahl er das Quecksilber und gab genaue Hinweise zur Dosierung sowie zur pharmazeutischen Zubereitung. Bereits vor Van Swieten hatte er die Sublimatlösung eingeführt, die dann unter dessen Namen bekannt wurde. Da er der Auffassung war, dass die Entzündung des Geschlechts nur durch Aussetzen der Krämpfe der Arterien sowie Schweißentwicklung bekämpft werden könne, ordnete er auch schweißtreibende Mittel und Dampfbäder an - deren Wirkung er in Moskau hatte studieren können. Als methodischer Beobachter beschäftigte er sich auch mit bestimmten Phänomenen als Folge der Geschlechtskrankheit; zugleich wies er auf den negativen Einfluss der Syphilis bei der Befruchtung der Frau hin. Seine Kenntnisse über Heredosyphilis waren bereits so genau, dass Fournier später darauf aufbauen konnte.

Von noch größerer Bedeutung waren, als zweite Kategorie, Ribeiro Sanches' Arbeiten als Hygieniker. Er beschäftigte sich - für seine Zeit revolutionär - mit den verschiedenen Aspekten der Verschmutzung und ihrem Einfluss auf die Volksgesundheit. Gleichzeitig veröffentlichte er wegweisende Schriften zur effizienten Gestaltung eines öffentlichen Gesundheitswesens. Sein wohl wichtigstes Werk, *Abhandlung über die Erhaltung der Gesundheit der Völker*, ist das erste Buch überhaupt, so Ricardo Jorge später, „in dem die öffentliche und vorsorgende Medizin als soziale

Kunst und als Prinzip der Volksregierung konstituiert wurde, und zwar in einem ebenso weitgespannten wie genauen Entwurf."

Und drittens leistete Ribeiro Sanches auch wichtige Beiträge als Pädagoge. Bei seinen Überlegungen zur Jugenderziehung betrachtete er die Politik grundsätzlich als eine Form des Dialogs zwischen Volk und Herrscher, wobei die Institutionen sich der Entwicklung und den Bestrebungen der Masse anzupassen hätten.

IX

Angesichts der Gleichgültigkeit seines Vaterlandes, das seinen Rat zwar in Anspruch nahm, seine materiellen Nöte indes nicht zu kennen schien, führte Ribeiro Sanches in Paris ein zunehmend missliches Dasein, das durch körperliche Leiden noch erschwert wurde. Er hatte schon vor längerer Zeit, vermittelt von Luis da Cunha, Botschafter Portugals in Den Haag, beim König in Lissabon darum nachgesucht, man möge ihm doch die nötigen Mittel zur Verfügung stellen, damit er seinen glühendsten Wunsch befriedigen könne – „dass ich nämlich meinem Herrscher umfassend damit dienen kann, dass ich alles lese und schreibe, was Ihm sowie Seinen getreuen Untertanen von Nutzen sein könnte." Es dauerte bis zum Jahre 1759, erst dann wurde Ribeiro endlich eine jährliche Rente von dreihunderttausend Milreis ausgesetzt. Schon zwei Jahre später, 1761, erfolgte allerdings der Widerruf dieser königlichen Gnade.

Als Zarin Katharina die Große in St. Petersburg einige Zeit später von den Schwierigkeiten des Mannes Kenntnis erhielt, der Russland den besten Teil seines Lebens und seines Talents gewidmet hatte, gewährte sie ihm fortan, beginnend mit 1765, eine jährliche Rente von tausend Rubeln. Zugleich verlieh sie ihm die Würde eines „Edlen von Großrussland".

Das wiederum kam Lissabon zu Ohren, und man fühlte sich brüskiert – worauf der portugiesische König nicht nur die Fortzahlung der einstigen Rente, sondern sogar deren Erhöhung befahl.

So lebte Ribeiro Sanches also nun in gesicherten Verhältnissen. Die folgenden Jahre sahen ihn bei neuerlicher unermüdlicher Arbeit. Er verfasste weitere medizinische und pädagogische Werke; einige sollten erst posthum dank der Initiative seines ergebenen Freundes, des berühmten Pariser Arztes Charles Audry herausgegeben werden.

Russland aber vergaß ihn auch in seinen letzten Lebensjahren nicht. Als Großherzog Pawel, der künftige Zar, einmal nach Paris kam, galt sein erster Besuch dem verehrten portugiesischen Arzt.

Doch für den alten Kämpfer Ribeiro Sanches nahte bereits das Ende seiner Reise. Patienten pflegte er in diesen Tagen mit den Worten abzuweisen: „Schaut euch mein welkes Gesicht an. Vor euch steht das Gerippe eines Mannes, der doch schon erloschen ist. Tut so, als sei ich gestorben."

Eine letzte Genugtuung mag er empfunden haben, als die Königliche Portugiesische Akademie der Wissenschaften ihn im Frühjahr 1783 zum korrespondierenden Mitglied ernannte.

Am Ende wegen eines hartnäckig hohen Fiebers ans Krankenlager gefesselt, schlug Ribeiro Sanches' letzte Stunde am 14. Oktober 1783. Die Pariser Akademie gedachte seiner mit einer eindrucksvollen Abschiedsfeier. Am treffendsten aber war das lebenslange Wirken des Mannes, der im Dienst der Menschlichkeit ganz Europa durchwandert hatte, wohl mit jenen Worten beschrieben, die die Ernennungsurkunde zum „Edlen von Großrussland" schmückten: „Er hielt sich nicht erschaffen zum Nutzen für sich selbst, sondern dafür, der ganzen Welt nützlich zu sein."

John Hunter

(1728 - 1793)

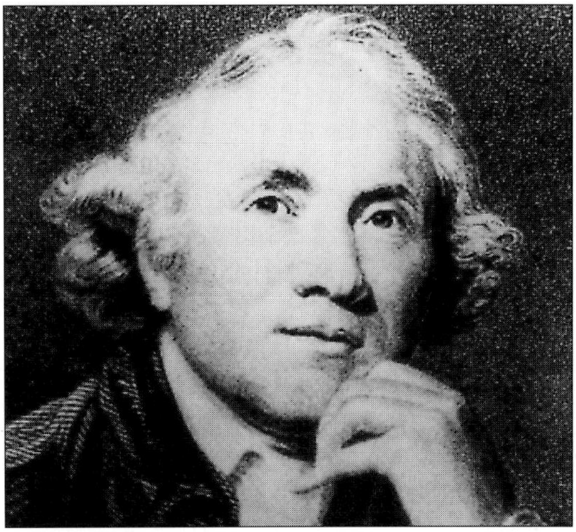

Porträt von Joshua Reynolds, um 1775.

I

Im Sommer des Jahres 1783 strömten die Londoner in ein Jahrmarktszelt, wo sich ein Riese von 2,75 Meter Größe zur Schau stellte. Für zwei Shilling und sechs Pence Eintritt bestaunten tausende von Besuchern die Sensation: ein Mann, fast doppelt so groß wie ein normaler Mensch! Der Riese ließ sich ungerührt anstarren, nur dass er etwas schwermütig dreinblickte.

Es gab nicht wenige Zuschauer, die immer wieder kamen, um das Gefühl von ängstlichem Staunen zu erleben, welches das träge Ungeheuer auslöste. Unter ihnen fiel ein beherrschter Zeitgenosse mit vorstehendem Kinn und stählernem Blick auf. Dieser Mann schien keine Ablenkung zu suchen, stattdessen musterte er den Mann auf der Bühne jedes Mal mit Blicken, die denen einer auf ihre wehrlose Beute fixierten Schlange glichen. Es dauerte nicht lange, und der Riese bemerkte dies. Immer, wenn er den Mann danach wieder unter den Zuschauern ausmachte, ergriff ihn Angst, ja Panik. Es war wie eine düstere Vorahnung.

Eines Abends dann, nach der letzten Vorstellung, wartete der Fremde gar hinter dem Zelt. Als der Riese ihn bemerkte, ergriff er die Flucht. Er wusste nicht, welche Angst ihn trieb, er wusste nur, dass er sich angesichts des geheimnisvollen Menschen so schwach fühlte wie ein Zwerg. Während der Schaustellungen des nächsten Tages trat der Verfolger nicht in Erscheinung. Doch spätabends, auf dem Nachhauseweg, stand er plötzlich wieder vor ihm und sprach ihn unvermittelt an:

„Sie heißen O'Brien. Und sind Ire.“ Der Riese nickte benommen. „Ich möchte Sie um einen Gefallen bitten. Einen Gefallen, der gut bezahlt werden soll. Es handelt sich um etwas Außergewöhnliches. Stimmen Sie zu?“

Der Riese wusste nicht, was er antworten sollte. Seine Angst war verflogen. Vielleicht handelte es sich um ein neues, besseres Auftritts-Angebot? Und er erwiderte: „Gute Vorschläge nehme ich immer an. Aber ich habe keine Ahnung, um was es sich handelt.“

Mit plötzlich verändertem Tonfall fragte sein Gegenüber: „Sie machen sich doch gewiss keine Gedanken über das Schicksal, das Ihnen nach Ihrem Tode bestimmt ist, oder?“

Der Riese wurde ungeduldig. Der seltsame Kerl musste verrückt sein. „Daran habe ich noch nie gedacht, Sir. Ich habe es aber eilig, nach Hause zu kommen. Reden wir ein andermal darüber.“

Der Mann blieb hart: „Reden wir jetzt darüber. Ich schlage Ihnen vor, dass Sie mir Ihren Körper verkaufen. Ich bin Arzt und interessiere mich dafür, das Skelett eines Menschen von Ihrem Körperbau zu studieren.“

Der Riese erschauerte. Angstschweiß trat ihm auf die Stirn. Er hatte eine abergläubische Angst vor dem Tod – und da stand plötzlich dieser Teufel vor ihm, viel älter als er selbst, und sprach von seinem Leichnam wie von einem beliebigen Gegenstand, von seinem Ende wie von etwas ganz Alltäglichem! O'Brien wich aus dem Gesichtskreis des Mannes zurück und rannte in panischer Furcht davon. Er durfte diesen Aasgeier nie wieder sehen, musste sich vor ihm verstecken! Also kündigte er seinen Vertrag und wechselte sogar seine Unterkunft.

In den folgenden Wochen glaubte er nun, seinen verrückten Verfolger abgeschüttelt zu haben – bis er ihn dann eines schönen Morgens an der Nachbartür lehnen sehen musste, bewegungslos und geduldig, als habe er dort seit Anbeginn der Zeiten auf ihn gewartet. In wilder Flucht rannte O'Brien aus dem Haus und irrte den ganzen Tag durch die Stadt. Er kam sich verloren vor. Dieser Todesengel würde ihn nicht mehr loslassen, er war auf die Erde gekommen, um ihn mit sich zu nehmen.

O'Brien verließ London und versteckte sich auf dem Lande. Doch bald waren seine Ersparnisse aufgebraucht und er musste sich von neuem bei einem Schausteller verdingen. Am Eröffnungsabend musterte er fieberhaft die hereindrängenden Zuschauer. Doch der Unbekannte erschien nicht – stattdessen bemerkte er ein anderes verdächtiges Gesicht, das ihn auf die gleiche Angst einflößende Weise anstarrte. Doch nein, das konnte nicht sein, so viel Misstrauen war wohl unbegründet! Aber O'Brien hatte sich getäuscht. Als er abends das Zelt verließ, bemerkte er zwei Gestalten: den Satan und seinen Helfershelfer, der ihn beim Spionieren abgelöst hatte. Der Riese verschwand in der erstbesten Kneipe und betrank sich, bis er Angst und Verzweiflung betäubt hatte.

Von nun an fand O'Brien sich mit seiner Einkreisung ab. Obgleich er erst zweiundzwanzig Jahre alt war, furchten Falten sein welkes Gesicht. Seine Brust war mit Schwären bedeckt, er hatte Schmerzen, die ihn wie mit Messern durchstießen, er musste unaufhörlich husten. Er war alt geworden. Er war verurteilt. Eines Morgens, niedergeschlagen von Hinfälligkeit, blieb er im Bett liegen. Er ließ den Herbergswirt rufen und flehte ihn schluchzend an, man möge seinen Leib nach seinem Tode Tag und Nacht bewachen, ihn dann in einem versiegelten Zinksarg per Schiff bis in die Mitte des Kanals von Irland befördern und dort ins Meer versenken. Und kaum hatte er diese sonderbaren Anweisungen ausgesprochen, verschied er. Der entsetzte Wirt besorgte eine Totenwache für die Kammer des Riesen.

Schon bald aber plagte den Wächter Langeweile. Er sagte deshalb nicht nein, als plötzlich ein fröhlicher Mensch auftauchte und ihn zu einem Gläschen in der gegenüberliegenden Kneipe einlud, nur für kurze Zeit, versteht sich. Dort winkte er dann unvermutet mit einem großen Geldschein: „Fünfzig Pfund Sterling dafür, dass ein Verwandter des Toten die Leiche mitnehmen darf. Er besteht nämlich auf einem christlichen Begräbnis!" Der Wächter misstraute der Geschichte und zögerte – das neue Angebot von fünfhundert Pfund aber überzeugte ihn am Ende.

Es war inzwischen stockdunkel, als eine Pferdekutsche den riesigen Leichnam entführte, nun begleitet von unserem Mann mit den Raubtieraugen. Noch in der gleichen Nacht wurde der Körper in einem Keller seziert.

Die Gebeine des Riesen O'Brien wurden später im Museum der Königlichen Chirurgenschule ausgestellt. Im Jahre 1908 untersuchte Cushing den Schädel des erstaunlichen Skeletts und diagnostizierte einen akromegalen Gigantismus.

II

Bei dem hartnäckigen Verfolger handelte es sich um keinen anderen als den bedeutenden Chirurgen John Hunter, den Pionier der anatomischen Pathologie in England. O'Brien war nur eines seiner zahllosen „Beutestücke", zur Zeit der geschilderten Vorfälle hatte Hunter für sein privates (später nach ihm benanntes) Museum bereits Tausende von ungewöhnlichen Exponaten konserviert – von ausgefallenen Pflanzen- und Tierpräparaten bis zu diversen menschlichen Abnormitäten konnte man dort die überraschendsten

Launen der Natur versammelt finden, eine ganze Pathologie des Alptraums, die der Arzt mit unermüdlicher Sammellust an den unverhofftesten Orten aufgestöbert hatte.

Zur Welt gekommen war dieser John Hunter am 13. Februar 1728 in East Kilbride in Schottland, als jüngstes von elf Kindern einer Gutsbesitzerfamilie. John erwies sich frühzeitig als schlechter Schüler, so dass der Vater ihn von der Schule nahm und bei einem Glasgower Holzhändler in die Lehre gab. Das Beispiel seines älteren Bruders William, der Arzt geworden war und inzwischen als Chirurg am Chelsea Hospital in London wirkte, muss dann wohl seine Begeisterung für die ärztliche Kunst geweckt haben. Jedenfalls warf der Siebzehnjährige eines Tages seine Lehre hin, sattelte ein Pferd und machte sich nach London auf, wo er sich beim Bruder nützlich machen wollte. Nach zweiwöchigem Ritt endlich angekommen, zeigte sich William Hunter einverstanden und beschäftigte John als Gehilfen. Der stellte sich äußerst gelehrig an, es dauerte nicht lange, bis ihn der Chirurg erstmals selbst einen Arm sezieren ließ. John bestand die Probe mit Bravour. Daneben besuchte er Vorlesungen und Demonstrationen der namhaften Anatomen Gheselden und Percival Pott. Seine Fortschritte waren nicht zu übersehen, im Jahre 1850 konnte er den Bruder verlassen und im Hospital St. Bartholomäus, danach in St. John selbstständig arbeiten.

Acht Jahre erlebte er auf diese Weise Leid und Schmerz seiner Patienten, war mit den Anomalien des menschlichen Organismus konfrontiert, die er dann im Leichenschauhaus eingehend untersuchen konnte. Hunter war Praktiker par exzellence, er glaubte nur, was er mit eigenen Augen sah, und verachtete den gelehrten theoretischen Disput. Das Sezieren von Leichen, das Studium von Missbildungen befriedigte sein sprödes, finsteres Gemüt und kam gleichzeitig seiner Neigung zu morbiden Dingen entgegen.

Im selben Jahr, da er seine Stellung im Hospital St. John antrat, übertrug ihm der Bruder William dann zusätzlich das Amt des Prosektors bei seinen Anatomiekursen - Ausdruck der Wertschätzung, die sich John Hunter inzwischen erworben hatte.

1759 sah er sich, von Tuberkulose bedroht, gezwungen, seine Tätigkeit in London aufzugeben. Klimawechsel war dringend geboten. So bewarb sich Hunter erfolgreich bei der britischen Armee und nahm die folgenden vier Jahre als Stabsarzt und Marine-Chirurg an mehreren Feldzügen des herrschenden Kolonialkriegs teil, die ihm sowohl den Aufenthalt im ersehnten sonnigen Süden als auch neue ärztliche Erfahrungen bringen sollten. Während einer längeren Stationierung in Portugal gehörte er zunächst dem Ärztekorps des britischen Heeres-Hospitals in Lissabon an und leitete danach für einige Zeit das Militärhospital in Portoalegre.

Schließlich kehrte John Hunter 1763 mit wieder erstarkter Gesundheit nach London zurück und eröffnete dort eine chirurgische Privatpraxis. Ungeachtet seiner derben Art, ungeachtet auch seiner nicht vorhandenen akademischen Bildung, erwarb er sich rasch einen ausgezeichneten Ruf. Neben der praktischen ärztlichen Tätigkeit aber trieb ihn nach wie vor seine Leidenschaft zum Studium des menschlichen Leichnams. Um das für die kostspieligen Experimente nötige Geld zu beschaffen, veranstaltete er mit großem Erfolg öffentliche Kurse über Anatomie und Chirurgie.

Diese vielbesuchten Kurse trugen, neben den Bemühungen der Universitäts-Mediziner, kräftig zu einem neuen Ansehen der englischen Chirurgie bei, die plötzlich die Initiative an sich zog und in einem Glanz erstrahlte, wie er bisher das Monopol von Frankreichs Schulen gewesen war. Die Gründung der Akademie der Französischen Chirurgen hatte der chirurgischen Kunst zuvor unvergleichliches Ansehen eingebracht, so dass Voltaire stolz feststellen konnte: „Aus den entferntesten Teilen Europas kommen jene Menschen nach Paris, die sich Eingriffen unterziehen müssen, welche nur von höchsten Kapazitäten durchgeführt werden können." Aber die Akademie wurde danach durch Beschluss des Konvents wieder abgeschafft, so dass der französische Glanz zusehends am Verlöschen war.

Im Jahre 1767 wurde John Hunter zum Mitglied der Royal Society of Surgeons in London gewählt, ein Jahr später folgte die Berufung als Chefchirurg an das renommierte Hospital St. George – verbunden mit dem Recht, Vorlesungen zu halten und Schüler praktisch auszubilden. 1768 wurde Hunter zusätzlich zum außerordentlichen Chirurgen des Königs ernannt. Solchermaßen geehrt, wuchs sein Patientenkreis weiter, zunehmend suchten die führenden Honoratioren der Gesellschaft seinen Rat und seine Hilfe. So heilte er beispielsweise auch einmal einen Onkel des Dichters Lord Byron, der bei einem Duell schwer verwundet worden war. Einige seiner Schüler sollten bald darauf Berühmtheit erlangen, wie etwa Jenner, Abernethy und Cooper.

III

Der wachsende Erfolg als Arzt und Chirurg minderte jedoch nicht Hunters Sammler- und Forscherleidenschaft, die sich neben menschlichen Anomalien auch auf alle Gebiete der Tier- und Pflanzenwelt erstreckte. Dabei hat er bereits die erst hundert Jahre später von Darwin formulierte Entwicklungslehre vorausgeahnt, als er etwa feststellte: „Wenn wir eine Reihe von Tieren vom unvollkommensten bis zum vollendeten nehmen, so finden wir wahrscheinlich stets ein unvollkomenes Tier, das jeder Entwicklungsstufe des vollkommensten entspricht."

Seine unersättliche Neugier führte ihn zu den verschiedensten Beobachtungen, er beschäftigte sich ebenso mit den Sinnesorganen der Fische wie mit Problemen der Kapillarzirkulation und der Venenpathologie. Als erster hat er dabei die Venenentzündung exakt beschrieben. Gleichermaßen fesselte ihn das Problem der „Pfropfung": Was bereits lange an Hähnen experimentell vorgenommen wurde – die Transplantation des Sporns auf den Kamm oder auf ein anderes Tier –, praktizierte er nun am menschlichen Gebiss, indem er Zähne „pfropfte" und dabei auch die Bedeutung der Revaskularisation erkannte. Später veröffentlichte er seine berühmte, mit zahlreichen Abbildungen versehene Arbeit *Über die Anatomie und Struktur der Zähne*, die lange Zeit unbestreitbare Autorität behalten sollte.

In den Annalen der Anatomie bleibt sein Name mit der Entdeckung eines Kanals im unteren Drittel der Unterschenkelknochengefäße verbunden, der als „Hunter-Kanal" bekannt wurde. Mit seiner *Abhandlung über das Blut und die Entzündung* stand er Harveys Auffassungen nahe.

Ebenfalls Erwähnung verdient Hunters Beitrag zur Aufklärung der kollateralen Zirkulation. Bei diesen Forschungen hatte er zunächst die Femoralgefäße von Hunden abgeschnürt, um die „Notstimulanz" in Bezug auf die Entwicklung eines kompensierenden Netzes zu erkunden. Eines Tages kam dann ein armer Kutscher mit einer geschwollenen Kniekehlenschlagader ins Hospital. Hunters Kollege Pott untersuchte den Mann und hielt eine Amputation für unvermeidlich. Doch John Hunter erklärte, vielleicht sei das Bein zu retten, wenn man die Kollateralzirkulation durch Abschnüren des Femoralgefäßes anregen würde – wie er es bei seinen Hunden praktiziert hatte. Tatsächlich gelang das Vorhaben, und der Kutscher konnte nach einiger Zeit geheilt entlassen werden. Später starb er allerdings an Tuberkulose – und vermehrte danach die Sammlung des Chirurgen. Als Hunter drei weitere erfolgreiche Fälle vorzuweisen hatte, drang der Ruf seines neuartigen Verfahrens schließlich nach ganz Europa.

Die Vielfalt von Hunters Interessen war erstaunlich, sie verriet einen rastlosen und scharfsinnigen Geist, der sich keinesfalls auf einen einzigen Zweig der medizinischen Wissenschaft beschränken wollte. Auch wenn einige seiner Ideen anfechtbar waren, auch wenn sie nicht immer Folgerichtigkeit bewiesen, so waren seine Gedanken und Experimente doch stets von Orginalität geprägt. Doch Hunter war mutig genug, seine Grenzen einzugestehen, und er gestand sie ohne Demut. „Fragt mich nicht", sagte er zu seinen Schülern, „was ich letztes Jahr dachte; fragt mich, was ich heute denke." Oder: In einer Auseinandersetzung mit dem spanischen Chirurgen Antonio Gimbernat über die Operationstechnik bei einem eingeklemmten Bruch sagte er, nachdem er den Kollegen zunächst mit etlichen seiner Grobheiten beleidigt hatte, am Ende kurz und bündig; „Ja, Sie haben recht."

IV

Seine Besessenheit, zu raren und abnormen anatomischen Stücken zu gelangen, ließ John Hunter nicht selten zu Extremen greifen, wie bereits am Beispiel des Riesen O'Brien dargestellt. Als er einmal den widerstrebenden Kollegen Clarke dazu bewegen wollte, ihm ein Exemplar von Tubargravidität zu überlassen, ging er dabei so weit, diesen gar mit dem Tode zu bedrohen.

Seine Sammlung wuchs beständig, schließlich zog er um und ließ sich in einem weiträumigen Bau nieder, in dem er den Großteil der inzwischen 13.600 Exponate seines Privatmuseums unterbringen konnte. Für den Rest erwarb er zusätzlich ein Landhaus in Brompton, wo er zugleich die Sommer verbrachte. Dort stand er dann lange vor den Dorfbewohnern auf und versorgte seine zahlreichen Tiere, vor allem Vögel aller Arten. Seit Jahren war er mit Ann Home, Tochter eines bescheidenen Militärchirurgen, verlobt und schob die Hochzeit immer wieder unter dem Vorwand hinaus, seine Einkünfte würden gerade für seine Forschungen reichen, nicht aber, um einen ordentlichen Hausstand zu gründen. Der eigentliche Grund für sein Zögern aber war die Angst, ein bürgerliches Familienleben würde unweigerlich gesellschaftliche Verpflichtungen mit sich bringen, fremde Quälgeister würden fortan das Haus belagern und ihm die Zeit stehlen, die er für seine Neigungen brauchte. In der Gesellschaft fühlte er sich ohnehin fehl am Platze, war er doch einmal gezwungen, eine entsprechende Einladung anzunehmen, so brachten ihn die dort geführten oberflächlichen Gespräche derart auf, dass er zumeist bald ohne Abschied verschwand. Das Zusammensein mit den Tieren in seinem Refugium Brompton war ihm tausendmal lieber.

Um seine Neugier zu befriedigen, schreckte Hunter auch nicht vor Schamlosigkeit zurück. Einmal starb ihm unter den Händen ein Kranker, der in Begleitung seines Sohnes von weither gekommen war, um sich Hunters berühmter Heilkunst anzuvertrauen. Der Junge zeigte sich angesichts des Fehlschlags zutiefst erschüttert und enttäuscht. Seine Familie werde wohl ihm die

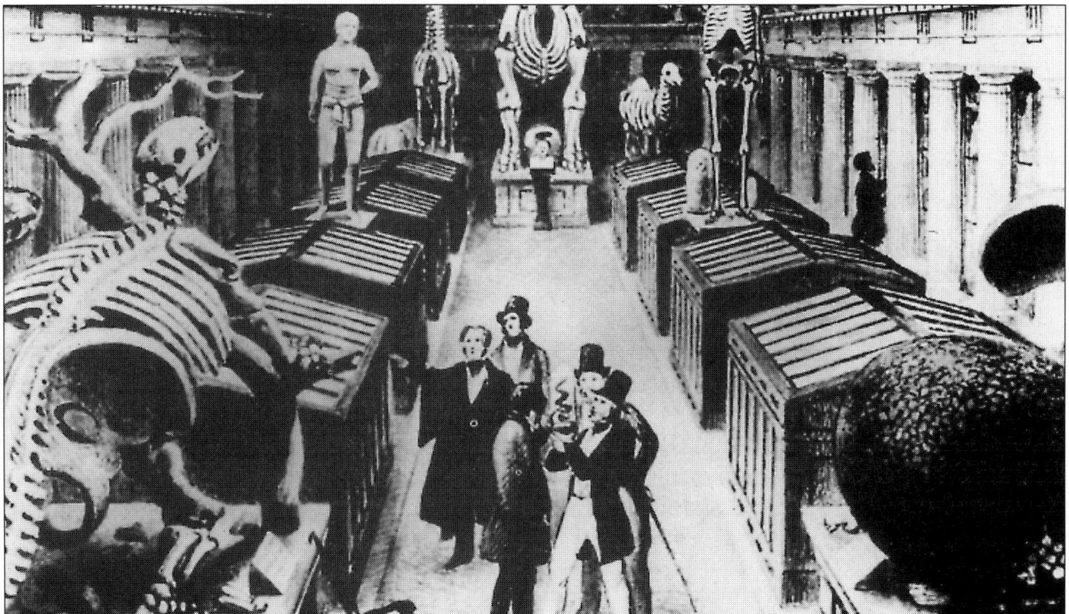

Blick in das von Hunter geschaffene und später nach ihm benannte Anatomische Museum. Darstellung um 1830.

Verantwortung für den harten Schicksalsschlag aufbürden. Hunter geizte zunächst nicht mit Verständnis und Mitgefühl. Doch dann schlug er dem weinenden Jungen plötzlich mit finsterer Miene vor, doch der Autopsie seines Vaters zuzustimmen – unter den gegebenen Umständen ein empörendes Ansinnen. Als der Junge ablehnte, wurde Hunter fuchsteufelswild und verlor völlig die Fassung: „Wenn das so ist, wünsche ich mir, dass du und deine gesamte Familie an der gleichen Krankheit sterben mögen!"

Gleichermaßen unnachgiebig verfuhr Hunter allerdings auch mit sich selbst. So injizierte er sich beispielsweise im Jahre 1767 Trippereiter, um den natürlichen Vorgang der Infektion genau beobachten und seine These belegen zu können, dass Gonorrhoe und Syphilis von gleicher Herkunft seien, dass dieser Eiter den syphilitischen Krebs erzeugen würde. Allerdings wollte es dabei der Zufall, dass er sich nicht nur Gonorrhoe-Erreger spritzte. Auf die reifen Wunden folgte alsbald eine lokale Mandelentzündung, die er mit Quecksilbereinreibungen zurückdrängte. „Drei Monate später", so berichtete das freiwillige Versuchskaninchen, „bildeten sich auf der Haut kupferfarbene Pusteln, und das Mandelgeschwür wuchs von neuem." Nun griff Hunter abermals auf Quecksilber zurück, um das hartnäckige Übel zu bremsen. Bald darauf aber ließ er es wieder weg, denn er wollte wissen, an welchen Stellen die Krankheit in der neuen Phase zutage treten würde. Sie trat aber erneut an denselben Stellen auf. Das Experiment dauerte fast drei Jahre und bestärkte am Ende Hunter in seiner These: Es hatte zu einer syphilitischen Aortitis geführt – an deren Spätfolgen er reichlich zehn Jahre danach sterben sollte.

Doch Hunters Meinung rief ungeachtet seines Martyriums sogleich energischen Widerspruch nicht nur in England auf den Plan. Besonders heftig geriet dabei der Streit mit dem Italiener Spallanzani, der darauf bestand, dass Tripper und Syphilis voneinander unabhängige Krankheiten seien – womit er recht hatte. Der wissenschaftliche Beweis dafür gelang allerdings erst viele Jahre später Philippe Ricor, gestützt auf 1.500 Impfungen, mit Hilfe derer er stichhaltig nachweisen konnte, dass die Tripperabsonderung nicht mit der Syphilisinfektion übereinstimmte.

Über die Syphilis als damals weitverbreitete und gefürchtete Geißel wurde bereits im Kapitel über Ribeiro Sanches berichtet. Die Krankheit stellte eine große Herausforderung für die Mediziner dar, erst wenn es möglich war, sie klar von anderen Geschlechtskrankheiten abzugrenzen und ihren Ursprung zu erkennen, konnte man an wirksame Gegenmaßnahmen denken. Dazu hat auch John Hunter, ungeachtet seines Irrtums, einen Beitrag geleistet.

V

Große Teile von Hunters unvergleichlicher Sammlung – die nach seinem Tod von der britischen Regierung erworben und dem Royal College of Surgeons übergeben wurde – sind noch heute im Londoner Hunter-Museum zu besichtigen. Etwas Besseres hätte sich der Arzt am Ende nicht wünschen können. Hatte er doch jahrzehntelang und mit nie erlahmender Leidenschaft seltenen Exponaten nachgespürt und mit ihnen sein überwältigendes Museum gefüllt. Wie sehr ihn auch die Anatomie der Tiere faszinierte, geht aus seiner Korrespondenz mit Freunden und Schülern hervor. Hier einige Beispiele:

„Mein Lieber – im vergangenen August ist es ein Jahr her, dass ich zwei Kröten beerdigt habe. Im Oktober habe ich das Grab geöffnet und fand sie lebendig und naseweis vor! Man hat mir gesagt, in Hukeley Castle gäbe es eine Krötenhaut von außergewöhnlicher Größe. Ich möchte gerne wissen, ob das stimmt."

Oder: „Haben Sie vielleicht eine Traufe, in der Fledermäuse übernachten können?"

Oder: „Ich muss dringend ein Kuckucksnest beobachten. Oder finde ich bei Ihnen gar einen noch federlosen oder einen bereits verwesten Kuckuck?" Selbst bei persönlichen Glückwünschen konnte er es sich nicht versagen, den Betreffenden zugleich nach dem Fortgang seiner Arbeiten zu fragen. So schrieb er beispielsweise seinem Schüler Jenner:

„Mein Lieber! Ich höre, du hast die junge Besitzerin eines beträchtlichen Vermögens geheiratet. Ich hoffe, dass die Nachricht bestätigt wird, denn ich kenne niemanden, der ein Geschenk wie dieses so sehr verdient. Wie steht es mit deinen Forschungen über Fossilien?"

Vermögen war für Hunter gleichbedeutend mit Geld für seine Sammlung. Alles, was er verdiente, alles was er von Freunden und Bekannten leihweise erbat, legte er in den phantastischsten Käufen an. Er litt an einer alles verzehrenden Wissbegier. Suchte sie ihn heim, musste sie befriedigt werden, koste es was es wolle. Seine Ausgaben waren folglich enorm und überstiegen bald seine Einkünfte. Die Schulden häuften sich. Das Landhaus erforderte eine neunköpfige Dienstbotenschar; in London war für drei im Haus wohnende Diener und zwölf weitere, nur tagsüber beschäftigte Personen aufzukommen. Doch ungeachtet seines strapazierten Geldbeutels finanzierte Hunter etwa großzügig die Grönlandreise eines jungen Chirurgen, der sich für das Studium der Wale begeisterte. Niemand konnte besser als er einen solchen Wunsch nachempfinden.

Doch nicht nur seine Begeisterung für die pathologische Anatomie sichert Hunter für immer einen Platz in der Geschichte der Medizin. Ebenso bedeutend waren seine Leistungen auf dem Gebiet der Chirurgie - die ihm die Krone als „Erster der modernen Chirurgen" einbrachten. Besonders hervorzuheben ist dabei sein Umgang mit dem Schmerz des Patienten. Es heißt, er sei immer „totenbleich" geworden, wenn er den Bistouri gebrauchen musste. Damals war an Anästhesie noch nicht zu denken. Da also Operationen für den Patienten wie für den Chirurgen eine harte Prüfung darstellten, galt als schonende Methode beim Eingriff noch immer die Schnelligkeit - eine Schnelligkeit indes, die nicht zu Lasten des Ergebnisses gehen durfte. John Hunter war einer der geschwindesten und zugleich geschicktesten Chirurgen seiner Zeit.

VI

Um den Operierten zu betäuben oder unempfindlich zu machen, griff man zu verschiedenen, häufig umstrittenen Kunstgriffen. Schon im 16. Jahrhundert war bekannt geworden, dass Menschen wie Tiere empfindungslos werden konnten, wenn man den Blutfluss ins Gehirn durch Abbinden der Halsschagader unterband. Andere Chirurgen benutzten lieber Aderlässe und banden die Gliedmaßen fest. John Hunter empfahl und praktizierte als erster die Anwendung von Kälte. Mit geeistem Wasser, so seine Feststellung, ließen sich die gleichen Wirkungen erzielen, ohne die Nachteile der bisher geübten Methoden. Doch diese Anwendung war zu seiner Zeit noch mit vielen Problemen behaftet und dem Zufall unterworfen, so musste er sie am Ende wieder aufgeben.

Die Zeit der Schmerzen dauerte fort. Noch zu Beginn des 19. Jahrhunderts berichtete ein Chirurg dem Entdecker des Chloroforms, Sir James Young Simpson, von seinen praktischen Erfahrungen wiefolgt: „Der Patient, der sich einer Operation unterziehen muss, gleicht einem Verbrecher, der sich auf seine Hinrichtung vorbereitet. Er zählt die Tage, die ihn noch von dem verhängnisvollen Datum trennen. Ist der Tag dann gekommen, zählt er die Stunden. Er spitzt die Ohren, um das Geräusch des ankommenden Wagens nicht zu verpassen. Dann nimmt er angstvoll das Läuten des Chirurgen wahr, seine Schritte im Treppenhaus, sein Eintreten ins Zimmer, das Auspacken der furchterregenden Instrumente, seine ernsten sparsamen Worte, seine letzten Anordnungen. Dann, während alles in ihm sich gegen das Missgeschick aufbäumt, lässt er sich festbinden und fesseln, und ergibt sich schließlich dem grausamen Messer."

Nach Mitteln zur Linderung der Schmerzen hatte man seit Anbeginn der Medizin gesucht. Schon die alten Ägypter verwendeten die Alraunwurzel und glaubten, diese sei ein Geschenk des Sonnengotts. Überliefert ist auch die folgende Empfehlung eines römischen Arztes aus dem Jahre 200 vor Christus: „Wenn jemand sich verstümmeln, Gliedmaßen abbrennen oder abätzen lassen muss, soll er die Hälfte einer Unze Alraunwurzel in Wein trinken, und er wird ohne Schmerzen und das geringste Gefühl schlafen, bis das besagte Glied amputiert ist." Tatsächlich fand die Pflanze bis ins Mittelalter hinein Anwendung als gebräuchlichstes Narkotikum und Betäubungsmittel. Selbst bei Shakespeare kann man lesen: „Gebt mir Alraunwurzel zu trinken, damit ich schlafen kann in dieser großen Leere der Zeit." Danach aber galt die Anwendung der Wurzel nicht länger als geeignetes Mittel - vielleicht aus Angst vor ihrer tödlichen Wirkung, die bei der häufig praktizierten zu starken und zu häufigen Verabreichung auftrat.

Gleichermaßen war seit alten Zeiten die Anwendung von indischem Hanf sowie von Opium, einer Entdeckung der Chinesen, üblich.

Die Anästhesie aber - die wie die Aseptik die düsteren Seiten der Chirurgie grundlegend wandelte - sollte erst viel später erfunden werden, und zwar durch einen Zufall. Eines Tages bemerkte nämlich der Erfinder der Grubensicherheitslampe, Humphry Daly, die anästhesierende Wirkung von Stickstoffoxid oder „Lachgas". Wie das geschehen war, berichtete kurz darauf: „Nach dem Ziehen eines Zahnes bekam ich eine ausufernde Zahnfleischentzündung, begleitet von starken Schmerzen, die mir Ausruhen wie Tätigkeit gleichzeitig verwehrten. An dem Tag, da die Entzündung unerträglich wurde, atmete ich, nach Linderung suchend, drei große Dosen Stickstoffoxid ein. Und siehe da: Nach vier oder fünf Atemzügen ließ der Schmerz nach, das Missbehagen verschwand für einige Augenblicke - eine kostbare Erfahrung." Erst einem amerikanischen Zahnarzt namens Riggs aber sollte es danach vorbehalten sein, Lachgas erstmals klinisch als Anästhetikum zu verwenden.

John Hunter indes war noch weit davon entfernt, diesen Weg voraussehen zu können.

VII

Hunter war zeitlebens - es sei nochmals festgestellt - in erster Linie Praktiker. Er musste ein Phänomen zunächst gesehen haben, ehe er glauben konnte. Auch seine Schüler, an der Spitze Jenner, folgten diesem Beispiel und misstrauten Theorien, die sich nicht auf exakte Forschung gründeten. Als Jenner ihm eines Tages Bedenken hinsichtlich eines Impfstoffs gegen die Blattern mitteilte, antwortete Hunter kurz und knapp: „Denke nicht, experimentiere!"

Dieser Maxime war er selbst stets gefolgt. Bei seinem Syphilisexperiment hatte er die eigene Gesundheit, wenn nicht das Leben aufs Spiel gesetzt. Mit seinen praktischen Studien zur natürlichen Vernarbung von Wunden, zum physiologischen Mechanismus von Verwachsungen (wobei er davon ausging, die Natur sorge schon dafür, dass etwa manche gerissene Sehnen ohne Hilfe der Chirurgie von selbst wieder zusammenwüchsen), zur Entwicklung von Fleischwucherungen, zur Konsolidierung gebrochener Knochen und zur Behandlung des Magengeschwürs zählte er zu den Begründern der modernen Chirurgie und erwarb sich einen solchen Ruf, dass etwa der berühmte Franzose Barthes in Montpellier voller Neid ausrief: „Mein Gott, dieser Mann stiehlt uns ja alles weg!"

Unermüdlich im Entdecken, hartnäckig bei der Suche nach Wahrheit, war Hunter freilich nicht für die Niederschrift von Erkenntnissen geboren. Da er keine ademische Ausbildung genossen hatte, fehlte seinen Schriften der stilistische Glanz. Doch er wusste sehr wohl, was er wert war. Als ihn zunehmend gesundheitliche Probleme plagten, äußerte er gegenüber einem Freund selbstbewusst: „Das geht wohl nicht mehr lange mit mir. Aber lass dir sagen: Einen wie John Hunter wird man nicht so leicht wieder finden."

Ein so eigenwilliges Leben verlangte schließlich auch ein eigenwilliges Ende. Immer häufiger von Angina pectoris-Anfällen und plötzlich erhöhtem Blutdruck heimgesucht, wurde John Hunter mehr und mehr misstrauisch und sah sich von „einer Schar von Halunken" umgeben. Die Ereignisse schienen ihm rechtzugeben. Auf einer anberaumten Direktionssitzung des Hospitals St. George sollte über den Nachfolger für Hunters Position entschieden werden. Er selbst hatte darum gebeten und machte natürlich einen entsprechenden Vorschlag. Doch das Direktorium war nicht gewillt,

Hunters Kandidaten zu akzeptieren. Darauf reagierte der inzwischen Fünfundsechzigjährige voller Zorn, der mehr und mehr in ungezügelte Raserei überging - bis John Hunter plötzlich tot zu Boden stürzte.

Dies geschah an einem Herbstnachmittag des Jahres 1793, zehn Jahre, nachdem er selbst mit einer anderen Art von Gefühlsausbruch den Tod des Riesen O'Brien verursacht hatte.

Franz Anton Mesmer

(1734 - 1815)

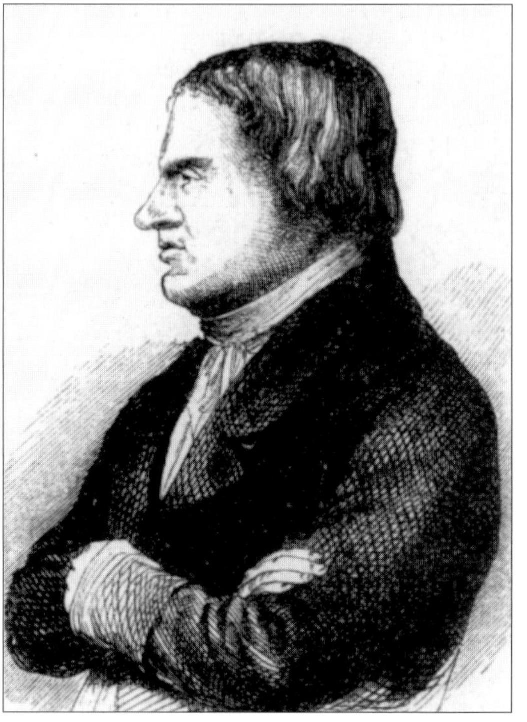

Lithographie von Langlume, um 1780.

I

Im Sommer des Jahres 1774 machte ein ausländischer Reisender in Begleitung seiner Gattin auf der Durchreise in Wien Station, um den Jesuiten Maximilian Hehl aufzusuchen. Dieser war dafür bekannt, dass er an die Heilkraft des magnetischen Fluidums glaubte. Der Fremde bat Hehl um die Anfertigung eines Magneten, der am Leib seiner Lebensgefährtin angebracht werden könne, um solcherart ihre unerträglichen Magenkrämpfe zu besänftigen. Doch der Jesuit zeigte kein großes Interesse für die Dame, er verwies das Ehepaar jedoch an seinen Freund, den Arzt Franz Mesmer - bekannt für seine Heilungen mittels Handauflegen -, dem er zugleich einen Magneten zur Verfügung stellte und der darauf mit einer entsprechenden Behandlung begann. Bei der adeligen Dame stellte sich nach kürzester Zeit Besserung ein und das Ehepaar konnte seine unterbrochene Reise fortsetzen - ohne zu ahnen, dass ihr Fall in Wien nicht nur einen Aufruhr in der Medizin, sondern auch eine Welle kollektiver Hysterie auslösen sollte.

Begeistert von dem offensichtlichen Heilerfolg, erbat sich Mesmer als erstes von seinem Freund den Magneten zur dauerhaften Anwendung in seiner Praxis. Er erprobte ihn umgehend an einem Herzkranken, wieder mit günstigem Ergebnis. Mehr war nicht nötig, und der leicht entflammbare Arzt glaubte eine revolutionäre therapeutische Methode gefunden zu haben, deren Tugenden er sofort in alle Winde posaunte.

Zum nächsten Patienten Mesmers wurde der Baron Hareczky, seit langer Zeit in erfolgloser Behandung bei den besten Fachärzten Wiens, denen es nicht gelungen war, seine Krämpfe des Kehlkopfs zu beheben. Er hatte als einer der ersten von Mesmers neuer Methode gehört und bat diesen nun auf sein prächtiges Schloss. Mesmer war ebenso überrascht wie beeindruckt und führte seine Behandlung durch - der Baron konnte durch die Anwendung des Magneten kaum etwas verlieren. Zurück in Wien, suchte Mesmer sich seine folgenden Patienten behutsam aus: vor allem solche mit nervösen Störungen, die durch geschickte Suggestion zu beeinflussen waren; wer organische Leiden aufwies, wurde an Kollegen verwiesen. Diese schlaue Auswahl sollte alsbald Früchte tragen. Mesmers zufriedene Klientel wuchs rasch, Patienten aus der gehobenen Schicht - wie eine Frau Osterlin, die an Konvulsionskrisen litt, oder ein Professor Bauer - verbreiteten seinen Ruf weiter und dienten als Zeugen für seine Glaubwürdigkeit.

Auf den Spuren des Paracelsus wandelnd - wie dieser Schweizer und der Astrologie zugetan -, hatte Mesmer bereits seit früher Jugend verschiedenen Geheimgesellschaften angehört, er war „Bruder und Ritter Asiens“ und pflegte auch Verbindungen zu anderen Freimaurerlogen. Seit langem vertrat er die These, im unendlichen Raum existiere ein Fluidum, das sich in die Materie einschleiche, sie lenke, aufwiegle oder ihre Harmonie gewährleiste - und nun bot sich ihm endlich die aufregende Gelegenheit, diese Hypothesen durch die Heilwirkung des Magneten bestätigt zu sehen. Die magnetische Kraft, wie er sie sich vorgestellt hatte, der die Sterne und der menschliche Organismus gleichermaßen gehorchten, wurde hier endlich konzentriert und auf einen Gegenstand übertragen!

In diesem festen Glauben befangen, bestärkt durch seine offensichtlichen Erfolge, trat Mesmer alsbald großsprecherisch, ja übermütig auf. Darin konnten ihn auch die Warnungen des Dekans der Medizinischen Fakultät von Wien, Baron von Stoerak, nicht bremsen, der ihm dringend riet, seinen Triumph nicht zu früh zu feiern und damit die Missgunst der Kollegen herauszufordern. Doch die Intrigen hatten bereits eingesetzt, und Mesmer dachte gar nicht daran, ihnen entgegenzutreten. Alle Tatsachen, so meinte er, sprachen doch für ihn: Er war der vom Glück begünstigte Arzt der Stunde in Wien! Mochten sich auch die Kollegen gegen ihn verschwören, der Magnet bewies Tag für Tag seine Wirksamkeit. Mit ihm glaubte Mesmer die Lösung für alle Übel gefunden zu haben, das universelle Allheilmittel.

Außerstande, seinen Wahn zu bannen, zudem daran gewöhnt, jede Aufgabe mit äußerster Leidenschaft anzupacken, beschloss er alsbald, sein Leben gänzlich der Fata Morgana dieses geheimnisvollen Fluidums zu widmen. Innerhalb kurzer Zeit erweiterte er sein Behandlungsspektrum; statt eines Magneten benutzte er zwei, damit das Fluidum größere Regionen des Organismus durchdringen sollte. Auch suchte er das Fluidum zusätzlich auf die Umgebung des Kranken zu übertragen, beispielsweise auf Bett und Spiegel. Und Mesmer machte sich selbst zur „magnetischen Quelle“, indem er einen Magnetring um den Hals trug. Wenn sein Körper ebenfalls - so verkündete er - von der machtvollen Energie durchdrungen sei, die sich im Magneten befinde, so ließe sich das, was mit diesem zu erreichen sei, sicher noch schneller und effektiver mit seinen ohnehin besonderen Händen erreichen.

Mesmers Praktiken wurden immer ausufernder. Überzeugt davon, dass man mithilfe geeigneter Leitungsdrähte die magnetische Kraft isolieren und konzentrieren könne, suchte er diese Kraft in Glasbehältern und schließlich in einem großen Bottich zu sammeln, in dem zwei Reihen Flaschen um einen stählernen Schaft angeordnet waren, von dem biegsame Ringe ausgingen, die an den betroffenen Körperteilen des Kranken befestigt wurden.

Doch das genügte ihm immer noch nicht. Nun ging er daran, auch Hunde und Katzen in zusätzliche „Kraftspeicher“ zu verwandeln, ebenso Bäume und auch Gartenteiche - in die die Kranken ihre Füße tauchen und so die Wohltaten der Therapie empfangen konnten. Nichts war mehr vor ihm sicher - und das Publikum glaubte alles, gehorchte willig noch seinen unverhofftesten und maßlosesten Phantastereien. Denn dieser Zauberer, der die Kräfte der Natur zähmte und sie zur Linderung der Leiden in magnetische Bahnen lenkte, erzielte an Wunder grenzende Ergebnisse! Mochten auch seine Methoden nicht immer die eines Arztes sein, mochte sein großsprecherischer Tonfall dem eines Scharlatans nahe kommen - er hatte Erfolg! Und Mesmer war sich dessen nur zu gut bewusst. Er nutzte die Leichtgläubigkeit seiner Patienten aus und bot ihnen das, was sie am meisten beeindrucken konnte: wissenschaftlich verbrämte Geheimnistuerei, garniert mit wohlklingenden Worten. Und so wurden sie denn unter seinen „Zauberhänden" zur gefügigen Beute.

Die Kraft der ärztlichen Suggestion, geschickt verknüpft mit wissenschaftlicher Terminologie, hatte seit Anbeginn der Medizin eine wichtige Rolle gespielt – und sie ist unbestritten. Für das, was Mesmer mit dem Magneten praktizierte, hat die heutige medizinische Forschung den Begriff „Placebo" eingeführt, was eine inaktive, vom Arzt unter fiktivem Etikett verabreichte Substanz meint, die sich häufig als ebenso wirkungsvoll erweist wie die eigentlich nötigen, aber oft mit schädlichen Nebenwirkungen behafteten starken Pharmaka. Und nur selten merkt der Patient den „Trick", wenn nur die Überzeugungskraft des Arztes stark genug ist.

Zu bedenken ist weiterhin, dass Mesmer mit seinem Magnetismus zu einer Zeit begann, da die praktizierenden medizinischen Scharlatane sich mehr und mehr auf jüngste Entdeckungen der Physik beriefen, diese auf ihre Weise interpretierten und für ihre Zwecke nutzten. Mesmer hatte erfolgreiche Vorgänger in Frankreich und England gehabt, am berühmtesten war davon der Ire Valentin Greatrakes geworden.

Das geeignete Feld für solche „wundersamen" Behandlungen stellten in erster Linie nervliche Erkrankungen dar, denn das war ein Gebiet, auf dem die Medizin noch weitgehend im Dunklen tappte. Man wusste noch nicht, wie etwa ein Reflex zu erforschen, eine Lumbalpunktion vorzunehmen oder der Augenhintergrund zu untersuchen war. Die Psychiatrie als wichtiger Zweig ärztlicher Kunst war noch nicht geboren. Sie sollte ihren Anfang nehmen, als wenige Jahre später der Franzose Pinel, Arzt im Pariser Gefängnis Salpetrière, als erster im Wahnsinn eine Krankheit erkannte.

II

Es dauerte nicht lange, und Mesmers Ruf als geheimnisvoller „Magnetheiler" verbreitete sich auch über Wien hinaus. Achtungsvoll sprach man von seinen Künsten und betrachtete ihn wie einen neu erschienenen Apostel. Von der Aura des Wunderdoktors angezogen, strömten Patienten und Neugierige von nah und fern zu ihm. Alle wollten der Kraft des magischen Magneten teilhaftig werden und buhlten um Mesmers Aufmerksamkeit, um einen Platz unter den Erwählten, die sich vor seinem „Tempel der Gesundheit" drängten.

Als bekannt wurde, dass Mesmer auch zwei Arztkollegen aus Hamburg und Genf erfolgreich kuriert habe, beschloss eine Gruppe angesehener Mediziner, seine Praxis aufzusuchen und festzustellen, ob die Magnet-Therapie seriös sei oder nicht. Sie verließen Mesmer voller Zweifel. Seinem Ruf tat das keinen Abbruch, in immer größerer Zahl suchten die Menschen ihn auf.

Eines Tages erreichte ihn sogar ein Hilfeersuchen des Kurfürsten von Bayern. Mesmer reiste nach München – und erzielte auch dort einen triumphalen Erfolg. Zurück in Wien, erreichte er gleiches bei der Behandlung des gelähmten und fast erblindeten Akademie-Ratsherren Ostwald. Dieser schrieb wenig später: „Mesmer hat der Natur eine ihrer geheimsten Kräfte entlockt. Wenn jemand behaupten will, meine Heilung sei lediglich das Werk der Überredungskunst gewesen, so füge ich mich gerne, doch fest steht, dass ich unter ähnlichen Umständen von irgendeinem Arzt nicht mehr verlangen werde, als dass er mich davon überzeugt, dass ich geheilt bin." Eine bemerkenswerte Aussage, die einsichtig macht, warum Mesmer in der Geschichte der Medizin – Magnet her, Magnet hin – als Vorläufer der modernen Suggestionstherapie gilt.

Nach solchen weithin hallenden Erfolgen wagten es auch größte Skeptiker nicht mehr, ihre Stimme gegen Mesmer zu erheben. Bald folgte auch offizielle Anerkennung: Die Bayerische Akademie in München wählte ihn zum ordentlichen Mitglied. Erstmals wurde Mesmer damit von einer wissenschaftlichen Institution anerkannt und geehrt – es sollte freilich auch das letzte Mal bleiben.

Mesmer hatte alles erreicht, was er hatte erreichen wollen. Seine Praxis konnte sich vor Anfragen nicht retten, längst überstieg auch die Zahl von Einladungen zu feinen Wiener Gesellschaften das normale Maß. Kurz: Er war der Mann des Tages. Doch zunehmend beschlichen ihn Zweifel. War es wirklich der Magnet, der seine Heilerfolge bewirkte? Oder nicht vielmehr die Kraft seiner Hände, welche ihn auflegten? War also der ganze Vorgang viel subtiler? Bei solchen Überlegungen gelangte Mesmer schließlich zu der Feststellung, alle Lebewesen würden eine magnetische Fähigkeit besitzen, mancher Mensch könne diese Fähigkeit überzeugend nutzen, sie also beherrschen, während die Masse der anderen von ihr beherrscht würde. Schwache Persönlichkeiten könnten auf diese Weise von denen beeinflusst werden, die Macht ausstrahlten – was ein Geschenk der Natur sei. Diese Fähigkeit nannte Mesmer „animalischer Magnetismus". (Und war mit dieser noch unklaren Einsicht in das Unbewusste seiner Zeit um hundert Jahre voraus.) Er, Mesmer, war sich sicher, zu den Auserwählten zu gehören. Was also strahlten seine Hände aus? Ein magnetisches Fluidum? Die Astralenergie, die allen Erscheinungen des Lebens vorstand?

Mehr und mehr spürte er, dass solchen Fragen nur auf den Grund zu kommen war, wenn er sich vom Trubel seiner Praxis zurückzog. Aber war das möglich? Nein. Franz Mesmer war längst ein Opfer seines ungestümen Siegeszuges geworden. Und der trieb ihn vorwärts, verblendete ihn und sollte ihn am Ende auch zu Fall bringen. Wenn er doch gelegentlich Ruhe und Zurückgezogenheit suchte, so gelang das nur für kurze Zeit. Dann musste er sich erneut der immer größer werdenden Schar gläubiger Bewunderer zuwenden, die seine Hilfe suchten. Ihnen gehörte er bald wieder ganz, die Zeit zweifelnden Fragens und Suchens war beendet, er war endgültig zum Sklaven seines Ruhms geworden.

Um der Hilfesuchenden Herr zu werden, richtete Mesmer das geräumige Marmorbecken in seinem Garten als große „magnetische Wanne" ein, zusätzlich magnetisierte er die umstehenden Bäume. So war er rund um die Uhr ein gefragter Mann, oft bis zum späten Abend. Ob er wohl danach, endlich allein, zuweilen der ruhigen Beschaulichkeit seiner Kindheit gedacht haben mag?

III

Zur Welt gekommen war dieser Franz Anton Mesmer im Frühjahr 1734 im schweizerischen Iznang am Bodensee. Sein Vater war Wildhüter und Jäger des Bistums Weil. Dort besuchte der Knabe die Stadtschule, zugleich erhielt er im benachbarten Kloster Unterricht in Latein und Musik. Vom zwölften bis zum sechzehnten Lebensjahr besuchte er danach die Jesuitenschule in Konstanz, es folgte ein siebenjähriges theologisches Studium in Dillingen und Ingolstadt. Mit dem Abschluss schien Mesmers weitere Zukunft festzustehen.

Dann aber, im Jahre 1759, wechselte er seine Absichten und begab sich nach Wien, um Medizin zu studieren. Die Donaumetropole war damals eines der Zentren der medizinischen Wissenschaft, hier konnte er die Vorlesungen europäischer Berühmtheiten wie Van Swieten und Slierk besuchen. 1766, bereits zweiunddreißig Jahre alt, schloss Mesmer mit der Dissertation *De planetarum influxu in corpore humano* das Studium ab. Hier wurde bereits sein Interesse an der kosmischen Welt deutlich, das seinen weiteren Weg prägen sollte.

Der frischgebackene Doktor der Medizin heiratete eine wohlhabende Witwe, in deren herrschaftlichem Wiener Haus er seine Arztpraxis eröffnete. Hier empfing Mesmer nun seine Patienten in luxuriösem Ambiete und mit hoheitsvoller Haltung, was ihm bald entsprechenden Zulauf von Honoratioren und auch Künstlern einbrachte. Er befreundete sich mit Leopold Mozart und begleitete als Arzt auch die Jugendjahre von dessen Sohn Wolfgang Amadeus. (In Mozarts Oper „Cosi fan tutte" klang später auch Huldigung für den nachmaligen Magnetiseur an, wenn es hieß: „O sieh nur, welche Tugenden der Magnetstein hat".)

Mesmer war nicht nur Musikkenner, sondern auch selbst ein Liebhaber von Cello und Klavier, die er spielte, „ohne das Ohr zu kränken". Überliefert sind ebenfalls seine Fertigkeiten als Ziehharmonikavirtuose. Liebenswürdig, großzügig, von imposanter Statur, hatte Franz Mesmer bald einen Kreis von Erwählten um sich geschart, als deren umschwärmter Fürst er sich fühlte. Einfluss und Lob wurden ihm nachgerade unentbehrlich.

Es war zu dieser Zeit, als die eingangs geschilderte Episode mit der ausländischen Dame - die Mesmer 1774 mit dem Magneten in Kontakt bringen sollte - sein Leben und Wirken als „normaler", etwas mondäner praktischer Arzt über Nacht beendete und ihn alsbald in den Ruhm des „Magnetiseurs" katapultierte.

IV

Reichlich anderthalb Jahre lang sollte die Hysterie um den Magneten andauern. So hohe Wellen sie auch schlug, es gab doch zunehmend Stimmen ernstzunehmender Mediziner, die Mesmers Behandlungen als „Schwindel von atemberaubenden Ausmaßen" bezeichneten. So kamen beispielsweise die Professoren Minkorsch und Strork, die ihr Wiener Hospital für seine Zwecke zur Verfügung gestellt hatten, zu dem Schluss, dass die „Therapie mithilfe des Magnetismus" der wissenschaftlichen Grundlage entbehre, und verweigerten ihm weitere Arbeitsmöglichkeiten.

Die Stimmung schlug um. Der Salon des skandalumwitterten Arztes, in den die feinsten Familien Wiens nur zu gern geströmt waren, leerte sich in dem Maße, wie Mesmers Gesellschaft nun als abträglich empfunden wurde. Wohin der Magnetiseur auch kam, überall stieß er auf Kälte. Es brauchte nur noch einen Tropfen, damit die allgemeine Ablehnung in Ächtung umschlug. Zu diesem Tropfen sollte der Fall des Mädchens Teresa Paradis werden.

Die hochbegabte Teresa war im Alter von vier Jahren erblindet, womöglich infolge einer Lähmung des Sehnervs. Jahrelang hatten die besten Augenärzte Wiens sich bemüht, ihr die Sehkraft wiederzuschenken - vergebens. Alle hielten am Ende ihre Erblindung für endgültig. Die verzweifelten Eltern machten einen letzten Versuch und brachten die inzwischen knapp vierzehnjährige Teresa zu Mesmer, der eine schwerwiegende Gleichgewichtsstörung des Nervensystems diagnostizierte, welche wahrscheinlich für die festgestellte Lähmung verantwortlich sei. Es handele sich also um eine reversible Erscheinung, und er wolle versuchen zu helfen. Die Eltern waren überglücklich und stimmten sofort zu, dass Messmer das Mädchen in seinem Haus aufnahm. In den folgenden Wochen widmete er sich dem Fall voller Hingabe und Leidenschaft - hier konnte er der immer lauter werden Front seiner Gegner endlich schlagend beweisen, was seine Methode wert war! Mesmer fiel es nicht schwer, das Vertrauen des Mädchens zu gewinnen. Immer wieder führte er lange, suggestive Gespräche mit ihr, wusste sie zu beeindrucken und bald von seiner Kraft zu überzeugen. Und wirklich: Nach einer Weile begann die Blinde, wenn er den Raum etwas verdunkelte, die Umrisse von Gegenständen zu erkennen. Allmählich wurden die Umrisse deutlicher, Farben traten hinzu, dann kam der Tag, da Teresa deutlich einen Menschen wahrnahm: Mesmer stand vor ihr. Sie reagierte mit dem Ausruf: „Ist das ein Mensch? Mein Gott: Sehen ist schrecklich!" In der Phantasie der Blinden hatte sie sich eine Formenwelt geschaffen, die nun von der Wirklichkeit beängstigend korrigiert wurde. Ihr schien es, als ob die Nase des Mannes sich bedrohlich gegen sie streckte, als wollte sie ihr die Augen ausstechen. Auch in der Folgezeit füllten sich ihre bislang leeren Augen mit immer neuen aggressiven Entdeckungen, und jede neue Sinneserfahrung erzeugte Unbehagen, Angst, auch Enttäuschung, und löste heftige Gefühlskrisen aus. Die Gebärden der Menschen schüchterten sie ein, die Freuden vergangener Zeiten bedeuteten ihr nichts mehr. Waren früher ihre Finger behende und zart über die Tasten des Cembalos hingeglitten - sie hatte das Instrument allein nach dem Gehör zu spielen gelernt -, so irrten sie jetzt umher, zögerten, erkannten erst langsam die gewünschte Taste. Ja, das Sehen war für sie ebenso beschwerlich wie schrecklich. Und alsbald bat Teresa, man möge ihr die Augen verbinden, die Helligkeit verursache ihr Schwindelgefühle. Sie wurde zunehmend ungeduldig, ungerecht und reizbar. Eines Tages sagte sie dann: „Wenn ich für den Rest meines Lebens diese Unruhe verspüren muss, bin ich lieber wieder so, wie ich einmal war."

Doch Mesmer blieb hart. Er durfte nicht scheitern, Teresa musste diese heikle Phase der Anpassung durchstehen. Der Vater des Mädchens zeigte sich begeistert von den Fortschritten und pries überall Mesmers Erfolg. Davon hörte auch der bekannte holländische Arzt Ingenhous, der sich zufällig in Wien aufhielt und Mesmer bat, einigen Behandlungssitzungen beiwohnen zu dürfen. Der stimmte zu - und musste danach erfahren, dass Ingenhous im Wiener Ärztekreis seine Enttäuschung nicht verhehlte, ja mehr noch, von „lächerlichem Betrug“ sprach.

Das Urteil des renommierten Holländers war Wasser auf die Mühlen von Mesmers Gegnern. Doch zuerst mussten sie noch den begeisterten Vater des Mädchens auf ihre Seite bringen. Dazu bedienten sie sich einer wohlkalkulierten Lüge: Da Herr Paradis nicht sonderlich wohlhabend, zudem für seinen ausgeprägten Geiz bekannt war, wurde ihm mitgeteilt, für den Fall einer Heilung Teresas würde die Kaiserin dem Vater die bisher gezahlte Erziehungspension von zweihundert Dukaten streichen. Das sollte die gewünschte Wirkung zeigen: Herr Paradis suchte umgehend Mesmer auf und forderte seine Tochter zurück. Doch nun, völlig unerwartet, weigerte sich Teresa. Unter dem seltsamen Einfluss des Arztes stehend, in ihren Gefühlen zwischen Hass und Anbetung schwankend, bestand sie auf Fortführung der Behandlung.

Der Fall schlug hohe Wellen. Die Front der Mesmer-Gegner machte nun endgültig mobil und erreichte durch den Einfluss von Kirchenvertretern und Politikern, dass sich die Städtische Sittenkommission damit befasste. Ihr Spruch lautete am Ende: „Das Mädchen ist aus den Händen Mesmers zu entfernen und in den Schoß der Familie zurückzuführen.“ So geschah es - mit dem Resultat, dass bei Teresa, von all dem Wirbel nervlich total erschüttert, nach wenigen Tagen die Sehkraft von neuem erlosch.

Die Verantwortung dafür wurde Mesmer angelastet, und jetzt war es soweit, dass man zur Ächtung schreiten konnte. Unter dem Druck des Dekans der Medizinischen Fakultät sowie des Erzbischofs von Wien verfügte die Kaiserin per Edikt, dass „der unanständigen und betrügerischen Tätigkeit von Franz Mesmer ein Ende zu setzen ist“. Begründet wurde die Entscheidung damit, er habe „nicht nur im Falle Paradis, sondern auch bei anderen appetitlichen Patientinnen die therapeutischen Grenzen überschritten.“

Alsbald skandierten genau jene Wiener, die Mesmer bis vor kurzen zu Füßen gelegen hatten, lauthals: „Raus mit dem Schwindler!“ Daraufhin verließ der verwünschte Arzt gegen Ende des Jahres 1775 die Stadt Wien.

V

Eine Zeitlang unentschlossen und bedrückt von hier nach dort reisend, suchte Mesmer schließlich Zuflucht in Paris, wo er im Februar des Jahres 1776 eintraf.

Er fand eine Stadt im Umbruch vor, ebenso faszinierend wie abstoßend. Auf der einen Seite der herrschende Pomp, die Prachtentfaltung bei Adel und Klerus, auf der anderen Seite das Elend unter der armen Bevölkerung, die in frühindustriellen Manufakturen schuftete. Mit dem Niedergang des Feudalismus war zudem eine neue, immer mächtiger werdende Klasse entstanden, die Bourgeoisie, bei der Kapital und Initiative ineinanderflossen. Erste Vorzeichen eines nur wenige Jahre später aufflammenden revolutionären Aufbegehrens gegen das überholte Alte waren überall zu spüren.

Was die ärztliche Kunst betraf, so erreichte Mesmer Paris in einem günstigen Moment. Das Ansehen der seriösen Mediziner war im Sinken begriffen, seitdem viele von ihnen Gewinnstreben vor das Wohl ihrer Patienten setzten. Sebastian Marcier hat diesen Typ von Arzt in seinem zu dieser Zeit entstandenen Buch *Tableau de Paris* ebenso trefflich wie voller Ironie beschrieben:

„Statt eines ernsten Mannes mit strenger Stirn, der seine Worte wohl zu wägen weiß und grollt, wenn seine Verschreibungen nicht befolgt werden, steht ein angenehmer Mensch vor uns, der über alles spricht, nur nicht über Medizin, der lächelt, uns die spitzenverzierte blasse Hand entgegenstreckt, sich geistreiche Sprüche leistet und am Finger einen fetten Brillantring eitel zur Schau stellt.

Wenn er den Puls fühlt, findet er nie bedenkliche Anzeichen, sondern immer nur beste Gesundheit. Am Bett eines Todkranken bewahrt er eine hoffnungsvolle Miene; trostreiche Worte austeilend, verabschiedet er sich schließlich, nicht ohne eine stattliche Rechnung zu präsentieren, und scherzt noch auf der Treppe; und in derselben Nacht nimmt dann der Kranke Abschied von diesem Leben."

Umso beliebter waren demzufolge alle möglichen „Wunderheiler", die exotische Mittel und Heilmethoden anpriesen. Wenn sie dies laut genug taten, war Paris nur allzugern bereit, sie kurzzeitig auf den Sockel von Göttern zu heben, bis dann der nächste kam. Gerade war auch von jenseits des Ärmelkanals die Kunde von den wundersamen Heilerfolgen eines Londoner Arztes namens Graham nach Paris gedrungen, der mit seiner „Meganthropogenesie" genannten Methode vermittels eines elektrischen Apparats auf den Patienten eine „unerschöpfliche vitale Reserve" übertragen könne, was Gewähr für Gesundheit und dauerhaft feurige Jugend biete. Seine Sitzungen, so hieß es, würden von einer göttlich schönen, kaum verhüllten edlen Dame begleitet (in Wirklichkeit ein Strichmädchen namens Emma, das Graham aus einem Freudenhaus geholt hatte und das später Lady Hamilton heißen und Admiral Nelsons Geliebte werden sollte). Auch an der Seine hatte man alle Berichte darüber mit Interesse und Staunen verfolgt, wie etwa den folgenden aus dem Londoner „New Advertiser":

„Vestina, Göttin der Gesundheit, von zarter rosiger Haut, hält den Vorsitz bei einer Abendveranstaltung im Adelphi, dem Tempel der Gesundheit; sie wohnt dem Schauspiel der himmlischen Meteoren und des heiligen Lebensfeuers bei, dessen Hüterin sie ist und somit das tägliche Vorrecht genießt, die Heilbehandlungen zu überwachen.

Der Apparat kann bereits tagsüber besichtigt werden, die Erläuterungen erfolgen durch einen Assistenten des Meisters. Eintritt zwei Shilling und sechs Pence.

Heute und morgen abend Schlag acht Uhr wird Dr. Graham dann persönlich die himmlische Explosion des elektromedizinischen Apparates offenbaren und dabei die Ehre haben, Menschen von Rang die wahre Natur und die Wirkungen der Elektrizität des künstlichen Äthers und des auf den menschlichen Körper angewandten Magnetismus darzulegen. Eintritt fünf Shilling."

Graham erfreute sich umgehend großen Zulaufs, er konnte seine Kunst freilich nicht allzu lange ausüben, wenige Monate nach Eröffnung seines „Tempels der Gesundheit" wurde dieser bei einem Themsehochwasser überschwemmt und der Apparat vernichtet. Damit tat sich zugleich Emmas goldener Käfig auf für neue gewagte Flüge.

Mesmer fand also in Paris äußerst aufnahmebereiten Boden für seinen Magnetismus vor. Sehr rasch öffneten sich ihm auch die Tore – doch der in Wien Geächtete blieb zunächst vorsichtig und behandelte nur wenige, sorgfältig ausgewählte Personen. Mesmer wollte nicht als Scharlatan gelten – er war Arzt, ein Mann der Wissenschaft, als solcher wollte er beurteilt werden! Und so suchte er Kontakt mit Pariser medizinischen Autoritäten, um diese davon zu überzeugen, dass sein Methode – obgleich mit der konservativen Therapie im Streit liegend – auf wissenschaftlichen Grundsätzen beruhte. Er wollte sich dazu jedem entsprechenden Disput stellen.

Dazu kam es am Ende. Mesmer erhielt Gelegenheit, seine Gedanken sowohl vor einem Fachgremium der Akademie der Wissenschaftien wie auch der Medizinischen Akademie vorzutragen. Beide Male jedoch stieß er auf rigorose Ablehnung, wurde ihm die Wissenschaftlichkeit seiner Methode abgesprochen. Als Reaktion veröffentliche er kurz darauf eine *Denkschrift über die Entdeckung des Tierischen Magnetismus*, in der er seine Ideen schlüssig zusammenfasste und erneut versicherte, sie seien weder mysteriös noch könnten sie Wunder wirken. „Der Tierische Magnetismus", so schrieb er, „ist kein geheimes Allheilmittel, sondern eine Wissenschaft mit exakten Grundlagen und Implikationen. Man verschaffe mir nur Zugang zu einer Institution, wo ich die Kranken behandeln und die Wirkungen des tierischen Magnetismus weiter erforschen kann, so werde ich in der Lage sein, alle Zweifler zu überzeugen."

Weder überzeugte er die Akademiker, noch stellte man ihm eine „Institution" zur Verfügung. Was nichts daran änderte, dass bald darauf in Paris das Gleiche geschah wie zuvor in Wien: Mesmers Ruf als „Wunderdoktor" stieg und stieg, immer mehr Menschen drängten nach seiner Behandlung, er musste in ein geräumigeres Haus umziehen, wo er seine große „magnetische Wanne" (jetzt „Bottich der Gesundheit" genannt) installieren konnte. Die wachsende Hysterie um seine Person, das schrankenlose Lob vieler hochgestellter Personen stiegen ihm zunehmend zu Kopfe. Er betrachtete sich als Vorausbestimmter, als Herold einer alles Bisherige revolutionierenden Wahrheit. Es war Größenwahn, wie er sich etwa in einem Brief an den amerikanischen Gesandten in Frankreich, Benjamin Franklin, zeigte. Mesmer: „Ich gehöre wie Sie, mein Herr, zu der Zahl jener großen Männer, die, weil sie Außerordentliches leisten, die Niedertracht herausfordern, wie die Machtbefugnis die Mächtigen herausfordert. Meine Entdeckung interessiert alle Völker, und durch sie rechtfertige ich meine Person."

Solche Überhebung wurde noch gefördert durch Mesmers Reputation auch bei Hofe. Königin Marie Antoinette gehörte zu seinen begeisterten Anhängern, gemeinsam mit Prinzessin Lamballe sowie den Prinzen Conde und Polignac erklärte sie sich zu Förderern seiner „Sache". Das wiederum versetzte die Akademie der Wissenschaften in Aufruhr, alsbald entbrannte ein heftiger Streit um Mesmer, ein Streit, der - mit den Worten des Barons Dupotet - „die Inbrunst religiöser Zwistigkeiten des Mittelalters weit in den Schatten stellte". Schließlich forderte Akademiepräsident Le Roy Mesmer zu einer „streng wissenschaftlichen Demonstration" seiner Methode auf. Dieser, im Hochgefühl königlicher Gunst, lehnte ab und erklärte, das Vorhandensein eines Fluidums lasse sich nicht wissenschaftlich demonstrieren.

Was nun folgte, klingt wie ein Märchen. Mesmer wandte sich an König Ludwig XVI. und ersuchte diesen - unter nachdrücklicher Betonung des Interesses der Königin für seine Arbeiten - um gnädige Überlassung eines Schlosses sowie Gewährung einer entsprechenden Rente, damit er, abgeschirmt gegen alle Feinde, seine wichtige Arbeit fortsetzen könne. Als Gegenleistung würde er dann das Geheimnis seiner Methode lüften und diese zum Wohl der leidenden Menschheit öffentlich machen. Doch damit nicht genug. Seiner Bitte ließ Mesmer gleich noch ein Ultimatum folgen: Sollte der König ablehnend reagieren, so würde er Paris und Frankreich unverzüglich den Rücken kehren, was einen unermesslichen Verlust für das Land bedeuten würde.

Und das unverschämte Schreiben zeigte Wirkung! Unter dem Druck der herrschenden Hysterie beauftragte der König seinen Minister Maurepas, Mesmer eine Lebensrente von dreißigtausend Louisdor anzubieten, eine ansehnliche Summe. Der gefeierte Magnetiseur aber wies dies zurück und machte tatsächlich seine Drohung wahr. In Begleitung einiger Getreuer verließ er Paris und begab sich nach Spa in Belgien. Von dort schrieb er Königin Marie Antoinette einen Brief, der erneut deutlich machte, auf welch hohem Ross, besser: in welchem Gefühl des Größenwahns er sich befand. Mesmer: „Bei einer Sache, welche die gesamte Menschheit angeht, muss das Geld in den Augen Eurer Majestät an zweiter Stelle stehen: vierhundert- oder fünfhunderttausend Louisdor, die in ein solches Unternehmen gesteckt werden, bedeuten nichts. Meine Entdeckung und ich selbst, wir müssen mit einer Großzügigigkeit belohnt werden, würdig des Herrschers, an den ich mich gebunden fühlte."

Die riesige Schar seiner Pariser Jünger reagierte empört auf die Nachricht, dass der Apostel ins belgische Exil vertrieben worden war. Da half auch nicht, dass ein Doktor Delson von der Medizinischen Fakultät eilig ein dem Magnetismus gewidmetes Institut eröffnete, damit die Kranken die ersehnte Therapie nicht vermissen mussten. Er erfreute sich anfangs eines gewissen Zuspruchs, doch der flaute rasch ab. Was war denn ein Delson gegen den „Meister" und seine Künste? Immer lauter wurde der Ruf nach Mesmers Rückkehr. Das Volk auf der Straße sah in ihm den von tyrannischen Mächten Vertriebenen, die Priester feierten den die Kräfte des Geistes Beschwörenden, die gelangweilten Adelskreise vermissten den ihre Salons Belebenden - kurz: alles rief nach dem „Wohltäter der Gesellschaft". Der Mesmer-Kult trieb die

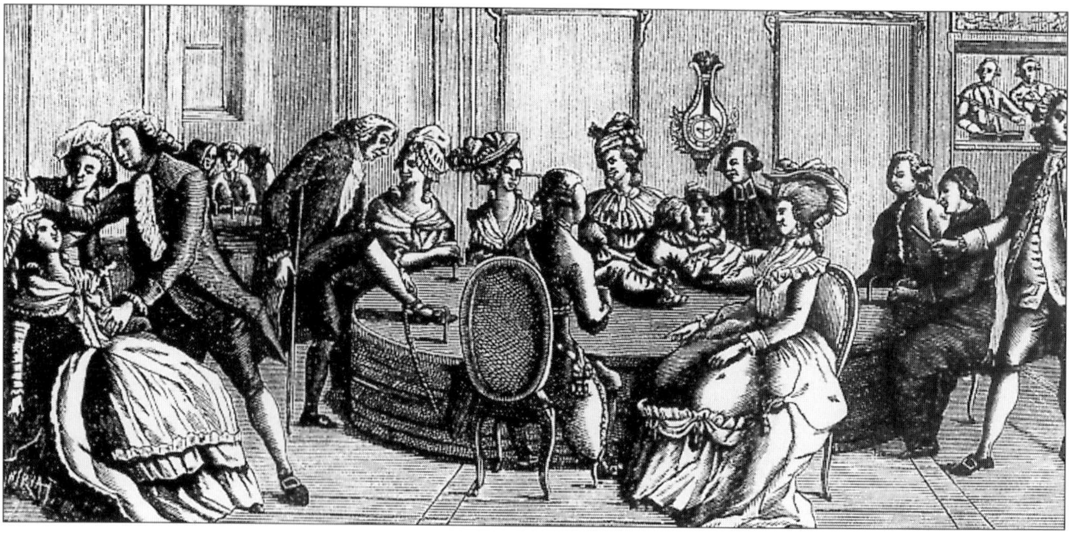

Das „Magnetische Bad“ in Mesmers Pariser Praxis. Kupferstich von Hervat, um 1780.

seltsamsten Blüten. So gründete sich beispielsweise eine Aktiengesellschaft mit dem Zweck, eine Akademie zu schaffen, die die alleinigen Rechte an Mesmers Methode erwerben und danach Lizenzen an Interessenten in aller Welt verkaufen sollte. Der Emissionswert der Aktie betrug hundert Louisdor, in Windeseile wurden Papiere im Gesamtbetrag von dreihundertvierzigtausend Louisdor gezeichnet. Wie einst in Wien breitete sich kollektiver Wahnsinn aus. Die neue Psychose hieß Mesmermanie.

Dem konnte sich der Magnetiseur am Ende nicht entziehen. Er kehrte im Triumph nach Paris zurück und bezog prächtiges Logis im Hotel Bouret an der Place Vendome – um nun rasch zu einer Majestät aufzusteigen. Von morgens bis in die Nacht hinein stauten sich vor dem Hotel die Kutschen von Adligen wie von wohlhabenden Bürgern. Rasch reichten die drei aufgestellten „Bottiche der Gesundheit“ nicht mehr aus, Mesmer musste mit seiner „Klinik“ in ein weiträumigeres Hotel umziehen.

Doch nicht nur die praktische Anwendung blühte. Parallel schlossen sich Verfechter seiner Lehre, Freimaurerlogen gleich, zu „Gesellschaften der Harmonie“ zusammen. An der Spitze jeder Gesellschaft – bald gab es vierundzwanzig davon in Frankreich, die Zentrale war Paris – thronte ein Großmeister als Haupt des Ordens. Für die Aufnahme galten strenge Regeln, der Kandidat musste sich nicht nur einer strengen Einweisung unterziehen, sondern auch ein makelloses Verhalten nachweisen. Er musste ein Mindestalter von fünfundzwanzig Jahren haben und in der Lage sein, den Jahresbeitrag von dreißig Louisdor zu entrichten. So unglaublich es klingen mag, bald schlossen sich selbst große Geister der Gesellschaft an, darunter Lafayette, Eprémesnil und der Chemiker Berthollet. Letzterer bekleidete das Amt des „Zensors“, der allein befugt war, die Gedanken und die Praxis Franz Mesmers kritisch zu prüfen.

VI

Mit diesen Gesellschaften erhielt Mesmer einen zusätzlichen Freibrief für seine Zügellosigkeiten. Wie der Wunderheiler – inzwischen völlig perfekt im Erkunden von Charakterschwächen, im Kalkulieren psychologischer Wirkungen, sich genau bewusst der Bedeutung von rituellen und geheimnisvollen Zeremonien während der Behandlung – praktisch vorging, ist in mehreren Augenzeugenberichten überliefert.

Der Kranke musste zunächst stundenlang warten, damit Unsicherheit, Nervosität und sogar Angst seine Widerstandskraft lähmen sollten. Die Wände der Praxis waren zur Dämpfung jedes ablenkenden Geräuschs mit dicken Teppichen verhängt. Wurde er dann endlich in den Behandlungsraum geführt, erblickte er als erstes den „Bottich der Gesundheit“, ein großes ovales Eichenholzbecken, sechs Meter lang und zwei Meter breit. Der Bottich war zu einem Drittel mit Wasser gefüllt, der Boden mit gemahlenem Glas und Eisenspänen bedeckt. Auf diesem „Belag“ standen, symmetrisch angeordnet, mit Wasser gefüllte große Flaschen, deren Hälse wie Ventile aus der Flüssigkeit des Bottichs ragten und die biegsame Stahldrähte enthielten, welche wiederum ins Wasser eintauchten. Von hier aus sollte sich also das magnetische Fluidum verbreiten.

Der Raum atmete völlige Stille. Hatte sich der Kranke an das Halbdunkel gewöhnt, so erkannte er, dass er nicht allein war, dass bereits eine Gruppe weiterer Patienten im Behandlungszimmer stand und wartete. Nun ertönte wie aus Geistermund (in Wirklichkeit aus einem Nebenraum) die Aufforderung, man möge seine eiskalten Finger an andere, noch nervösere Finger pressen, damit das magnetische Fluidum, ein Dutzend Körper durchstoßend, ein Dutzend Hände ansteckend, sich von Organismus zu Organismus verstärken könne. Jede Erregung verstärkte die vom Nachbarn empfangene Erregung, und die Ansammlung von Angst, Nötigung, ja Panik mündete bald in eine dunkel grollende Kraft, einem Vulkan gleich, der auszubrechen drohte. Doch noch wagte niemand eine aufbegehrende Geste, einen befreienden Ausruf. Die Körper standen steif, die Münder blieben stumm. Über das mühsame Schweigen erhob sich sanfte Musik, die zarten Akkorde eines Cembalos, das liebliche Glissando einer Harfe oder der melodiöse Gesang einer Frauenstimme. (Auch dieser genau kalkulierte Effekt kam aus einem Nebenraum, manchmal griff Mesmer dort selbst zur Ziehharmonika.) Exotische Düfte vervollkommneten die Inszenierung.

Dann war es endlich soweit: Der Meister trat persönlich in Erscheinung, der Magier mit den großen, grauen Augen. Ernst und erhaben, mit gepuderter Perücke, in Schuhen mit silbernen Schnallen, die weite violette Tunika indischer Zauberer tragend, hielt er ein Stöckchen in der Hand, mit dem er zunächst die in der Luft verstreuten Fluida „einsammelte“ und danach jeden einzelnen der von dem Zauberwerk gelähmten Teilnehmer berührte, während seine glühenden Augen das Innerste eines jeden zu entblößen schienen. An diesem Punkt war es mit der mühsam bewahrten Beherrschung vorbei. Die Patienten brachen in krächzendes Lachen, jähes Weinen, spitze Schreie oder krampfhafte Zuckungen aus – die von Mesmer beabsichtigte „heilsame Krise“ also, nach welcher der Kranke das Gleichgewicht seiner Nerven wiedererlangen sollte. Gelächter, Tränen und Schreie griffen von einem auf den anderen über, bald wanden sich die Körper, die Menschen schlugen um sich wie vom Teufel besessen, einige fielen in Ohnmacht. Und über allem tobte nun neue, wilde Musik. Auf dem Höhepunkt griff Mesmer ein, legte seine „wundertätigen“ Hände auf die fiebernden Stirnen, besänftigte die Patienten und „sättigte“ sie mit Wohlbefinden und Ruhe. Oft wandte er auch seine berühmten „magnetischen Finten“ an, das heißt er kreuzte und entkreuzte die Hände über den Fiebergeschüttelten – wie der Dirigent eines Irrenhausorchesters. Die Erregtesten kamen in einen mit Matratzen ausgelegten und besonders abgedämpften Nebenraum, damit der entfesselte Wahn nicht zu Knochenbrüchen führen und das teuflische Gebrüll nicht auf die Straße dringen konnte.

Am Ende trat dann wieder Stille ein – wie heiteres Wetter, das auf den wütenden Sturm folgt. Völlig erschöpft wankten die Patienten aus dem Raum, begleitet von einer letzten, jetzt wieder leise säuselnden Musik.

VII

Solche oder ähnliche Szenen spielten sich täglich im Tempel des „Wunderdoktors" ab. Die Kranken knieten zu Füßen des Meisters und bettelten darum, er möge das Fluidum entfachen. Wenn Mesmer sich auf der Straße zeigte, berührten die Menschen ehrfurchtsvoll seine Kleider. Prinzessinnen erbaten seine Hilfe. Einmal band sich eine Schar Abgewiesener im Garten an einen „magnetisierten" Baum und wartete stundenlang auf das Eintreten der „Heilkrise".

Der Mesmerismus verbreitet sich wie eine Epidemie. In Stadtwäldern wie Schlossparks schossen „magnetisierte" Grotten aus dem Boden, ein ganzer Schwarm von Adepten äffte die Rituale des Meisters nach und zog all jene Kranken an sich, die nicht bis zu ihrem Abgott vordringen konnten. Die Seuche verbreitete sich über Frankreich hinaus nach ganz Europa. So ließ beispielsweise der Preußenkönig Friedrich Wilhelm II., an Magie und Wunder glaubendes Mitglied des Geheimbunds der „Rosenkreuzer", gar eines seiner Lieblingspferde magnetisieren, um dessen drohenden Tod abzuwenden.

Natürlich blieben Mesmers Gegner nicht untätig. Ihre Zahl wuchs, und sie wussten sich entsprechenden Einfluss zu verschaffen. Was schließlich dazu führte, dass Ludwig XVI. eine neunköpfige Expertenkommission zur Prüfung von Mesmers Methoden einsetzte. Mitglieder waren unter anderen Akademiepräsident Le Roy sowie die Medizinprofessoren Bailly und Lavoisier. Die Kommission untersuchte mehrere von Mesmer behandelte Personen – wie man betonte, „aus dem Volk und aus der Gesellschaft" – und kam zu einem negativen Urteil. Im darauf verfassten Bericht für den König wurden die Heilmethoden des „Ausländers" missbilligt. Seine angeblichen Erfolge seien ein Produkt der Phantasie, zudem stelle seine Behandlung eine Gefahr für die Tugend aller weiblichen Patienten dar, die unter der „Atmosphäre der Sitzungen" zur Aufgabe jeglicher Zurückhaltung gebracht und außer sich geraten würden – was eine Beleidigung für die öffentliche Moral darstelle.

Die Stimmung in Paris war am Umschlagen. Auch Mesmers Vertraute hatten natürlich von dem Bericht erfahren. So verließ eines Tages sogar der bestellte „Zensor" Berthollet eine Sitzung des Meisters und bezeichnete ihn ohne Umschweife als „Schwindler". Äußerst negative Wirkung zeigte auch der Tod des Gelehrten Court de Gébelin. Dieser – zu den eifrigsten Befürwortern Mesmers zählend – war kurz nach einer Behandlung, nachdem er vor dem „Wunderbottich" gekauert hatte, verstorben.

Mesmer musste reagieren. Dabei wollte er sich vor allem der inzwischen immer zahlreicher gewordenen Mitgliederschar der „Gesellschaften der Harmonie" bedienen und diese bedingungslos hinter sich bringen. Er glaubte besonders schlau vorzugehen und ließ allen Mitgliedern eine kleine Schrift zustellen, in der, wie er mitteilte, seine „Geheimnisse" offenbart würden. Doch die Reaktion war anders als von ihm kalkuliert: Eine Gruppe von Mitgliedern zeigte Mesmer bei Gericht als „Betrüger" an – was die öffentliche Debatte weiter anheizte. Mesmer witterte die Schlappe. Er wusste sehr genau, auf welch schmalem Grat er wandelte. Das Pendel neigte sich weiter zu seinen Ungunsten, als – auf heftiges Drängen der Anti-Mesmer-Fraktion – der König erneut aktiv wurde. Ludwig XVI. ließ den negativen Bericht der Expertenkommission in achttausend Exemplaren drucken und an alle interessierten Kreise verteilen. Ein letzter entscheidender Eklat – wie einst in Wien der Fall Paradis – sollte folgen. Mesmer hatte, wenn er sich seiner Heilerfolge brüstete, stets auf den Fall einer blinden Pianistin verwiesen, der er zwei Jahre nach seiner Ankunft in Paris das Augenlicht wiedergeschenkt habe. Diese Frau trat nun im Frühjahr 1789, zehn Jahre später also, erstmals wieder in einem Konzert auf – als Blinde, die ausdrücklich erklärte, Mesmer habe ihr seinerzeit nicht helfen können.

Die Lage des „Wunderdoktors" wurde kritisch. Diesmal wartete er nicht, bis man ihn offiziell ächtete. Außerdem war bereits das Grollen der kurz bevorstehenden Revolution zu spüren. Mesmer verließ in aller Eile Frankreich. Nach Berlin, wohin ihn Friedrich Wilhelm II. bereits seit längerem eingeladen hatte, wollte er nicht gehen. So begab er sich auf ausgedehnte Reisen, zunächst nach Italien, dann nach England.

Mesmers Verschwinden aus der Öffentlichkeit bedeutete jedoch nicht das Ende des Magnetismus. Philosophen, Ärzte, Mystiker und Okkultisten verbreiteten ihn - sowohl nach Mesmers Lehre als auch in zahlreichen Variationen - weiter in alle Richtungen. In Deutschland zählten beispielsweise der Dichter und Arzt Justinus Kerner sowie die Mediziner Christoph Wilhelm Hufeland und Ernst Ludwig Heim zu den Verfechtern des Mesmerismus. Massenweise erlebte Europa das Auftreten von „Magnetiseuren", darunter auch der berühmte Giuseppe Balsamo, Graf von Cagliostro, der ein „Jugendwasser" als Heilmittel anpries, Tote heraufbeschwor und daneben allerlei Zauberspuk praktizierte.

Im Jahre 1795 beschloss Mesmer, wieder nach Österreich zurückzukehren, an die Stätte seiner ersten großen Erfolge. Als er in Wien ankam, geriet er allerdings mitten in die Verschwörung der dortigen Jakobiner unter Führung des Barons von Riedel. Dieser ließ den seltsamen „Wunderdoktor" verhaften und schließlich 1796 in die Schweiz ausweisen. Der verbitterte und enttäuschte Mesmer ließ sich in Fraunfeld nieder, wo er mit einer ländlichen Arztpraxis seinen Lebensunterhalt verdiente. Das konnte dem berühmten und weitgereisten Mann auf Dauer natürlich nicht genügen.

Im Jahre 1801 beschloss er, noch einmal das Schicksal herauszufordern und nach Paris zu reisen, wo er so große Triumphe erlebt hatte. Er wollte beweisen, dass er noch immer jene Ausstrahlungskraft besaß, die die Menschen in ihren Bann ziehen konnte. Aber die Seine-Metropole hatte sich seit seiner überstürzten Abreise im Frühsommer 1789 erheblich verändert. Die politischen Stürme und Umwälzungen hatten es auch mit sich gebracht, dass der Name Messmer längst vergessen war. Jetzt standen ganz andere, neue Helden auf dem Sockel, Mesmer vermochte es nicht, noch einmal Fuß zu fassen.

Endgültig enttäuscht, kehrte er im Jahre 1802 Paris den Rücken und ließ sich in Meersburg am Bodensee - der Region seiner glücklichen Kindheit - nieder. Hier verbrachte er nun die letzten dreizehn Jahre seines Lebens, zurückgezogen von der Welt, als praktischer Arzt. Als einzige Freunde und Gefährten waren ihm nur noch seine Haustiere verblieben - deren Treue ihm am Ende zuverlässiger schien als die der Menschen. Am 5. März 1815 starb Franz Anton Mesmer in Meersburg.

Sein Name geriet bald in Vergessenheit, nicht aber seine Lehre, der Mesmerismus. Verschiedene einstige Schüler und Anhänger trieben die Forschungen weiter und wandten sich - wie etwa der Franzose Marquis de Puységur und der indo-portugiesische Pater José Custódio de Faria, bekannt als Abbé Faria - besonders dem psychischen Zustand zu, in den die magnetisierten Personen gerieten. Der schottische Arzt James Braid sprach vom Entstehen eines „subjektiven psychologischen Zustands" und gebrauchte in diesem Zusammenhang als erster den Begriff Hypnose. Diese Hypnose wurde dann von John Elliotson erstmals bewusst als therapeutisches Instrument benutzt - was neue Auseinandersetzungen heraufbeschwor, die freilich das Entstehen der Psychophysiologie als neuer medizinischer Wissenschaft nicht mehr aufhalten konnten. An ihrer Wiege hatte - ungeachtet seiner „Wundermethoden" - Franz Mesmer gestanden.

Edward Jenner

(1749 - 1823)

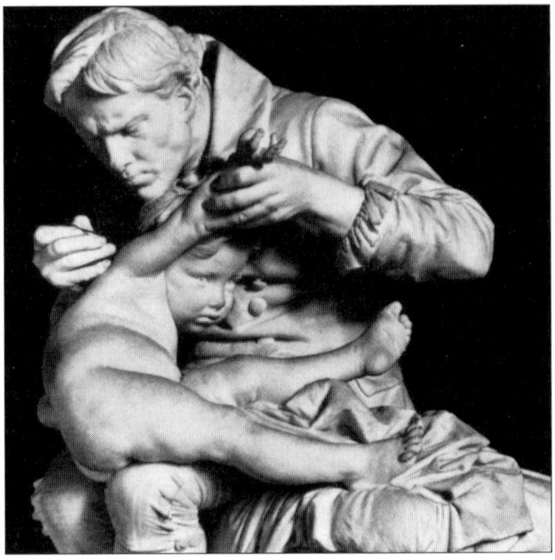

Teilansicht des Erinnerungsdenkmals von Giulio Monteverde (1872) im Hospital zu Genua. Jenner bei einer Pockenschutzimpfung.

I

In der englischen Grafschaft Gloustershire gab es im Winter oft heftige Schneestürme. Dann sperrten die Bauern die Stalltüren ab, legten neue Scheite in den Herd und warteten darauf, dass das Unwetter nachließ. Nur ein Hirnverbrannter würde es wagen, dem Schneesturm zu trotzen.

Einen aber gab es, der dies ständig tat und den die Leute - nicht nur deshalb - schätzten: ihr Landarzt Doktor Jenner aus Berkeley. Er kam, wann immer man ihn brauchte. Einmal hatte er während solchen Sturms sogar die Castwold-Berge überquert; als er dann bei seinem Patienten eintraf, glich er einem Stück Eis. Man musste ihn wie eine Vogelscheuche vom Pferd heben, ihn am Kamin wärmen, und erst nach einer Stunde belebten sich seine Gesichtszüge wieder. Ja, so war er, „ihr" Doktor Jenner - im übrigen ein gepflegter Mann, immer im makellosen blauen Zweireiher, belebt durch gelbe Knöpfe, an den Füßen Stiefel aus Damhirschleder mit silbernen Sporen. Kurz: der eleganteste, zugleich hilfsbereiteste Mann der ganzen Gegend.

Solches Ansehen brachte freilich auch Nachteile. Man rief den Doktor wegen jeder Kleinigkeit über Land, man kam in seine Praxis, man riss ihn aus dem Schlaf - und stets war Jenner freundlich und half. Dabei hatte er sich längst einen Namen in der medizinischen Wissenschaft gemacht, hätte als Lehrmeister in London wirken können oder als Arzt von Herzögen und Edeldamen. Er aber blieb in Berkeley, nichts konnte ihm die Liebe und Verehrung seiner einfachen ländlichen Patienten ersetzen, nichts auch die heimatliche Landschaft. So wurde Edward Jenner zum berühmtesten Landarzt in der Geschichte der Medizin.

II

Für immer verbunden bleiben wird sein Name mit dem Kampf gegen die Geißel der Blattern (Pocken). Sie gehörten zu jenen epidemisch auftretenden Krankheiten, von denen Europa seit dem Mittelalter heimgesucht wurde, und noch zu Jenners Zeit stand die Medizin ihnen so gut wie machtlos gegenüber. Als er seine Landarzt-Stelle in Berkeley antrat, musste er bald feststellen, dass auch in dieser Region ein Gutteil der Bevölkerung von Blattern-Narben entstellt war. Konnte man dagegen wirklich nichts tun? Das wollte Jenner nicht in den Kopf - und so begann er, hartnäckig und ausdauernd, sich mit der Krankheit zu beschäftigen.

Die Blattern hatten ihre Wurzeln bereits im Altertum. Danach hatten die Kreuzfahrer sie, zurückkehrend aus dem Heiligen Land, nach Europa eingeschleppt. Dort brachen sie dann im 17. Jahrhundert als verheerende Epidemie aus und rafften über lange Zeiten fast ein Viertel der Bevölkerung dahin. Wer nicht starb, zeigte fortan ein narbengeflecktes, entstelltes Gesicht. Macauley sprach von dem „schlimmsten aller Todesboten", denn während die Pest nur von Zeit zu Zeit ausbrach, wichen die Blattern praktisch nie.

Von Europa aus hatten die spanischen Eroberer die Krankheit auch in die Neue Welt getragen. Einer von Cortez' Leuten brachte die Blattern nach Mexiko, wo sie sich in kürzester Zeit katastrophal ausbreiteten. Die Konquistadoren schreckten auch nicht davor zurück, die neue Plage gezielt für ihre Eroberungszwecke einzusetzen. So kann man beispielsweise in einem erhaltenen Befehl lesen: „Ihr müsst die Ansteckung der Indios mithilfe von Kleidungsstücken der Blatternkranken vorantreiben, um diese verfluchte Rasse auszulöschen. Was die beiden gefangenen Indiohäuptlinge betrifft, so überlassen wir euch zwei Decken und ein Leintuch aus einem Hospital, in dem sich Blatternkranke befanden. Ich hoffe, das erzielt den gewünschten Erfolg."

Schon seit dem Altertum war auch bekannt, dass von Blattern Befallene, die die Krankheit überstanden, für den Rest ihres Lebens gegen neuerliche Ansteckung gefeit waren. Und da die Schwere des Krankheitsverlaufs offenbar mit dem Gesamtzustand des Organismus, auch mit dem Klima in Verbindung stand, geschwächte Personen viel öfter starben als gesunde, hatte man in Asien und im Orient bei körperlich starken Leuten damit begonnen, mittels Berührung mit Blatternstoff die Krankheit künstlich hervorzurufen, die dann schwach verlaufen und für das künftige Leben gebannt sein würde. Schon die Chinesen und die Perser hatten versuchsweise Blattern-Geschwürkrusten in die Nasenhöhlen gesunder Personen eingeführt, andernorts legte man zu diesem Zweck das eitergefleckte Hemd eines Blatternkranken an. Die Brahmanen in Indien hatten als erste Impfungen mit Blattereiter durchgeführt. 1713 berichtete ein Reisender auch von Tscherkessenfrauen, die sich Nadeln in den Körper stachen, welche sie vorher in Blattereiter getaucht hatten.

In Europa hatte man bis dahin zwecks Vorbeugung in den Hospitälern den sogenannten „Blatternkauf" praktiziert: Gegen Zahlung einer bestimmten Summe erhielt der Patient eine Blatternkruste, die er in der Hand zerdrücken musste. Das sollte sich ab etwa 1720 ändern, infolge der Initiativen einer bemerkenswerten Frau: Lady Mary Wortley Montague.

Die Gattin des britischen Botschafters in der Türkei liebte es, verkleidet und unerkannt die verbotenen Viertel von Konstantinopel zu durchstreifen, Sitten und Gebräuche der Menschen zu studieren. Davon berichtete sie dann in langen Briefen an ihre einflussreichen Freunde in England. Im April 1717 schrieb sie folgendes an Sarah Chiswell:

„Was die Krankheiten betrifft, so will ich heute etwas erzählen, was sicherlich auch bei euch Neugier hervorrufen wird. Die Blattern, ein Verhängnis in England, sind hier harmlos, dank der Erfindung des ‚Pfropfens' – so der Name der hiesigen Praktik. Manche alte Frauen nehmen die besagte Operation immer dann vor, wenn im September schon die schlimmste Hitzewelle ausgestanden ist. Dann erkundigen die Leute sich bei den Familienmitgliedern, wer von ihnen bereit sei, sich von den Blattern anstecken zu lassen. Danach versammeln sie sich in Gruppen zu fünfzehn oder sechzehn Personen und laden die Alte ein. Diese versieht sich darauf mit Blatternstoff von bester Beschaffenheit, gerade genug, um eine Nussschale zu füllen. Ist sie angekommen, fragt die Hexe einen jeden, wo er sich am liebsten eine Vene öffnen lassen wolle. An dieser Stelle kratzt sie dann die Patienten mit einer großen Nadel (was nicht schmerzhafter ist als eine einfache Schramme), um ihnen soviel Gift ins Blut zu befördern wie eine Nadelspitze trägt. Nach beendeter Operation befestigt die Frau eine hohle Muschel auf der Wunde. Alle bleiben kerngesund, bis nach dem achten Tag das Fieber steigt und den Patienten zwei, selten drei Tage ans Bett fesselt. Auf dem Gesicht erscheinen zwanzig bis dreißig Pusteln, die jedoch keine Spuren hinterlassen. Nun bin ich patriotisch genug, um zu wünschen, dass diese nützliche Erfindung sich auch in England einbürgert, und ich werde nicht unterlassen, unseren Ärzten über die Angelegenheit zu schreiben."

Bevor Lady Montague dies tat, ließ sie die Methode auch noch – mit Erfolg – an ihrem fünfjährigen Sohn anwenden. Dann, im Herbst 1717, schickte sie einen ausführlichen Bericht an die Medizinische Akademie in London. Er gelangte über die Presse auch an die Öffentlichkeit und löste, wie nicht anders zu erwarten, heftige Debatten aus. Die Akademie erhob warnend ihre Stimme: Sollte dieser „leichtfertige Vorschlag" in England auf Gehör stoßen, so könnten die Folgen nur verhängnisvoll sein. Die Kirche reagierte nicht weniger ablehnend: Das Ganze sei ein Werk von Häretikern, welche Gott eines der wirksamsten Werkzeuge zur Bestrafung von Sünde und Vergehen entziehen wollten.

Doch Lady Montague ließ sich von solchen Reaktionen nicht beirren. Als erstes gewann sie ihre Freundin, die Prinzessin von Wales, dafür, deren Söhne und Thronfolger „pfropfen" zu lassen – was erneut für Aufsehen und Diskussionen sorgte. Dann fand sie in Robert Sutton einen weiteren kühnen Verbündeten. Dieser praktische Arzt – ohne Universitätsabschluss, wie seine Gegner bald nicht müde wurden festzustellen – richtete Ende 1718 in seinem Haus ein Zentrum für Behandlung mittels „Propfens" ein. Mit Hilfe seiner Söhne immunisierte er in den folgenden zwei Jahren siebzehntausend mutige Patienten – von denen nur eine äußerst geringe Zahl Primäraffekten zum Opfer fielen! Doch die Meinung in England blieb gespalten, es überwog weiterhin Ablehnung.

Das war in Italien ganz anders. Nachdem die Kunde aus London eingetroffen war, setzten sich Universitätsprofessoren wie Teodoro Tronchi in Genua und Angelo Gatti in Pisa sofort für die neue Methode ein, die rasch Widerhall bei Ärzten wie Patienten im ganzen Land fand. Der Dichter Giovanni Parini widmete dem „Blatternpfropfen" gar eine ermunternde Ode. Doch die massenweise Anwendung brachte zugleich die Gefahr der Infektion mit anderen pathogenen Keimen. Die Zahl der Misserfolge stieg, die Ablehnung nahm zu. 1761 verließ Gatti daraufhin Italien und wechselte nach Paris, wo er sein Wirken als „Apostel der Blatternimpfung" fortsetzte und 1764 seine Schrift *Überlegungen betreffend die Vorurteile gegen die Impfung* veröffentlichte.

Auch in Amerika blieb Lady Montagues Kampagne nicht unbekannt und löste die gleichen kontroversen Reaktionen aus wie in England. Für die Neuerung setzte sich besonders der Arzt Coton Mather ein, der eines Tages beobachten musste, wie militante Gegner des „Propfens" gar eine Granate auf sein Haus abfeuerten – dieses in ihrer Rage aber weit verfehlten. Ein anderer Verfechter der Methode, Zabadiel Boylston, wurde einmal von aufgebrachten Widersachern fast gelyncht. In Neu-England aber – anders als im Mutterland – befürwortete die Kirche die „so nützliche Vorbeugungsmaßnahme" und trug damit zur Beruhigung der aufgebrachten Gemüter bei.

Insgesamt aber resultierten aus dem „Propfen" immer häufiger Primäraffekte, auch nahm mit der Impfung mancherorts die Sterblichkeit zu. All das bestärkte die Gegner in ihrer Ablehnung, die Blütezeit des „Propfens" ging langsam aber sicher ihrem Ende entgegen. Den Todesstoß erhielt die Methode dann im Jahre 1798, als Jenner seine Entdeckung der „Vakzination" öffentlich machte.

III

Edward Jenner war am 17. Mai 1749 als dritter Sohn des Ortspfarrers in Berkeley zur Welt gekommen. Schon als Knabe liebte er das Herumstreifen in der heimatlichen Natur, sammelte Vogeleier, Insekten und Versteinerungen. Nach dem Besuch verschiedener Schulen der Grafschaft war sein Wunsch gereift, Arzt zu werden. Erster Schritt dazu war eine mehrjährige praktische Lehre bei Doktor Daniel Ludlow in der Ortschaft Sudbury nahe Bristol. Im Jahre 1770 ging Jenner dann nach London, um nun ein ordentliches Medizinstudium am Hospital St. Georg zu absolvieren. Sein Lehrmeister und Mentor wurde John Hunter, dessen Vorlesungen und praktische Übungen ihn faszinierten. Auch Hunter fiel der begabte junge Mann bald auf, so dass er ihm die Auszeichnung zuteil werden ließ, an der Bestandsaufnahme naturgeschichtlicher Exponate mitzuwirken, die der berühmte Kapitän James Cook aus der Südsee mitgebracht hatte. Jenner erfüllte diese Aufgabe so gut, dass man ihn zur Teilnahme an der zweiten Forschungsreise Cooks vorschlug – doch der kurz vor dem Examen Stehende lehnte ab. Er wollte sein Studium ordentlich abschließen und danach, so hatte er beschlossen, London den Rücken kehren und sich als Landarzt in der geliebten Heimat niederlassen. Er war ein erdverbundener Mann, weder zog es ihn zur Seefahrt noch in die noblen Kreise Londons. Und so geschah es. Im Besitz seines Arztdiploms, kehrte Jenner in den Geburtsort Berkeley zurück und eröffnete dort seine Praxis.

Hier begann er auch im Jahre 1775 mit seinen Forschungen zu den Blattern. Sicher dachte er dabei an den Tag zurück, da er als achtjähriger Junge „gepfropft" worden und danach nur leicht erkrankt war. Nach sechs Wochen hatte er die Infektion endgültig bezwungen. Und gewiss dachte er auch an jenen entscheidenen Tag, da er in Sudbury Zeuge eines Gesprächs geworden war, das sein erster Lehrer Ludlow mit einigen Dorfbewohnern geführt hatte. Dabei ging es auch um die Blattern und ihre tödliche Gefahr, vor der alle zitterten. Doch es gab eine Ausnahme. Eine Melkmagd erklärte resolut: „Vor dieser Krankheit habe ich keine Angst." Als Ludlow fragte: „Warum nicht, Mädchen?", gab sie zur Antwort: „Weil ich geschützt bin."

Damit meinte sie, dass sie vor längerer Zeit die Kuhpocken gehabt hatte. Und der Volksglaube besagte, dass, wer einmal an den Kuhpocken (*cow pox*) gelitten habe, fortan geschützt sei gegen die Blattern (*small pox*). Melkerinnen zogen sich häufig Kuhpocken zu, in Form vieler mit einer trüben Flüssigkeit gefüllter Bläschen, die nach wenigen Wochen eintrockneten und Narben hinterließen. Und danach blieb man tatsächlich von den Blattern verschont.

Dieses Erlebnis aus dem Jahre 1768 war Jenner fortan nicht mehr aus dem Kopf gegangen. Mehr und mehr fragte er sich, ob man nicht aus der Pustelflüssigkeit der Kuhpocken einen Impfstoff gegen Blattern entwickeln könne. Er reiste erneut nach Sudbury und führte dort intensive Gespräche. Und alle, mit denen er sprach, äußerten das gleiche wie die junge Melkmagd sieben Jahre zuvor. Man war felsenfest davon überzeugt, dass der Befall mit Kuhpocken danach dauerhaft die Blattern verhindere.

Noch zögerlich schrieb Jenner an seinen wissenschaftlichen Mentor John Hunter in London, teilte ihm seine empirischen Erfahrungen mit, zugleich seine Zweifel, ob man daraus tatsächlich eine Impfmethode entwickeln könne. Hunter antwortete in gewohnter Bündigkeit: „Denke nicht nach: experimentiere. Und lass nicht locker!"

Jenner ließ nicht locker, er begann mit der ihm innewohnenden Bedächtigkeit wie Gründlichkeit seine Blattern-Forschung. Erst fünf Jahre später wagte er es, seinem Freund Sir Edward Hume erste Ergebnisse mitzuteilen. Und erst weitere siebzehn Jahre später, 1798 – nach harter, geduldiger Arbeit und nach mehreren gelungenen praktischen Versuchen – demonstrierte er erstmals in London entsprechende Impfnarben an den rauhen Händen eines Viehtreibers. Das war der erste Schritt zu einer Entdeckung, die Millionen Menschen vor dem Blattern-Tod retten sollte.

IV

Jenners Arbeitspensum war enorm. Neben der aufreibenden Arzttätigkeit – aus der er zugleich tagtäglich neue Kraft schöpfte – und seinen Forschungen zu den Blattern verfolgte er weiterhin auch seine breitgefächerten naturwissenschaftlichen Interessen. Die intensive Korrespondenz mit John Hunter – zwischen beiden war längst Freundschaft entstanden – spornte ihn dabei zusätzlich an. Auf Hunters Betreiben studierte Jenner beispielsweise das Überwintern der Mäuse und Igel, auch das seltsame Verhalten des Kuckucks. Wie insistierend der Londoner Mentor dabei sein konnte, belegt der folgende Brief, geschrieben nach Jenners Mitteilung, er werde vielleicht bald eine Braut heimführen. Hunters Antwort: „Die Nachricht freut mich, aber ihr dürft euch nicht die Haare raufen, wenn sie droht, euch zu verlassen. Lasst sie laufen! Was zum Teufel gibt es in diesem Winter wichtigeres als die Käuze?“ In der Tat: Die Käuze verdienten mehr Aufmerksamkeit.

Wie in seiner Kindheit kletterte Jenner auch als Erwachsener auf die Bäume, wenn es galt, ein Nest zu entdecken, eine Wabe, einen besonderen Aststumpf; er war auch gern bereit, eine halbe Stunde vor einem Ameisenhaufen zu verbringen. Die Bauern kannten diese Liebhabereien ihres Doktors, belächelten sie verständnisvoll und wussten, dass sie ihn an sonnigen Sonntagen eher im Wald finden konnten als zu Hause.

Andere Genüsse sparte Jenner sich für die Winterabende auf: Er liebte es, Flöte oder Gitarre zu spielen, auch schrieb er zuweilen Gedichte, etwa das bis heute in England bekannte „Anrufung eines Rotkehlchens“.

Für Jenner charakteristisch war sein Verhalten im Fall der Kuckucksbeobachtungen. Er hatte seine Ergebnisse – damals absolut neu, heute jedem Kind bekannt: dass der Vogel seine Eier in fremde Nester legt usw. – zu Papier gebracht und auf Hunters Empfehlung der Royal Society of Natural Sciences in London eingereicht. Die gelehrten Köpfe luden ihn zum Vortrag ein – und fanden die mitgeteilten Tatsachen so ungewöhnlich, dass sie zu dem Schluss gelangten, dieser ländliche Klinikaster habe offensichtlich zuviel Phantasie. Das ließ Jenner nicht ruhen. Nichts konnte ihn mehr kränken als der Verdacht, allzu leichtfertig Schlüsse zu ziehen. Also setzte er seine Beobachtungen ein ganzes Jahr lang fort – und wurde absolut in seinen Schlüssen bestätigt. Der Kuckuck verhielt sich mit seinen geheimen Listen genau so, wie er es in der Akademie geschildert hatte! Daraufhin trat Jenner von neuem vor die gelehrte Versammlung in London und bot ihr die Stirn. Diesmal wagte keiner mehr zu widersprechen.

Jenner untersuchte ebenso den Zug der Vögel wie er durch exakte Beobachtung die Legende vom Hahn als erstem Frühaufsteher widerlegte und das Rotkehlchen als solchen ausmachte. Lange vor Darwin beschrieb er, wie die Würmer den Erdboden aufwühlten und damit Anteil an der Fruchtbarkeit des Bodens hatten. Auch technisch betätigte er sich: Jenner ließ den ersten Ballon in die Luft steigen, den die Grafschaft je gesehen hatte.

Erst als Neununddreißigjähriger heiratete Edward Jenner im Jahre 1788 und zog in ein schönes altes Herrenhaus um, „Chantry“ genannt. Neben der stolzen Pfarrkirche von Berkeley gelegen, kann man es noch heute sehen.

V

Mehr als zwanzig Jahre verbrachte Jenner mit dem Studium der Blattern und der Entwicklung eines Impfstoffs. Begonnen hatte er mit entsprechender Grundlagenforschung, nach einiger Zeit war er sicher, dass der Volksglaube nicht irrte, dass es sich bei Kuhpocken und Blattern tatsächlich um zwei verschiedene Formen von Krankheit handelte und dass der Kuhpockenerreger Schutz gegen die Blattern gewährleistete. Nun waren systematische Experimente nötig, um dies in der Praxis zu beweisen. Doch Jenner zögerte noch immer, konnten solche Versuche doch nur am Menschen erfolgen. Erst am 14. Mai 1796 wagte er den ersten Schritt. Dazu hatte er die Bereitschaft eines jungen Mannes namens James Phipps gewonnen. Der wurde nun als erstes am Arm skarifiziert, und zwar mit Kuhpocken-Eiter aus den Pusteln einer befallenen Melkmagd namens Sarah Nehms. Nach einer Zeit, die die Erreger brauchten, um sich im Körper zu verbreiten, ließ Jenner – tollkühn – den zweiten Schritt folgen und impfte dem Mann Blatternstoff ein. Die folgenden Tage vergingen in quälender Unruhe. Nur eines beschäftigte Jenners Gedanken: Phipps. Sollte er ihn doch einem verhängnisvollen Primäraffekt ausgesetzt haben, entgegen aller empirischer Erfahrung? Würden die Blattern vielleicht doch ihr Werk tun und das vermeintliche Hindernis des Kuhpocken-Impfstoffs verlachen? Und dann die Erleichterung: Der junge Mann überstand die Impfung. Die Blattern brachen nicht aus.

Als Jenner diesen Triumph John Hunter mitteilte, nicht ohne Ergriffenheit im Ton, betonte er im gleichen Atemzug, dieser erste gelungene Versuch könne nur den Anfang markieren. Und er setzte hinzu: „Ich werde jetzt diese meine Arbeiten mit doppeltem Eifer fortführen." So geschah es. Jenner ließ weitere praktische Versuche – allesamt erfolgreich – folgen. Im Juni 1798 veröffentlichte er dann schließlich seine Schrift *Untersuchung der Grundlagen und Wirkungen der Blattern-Impfung*. Sein Verfahren nannte er dabei „Vakzination" (nach dem lateinischen Wort *vacca* = Kuh).

Mit seiner Arbeit hatte Jenner zugleich den Boden bereitet für eine Richtung, die ein knappes Jahrhundert später, mit den Forschungsergebnissen von Louis Pasteur und Robert Koch, als Immunitätstherapie (basierend auf der Entdeckung der Antikörper sowie der Unterscheidung von angeborener und erworbener Immunität) die Medizin einen entscheidenen Schritt weiterbringen sollte. Besonders Pasteur – der für die nach der Pockenschutzimpfung auftretenden Hautpusteln den Begriff „Vaccina" einführte – berief sich ausdrücklich auf Jenners Erfahrungen bei der Blattern-Impfung.

Zu seiner Zeit aber stießen Jenners Ausführungen nicht nur auf Zustimmung. Vor allem akademische Kreise zeigten sich empört über den Landarzt, der da Krankheiten von Menschen mit denen von Kühen bekämpfen wollte.

Umso freudiger griffen all jene Praktiker nach Jenners Methode, die tagtäglich mit der Bekämpfung der Blattern-Geißel zu tun hatten. Endlich bekamen sie damit eine wirksame Waffe zur Vorbeugung in die Hand. Nicht immer freilich wurde dabei akkurat verfahren, nicht alle hatten Jenner verstanden. So kam es zu verschiedenen Fehlschlägen, welche die Gegner sofort hämisch aufgriffen. Daraufhin veröffentlichte Jenner 1799 und 1800 spezifizierte Anweisungen zum Gebrauch seiner Methode.

Diese gelangte alsbald in ganz Europa zum Gebrauch. Schon im Jahre 1799 vollzog Giovanni di Carro in Wien die erste Impfung. Luis Sacco führte sie erfolgreich in Italien ein, er gehörte danach – auch mit seinen 1808 und 1809 veröffentlichten Schriften *Untersuchungen über den Gebrauch der Blatternimpfung* sowie *Abhandlung über die Impfung* – zu den Pionieren der neuen Methode. Nach seinem Tod errichtete man ihm vor dem Hospital von Mailand ein Denkmal. In Deutschland führten Hufeland und Hein die Impfmethode ein.

Jenners grundlegende Schrift von 1798 war in der darauffolgenden Zeit ebenfalls in alle wichtigen europäischen Sprachen übersetzt worden. Nach zwanzig Jahren unermüdlichen Forschens in ländlicher Zurückgezogenheit war sein Name nun in aller Munde. Der Briefträger von Berkeley verlor von einem Tag auf den anderen sein geruhsames Leben. Plötzlich trafen Berge von Briefen aus nah und fern ein, allesamt an den Doktor. Als sich der Mann eines Tages bei Jenner beklagte, erhielt er zur Antwort: „Schön, Sie beschweren sich, dass Sie die Poststapel schleppen müssen. Aber was soll denn ich sagen, guter Mann, der ich sechs Stunden am Tag mit der Schreibfeder in der Hand zubringe, um all den Leuten zu antworten, und mich über meinen Schreibtisch beugen muss, bis ich krumm bin wie die Hörner einer Kuh!"

Während er auch diese neue Last geduldig auf sich nahm, forschte und experimentierte Jenner unermüdlich weiter, um seine Methode zu perfektionieren. Bald konnte er nachweisen, dass die Impfung auch mit Material möglich war, das von einem zuvor Geimpften stammte. Seine Versuche hatten gezeigt, dass der in den menschlichen Organismus gelangte Kuhpocken-Erreger, wenn man ihn injizierte, die gleiche Wirkung zeigte wie der frisch an einem Erkrankten entnommene. Das erleichterte im folgenden die Verbreitung der Methode ganz wesentlich. Diese verfeinerte Arm-zu-Arm-Impfung musste zwar später wieder aufgegeben werden, da es bei ihrer Anwendung häufig zu Ansteckungen mit anderen Krankheiten kam, insbesondere der Syphilis – doch Jenners eigentliche Impfung erwies sich als überzeugend. Die Blattern, die noch am Ende des achtzehnten Jahrhunderts für die größte Sterblichkeit gesorgt hatten, gingen ab 1800 deutlich zurück.

VI

Edward Jenners Ansehen war, betrachten wir das zuvor Gesagte, seit 1798 steil gestiegen. Das britische Parlament stellte zehntausend Pfund Sterling für seine weiteren Forschungen zur Verfügung, in London wurde eine Gesellschaft zur Verbreitung der Impfmethode gegründet und nach ihm Royal Jennerian Society genannt, in Paris wählte ihn das Institut de France einstimmig zum ordentlichen Mitglied. Welches Gewicht sein Name mittlerweile hatte, zeigt auch die folgende Episode aus den napoleonischen Kriegen:

In Frankreich waren zwei Engländer verhaftet worden, die Angehörigen hatten Jenner um Intervention bei Napoleon gebeten, was dieser auch umgehend getan hatte. Nun legte man Jenners Ersuchen dem Kaiser vor - der sich einige Zeit zuvor selbst der Impfung unterzogen hatte. „Jenner? Bittet Jenner uns darum?" fragte Napoleon. Auf das bestätigende Nicken seines Sekretärs entschied er die Sache kurz und knapp mit dem Satz: „Diesem Mann verweigert man nichts."

Gleichermaßen erfolgreich verwandte sich der berühmte Jenner auch beim Herrscher von Österreich sowie beim König von Spanien für britische Gefangene.

Mitten im Ruhm kam es dann zu einem eher erheiternden Zwischenfall. Ein Gutsbesitzer aus Dorsetshire meldete plötzlich Anspruch auf Jenners „Erfindung" an. Dieser Benjamin Jesty hatte, dem Volksglauben folgend, im Jahre 1774 - also ein Jahr vor Beginn von Jenners Forschungen - seiner Frau Kuhpocken-Stoff eingespritzt, dabei war der Arm so gefährlich angeschwollen, dass er seine Versuche umgehend einstellte. Nun aber - nicht zuletzt unter dem Eindruck der zehntausend Pfund vom Parlament - behauptete Jesty, Jenner habe seinerzeit davon erfahren und ihn also in der Folgezeit „bestohlen". Nachdem er den Abgeordneten seines Landkreises lange genug bestürmt hatte, kam die Angelegenheit vor einen Ausschuss in London. Dort fand man schließlich eine salomonische Lösung: Jenner behielt die vom Parlament gewährte Unterstützung, Jestys frühe „Verdienste" wurden mit zwei goldenen Nadeln geehrt, Sinnbild der Impfung. Außerdem durfte er bei einem anerkannten Londoner Maler Modell sitzen und erhielt auf diese Weise ein prächtiges Porträt in Öl.

Kurz nach Beendigung dieses Streitfalls wurde Jenner zum Ritter geschlagen. Im Jahre 1807 beschloss das Parlament dann die Errichtung eines Jenner-Denkmals, mit welchem Person und Werk des „Entdeckers der Impfung" gewürdigt werden sollten - und das, höchst ungewöhnlich, bereits zu Lebzeiten!

Doch Jenner blieb bei allen hohen Ehrungen auch jetzt der bescheidene Mann, der er zeitlebens gewesen war. Seine Landarztpraxis in Berkeley aufzugeben, kam gar nicht in Frage. Auch setzte er unermüdlich seine medizinischen Forschungen fort. Nachdem die Arbeiten zu seiner Impfmethode abgeschlossen waren, wandte er sich in den Folgejahren den Herz- und Augenerkrankungen zu. Seine dazu veröffentlichten scharfsinnigen Beobachtungen nahmen manche der später entwickelten modernen Ideen der ärztlichen Wissenschaft vorweg. Auch beschäftigte er sich bereits mit der Tuberkulose, über deren Charakter damals noch wenig bekannt war.

Im Jahre 1813 verlieh die Universität Oxford Jenner den Titel eines Ehrendoktors der Medizin. Doch der akademische Ärzteorden - durch Jenners Erfolge in seiner Eifersucht noch gestärkt - verweigerte dem Doktor h. c. nach wie vor die Aufnahme in seine Reihen, mit dem Argument, er könne keine Dissertation vorweisen. Ein klägliches Verhalten angesichts der Verdienste Jenners!

Der fast gleichzeitige Tod seines Sohnes (und wichtigsten Mitarbeiters) schmerzte Jenner gewiss mehr als dieser peinliche Vorfall. Nach einem weiteren harten Schlag, dem Tod seiner Frau im Jahre 1815, zog sich Edward Jenner dann ganz aus dem öffentlichen Leben zurück. Mit fortschreitendem Alter verstärkte sich seine Verachtung für die „trockenen akademischen Nichtskönner", für „falsche Gelehrte" und „berufsmäßige Verleumder". Umso mehr Freude konnte er in seiner Praxis erleben, wo er den Gartenpavillon zum „Impftempel" umfunktioniert hatte und einmal in der Woche die in Scharen erscheinenden Menschen vorbeugend impfte. Kamen einmal nicht so viele, zeigte er sich unglücklich und ungnädig wie ein Pastor, in dessen Kirche die Zahl der Gläubigen zurückging. Doch das geschah nur selten, zu seinem „Impftempel" drängten fast immer an die dreihundert Personen.

Auch Phipps, seine erste und so entscheidende Versuchsperson, war nicht vergessen. Jenner erwarb für ihn ein Landhaus und pflanzte eigenhändig um den Gartenzaun eine Rosenhecke an.

Am 26. Januar 1823 - ein Jahr nach Veröffentlichung seiner letzten Schrift - starb Edward Jenner an den Folgen einer Gehirnblutung. Wie von ihm verfügt, erfolgte die Beisetzung auf dem Friedhof von Berkeley, inmitten der einfachen Gräber „seiner" Menschen vom Lande, die er lebenslang betreut und geliebt hatte.

Bescheidenheit hatte Jenner lebenslang ausgezeichnet. Zu den schönsten und bewegendsten Zeugnissen für diese Haltung gehören jene Worte, mit denen er - zehn Jahre vor seinem Tod - zum wiederholten Male das Angebot ablehnt hatte, vom ländlichen Berkeley in eine lukrative Stellung nach London zu wechseln. Jenner schrieb: „Wenn ich im Morgen und Mittag meines Lebens die einfachen und verschwiegenen Pfade wählte, die Täler und nicht die Gebirge, wie soll ich jetzt, wo die Nacht naht, mich benehmen wie ein nach Ruhm und Reichtum pirschender Jäger?"

René Hyacinthe Laënnec

(1781 - 1826)

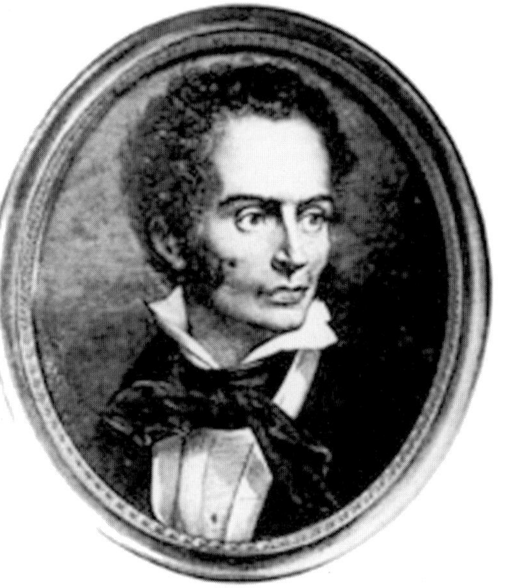

Zeitgenössischer Stich.

I

Im Süden der Bretagne, in der Provinzstadt Quimper, lebte eine angesehene Familie mit Namen Laënnec, die auf eine große Tradition zurückblicken konnte. Schon seit dem sechzehnten Jahrhundert hatten Vorfahren von Monsieur Laënnec Ehrenämter im Parlament der Bretagne und in der königlichen Verwaltung inne gehabt. Nun wurde ihnen am 17. Februar 1781 ein Sohn geschenkt, den sie auf die Namen René Théophile Hyacinthe taufen ließen. Mit dem Familienglück aber sollte es bald vorbei sein. Ein Jahr nach der Geburt starb die Mutter an Schwindsucht, und der vielbeschäftigte, zudem selbstsüchtige Vater zeigte keinerlei Neigung, sich des kleinen Knaben anzunehmen. Er übergab ihn der Obhut seines Bruders Michel, eines Priesters, in dessen Haus in Quimper er einige Jahre blieb. Doch auch dem Geistlichen fehlte es an der nötigen Zeit, wohl auch an Zuneigung zu seinem Zögling. Indes gab es noch einen weiteren Onkel, der in Nantes als Arzt praktizierte. Er erklärte sich bereit, René aufzunehmen, als die Schulzeit heranrückte - ein Glücksfall für den Jungen. Onkel Guillaume behandelte und erzog ihn wie sein eigenes Kind und schenkte ihm zum ersten Mal die lange entbehrte familiäre Wärme und Liebe. Er ließ ihn die besten Schulen besuchen und widmete sich auch selbst intensiv der Heranbildung der Persönlichkeit seines „Adoptivsohns".

Der Knabe zeigte sich von den Künsten, besonders von Literatur und Musik, ebenso angezogen wie von den Naturwissenschaften. Im Alter von zwölf Jahren beherrschte er bereits die Rhetorik; mit vierzehn imponierten seine Kenntnisse der Physik - nun galt es, für ihn eine Laufbahn zu bestimmen. Nach glänzenden Schulabschlüssen am Collège d'Oratoire und am Institut Tardivel war Renés Traum zunächst das Ingenieurwesen, doch dann siegte das Vorbild des Onkels und er wählte die Medizin.

Im Jahre 1789, als die Französische Revolution ausbrach, war René gerade acht Jahre alt gewesen. In den darauffolgenden Jahren hatte der heranwachsende junge Mann die politischen Ereignisse dann mit immer wacherem Auge verfolgt, die Machtergreifung durch die Jakobiner, die Hinrichtung Ludwig XVI. im Jahre 1793, das Ende der Schreckensherrschaft Robespierres ein Jahr darauf, und schließlich die Annahme einer gemäßigteren Verfassung am 23. September 1795.

Man schrieb das Jahr 1798, als der siebzehnjährige Laënnec seine ersten Schritte auf dem Weg zum Mediziner unternahm. Da der Pariser Nationalkonvent inzwischen die Universität von Nantes geschlossen hatte, musste René seine Ausbildung an einer freien Schule, gegründet von den Ärzten der Stadt, beginnen. Inzwischen hatte er auch die Tachygraphie erlernt (die Stenographie jener Zeit), was es ihm ermöglichte, die Vorlesungen fast wörtlich mitzuschreiben. An der Schule lernte er Anatomie und Sezieren, gleichzeitig wurde er bei Onkel Guillaume - inzwischen zum Direktor des Militärhospitals von Nantes berufen - in die Anfangsgründe der praktischen Medizin eingeführt. Sehr bald durfte der begabte junge Mann dort die Funktion eines „Chirurgen dritter Klasse" ausüben.

Als liberaler Republikaner ließ sich Laënnec im Jahre 1800 bei der Truppe des Generals Bruno anmustern, als es galt, die aufständischen Chouans in der Bretagne und in der Normandie niederzuwerfen. Die Erlebnisse dort inspirierten ihn zur Abfassung eines Heldengedichts mit dem Titel „Der Krieg der Veneter“. Nach einigen Monaten zurückgekehrt nach Nantes, war es erneut der Onkel, der Laënnecs Werdegang die entscheidende Wende geben sollte. Er hatte längst die außerordentliche Begabung seines Schützlings erkannt und auch, dass das verschlafene Nantes nicht der richtige Ort für ihn war. Der junge Mann gehörte nach Paris! Dort sollte er bei den besten Kapazitäten studieren, er, der Onkel, wollte dafür aufkommen.

Und so geschah es. Laënnec reiste in die Hauptstadt und schrieb sich an der renommierten École de Paris ein. Dort besuchte er die Vorlesungen der Professoren Corvisart (damals Frankreichs bester Kliniker) und Bichart, die schon bald auf den ebenso begabten wie äußerst wissbegierigen jungen Mann aufmerksam wurden. Laënnec wurde Mitglied der „Gesellschaft für medizinische Ausbildung", schon am Ende des zweiten Studienjahrs erhielt er einen Preis als Bester in den Fächern Medizin und Chirurgie.

Am Abend, während die Kommilitonen in Cafés und Restaurants saßen, zog René sich in die Einsamkeit seiner Behausung zurück. Hier vertiefte er sich in seine Bücher - Werke der Medizin ebenso wie der Literatur -, und ging daneben seinen Neigungen nach: der Musik ebenso wie dem Studium der Sprachen. Er las seinen Hippokrates im griechischen Original, schrieb fließend Lateinisch und befasste sich immer wieder mit dem Keltischen, der geheimnisvollen Sprache seiner bretonischen Vorfahren, die er bald in ihren verschiedenen Ausdrucksarten verstehen und beherrschen sollte.

Zu jener Zeit war die Medizin auch in Frankreich in einem Umbruch begriffen. Der althergebrachten Philosophie, die Krankheit resultiere aus einem metaphysischen Konflikt zwischen Leben und Tod, trat eine neue Wissenschaft entgegen, die sich auf anatomisch-klinische Methoden stützte, die jedem krankhaften Zustand eine Besonderheit zusprach und zugleich feststellte, dass jeder solche Zustand mit einer genau bestimmbaren organischen Schädigung in Verbindung stehe. Dank neuer, in den bedeutenden Schulen von Pisa, Genua, Wien und Paris entwickelten Anschauungen verlor die dogmatische akademische Medizin immer mehr an Einfluss, an ihre Stelle trat die praktische Untersuchung des Kranken und die objektive Deutung der dabei festgestellten Fakten. In Paris war es vor allem Laënnecs Lehrer Bichat, der dabei als Bahnbrecher auftrat. Er forderte entschieden die „Abwendung von phantastischen Theorien", die nichts seien als „in Studierstuben entstandene Spekulationen“. Nötig sei für den Arzt vielmehr die „genaue praktische Prüfung der Krankheitszustände“.

In der medizinischen Praxis herrschte freilich größtenteils noch das alte Denken. Versuche in der neuen Richtung galten der Mehrzahl der Ärzteschaft als verwegen, ja mehr noch: als absurd. Und auch im akademischen Bereich gab sich die Fraktion der „Alten“ noch lange nicht geschlagen, sondern kämpfte entschlossen gegen alles „Neue“. Pariser Wortführer in diesem Streit waren die Professoren Pinel und Corvisart. Während der wortgewaltige Philippe Pinel im Hospital der Salpetrière die theoretische akademische Lehre praktizierte, mehr an Klassifizierung als an objektivem Studium der Krankheit interessiert, stand Jean Nicolas Corvisart in der École de Paris am Obduktionstisch und brachte die bei den Leichen sichtbaren organischen Schäden mit den am Lebenden beobachteten Symptomen in Verbindung. Natürlich war sein Schüler Laënnec von Anfang an eifriger Verfechter der neuen Richtung. Und er lernte bei Corvisart auch, dass es nötig war, bei der Untersuchung des Kranken Behutsamkeit walten zu lassen, nur so konnte man zu einer richtigen Diagnose gelangen.

Nur wenige Jahre später hatte Corvisart sich einen solchen Namen gemacht, dass Napoleon ihn zu seinem Leibarzt machte. Überliefert ist der Ausspruch des Kaisers: „Ich glaube nicht an die Medizin, aber ich glaube an Corvisart."

Laënnec verehrte seinen Professor als Lehrer, dessen Vorlesungen er per Kurzschrift festhielt (das entsprechende Heft ist erhalten, es trägt die Aufschrift „Aphorismen, gesammelt während der Unterrichtsstunden des Bürgers Corvisart"). Zur Person Corvisart fühlte er sich weniger hingezogen, zu groß waren die Unterschiede. Hier der asketische, nur dem Studium zugetane Laënnec, ein gläubiger Katholik – dort der für sein ausschweifendes Privatleben bekannte Corvisart, Atheist und Bonapartist, der seinen revolutionären Elan während der Jakobinerherrschaft eingebüßt hatte. Aus einfachen Verhältnissen stammend, hatte er zunächst als Krankenwärter in einem Armenspital gearbeitet. Um an der Medizinischen Fakultät studieren zu können, hatte er seinem Namen ein falsches Adelsprädikat angefügt (was er später, zu Ansehen gelangt, wieder korrigierte) und sich 1777 als Corvisart de Marets eingeschrieben.

Kurz: Laënnecs Wertschätzung war nicht uneingeschränkt, er wagte durchaus auch einmal Widerspruch, fällte auch zuweilen ein ungerechtes Urteil – wie etwa in einem Brief an den Onkel 1803: „Corvisart ist viel zu faul, um jemals auch nur eine Schrift verfassen zu können, auch wenn er ohne jeden Zweifel die Leuchte der modernen Medizin darstellt." Harte Worte des Zweiundzwanzigjährigen, die er drei Jahre später nicht mehr formuliert hätte, als Corvisart sein umfangreiches Werk *Versuch über die Krankheiten und Verletzungen des Herzens und der großen Gefäße* veröffentlichte, bald weithin gepriesen und als Meisterwerk gewürdigt.

Schon als Student interessierte sich Laënnec bei den praktischen Übungen neben der inneren Pathologie besonders für die Erkrankungen des Brustkorbs. Zu deren Untersuchung hatte der österreichische Arzt Leopold Auenbrugger bereits im Jahre 1761 die Methode des Abklopfens initiiert und mit der lateinisch abgefassten Schrift *Neue Erfindung, durch Beklopfen des menschlichen Brustkorbes als eines Zeichens, verborgene Krankheiten des Brustinnern aufzudecken* zu allgemeiner ärztlicher Nutzanwendung empfohlen. Doch Augenbrugger war – wie so viele Neuerer – vorwiegend auf Skepsis und Widerspruch gestoßen. Zu den wenigen namhaften Medizinern, die seine Methode praktizierten, gehörte Professor Corvisart in Paris.

Laënnec machte inzwischen große Fortschritte. Im letzten Jahr des Studiums druckte das angesehene „Journal de Médecine" bereits drei von ihm verfasste Fallberichte (darunter einen zur Verkalkung der Mitralklappe), im Juni 1804 verteidigte er erfolgreich seine Dissertationsschrift *Vorschläge zur Lehre des Hippokrates in Bezug auf die praktische Medizin*. Laënnecs wichtigster Vorschlag: Man könne nicht länger – wie Hippokrates es lehrte – der Prognose die größte Bedeutung einräumen, wesentliches Ziel medizinischen Geistes müsse vielmehr, in einer Zeit des wissenschaftlichen Fortschritts, die exakte Diagnose sein.

In diese Jahre fiel, was einige Historiker später Laënnecs politische und religiöse „Erosion" genannt haben. Unter dem Einfluss seines Kommilitonen Bayle sowie des Jesuitenpaters Jean Baptiste Delpuits vertiefte sich sein Glaube und nahm nun sogar Züge von Exaltation an. Laënnec wurde bekennendes Mitglied, bald darauf Vizepräfekt in der berühmten „Kongregation" der Rue St. Guillaume. Gleichzeitig schloss sich der einstige gemäßigte Republikaner begeistert der königlichen Sache an.

Im Jahre 1805 ließ sich Laënnec in Paris als praktischer Arzt nieder. Dank seiner Fähigkeiten gelangte er bald zu Ansehen und auch zu einer entsprechenden zahlungskräftigen Klientel. Was er tagsüber in seiner Praxis erlebte und beobachtete, floss abends und nachts in seine Arbeit als Forscher ein. So lieferte er etwa die erste klinische Beschreibung der Bauchfellentzündung, entdeckte die Faserkapsel der Leber mit ihren Verlängerungen im Innern des Organs und beschrieb danach die atrophierte Zirrhose. Er forschte allein aus wissenschaftlicher Neugier, es ging ihm nicht um Anerkennung und Ehren, er blieb ein zurückgezogener Mann. Bald zu einigem Wohlstand gelangt, zeigte er sich stets freigiebig gegenüber Armen und Bedürftigen und verschmähte die Gewinnsucht vieler seiner Kollegen.

II

Inzwischen überstürzten sich die politischen Ereignisse. Kaiser Napoleon, bisher von Sieg zu Sieg geeilt, hatte beim verhängnisvollen Feldzug gegen Russland 1812 den Untergang seiner „Grande Armée" erleben müssen und sah sich danach einer Erhebung in ganz Europa gegenüber, wo sich die Völker endlich stark genug fühlten, um den Franzosen die Stirn zu bieten. 1814 musste Napoleon abdanken, dann folgte 1815 noch sein Nachspiel der „Hundert Tage", ehe das Königtum der Bourbonen seine endgültige Restauration erleben konnte.

In Paris waren die Hospitäler gefüllt mit den zurückgekehrten Überresten eines noch vor kurzem als unbesieglich geltenden Heeres: völlig erschöpfte, meist halb verhungerte und schwindsüchtige Männer.

Vor allem die Schwindsüchtigen waren ein Fall für Laënnec – auch seine Mutter war an der tückischen Krankheit verstorben, sollte man dieser nicht endlich beikommen können? Im Januar 1816 zum Chefarzt des Pariser Neckar-Hospitals ernannt, galt sein Augenmerk besonders den Sälen, wo die Schwindsüchtigen lagen. Unermüdlich im Einsatz, beugte er sich mehrmals täglich über die Kranken und versuchte, den Charakter der wahrgenommenen Anzeichen zu entschlüsseln. Bei Professor Corvisart hatte er Auenbruggers Methode des Abklopfens gelernt und wendete sie seitdem an. Doch ein zuverlässiges Mittel bei der Schwindsucht stellte sie beileibe nicht dar: So manches Mal zeigte die Autopsie verstorbener Patienten Lungenhöhlen, die Laënnec zuvor trotz allen Abklopfens entgangen waren. Und er notierte: „Es lässt sich nicht leugnen, dass das Abklopfen so manchen Zweifel offen lässt. Auf die Feststellung von Voll und Leer beschränkt, kann man es nur auf eine beschränkte Anzahl von organischen Schädigungen anwenden. Außerdem führt es dazu, viele Schäden zu verwechseln, die ihrer Natur und ihrem Sitz nach verschieden sind."

Laënnec war unzufrieden. Gab es denn wirklich kein Mittel, um endlich zu den inneren „Tönen" des Organismus vordringen und damit Erkrankungen sicher bestimmen zu können? Das Herz zum Beispiel: Was wollte dieses fleißige Organ sagen, wenn es sich durch einen bald sanften, bald impulsiven, bald rauhen Rhythmus äußerte? Oder: Aus welchem Grund gaben Husten, Seitenstechen oder der Rhythmus des Atems sich nicht immer mit dem gleichen Tonfall zu erkennen? War der Arzt denn tatsächlich zur Rolle des Zuschauers verdammt? Laënnec war diese Vorstellung unerträglich. Wie so oft sollte dann eines Tages der Zufall zu Hilfe kommen und ihn auf eine Idee bringen, die wir getrost als historischen Wendepunkt der Medizin bezeichnen dürfen – es war die Geburtsstunde der Auskultation.

Während eines Spaziergangs in den Parkanlagen des Louvre, der Abend nahte bereits und Laënnec suchte nach einem aufreibenden Tag Entspannung in frischer Luft, wurde er einiger Kinder ansichtig, die sich mit einem originellen Spiel belustigten. Ein großer Wippbalken stand da, an einem Ende kratzte ein Junge, bald mit den Fingernägeln, bald mit einem kleinen Metallstift auf dem Holz, am anderen Ende presste ein Spielgefährte sein Ohr an den Balken und reagierte ebenso überrascht wie entzückt – das Geräusch teilte sich über die ganze Länge des Balkens mit. Immer wieder forderte er sein Gegenüber auf, das Kratzen zu wiederholen, und immer wieder zeigte er sich begeistert über das Resultat.

Laënnec betrachtete zunächst amüsiert das Geschehen, doch plötzlich durchlief ihn ein Zittern. Irgendetwas, noch unklar, arbeitete in seinem Innern. Er eilte nach Hause, um in der Ruhe seiner Studierstube nachdenken zu können. Dort fiel ihm als erstes wieder Hippokrates ein und dessen Aussage, wer lange Zeit das Ohr auf die Brustwand drücke, höre es drinnen wie Essig kochen. Nun, das hatte er schon lange praktiziert, wie unangenehm es auch manchmal war, das Ohr an entblößte und häufig transpirierende Oberkörper zu legen – doch vielleicht ließen sich die Geräusche verstärkt wahrnehmen, wenn der Schall sich über ein Instrument fortpflanzte, wie er es eben bei dem Balken erlebt hatte? Ja, so musste es sein! Die Unruhe wich von Laënnec, jetzt wusste er, was er zu tun hatte.

Am nächsten Tag rief man ihn zu einem dickleibigen Mädchen, das an einer Herzerkrankung zu leiden schien. Laënnec versuchte es zunächst mit Abklopfen, ohne Erfolg, denn das Fettpolster wirkte wie eine Dämmwand. Alter und Geschlecht der Kranken erlaubten es zudem nicht, ihre Brust wie gewohnt abzuhorchen. Zur größten Verwunderung der Familie erbat sich der Arzt also eine Pappe und rollte diese zu einem Zylinder zusammen. Dessen eines Ende drückte er nun auf die Herzgegend der Patientin, ans andere Ende brachte er – zitternd vor Erwartung – sein Ohr. Und tatsächlich: Die Innengeräusche waren viel lauter und viel genauer zu hören als er es je erlebt hatte! Ungeduldig eilte er danach in sein Hospital und wiederholte den Vorgang an mehreren Patienten, immer mit dem gleichen erstaunlichen Resultat.

Tage, Jahre, ja den Rest seines kurzen Lebens lang sollte Laënnec diese Erregung erhalten bleiben, die ihn jedesmal ergriff, wenn er einen Patienten auskultierte. Und: Seine Entdeckung beflügelte ihn bei der weiteren Erforschung der Schwindsucht. Immer aufs neue benutzte er seinen Pappzylinder, um die Atmungsgeräusche zu bestimmen. Er nahm das Eintreten der Luft in die Lungenbläschen als „Blasengemurmel" wahr, verglich die Geräusche des aktiven Organismus mit denen im Schlaf. Nach und nach entdeckte er neue Phänomene, wie etwa das Geräusch der Lungenalveole, das er „sprechendes Zeichen der Brust" nannte. Die feuchte, knisternde Hitze einer Peripneumonie im ersten Stadium beschrieb er als „Geräusch, das an Salz erinnert, welches in einem mäßig erhitzten Topf knackt; oder, noch besser, als das eines gesunden, luftgefüllten Lungenflügels, der zwischen den Fingern gepresst wird, es ist nur etwas intensiver als letzteres, und abgesehen vom Knistern ist es begleitet von viel Feuchtigkeit."

Bei seinen Autopsien fand er sich in diesen akustischen Diagnosen bestätigt. Die Medizin war dabei, endlich ihre Sprachlosigkeit hinsichtlich der Brustkorberkrankungen zu verlieren.

III

Natürlich gab sich Laënnecs Forschergeist mit dem Pappzylinder nicht zufrieden. Er ersetzte ihn nach einiger Zeit des Experimentierens durch einen Holzzylinder, dreißig Zentimeter lang, an dessen Enden er etwas später noch Scheiben anbrachte, die sich auf Brust und Ohr pressen ließen. Dieses Instrument nannte Laënnec *Stethoskop* – und setzte sich damit gegen seinen Onkel durch, der, nach wie vor enger Vertrauter, die logischere Bezeichnung „Thorakoskop" vorgeschlagen hatte. Doch dies wäre ein Gemisch aus Griechisch und Latein gewesen, und der Jünger der klassischen Sprachen zog eine Verbindung gleichen Ursprungs vor: aus den griechischen Worten *stethos* (Brust) und *scopein* (prüfen).

Das neue Instrument führte ihn zu weiteren Erkenntnissen, was die Brustkorberkrankungen betraf. Bald begann Laënnec, genaue Beschreibungen der Lungenentzündung, des Lungen- und Bronchienbrands, des Emphysems, des Pneumothorax, der Bronchiektasie und der serofibrinösen Rippenfellentzündung anzufertigen – wichtige Schritte auf dem Weg auch zur Erklärung der Schwindsucht.

Doch immer noch zögerte Laënnec, sein Stethoskop den medizinischen Autoritäten von Paris zu präsentieren. Die hatten indes längst davon gehört, denn seine Patienten erzählten natürlich von dem seltsamen Instrument, das er benutzte, und das seine Heilerfolge beförderte. Achtungsvoll war die Rede von ihm und von dem geheimnisvollen Stethoskop. Zu den Bewunderern gehörte auch die enflussreiche Familie Chateaubriand. Laënnec war zunächst zur Gattin des Schriftstellers und Diplomaten gerufen worden, bei der – an

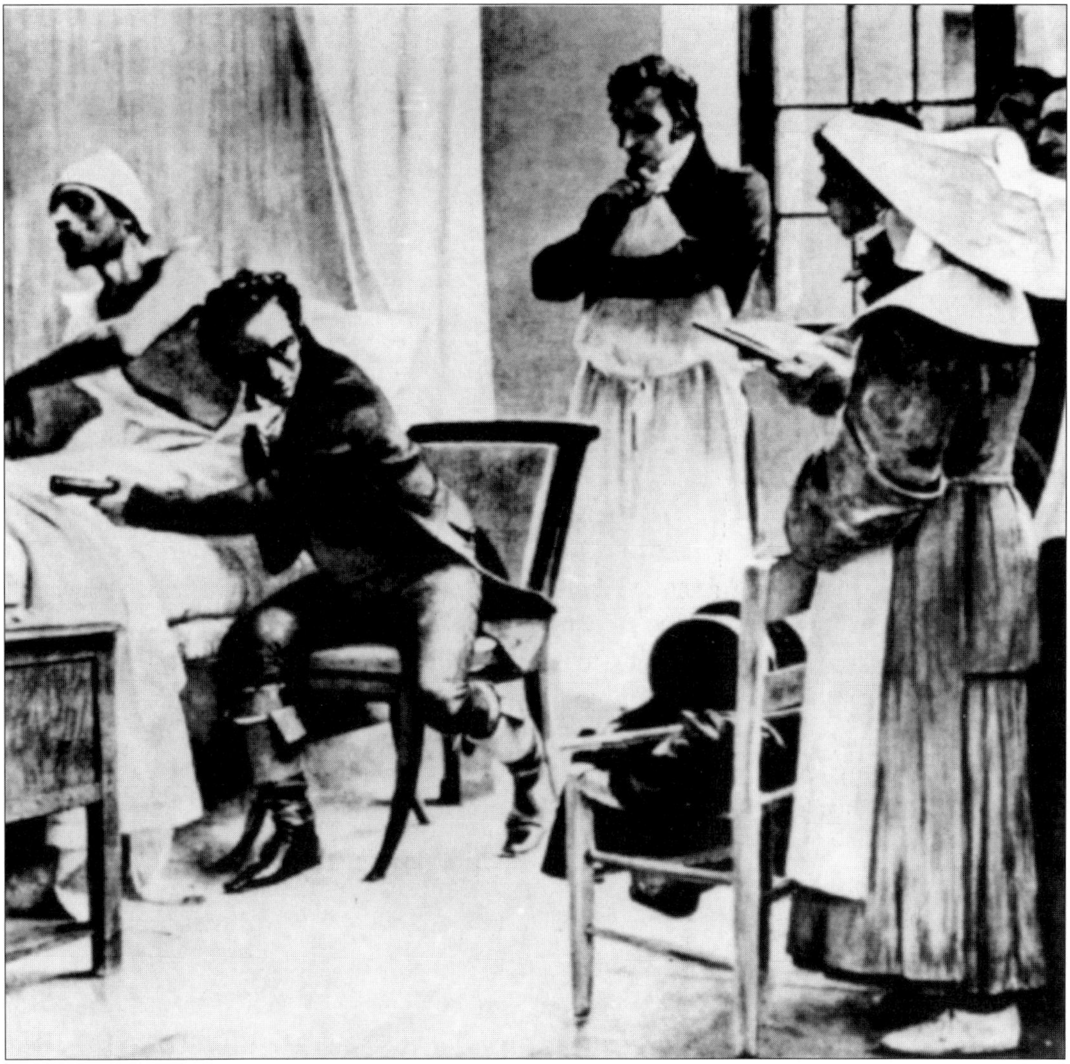

Laënnec am Bett eines Kranken, das Stethoskop in der Hand. Gemälde von Ch. Chartrau, um 1810.

Husten, Fieber und Blutsturz leidend – von mehreren Ärzten Schwindsucht diagnostiziert worden war. Laënnec aber nahm sein „Zauberrohr" zur Hand, auskultierte gründlich und nahm der Kranken ihre Angst. Innerhalb kurzer Zeit heilte er sie dann von einer gutartigen Krankheit. Dies beeindruckte Monsieur de Chateaubriand so stark, dass auch er – bei dem sein Arzt eine Schlagadererweiterung befürchtete – um Auskultation bat. Laënnec konnte danach auch den Graf beruhigen: Er befand die Ader als normal. Darauf erklärte Chateaubriand: „Diese schöne, große Entdeckung [das Stethoskop] wird Furore machen."

Schließlich kam der Moment, dass Laënnec sich nicht länger versteckte. Am 28. Juni 1818 präsentierte er sein Stethoskop in der Medizinischen Akademie von Paris. In förmliches Schwarz gekleidet, wie ein junger Bakkalaureat am Prüfungstag, trat er vor die hohen Herren. Doch aufgeregt war er nicht, sprachen doch die mit dem Instrument erzielten Erfolge für sich. Zu Beginn seines Vortrags würdigte er die bahnbrechenden Leistungen eines Harvey, Jenner oder Augenbrugger – die Zuhörer sollten wissen, dass sie Zeugen eines historischen Ereignisses waren. Danach erklärte er in allen Einzelheiten sein Stethoskop und demonstrierte dessen Gebrauch.

Doch in den Reihen seiner Zuhörer war nichts zu spüren als dünkelhafte Erhebung. Wer war denn dieser bleiche, schmächtige junge Mann, der ihnen da ein Spielzeug präsentierte, das er einfältig mit solch heiklen Dingen wie der Brustkorbpathologie in Verbindung zu bringen wagte? Laënnec aber ließ sich von den verachtungsvollen Blicken und Gesten nicht beeindrucken. Er schloss mit den prophetischen Worten: „In Zukunft wird man mit dieser neuen Methode die Diagnose der Lungenleiden mit der gleichen Leichtigkeit durchführen können, mit der wir heute einen Bruch diagnostizieren, und man wird Schädigungen des Herzens ebenso einfach erkennen, wie wir heute einen Stein in der Harnblase feststellen."

Nun wartete er gespannt auf die Reaktion. Würde das Auditorium Beifall spenden, würde sich Widerspruch regen? Doch nichts geschah, die Mitglieder der Akademie blieben völlig stumm. Es herrschte eisiges Stillschweigen. Welches Laënnec schließlich brach, indem er erklärte: „Meine hohen Herrn, mit diesem Stethoskop wird der Brustkorb eines Menschen durchsichtig wie Kristall. Ich lade Sie ein, meinen Apparat auszuprobieren!"

Jetzt erhob sich endlich eines der Akademiemitglieder von seinem Platz. Laënnec zitterte. Das war der erwartete Augenblick, jetzt würde er erfahren, woran er war! Und dann die Enttäuschung, als der Professor mit gelangweiltem Gesichtsausdruck nicht mehr von sich gab als den üblichen Satz, der in der Versammlung längst zur Floskel geronnen war: „Die Mitteilungen des Kollegen verdienen die Glückwünsche dieser Akademie." Kein Wort mehr. Man schaute auf die Uhr, verabschiedete sich, verschwand nacheinander durch die Seitentür. Laënnec blieb noch eine Weile im Saal und betrachtete die leeren Sessel. Es fiel ihm schwer, das Geschehene zu begreifen. Nicht einer der Professoren hatte das Bahnbrechende seiner Erfindung auch nur erahnt, geschweige denn begriffen! Er fühlte sich schwach wie nie zuvor. Schließlich packte er das Holzrohr ein, verließ den Saal und machte sich auf den Heimweg.

IV

Doch sein Referat in der Akademie machte rasch die Runde – und schied auch in der Praxis die Geister, wie man überall beobachten konnte. Sprach in einem Hospital ein, zumeist jüngerer Arzt voller Begeisterung von Laënnec und seinem neuen Stethoskop, so fand sich immer auch ein konservativer Kollege, der geringschätzig von der „Röhre" sprach und sie ablehnte.

Laënnec selbst musste miterleben, wie durch den „Glaubensstreit" aus einem früheren Freund ein erbitterter Gegner wurde. Dabei handelte es sich um seinen ehemaligen Kommilitonen François Joseph Broussais. Dieser gehörte mittlerweile zu den führenden Köpfen der konservativen Medizin, lehnte alles Neue entschieden ab und setzte auf die seit dem Mittelalter gültigen Heilmethoden. Seine bevorzugten Mittel waren nach wie vor das Ansetzen von Blutegeln sowie Aderlässe.

Eines Tages wurde Laënnec von der Familie eines Kranken gebeten, diesen doch zu untersuchen und, zusätzlich zum Hausarzt, seine Diagnose zu stellen, da man sicher gehen wolle. Als er ins Zimmer des Patienten trat, fand er dort – die beiden hatten sich viele Jahre nicht mehr gesehen – Broussais vor. Dieser hatte, wie er sogleich mitteilte, eine Lungenentzündung diagnostiziert. Laënnec nahm sein Stethoskop und auskultierte mit großer Sorgfalt jeden Zoll des erkrankten Brustkorbs. Danach erklärte er, es handle sich keineswegs um eine Lungenentzündung, sondern um ein Empyem.

Broussais fragte höhnisch: „Hat Ihnen die ‚Röhre' das eingeflüstert?" „Ja", entgegnete Laënnec und fügte sogleich hinzu: „Sie haben ja nur wie gewohnt abgeklopft. Und das hat Sie ein Empyem mit einer Lungenentzündung verwechseln lassen. Vergessen Sie nicht, dass das Abklopfen in beiden Fällen das gleiche Geräusch gibt."

Broussais reagierte beleidigt, ja empört. Sein Ruf stand auf dem Spiel. Um zu entscheiden, wer recht hatte, gab es nur ein Mittel: ein Stilett zwischen zwei Rippen des Kranken einzuführen. So wurde, mit Zustimmung der Familie, verfahren. Und es offenbarte sich ein Eiterherd, ein Empyem! Laënnec war bestätigt, hatte aber zugleich einen erbitterten Feind mehr. Von diesem Tag an führte der angesehene Broussais eine immer heftiger werdende Polemik gegen Laënnec, nannte ihn überall einen „Leichenfledderer", einen „Hanswurst, der sich als Seher aufspielt", und wurde damit von den konservativen Jüngern gefeiert. Es war nicht Laënnecs Art, mit gleicher Münze heimzuzahlen, auch fehlte ihm die Wortgewalt des Widersachers. Er wollte seinen Gegnern auf andere Weise antworten, wollte seine Methode mit einer gründlichen wissenschaftlichen Abhandlung untermauern.

Ein Jahr später, 1819, war das Werk abgeschlossen und erschien in Paris. Der Titel lautete: *Abhandlung über die mittelbare Auskultation bei Krankheiten der Lunge und des Herzens*. Das Buch fand rasche Verbreitung, schon nach einem knappen Jahr wurde eine Neuauflage nötig, für den Autor Gelegenheit, einige neue Abschnitte einzufügen.

Als „mittelbare" Auskultation bezeichnete Laënnec das Abhören mittels Stethoskop, im Gegensatz zur „unmittelbaren" Auskultation, bei der allein das Ohr an die Brust des Kranken gelegt wurde. Die Vorteile der neuen Methode, so Laënnec, seien beträchtlich, denn beim „unmittelbaren" Abhorchen - das er verwarf - „hört der Arzt Geräusche aus einem zu weiten Bereich, um wirklich Anzeichen sammeln zu können, ganz abgesehen davon, dass die Stellung, zu der er sich zwingt, bewirkt, dass sein Blut sich im Kopf staut und somit das Abhorchen erschwert." (Gabriel Andral hat etwas später die unmittelbare Auskultation wieder rehabilitiert, es folgten 1844 in Paris eine *Abhandlung über die Auskultation* von J. B. Borth und H. L. Roger, sowie 1847 in Wien die *Abhandlung über das Abklopfen und die Auskultation* von Josef Skoda; auch diese beiden Werke räumten der unmittelbaren Methode bei entsprechenden Fällen Berechtigung ein.)

Auch nach dem Erscheinen von Laënnecs Buch verstummten die Gegner nicht, doch dem Autor war das polemische Getöse endgültig leid. Erschöpft von langen Jahren harter Arbeit, zog er sich in die Bretagne zurück. Dort verbrachte er zwei Jahre, in denen er neue Kräfte schöpfte, sich in Musik und Literatur vertiefte, immer in der Hoffnung, dass sich mittlerweile der „Rauch" des öffentlichen Streits um seine Person und seine Methode verziehen würde.

Als er schließlich im Jahre 1822 nach Paris zurückkehrte, fand er seine Hoffnung bestätigt. Mehr noch: Zahlreiche Ärzte hatten seine Auskultationsmethode inzwischen übernommen, man begrüßte ihn mit allen Ehren als „neuen Stern" am „glorreichen Himmel der Pariser medizinischen Schule", stellte ihn in eine Reihe mit Bichat, Corvisart, Bayle und Dupuytren. Die Königliche Akademie der Medizin - wo ihm nur vier Jahre zuvor nichts als eisiges Schweigen entgegengeschlagen war - wählte ihn zum ordentlichen Mitglied, es folgte die Ernennung zum Professor durch das Collège de France, wo er fortan Vorlesungen hielt. Ärzte aus ganz Europa suchten ihn auf, um sich aus erster Hand über Anwendung und Nutzen der Auskultation informieren zu lassen. Und auch sein heftigster Widersacher Broussais musste am Ende einsehen, dass die Trümpfe im Gefecht die Hand gewechselt hatten.

V

Das Stethoskop hatte bei Laënnec seinen Forschungen zur Schwindsucht ein erhebliches Stück weitergebracht. Obwohl ihm der Ursprung der Krankheit noch verborgen blieb - die er für ein dem Organismus fremdes und daher „eigenständiges Produkt" hielt -, vermochte er nun, den inneren Verlauf der Beschwerden, die die Lunge befielen, zu verfolgen. Schon früher hatte er bei seinen Autopsien von Schwindsuchtopfern „graue Körnchenbildungen" (Knötchen) an den Lungen beobachtet, die er als „tubercules" (Tuberkeln) bezeichnete. Ungeachtet der - mit dem Stethoskop nun viel besser - auszumachenden unterschiedlichen Manifestationen und Lokalisierungen kam Laënnec am Ende zu dem entscheidenen Schluss, dass es sich dabei um eine Einheit handle, und er gab der Krankheit die Bezeichnung *Tuberkulose*. Sie sei, so meinte er, nur in der Phase der „Konglomerierung“ der Tuberkeln zu entdecken, also in einem bereits späten Stadium ihres tödlichen Vormarschs. Seine Erkenntnisse fasste Laënnec in der *Abhandlung über Lungenerkrankungen* zusammen – ein Pionierwerk der Tuberkuloseforschung, betrachtet man die immer noch primitiven Mittel, die dem Autor zur Verfügung standen. Natürlich rief auch diese Schrift wieder wütende Gegner auf den Plan.

Erst Jahrzehnte später konnte der Militärarzt Villemin nachweisen, dass die Tuberkulose infektiös und übertragbar ist. Dies veranschaulichte er mit folgendem Bild: „Der tuberkulöse Soldat ist für den Pritschennachbarn das, was das kranke Pferd für den Stallnachbarn ist.“

Am Ende wurde Laënnec selbst Opfer der von ihm so ausdauernd erforschten Krankheit. Von der Arbeit und den jahrelangen Kämpfen mit seinen Widersachern ausgezehrt, diagnostizierte er bei sich eine „galoppierende Schwindsucht“. Er war derart abgemagert, dass man ihm nachsagte, sein Körper werfe keinen Schatten mehr. Er wusste, was ihn erwartete, und reiste ein letztes Mal in seine geliebte Bretagne. Dort starb René Hyacinthe Laënnec – in seinem Landhaus in Kerlouarnec, an der Bucht von Douarnenez gelegen – am 3. August 1826, im Alter von nur fünfundvierzig Jahren.

Vieles, was Laënnec praktiziert und danach niedergeschrieben hat, ist bis heute gültig. Der folgende Abschnitt aus seinem Werk über die Auskultation etwa könnte auch in einem modernen Lehrbuch stehen: „Wenn ein Kranker ins Hospital eingeliefert wird, so wird zunächst ein Student die ihm zugänglichen Symptome sammeln. Anschließend untersuche ich ihn und diktiere jenem die beobachteten Anzeichen. Ich achte besonders auf die, welche zur Stellung einer Diagnose oder zur Orientierung einer Therapie dienen können. Sodann gebe ich mein Gutachten ab, das richtiggestellt wird, sofern die späteren Prüfungen dies nahelegen. Schließlich wird das Ganze in einem anderen Heft, ‚Diagnoseblatt‘ genannt, festgehalten, welches, sofern nötig, bei jeder Visite neu gelesen wird. Wenn ein neues Symptom auftritt, empfehle ich, dass es zur Krankheitsgeschichte hinzugefügt wird, und wenn der Kranke stirbt, werden die Ergebnisse der Autopsie notiert und mit den vorherigen Eintragungen verglichen. Endlich wird der Vorgang nochmals durchgegangen und unter allen Beteiligten besprochen, und die sich ergebenden Berichtigungen werden notiert.“

Claude Bernard

(1813 - 1878)

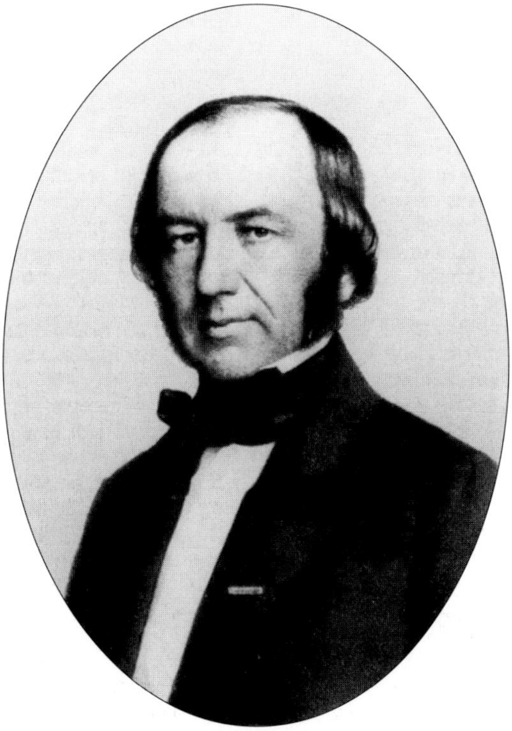

Porträtphoto, um 1870.

I

Ein Apothekergehilfe aus der Nähe von Lyon, getrieben von immer stärker werdenden literarischen Ambitionen, hatte sich im Jahre 1832 dazu entschlossen, Hustensäfte und Mörser endgültig beiseite zu schieben. Mit dem Manuskript eines fünfaktigen Dramas sowie einem Empfehlungsbrief an den einflussreichen Pariser Theaterkritiker und Literaturprofessor Girardin im Gepäck, reiste er in die Hauptstadt und gedachte sie zu erobern. Die Bühne war seine Leidenschaft; schon lange hatte er des nachts in seiner Mansarde Stücke verfasst, eines davon, die Komödie „Die Rose der Rhône", war auch in einem privaten Theaterzirkel von Lyon aufgeführt worden. Seitdem träumte er von einer Laufbahn als Dramatiker. Sein neues Werk, „Arthur aus der Bretagne", in fünf Akten samt einer Arie, sollte den gestrengen Saint-Marc Girardin und damit Paris begeistern!

Was dann folgte, entsprach allerdings nicht seinen Erwartungen. Girardin empfing ihn freundlich, nahm sich auch einige Zeit, das Manuskript durchzusehen, doch dann stürzte er ihn aus allen Träumen. Das Drama, eröffnete ihm der Kritikerpapst in väterlichem Ton, verrate zwar eine gewisse literarische Begabung, ob diese aber ausreiche, sei eher zu bezweifeln. Er möge doch besser bei seinem Fach bleiben, in der Wissenschaft könne er es gewiss weiter bringen. Die Medizin sei doch ein ebenso ehrenwerter Zweig wie die Literatur, außerdem garantiere sie den sicheren Broterwerb; in den Mußestunden könne er sich dann ja weiter seinen literarischen Neigungen widmen.

Der junge Mann war zutiefst enttäuscht, fühlte sich verletzt. Zugleich regte sich Trotz in ihm. Wenn das hochnäsige und eitle Paris - das Urteil über Girardin übertrug er sogleich auf die ganze Stadt - nicht in der Lage war, sein literarisches

Talent zu würdigen, dann musste er die Metropole eben auf andere Weise erobern. Wieso eigentlich nicht die Medizin?

So ging der Welt vielleicht ein bedeutender Literat verloren, zugleich aber gewann die medizinische Wissenschaft einen ihrer originellsten und fruchtbarsten Geister.

II

Dieser Mann war Claude Bernard, zur Welt gekommen am 13. Juli 1813 in Saint-Julien-en-Beaujolais im Rhônetal. Dort besaßen die Eltern ein kleines, an der Landstraße nach Beujen gelegenes Weingut, dessen Ertrag für ein bescheidenes Leben ausreichte. Mehr brauchten die Bernards nicht. Ein harmonisches Familienleben, das schöne alte Gutswohnhaus und die prachtvolle Landschaft – Weinberge, wohin man sah, am Horizont die schneebedeckten Gipfel der Alpen – bedeuteten viel mehr als Reichtum und Luxus. Lebenslang sollte Claude Bernard diese Atmosphäre seiner Kindheit schätzen, immer wieder sollte auch das geliebte alte Winzerhaus zum Refugium in schweren Zeiten werden.

Claude kam zunächst in die Dorfschule. Bald wurde er auch zum Liebling des Pfarrers von Saint-Julien-en-Beaujolais, der ihn eifrig in Latein und Geschichte förderte. Danach, bis zum sechzehnten Lebensjahr, besuchte er zunächst das Gymnasium in Villefranche, dann in Thoissey. Zu mehr reichte der väterliche Geldbeutel allerdings nicht. Der Junge musste einen Beruf ergreifen. So kam er bei einem Apotheker in Vaise, nahe Lyon, in die Lehre, der ihm Unterkunft, Verköstigung und ein Taschengeld gewährte. Claude benutze es fast ausnahmslos zum Kauf von Büchern.

Die Apotheke versorgte auch eine nahegelegene Veterinärsschule, dem Lehrling, nach einiger Zeit zum Gehilfen avancierend, oblag die Lieferung der von dort bestellten Medikamente und Mittel. Dabei hielt er sich freilich weit über die nötige Zeit auf, beobachtete die Praktiken bei der Behandlung von Tieren, fiel alsbald durch kluge Fragen auf. Das wiederholte sich in der Apotheke, so dass der Chef rasch die besondere Begabung von „Monsieur Claude“ – wie er seinen Gehilfen nannte – erkannte. Dieser wagte auch Widerspruch, wenn es ihm angebracht erschien, und nicht selten stritt man sich über bestimmte Arzneien und Zubereitungen.

Seine ganze freie Zeit widmete der junge Bernard einer aus Lektüre erwachsenen Leidenschaft – dem Schreiben von Theaterstücken. Die Bühne wollte er erobern, sie sah er als sein Eigentliches an, das Apothekergewerbe war nur Brotarbeit. Und so packte der Neunzehnjährige eines Tages seinen Koffer und reiste nach Paris.

Was ihm dort geschah, haben wir eingangs geschildert. Seine literarischen Träume platzten, mehr aus Trotz denn aus Neigung wandte er sich der Medizin zu. Im Herbst 1832 immatrikulierte sich Bernard an der Medizinischen Fakultät in Paris. Seine Leistungen im Theoretischen wie bei den praktischen Übungen waren – kein Wunder, betrachtet man das zuvor Gesagte – nur mittelmäßig. Dennoch bestand er nach vier Jahren die Prüfung, erhielt sein Arztdiplom und konnte damit eine Stelle in einem Hospital antreten. Dabei sollte – wie so oft – der Zufall für die entscheidende Wende im Leben sorgen. Die Aufteilung der Absolventen auf die Hospitäler erfolgte durch eine Kommission, und diese teilte Bernard dem Krankenhaus Hôtel-Dieu zu. Dort kam er in die Ärzte-„Equipe“ von Professor François Magendie – einem Großen seiner Zeit, dessen Vorbild und Einfluss innerhalb kürzester Zeit die „Erweckung“ der in Bernard schlummernden Fähigkeiten bewirken und seine gesamte weitere Entwicklung bestimmen sollten.

Magendie, zu dieser Zeit dreiundfünfzig Jahre alt, gehörte zu den Pionieren der Physiologe, eines neuen Zweigs der Medizin. Schon 1809 hatte er in einer Schrift, die sich gegen die vorherrschende Lehre des Vitalismus wandte, postuliert: „Wir können nicht länger nur von einer einzigen Lebenskraft sprechen, die das Funktionieren aller Organe lenkt. Es sind vielmehr verschiedene Eigenschaften und Funktionen, die jedem von ihnen entsprechen und empfänglich sind für Determination.“ Die neue ärztliche Wissenschaft hatte sich also auf die Fahnen geschrieben, Ursachen und Ursprünge der vitalen Phänomene in all ihren vielfältigen Ausdrucksformen exakt zu untersuchen. Damit erhielt nicht nur die klinische Praxis einen ganz neuen Stellenwert, auch die Integration neuer naturwissenschaftlicher, vor allem physikalischer und chemischer Erkenntnisse war erforderlich - all das im Widerspruch zur herrschenden metaphysischen Lehre.

Bereits im Jahre 1766 hatte der schweizer Arzt Albrecht von Haller eine umfangreiche theoretische Abhandlung mit dem Titel *Elementa physiologiae corporis humani* veröffentlicht, in Italien hatten Spallanzini und Gallini postuliert, der medizinische Forschergeist müsse sich endlich den ohne Zweifel waltenden physiologischen Gesetzen zuwenden und diese ergründen. Dazu sei die Einbeziehung der Naturwissenschaften unerlässlich. Um dies zu untermauern, verwies man auf große Vorbilder. Schon Galilei, Descartes und Newton - allesamt keine Ärzte, doch von großem Einfluss auf die Medizin - hatten bei ihrer Betrachtung des menschlichen Organismus immer wieder auf Parallelen zu physikalischen und chemischen Vorgängen hingewiesen.

Auf die theoretische Begründung der Physiologie folgte dann ab dem beginnenden neunzehnten Jahrhundert die Phase praktischer und experimenteller Forschungen. Sie nahm in Frankreich ihren Anfang, an der Spitze stand Bertrands neuer Lehrer Magendie. Ein Meister der Anatomie, ausgestattet zugleich mit profundem physikalischen und chemischen Wissen, bekannt für seine Experimente an lebenden Tieren, stand er für die „Neugeburt der biologischen Wissenschaft", wie Bernard es später formuliert hat.

Am Anfang war der frischgebackene Assistenzarzt im Hospital Hôtel-Dieu nur einer von vielen im Tross des berühmten Magendie. Schon bald aber fiel er während der Visiten durch kluge Bemerkungen und Fragen auf. Auch besuchte er regelmäßig dessen Vorlesungen und praktische Übungen am Collège de France, wo Magendie seit vielen Jahren eine Professur innehatte. Während einer solchen Sezierstunde fragte der Lehrer den jungen Bernard eines Tages: „Wollen Sie nicht mein Präparator sein?" Freudig überrascht bejahte dieser. Die Auszeichnung spornte seinen Eifer weiter an. Vor jeder praktischen Übung war er von nun ab dafür zuständig, das Material - ob Leichnam, ob Tierkadaver, ob lebende Kreatur - für die Demonstration vorzubereiten. Er arbeitete sich so schnell und so gründlich in die Materie ein, dass Magendie ihm schon bald darauf, nach Ende einer Sitzung, die Hand auf die Schulter legte und, offenbar beeindruckt, erklärte: „Du legst mehr Fachkenntnis an den Tag als ich."

Das war der Beginn einer gegenseitigen Zuneigung, welche der physiologischen Wissenschaft noch große Früchte bringen sollte.

III

Schon bald blieb es nicht nur beim traditionellen Präparieren. Bernard begann mit eigenen Forschungen, entwickelte auch neue Kunstgriffe, um die Möglichkeiten der noch unvollkommenen Experimentalmedizin zu erweitern. Wie sein Lehrmeister ging er davon aus, dass die statische Anatomie die Fragen der Physiologie nicht beantworten konnte. Anders als Magendie freilich - der vor den „Fallen der Spekulation" warnte und vom Forscher strikte Objektivität verlangte - maß Bernard auch der Intuition eine wichtige Rolle bei. Oft ging er von einer Hypothese zum Experimentieren über, und wenn er dabei widerlegt wurde, verlor Bernard nicht den Mut. Lieferte doch jeder Fehlschlag zugleich auch nützliche Hinweise, die dann auf neue Fährten führten. „Man muss der Einbildungskraft freien Lauf lassen", hielt er fest. „Wirkliches wissenschaftliches Forschen ist nur möglich, wenn es sich auf die Triga Gefühl-Verstand -Erfahrung stützt. Die Idee ist das Samenkorn, während die Methode die Scholle ist, welche die Bedingungen liefert, unter denen sich dieses entwickeln und fruchbar werden kann."

Im Frühjahr 1843 veröffentlichte Claude Bernard eine erste Schrift über das Trommelfell, noch im gleichen Jahr erwarb er dann mit der Dissertation *Der Magensaft und seine Rolle bei der Ernährung* den Doktortitel.

Bei seinen Studien zur Verdauung konnte Bernard Erkenntnisse mehrerer Vorgänger einbeziehen. Der Italiener Spallanzini hatte bereits die Unterschiede zwischen dem Verdauungsprozess und dem Gärungsprozess (bei der Weinherstellung) nachgewiesen und dabei festgestellt, dass die Verdauung nicht nur auf den Bewegungen des Magens fuße, sondern ganz wesentlich von der „örtlichen Absonderung der die Nahrungsmittel verwandelnden Säfte“ abhinge, unter denen Spallanzani, wenn auch noch unsicher, das Vorhandensein einer freien Säure mutmaßte. (Erst wesentlich später sollte William Prout die Magensäure und ihre Rolle bei der Verdauung exakt nachweisen.)

Obwohl Leuchs im Jahre 1831 bereits die Verdauungswirkung des Speichels nachgewiesen hatte, galt immer noch die Meinung, die Verdauung sei das alleinige Monopol des Magens - gestützt nicht zuletzt durch die Ergebnisse von William Beaumont. Dieser amerikanische Militärchirurg hatte einen Diener eingestellt, der - als Folge einer früheren Schussverletzung - eine dauerhafte Magenfistel aufwies und so zum Forschungsobjekt des Arztes werden konnte. Im Zeitraum von sieben Jahren unternahm Beaumont insgesamt zweihundertachtunddreißig Versuche an dem Mann, führte durch die Leibesöffnung unterschiedlichste Lebensmittel variablen Zustands in den Magen. Indem er danach Flüssigkeitsproben entnahm, konnte er die Veränderungen der Nahrungsmittel wie des Magensaftes während der Verdauung studieren. Im Jahre 1834 legte er dazu einen Forschungsbericht vor, der größte Aufmerksamkeit fand und bald in mehrere Sprachen übersetzt wurde. Wichtigste Erkenntnis, von Beaumont bei der chemischen Analyse nachgewiesen: Der reine Magensaft enthalte „einen beträchtlichen Salzsäureanteil“ sowie „noch eine andere Substanz“ (die Theodor Schwann später als Pepsin beschrieb).

Bernard führte ín Paris seine Verdauungsforschungen an Hunden durch, bei denen er künstliche Fisteln erzeugte. Dabei gelangte er zu dem Schluss, die Verdauung im Magen sei nur eine Phase im Verdauungszyklus, auch komme der Bauchspeicheldrüse dabei Bedeutung zu. Ebenso erkannte er die Umformung der Albumine in weniger komplexe Stoffe (von nicht mehr albuminoider Natur), die Auflösung der Fettgehalte sowie die Umwandlung von Kohlehydraten in Zucker.

Seine Hunde-Experimente konnte Bernard nur unter Schwierigkeiten durchführen, begleitet von permanentem Misstrauen, denn Vivisektion galt weithin als unmenschlich. In der Fachwelt aber sprach sich seine Arbeit bald herum. Der berühmte Berliner Chirurg Dieffenbach reiste eigens nach Paris, um mit eigenen Augen erleben zu können, wie Bernard mittels in den Magen seiner Versuchstiere eingeführter Sonden Magensaft entnahm und danach analysierte. Die Experimente erfolgten im chemischen Laboratorium von Pelouse in der Rue Dauphin; nach beendetem Versuch wurden die Tiere im Hinterhof des Gebäudes verwahrt.

Eines Morgens aber war plötzlich ein Hund verschwunden - offenbar geflohen. Einige Tage später riss ein Fremder Bernard bei Morgengrauen aus dem Schlaf: Der für den Distrikt des Laboratoriums zuständige Polizeikommissar müsse ihn dringend sprechen. Kurz darauf stand der Arzt vor einem achtunggebietenden kleinen Mann, der ihn kühl empfing und ohne Übergang in ein Nebenzimmer führte - wo der operierte Hund mit der Sonde lag. „Erkennen Sie ihn?“ fragte der Polizist. Bernard nickte: „Ja, das ist der Hund, der aus dem Laboratorium entwichen ist. Ich bin offengestanden sehr glücklich, meine Kanüle wiederzufinden, die ich schon verloren glaubte.“

Die Antwort empörte den Kommissar. Zornig stellte er den, wie er fand, grausamen Arzt zur Rede. Nicht genug, dass dieser eine arme Kreatur gequält hatte, nein, auch jetzt interessierte ihn allein seine Kanüle! Was das Ganze noch verschlimmerte, war die Tatsache, dass der Polizist den Hund sofort als seinen gestohlenen Liebling identifiziert hatte - der sogenannte Wissenschaftler hatte ihn offenbar wie ein beliebiger Spitzbube gestohlen!

Bernard bestritt dies energisch, er konnte nachweisen, dass das Labor seinen Bedarf bei sogenannten Hundefängern deckte. Zugleich drückte er sein tiefes Bedauern über den Vorfall aus und versicherte, das Tier sei nicht zu Schaden gekommen. Er werde regelmäßig die Wunden behandeln, nach wenigen Wochen sei dann alles wieder in

Ordnung. So geschah es, am Ende wurden der Polizist und der Forscher sogar Freunde.

Die mit den Experimenten verbundenen ethischen Probleme waren Bernard sehr wohl bewusst, er prüfte sich beständig bei dieser Seite der wissenschaftlichen Tätigkeit. Doch er war fest überzeugt: Für das Ziel, Menschen zu retten, ihre Schmerzen zu lindern, war es nicht nur rechtens, der Forscher war sogar verpflichtet, Versuche am lebenden Tier zu unternehmen. Erst wenn diese überzeugende Ergebnisse gebracht hatten, konnte man dann zur Anwendung beim Menschen übergehen.

IV

Kurz nach Erhalt des Doktortitels bewarb sich Bernard für eine freigewordene Dozentenstelle im Bereich Anatomie und Physiologie. Eine namhafte Jury hatte die Auswahl unter mehreren Kandidaten zu treffen und deren Probevorlesung zu bewerten. Bernard referierte über Probleme des Blutes. Das Urteil lautete: mittelmäßig. Die Stelle erhielt ein anderer.

Es reichte also nicht für eine akademische Karriere, wie einige Jahre zuvor für eine Laufbahn als Literat? Diesmal zeigte Bernard sich freilich wenig beeindruckt. Die medizinische Forschung war sein Feld, dafür hatte er bereits genügend Beweise geliefert. Sollte ihm die Universität doch gestohlen bleiben, sein Entschluss stand fest: Er würde die Arbeit fortsetzen. So mietete er also ein kleines Haus in der Rue Saint-Jacques und richtete sich dort ein bescheidenes Experimentier-Labor ein.

Befreit von allen Zwängen, an keine Routine des Lehrbetriebs gebunden, führte Bernard mit Feuereifer seine Forschungen weiter. Die Ergebnisse trug er regelmäßig in der Medizinischen Akademie und in der Gesellschaft für Biologie vor, sie wurden als Forschungsberichte publiziert. Im Verlauf seiner zahlreichen Experimente wurde immer klarer, dass die vitalen Phänomene den allgemeinen Regeln der Physik und Chemie folgten, dass die gültige Lehre des Vitalismus (nach der die Phänomene einem „höheren Lenken“ folgten) also nicht länger haltbar sei: „Diese Betrachtungsweise gehört im wesentlichen der Scholastik an und unterscheidet sich grundlegend von der experimentellen Methode.“ Bernard erkannte: „Die vitale Kraft lenkt die Phänomene, erzeugt sie aber nicht; die physischen Kräfte erzeugen die Phänomene, lenken sie aber nicht.“

In der Folgezeit wandte sich Bernard besonders dem Nervensystem zu. Im Jahre 1842 publizierte er neue Erkenntnisse zu den vasokonstriktorischen Nerven; drei Jahre später fand er in seinen Experimenten die Funktion der hinteren Wurzeln der Nebenniere bestätigt, wie Flourence, Bell und Magendie sie beschrieben hatten. Anschließend studierte er den Sympathicus und dessen Einfluss auf die tierische Wärme. Claude Bernard wurde damit zum Begründer der allgemeinen Physiologie des Nervengewebes.

Von 1849 bis 1852 unternahm er weitere systematische Forschungen zur Rolle des Magensaftes bei der Verdauung sowie zur glykogenischen Funktion der Leber. Im Jahre 1858 entdeckte er die Drüsennerven sowie die vasodilatorischen Nervenstränge, was dem Studium des Blutkreislaufs neuen Auftrieb geben sollte. Ebenso bedeutsam waren kurz darauf seine Untersuchungen zur Funktion der Bauchspeicheldrüse und ihrer Rolle bei der Verdauung. Bernard konnte nachweisen, dass der Bauchspeichelsaft die Ernährungsfette zersetzt und das Stärkemehl in Zucker verwandelt. Dabei würde, so meinte er, die Wirkung des Magensaftes auf die Proteine übertroffen. Das war nicht ganz richtig, aber der durch den Forschungsbericht entfesselte Aufruhr spornte andere Forscher an, neue und erhellendere Experimente durchzuführen.

Neben dem umfangreichen eigenen Pensum pflegte Bernard auch immer wieder die Zusammenarbeit mit anderen Kollegen. So war er etwa an der Abfassung des 1856 erschienenen *Ikonographischen Kompendiums der operativen Medizin und der chirugischen Anatomie* von Ch. Huette beteiligt, ebenso an einer Abhandlung über die Anatomie von Bourgery.

Claude Bernards unermüdliche Forscherarbeit war geprägt von Intuition, Sicherheit der Methoden und Unabhängigkeit in den Schlussfolgerungen. Kein Einwand der dogmatischen Sektierer vermochte ihn irre zu machen, wie auch kein Vorurteil seinen Blick trübte. Sein freier Geist verlieh dem wissenschaftlichen Fortschritt schöpferisches Feuer. In seinen Aufzeichnungen finden sich immer wieder Sätze, die Bernards Credo bezeugen, etwa: „Die Systeme versklaven die Intelligenz", oder: „Der Geist des Forschers unterscheidet sich von dem des Metaphysikers und des Scholastikers durch die Bescheidenheit, weil die Erfahrung ihm auf Schritt und Tritt seine relative Unwissenheit vor Augen führt." So gehörte denn auch dieser Satz zu seinem Credo: „Der Zweifel ist das Kopfkissen des Weisen."

Eine überlieferte Episode kann solche Haltung verdeutlichen. Als Bernard einmal mit dem Philosophen Cousin über das Problem der Beziehungen zwischen Gehirn und Denken, zwischen Materie und Geist stritt, konnte der abstrakte Denker – den die wiederholte Ungewissheit und Unschlüssigkeit des Arztes aus dem Konzept brachte – seine Enttäuschung nicht verhehlen und rief aus: „Aber im Grunde wisst Ihr ja nichts!" Bernard erwiderte gelassen, wie es seine Art war: „Wenn ich etwas grundlegend wüsste, wüsste ich alles."

Philosophische Betrachtungen waren Bernard nicht fremd, sah er doch deutlich den Nutzen, welchen ein Gedankenaustausch zwischen Philosophie und exakter Wissenschaft bringen konnte: „Ihre Verbindung erhebt die eine und strukturiert die andere; wenn das Band aber reißt, erhebt sich die ihrer Stütze oder des Gegengewichts durch die Wissenschaft beraubte Philosophie in die Lüfte und entschwindet in den Wolken, während die richtungslos gewordene Wissenschaft trotz ihrer hohen Ziele abstürzt, stehen bleibt oder in die Irre geht."

Bernards Credo als Forscher wurde ein weiteres Mal deutlich, als die Akademie der Wissenschaften ihn – unmittelbar nach Entdeckung der hepathischen Glykogenese – im Jahre 1854 zum ordentlichen Mitglied wählte. In seinem Vortrag während der feierlichen Zeremonie führte er aus: „Das Bekannte und das Unbekannte sind die beiden notwendigen Pole der Wissenschaft. Das Bekannte besitzen wir, es fußt auf den Erfahrungen der Jahrhunderte. Das Unbekannte liegt vor uns, es quält uns, spornt unablässig unseren Ehrgeiz an, den Drang nach Erfahrung neuer Wahrheiten, die wir intuitiv fühlen, für die aber unser Verstand, der sich auf Fakten stützt, die wissenschaftliche Formel finden muss. Es wäre daher ein Irrtum zu glauben, dass der Wissenschaftler, der sich auf die Vorschriften der experimentellen Methode verlässt, a priori jede Konzeption verwerfen und seinem Gefühl Stillschweigen gebieten muss, um allein die Resultate der Erfahrung zu befragen. Nein: Die physiologischen Gesetze, welche die Äußerungen der Intelligenz regeln, erlauben ihm nicht, auf andere Weise vorzugehen als stets und nacheinander das Gefühl, den Verstand und die Erfahrung zu befragen. Nur belehrt von langen Enttäuschungen und überzeugt von der Nutzlosigkeit der Anstrengungen des sich selbst überlassenen Geistes, wird er der Erfahrung einen vorrangigen Einfluss einräumen und sich gegen die Ungeduld wappnen können, die uns jeden Augenblick dem Irrtum entgegentreibt. Der Wissenschaftler schreitet seelenruhig und ohne Hast der Entdeckung der Wahrheit entgegen. Verstand und Überlegung dienen ihm zum Geleit, doch er mäßigt und zähmt sie bei jedem Schritt durch die Erfahrung; sein Gefühl gehorcht, auch ohne es zu wissen, der angeborenen Notwendigkeit, die uns zum Ursprung der Dinge zurückführt. Doch er arbeitet weiter, ganz der Natur zugewandt, weil die Ideen erst dann deutlich aufleuchten, wenn sie aus der äußeren Welt zum Brennpunkt der Erkenntnis zurückkehren, der in uns wohnt, so wie der Blitz uns nur erleuchten kann, wenn er sich in den uns umgebenden Gegenständen spiegelt."

V

Der Ehrung durch die Akademie folgte noch im gleichen Jahr 1854 eine weitere: Die Sorbonne berief Claude Bernard zum ersten Inhaber ihres neu geschaffenen Lehrstuhls für Allgemeine Physiologie – Ausdruck des Ansehens, das der neue Zweig der Medizin inzwischen, nicht zuletzt durch Bernards Forschungen, gewonnen hatte. Und die trieb er unablässig weiter.

Die Entdeckung der glykogenischen Funktion der Leber sollte das nächste große Ereignis werden. Dabei ging es Bernard um das Phänomen der Zuckerkrankheit, für deren Entstehung er ein Organ – die Leber? – als Zuckererzeuger vermutete. Die herrschende Lehre besagte allerdings, der im Organismus vorhandene Zucker rühre zwangsläufig von zuckerhaltigen Stoffen in der Nahrung her. Dies sollte nun im Tierexperiment widerlegt werden – an Hunden, die einmal mit und einmal ohne zuckerhaltige Nahrung gefüttert wurden. Zunächst bekam ein Exemplar sieben Tage lang „Zuckernahrung", dann öffnete Bernard während der Verdauung die Bauchhöhle und stellte fest, dass das Blut der aus der Leber kommenden Adern viel Zucker enthielt – wie erwartet. Dann folgte die spannende „Gegenprobe". Ein Hund wurde geopfert, der sieben Tage lang nur Fleisch gefressen hatte. Und siehe: auch bei ihm fanden sich in dem aus der Leber stammenden Blut beträchtliche Mengen Zucker. Bertrand ließ diesem ersten Experiment eine ganze Reihe folgen, nicht nur an Hunden, sondern auch an anderen Tieren. Am Ende war er sicher: Das Blut versorgt sich aus hepathischen Geweben mit Zucker. Die Leber hat eine unlösliche Substanz in Reserve, die sich je nach Bedürfnis des Organismus in Zucker verwandelt. Diese bezeichnete Bernard als *Glykogen* und hielt zugleich fest, es stelle sich in der Leber aus vorher genossenem Zucker immer wieder her und werde durch die Muskeltätigkeit verbraucht (wobei die Muskeln auch die Fähigkeit hätten, eine bestimmte Reserve an Glykogen zu produzieren). Gleichzeitig wies er auf die Rolle des Nervensystems in dieser Glykogenese hin.

Mit jenen denkwürdigen Experimenten war die Tür aufgestoßen für eine bald darauf einsetzende weitergehende Diabetes-Forschung. Doch die Pathogenese der Krankheit sollte noch lange im Dunklen bleiben, da man sich – auch ausgehend von Bernard – fast ausschließlich mit der Leber beschäftigte. Zwar hatte Bernard bei mehreren Autopsien von Diabetikern die Bauchspeicheldrüse atrophiert vorgefunden, doch seine irrige Vorstellung vom „animalischen Glykogen" ließ ihn dies nicht weiter und eingehend untersuchen. (Nachdem später Bochardat und Lancereaux im Resultat von Tierexperimenten erstmals auf die Bedeutung der Bauchspeicheldrüse hinwiesen, sollte es noch bis 1922 dauern, ehe dem kanadischen Physiologen Frederick Branting die Entdeckung des Insulins gelang und damit die Behandlung des Diabetes möglich wurde.)

Durch seine Leber-Forschungen wurde Bernard zugleich, gemeinsam mit Brown-Séquard, zum Vater der modernen Endokrinologie. Seit dem Altertum hatte es auf diesem Gebiet, den Drüsen und ihren Absonderungen, allein Phantasie und Mutmaßungen gegeben. Im Jahre 1855 konnte Bernard das Phänomen erstmals erhellen. Bestätigt durch zahlreiche Experimente, hielt er fest: „Bisher galt die Annahme, dass jedes Sekretionsorgan zwangsläufig mit einem Exkretionskanal ausgestattet sein muss, mit der Aufgabe, die abgesonderten Sekrete auszuscheiden. Heute wissen wir von der Leber ziemlich sicher, dass es interne Sekretionen gibt, das heißt, Sekretionen, deren Produkte, statt nach außen ausgeschieden zu werden, unmittelbar ins Blut übertragen werden. In der Leber gibt es folglich zwei Funktionen sekretorischer Natur: eine *externe* [exokrine] *Sekretion*, Erzeugnis der Galle, die sich nach außen ergießt, und eine *interne* [endokrine] *Sekretion*, die aus Zucker besteht und die unmittelbar in das Blut der allgemeinen Zirkulation fließt."

Im Oktober 1855 starb Bernards verehrter Lehrer, der große Magendie. Seinen Lehrstuhl für experimentelle Medizin am Collège de France übernahm nun, zusätzlich zu den Vorlesungen an der Sorbonne, der einstige Schüler. Bei den Studenten war Bernard äußerst beliebt, man verehrte seinen noblen, zugleich liebenswürdigen und bescheidenen Charakter. Die Professorenkollegen empfanden es ähnlich, fühlten sich nie durch ihn in den Schatten gestellt. Im Gegenteil: Seine Persönlichkeit wirkte belebend und anspornend. Wöchentlich traf sich im Hause von Professor Bouley ein kleiner Zirkel von Freunden, dabei diskutierte man und tauschte Ideen aus – zum Nutzen der Wissenschaft.

Von der Vielseitigkeit seiner Interessen zeugten auch Bernards Forschungen auf dem Gebiet der Nerven. Aufbauend auf Erkenntnissen der Vorläufer Willies, Winslow und Bichat konnte er erstmals die Funktion der sympathischen Nerven erklären. Sie würden, so Bernard, das Blut regulieren, welches die Organe und die Haut ernährt. Zu diesem Zweck seien sie in jener Muskelschicht tätig, welche die kleinen Arterien umhülle.

Ebenso beschäftigte sich Bernard in verschiedenen Arbeiten mit toxischen Substanzen, darunter besonders mit der Wirkung des Kurare. Diese von den Indios zum Vergiften ihrer Pfeilspitzen verwendete Substanz ermöglichte ihm auch wichtige Experimente bei seiner Nervenforschung: Nach der Injektion von Kurare schienen die Tiere tot umzufallen. Die sofortige Obduktion zeigte indes, dass das Herz munter weiterschlug. Und wenn man die Muskeln unmittelbar anregte, zogen sie sich weiterhin zusammen, reagierten jedoch nicht, wenn nur der Nerv stimuliert wurde. Die Nerven waren folglich „tot", während die anderen organischen Elemente der Muskeln, des Blutes, der Schleimhäute noch viele Stunden „lebendig" blieben. Indem er solcherart die selektive Einwirkung des Kurare studierte, konnte Bernard nachweisen, dass die Elemente des sensitiv-motorischen Bogens vom Reflexbogen unabhängig, also autonom waren. Zugleich ahnte er voraus, dass man Kurare auch in der Therapie einsetzen könnte. Er hielt fest: „Das amerikanische Gift ist dazu bestimmt, in die Klasse der heroischen Gifte eingereiht zu werden. Seine therapeutische Fähigkeit wird wissenschaftlich erst durch das physiologische Stadium der Vergiftungen begriffen werden können. Die medikamentöse Einwirkung ist im Grunde nichts anderes als die unvollständige Vergiftung. Das Kurare wird sicherlich in den Bereich der Medizin eintreten." Und so geschah es am Ende. Heute ist Kurare ein wertvoller Gehilfe bei der Narkose.

Im Jahre 1865 veröffentlichte Bernard sein grundlegendes Werk *Einführung in das Studium der experimentellen Medizin* – noch heute als Klassiker der Wissenschaft geschätzt. Nach seinem Erscheinen faszinierte es eine ganze junge Generation von Medizinern. Bergson schrieb rückblickend: „Dieses Buch hatte für uns die gleiche Bedeutung wie einst Harveys ‚De motu' für das siebzehnte Jahrhundert."

Kurz nachdem Bernard das erste Exemplar in der Hand hielt, streckte ihn – der ungeachtet des enormen Arbeitspensums bisher stets gesund geblieben war – eine schwere Enteritis nieder. Er war so schwach, dass er sich kaum bewegen konnte. Wie schon zuvor, wenn er Ruhe brauchte, begab er sich auch diesmal zu seiner Mutter nach Saint-Julien-en-Beaujolais, wo er liebevolle Pflege fand. Erst nach achtzehn Monaten war er wieder soweit hergestellt, dass er nach Paris, zu seiner Arbeit zurückkehren konnte.

Bernard konzentrierte sich fortan allein auf die Forschung, die Lehrtätigkeit überließ er seinen Schülern. Längst unangefochtene Autorität in ganz Europa, Achtung und Verehrung genießend, stand Claude Bernard im Zenith seiner Laufbahn. Die französische Regierung ernannte ihn zum Mitglied des Senats, die Wissenschaftsakademien in London, Sankt Petersburg und Berlin nahmen ihn in ihre Reihen auf. Ein Zeitgenosse brachte es auf den Punkt: „Claude Bernard ist nicht ein Physiologe – er ist die Physiologie."

VI

Berühmt, verehrt – und unglücklich im privaten Leben. Im Jahre 1845, mit zweiunddreißig Jahren, hatte Bernard die Tochter eines wohlhabenden Arztes geehelicht. Eine Zweckheirat, eingefädelt von einem befreundeten Chemiker, der nicht zulassen wollte, dass Bernard aus finanziellen Gründen seine Forschertätigkeit aufgeben musste. Mit dem Tod des Vaters war nämlich als Erbschaft ein Schuldenberg auf Bernard niedergestürzt, zu dessen Abzahlung in jährlichen Raten er sich verpflichtet hatte, was den größten Teil seines Einkommens verschlang. Seinen Pflichten nachzukommen, war auch in diesem Fall für ihn selbstverständliche Maxime – mochte es auch Entbehrungen und Kümmernisse mit sich bringen.

Dazu kam es dann infolge der Heirat allerdings nicht. Claude und Fanny bezogen eine geräumige

Wohnung in der Rue du Pont de Lodi. Seine Frau hatte sich ein üppiges Leben erträumt: Sie war wohlhabend, ihr Mann arbeitete in einer angesehenen Klinik und hatte einen guten Namen. Doch die Dinge liefen nicht so wie sie gedacht hatte. Claude opferte die Laufbahn eines mondänen Arztes der törichten Leidenschaft für wissenschaftliche Forschungen, die nichts einbrachten; überdies war er Freidenker, und ein Muttersöhnchen. Von vier Kindern waren zwei Söhne früh gestorben; nach der Geburt des letzten hatten Zwistigkeiten und Kälte in der Familie zugenommen. Bernard verbrachte die meiste Zeit im Laboratorium. Fanny, unfähig, ihn zu verstehen und zu lieben, beschuldigte ihren Mann wegen seiner Tierversuche der Gottlosigkeit und Barbarei, dazu der Gleichgültigkeit gegenüber dem heimischen Herd. Ein weiterer Zankapfel war Claudes liebevolles Verhältnis zu seiner Mutter, das seine Frau argwöhnisch, ja eifersüchtig verfolgte. Die überlieferte Korrespondenz zeigt eine herrische und sich ihrer Macht bewusste Frau. So schrieb sie etwa am 13. Februar 1850 an Bernards Mutter:

„Euer Sohn ist grausam, schlecht erzogen. Ihr spornt ihn dazu an, sich mir gegenüber niederträchtig zu benehmen. [...] Euer Sohn hatte nur Schulden, als ich ihn heiratete, und ich bin die, die sie bezahlt hat. [...] Alle Welt weiß, dass Claude keinen Pfennig besaß und nach wie vor nichts besitzt."

Als Bernard, wie bereits geschildert, Ende 1865 zum Auskurieren seiner Krankheit wieder einmal das Refugium des mütterlichen Hauses aufsuchte, schrieb ihm Fanny den folgenden Brief:

„Du schämst dich nicht, deine Frau und deine Töchter zu verlassen, um bei einer niederträchtigen Mutter zu wohnen, die dich zu überreden verstanden hat, dass du von einem Söldner besser behandelt wirst als von mir! [...] Ich muss in den Augen der Welt als ein Weib mit üblen Angewohnheiten gelten, mit dem der Ehemann anscheinend nicht länger zusammenleben will." Der „Söldner", von dem sie sprach, war Doktor Davaine, ein alter Freund Bernards, der ihm bs zum Tode zur Seite stand. Fanny hasste ihn wie alle, die ihrem Mann nahestanden.

Im Jahre 1869 kam es dann zum endgültigen Bruch. Fanny verließ ihren Ehemann, nahm die Töchter mit. Fortan lebte der berühmte Bernard allein, betreut von einem betagten Dienstmädchen. Wie sehr ihn die jahrzehntelange familiäre Tragödie bewegte, zeigte sich, als er bei einer Laudatio in der Akademie – kurz nach Fannys Weggang – besonders die private Harmonie betonte, in welcher der zu Ehrende lebte. Persönliche Wehmut war kaum zu überhören, wenn er sagte: „Im Familienkreis fand Flourens die dem tätigen Gelehrten lebensnotwendige Sanftmut und Ruhe. Seine Lebensgefährtin, die ihn so würdig und liebevoll umhegte, identifizierte sich mit seinem Geist und Werk, regte ihn beständig an."

Bernards Ehe indes war endgültig gescheitert. Bald verband ihn eine immer enger werdende Beziehung zu seiner früheren Schülerin Raffaelowitsch. Sie wurde zu Bernards Freundin und Vertrauten, bald auch Geliebten. Seine Briefe (insgesamt vierhundertachtundsechzig!) bewahrte sie in sechs veilchenblau gebundenen Alben auf – heute als „Reliquie" im Institut de France befindlich. Raffaelowitschs Fazit in einer ihrer Antwortepisteln: „Mit einem Wort: Ihr seid ein tiefsinniger Philosoph mit dem unwiderstehlichen Charme eines Dichters."

Auch weiterhin blieb die Arbeit Bernards „Gegengift" für alle Kümmernisse. Von Napoleon III. in den Kaiserlichen Senat berufen, veröffentlichte er 1870 ein weiteres vielbeachtetes Werk, betitelt *Allgemeine Physiologie*. Sieben Jahre später, im Dezember 1877, verspürte er dann eines Tages in seinem nasskalten Laboratorium – von ihm selbst stammte der Satz: „Die Laboratorien sind die Gräber der Gelehrten" – einen heftigen Schüttelfrost, erstes Anzeichen einer Nierenbeckenentzündung, die ihn zwei Monate später niederstrecken sollte.

Am 14. Februar 1878 verstarb Claude Bernard, vierundsechzigjährig, in Paris. Als seine Töchter Tony und Marie am Tag darauf das Sterbezimmer betraten – die Mutter hatte zu verhindern gewusst, dass sie bei seiner letzten Stunde zugegen waren –, fanden sie Bernards treueste Schüler am Totenbett versammelt. An sie hatte er seine letzten Worte gerichtet: „Schade, dass es vorbei ist."

Rudolf Virchow

(1821 - 1902)

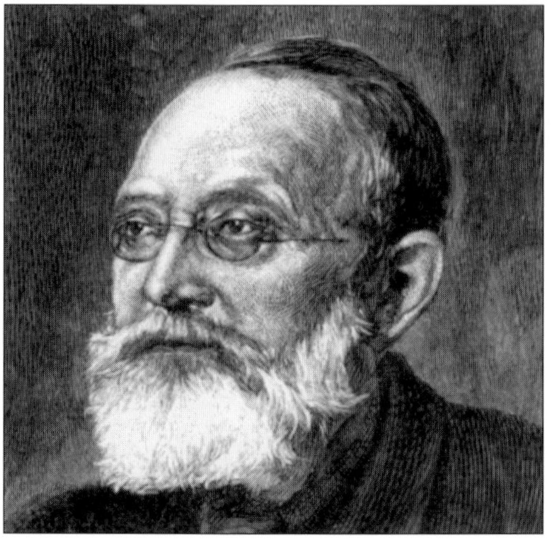

Holzschnitt von Moritz Klinkicht, 1912.

I

Im Jahre 1847 wütete unter den Weberfamilien in Oberschlesien eine schlimme Typhusepidemie. Zur Aufklärung der Ursachen entsandten die preußischen Behörden einen jungen Arzt namens Rudolf Virchow, der drei Jahre zuvor an der Berliner Universität promoviert hatte. Die Wahl war nicht zufällig erfolgt: Virchow, inzwischen Prosektor an der Charité, hatte sich nicht nur mit einer Vorlesungsreihe über Pathologische Anatomie einen Namen gemacht, ins Licht der interessierten Öffentlichkeit war er besonders durch eine heftige wissenschaftlichen Kontroverse zur Humoraltheorie geraten. In deren Verlauf hatte Virchow die Auffassungen des konservativen Wiener Professors Carl Rokitansky entschieden bestritten (der sich von der Kritik des Berliners nie mehr ganz erholen sollte, welcher - „fast noch ein Knabe", so Rokitansky - seine Doktrin als „albern" abtat und statt dessen forderte: „Allein Fakten haben zu gelten!").

Virchow reiste ohne Vorurteile nach Schlesien, entschlossen, nicht die geringste Spur außer Acht zu lassen, die zur Ursache der Epidemie führen konnte. Bereits nach kurzer Zeit war ihm klar, dass es sich hier um die katastrophale Folge von Armut, Hunger und Ausbeutung handelte. Überall traf Virchow auf ausgemergelte Menschen, mit völlig unzureichender Ernährung, in primitiven Behausungen vegetierend - und das im glanzvollen Preußen! Es gab keine geheimnisvolle Pathologie zu erkunden: Krankheitsverursacher war der Staat, der den Notstand der Menschen ignorierte. Der Typhus resultierte aus Überanstrengung bei Unterernährung, zugleich aus den primitiven hygienischen Verhältnissen. (Erst später, im Jahre 1909, sollte Charles Nicolle die Laus als verantwortlichen Transmitter der Krankheit ausmachen und damit wirkungsvolle Typhus-Bekämpfung ermöglichen.)

Der Bericht, den Virchow nach seiner Rückkehr in Berlin vorlegte, führte diese Tatsachen ebenso sachlich wie rückhaltlos an. Und der Verfasser ging noch einen Schritt weiter, indem er seine medizinischen und sozialen Beobachtungen mit einer politischen Forderung beschloss: „Es genügt nicht, die Hütten der Weber zu desinfizieren, die Rattenplage zu beseitigen. Die Sauberkeit muss in den öffentlichen Ämtern beginnen: der erste Schritt zur Gesundheit des Volkes besteht in der Herstellung wahrhaftiger Demokratie, einer Herrschaft, die die Probleme der Menschen ernst nimmt und Missstände beseitigt."

Mit diesem Schlesien-Bericht begann Virchows unermüdliches Wirken als Vorkämpfer einer „sozialen Medizin", die im Zeitalter zunehmender Industrialisierung das „Recht auf Gesundheit" für alle Bürger einforderte.

Die Auftraggeber reagierten empört. Man hatte eine wissenschaftliche Untersuchung erwartet, kein revolutionäres Pamphlet! Virchow wurde unverzüglich seines Postens an der Charité enthoben und musste zugleich seine Vorlesungen an der Universität einstellen. Doch davon ließ sich der überzeugte, mutige junge Mann nicht im geringsten beeindrucken. Schon seinen Kommilitonen hatte er wenige Jahre zuvor erklärt: „Wir dürfen angesichts der weitreichenden Entwicklungen unserer Tage nicht untätig bleiben!" Und einige Zeit später musste Bismarck sich die folgenden Worte Virchows anhören: „Exzellenz: Der Arzt ist der natürliche Anwalt der Armen."

II

Rudolf Virchow wurde am 13. Oktober 1821 in dem hinterpommerschen Städtchen Schivelbein geboren. Sein Vater, mit slawischen Familienwurzeln, betrieb einen kleinen Gasthof, die Virchows lebten in bescheidener Behaglichkeit, geistige Interessen waren nicht zu beobachten. In dieser Atmosphäre verbrachte Rudolf „sang- und klanglos" seine Kindheit und Jugend, absolvierte die Schule – nichts deutete darauf hin, dass er die provinzielle Dunkelheit hinter sich lassen und alsbald wie ein leuchtender Stern am Firmament der Wissenschaft auftauchen sollte.

Als die Berufswahl anstand, hatte der Sohn Interesse an der Medizin geäußert. Der Geldbeutel des Vaters erlaubte kein Universitätsstudium, doch Rudolf fand Aufnahme an der Militärärztlichen Akademie in Berlin, der „Pépinière", die stets auch einen Teil Studenten aus unbemitteltem Hause aufnahm. Er begann sein Studium in einer Zeit, da – einhergehend mit dem Heraufziehen einer neuen, durch Technik und Industrialisierung geprägten Ära – auch die Medizin dabei war, die bisher herrschende dogmatische Lehre hinter sich zu lassen und statt dessen auf objektive Erkenntnisse zu setzen. Virchow wurde alsbald überzeugter Anhänger dieser neuen medizinischen Philosophie.

An der „Pépinière" fiel der Student aus Pommern durch sein außergewöhnliches Gedächtnis auf, ebenso bewies er großes Geschick bei den anatomischen Übungen. So konnte es nicht verwundern, dass ihm nach erfolgreichem Erwerb der „Lizenz" als Militärarzt der Eintritt ins Heer erspart blieb. Der zweiundzwanzigjährige Virchow erhielt eine Assistentenstelle an der Charité, bei Prosektor Robert Froriep. 1845 folgte die Promotion, kurz darauf übernahm Virchow von seinem Lehrer das Amt des Prosektors.

Besonders die pathologische Anatomie hatte es ihm angetan, hier begann er zu forschen und rief bald danach – da es in Berlin noch keinen entsprechenden Lehrstuhl gab – eine Vorlesungsreihe ins Leben, die in wissenschaftlichen Kreisen rasch günstiges Echo fand. Im Jahre 1847 gründete Virchow, gemeinsam mit seinem Mitarbeiter Reinhardt, die Zeitschrift „Archiv für pathologische Anatomie und Physiologie und für klinische Medizin", mit der er seiner Forderung nach Etablierung des neuen Zweiges der medizinischen Wissenschaft eine unüberhörbare Stimme verschaffte.

Es war zu jener Zeit, als die eingangs geschilderte Reise nach Schlesien stattfand, in deren Resultat Virchow seiner Ämter in Berlin enthoben wurde. Das sprach sich rasch herum – nur wenige Tage darauf erreichte ihn eine Nachricht aus Würzburg. Die dortige Universität bot ihm das Amt eines Ordinarius für Pathologische Anatomie an. Doch das war Virchow vorerst egal, den zu dieser Zeit weitaus dringlichere Dinge beanspruchten.

Man schrieb das Frühjahr 1848, wie in ganz Europa herrschten auch in Preußen Unruhe und revolutionäre Erregung. Das französische Volk hatte die Monarchie des Hauses Orléans gestürzt, Norditalien und Ungarn waren gegen die österreichische Herrschaft aufgestanden; gerade hatten Karl Marx und Friedrich Engels in London ihr „Kommunistisches Manifest" veröffentlicht. Am 18. März 1848 brachen auch in Berlin Straßenunruhen aus.

Rudolf Virchow schloss sich unverzüglich den Aufständischen an. Überliefert ist, dass er sich ein altes Gewehr besorgte und mit Ruf: „Auf die Barrikaden!" aus dem Haus stürzte. Seiner Mutter schrieb der Siebenundzwanzigjährige, wofür er sich mit seinem Leben einsetzen wollte: „Es darf keine bevorrechteten Stände mehr geben, jedermann muss dasselbe Recht im Staate haben."

Die Tage und Wochen der „Märzrevolution" sahen den Republikaner Virchow als unermüdlichen Agitator. Er war an vielen Brennpunkten zugegen, sprach vor Studenten und revoltierenden Arbeitern. Dies änderte sich auch in den Monaten danach kaum. Bei einem Treffen der Arbeitervereine trat er so überzeugend für sofortige Reformen ein, dass man ihn als Kandidaten für die bevorstehenden Wahlen zur Frankfurter Nationalversammlung nominierte. Er musste jedoch wieder von der Liste gestrichen werden: Man hatte im Eifer übersehen, dass die Wahlordnung ein Mindestalter von dreißig Jahren vorsah. So beschloss Virchow, den Kampf mit anderen Mitteln fortzusetzen und gründete ein medizinisch-politisches Wochenblatt, das ein Jahr später, 1849, vom Preußenkönig Friedrich Wilhelm IV. verboten wurde.

Der revolutionäre Elan in Deutschland wich ziemlich bald politischem Kalkül. Im Mai 1849 gab es zwar noch einmal Aufstände demokratischer Republikaner in Sachsen, Baden und der Pfalz, doch 1850 war die „kleindeutsche Lösung" endgültig passé, der bisherige (Groß-)Deutsche Bund wurde reetabliert, die Frankfurter Nationalversammlung löste sich auf.

Auch für Rudolf Virchow ging damit die erste Phase unmittelbarer politischer Aktivität zu Ende. Im Herbst 1849 nahm er schließlich den Ruf nach Würzburg an, wo er sich nun intensiv der Forschung und Lehre zuwandte.

Seine streitbare Gesinnung, sein unbeugsames Temperamt fokussierte er jetzt ganz auf die Wissenschaft. Hier in Würzburg begründete er in den darauffolgenden sieben Jahren seine avantgardistische Zellpathologie, machte die bis dahin eher verschlafene Universität zu einem Zentrum europäischen Geistes. Studenten und Mediziner aus zahlreichen Ländern eilten herbei, um sein eigenwilliges Wort zu hören. Sein Ruf als Wissenschaftler stieg unaufhörlich.

Er drang natürlich längst auch nach Berlin – wo man Virchow Anfang 1848 verstoßen hatte und jetzt nur zu gern wiederhaben wollte. Im Jahre 1856, gedrängt nicht zuletzt von dem renommierten Naturwissenschaftler Johannes Müller, bot ihm die Berliner Universität den neu eingerichteten Lehrstuhl für Pathologische Anatomie an. Virchow indes konnte es sich inzwischen leisten, die Zusage an eine Forderung zu knüpfen: ein eigenes Institutsgebäude für seine Forschungen müsse errichtet werden. Das zuständige preußische Ministerium konnte nicht anders als einwilligen. Daraufhin wechselte Rudolf Virchow endgültig nach Berlin. Sein Institut führte er in den kommenden sechsundvierzig Jahren zu höchstem Ansehen in aller Welt. Die Universität besaß 3.500 anatomische Präparate zur Zeit, da Virchow den Lehrstuhl übernahm. Es sollten 23.000 sein, als er das Institut für Pathologie für immer verließ.

III

Den Begriff „Zelle" für kleinste Struktureinheiten hatte der Jenaer Botaniker Matthias Schleiden im Jahre 1838 bei der mikroskopischen Untersuchung von Pflanzen geprägt. Ein Jahr später, 1839, wandte der Berliner Zoologe und Anatom Theodor Schwann diese Erkenntnis auch auf Tiere an und stellte fest: „Struktur und Wachstum stimmen bei Pflanze, Tier und Mensch überein." Bei den Zellen, so Schwann, handle es sich um „anatomisch unabhängige Formationen mit einem Zentralkern und Eigenleben". Für den Prozess der chemischen Umformungen, welche die Zellentätigkeit charakterisierten, schlug Schwann den Begriff „Metabolismus" vor.

Diese neue Auffassung – das nämlich alle vitalen Phänomene auf die Zellphänomene zurückzuführen seien – glich einem Erdbeben in der Pathologie. Zu der Zeit, da Virchow sein Studium an der Berliner „Pépinière" abschloss, hatte die Zellentheorie sich bereits gegen viele Zweifler durchgesetzt. Lediglich in den Hypothesen zur Entstehung der Zelle klang noch altes Denken an, vermutete man doch, sie würde von einem primitiven lebenden Blastom erzeugt werden und sich durch Kristallisation rings um das zuerst auftretende Element, den Kern, bilden.

Diese Auffassung verwarf Virchow im Jahre 1855. Indem er den Begriff des Blastoms wie auch die angebliche Rolle des „Lymphsaftes" bei der Zellentstehung als „geschichtliche Torheiten" zu den Akten legte, formulierte er zugleich sein berühmtes Gesetz: *omnis cellula a cellula* (jede Zelle entsteht aus einer anderen Zelle). In den darauffolgenden Jahren präzisierte er anhand intensiver Forschungen seine Theorie und fasste seine Erkenntnisse 1858 in einem „Schema" zusammen: Jede Zelle entsteht stets aus einer anderen Zelle; die Zellen sind Einheiten des Lebens; sie sind damit zugleich Einheiten der Krankheit. Und schließlich: „Die Zellen bilden eine Art von Sozialpakt, von dem die verschiedenen Elemente abhängen und in dem eine jede ihre Rolle spielt; die Krankheit lässt sich als Bürgerkrieg innerhalb dieser Liliputrepublik auffassen, in der, sobald sie von einem Überfall bedroht ist, die Zelle der Arzt und das Blut der Pharmazeut ist."

Das stieß natürlich nicht nur auf Zustimmung. Virchows Gegner warfen ihm vor, seine politischen Überzeugungen unzulässig in die Wissenschaft einzubringen. Seine Anhänger aber sahen in diesem Zusammenhang nur eine konsequente und moderne Fortführung dessen, was bereits Aristoteles intuitiv formuliert hatte: „Der Organismus des Tieres hat große Ähnlichkeit mit einer gut verwalteten Gemeinde. Sobald innerhalb dieser Gemeinschaft Ordnung herrscht, wird ein Monarch, der den verschiedenen Aufgaben vorsteht, überflüssig. Jedes Individuum führt die ihm zukommenden, eigenen Aufgaben aus."

Ausgehend von der Erkenntnis, dass das physiologische Leben ein Ergebnis des korrekten Funktionierens der Zellen sei, folgerte Virchow logisch, dass Veränderungen der Zellen die Krankheit erzeugten. Diese Zellpathologie als erster erforscht zu haben, gehört zu seinem bleibenden Verdienst. Virchow kommt damit die gleiche Bedeutung zu wie Vesalius auf dem Gebiet der Anatomie, Harvey für die Physiologie und Pasteur für die Bakteriologie.

Seine Forschungsergebnisse fasste Virchow in dem berühmten Werk *Die Zellenpathologie* zusammen. Die Zellen der kranken Gewebe - so stellte er fest - verhielten sich anders als die normalen und degenerierten im Krankheitszustand. Ihre Betrachtung unter dem Mikroskop vermittle bald den Verschleiß, bald die Heftigkeit, der sie unterworfen seien: hinfällig und ausgelaugt beim Lungenabszess; feurig, entfesselt, überschwänglich beim Krebs, und so unersättlich, dass sie ins Blut und in die Lymphdrüse drängten und ihre finstere Tätigkeit in ein anderes Organ verlegten; großzügig, geschwind, aufmerksam, wenn sie gerufen würden, um eine Bresche in den vom Angreifer verletzten Verteidigungslinien zu schließen. Der Sitz der Krankheiten müsse somit in der Zelle gesucht werden; die metabolischen Prozesse und Krankheitsphänomene seien nichts anderes als Manifestationen der Zellreaktion. „Der Körper ist ein Aggregat von Zellen, in dem eine jede den Bürger darstellt, in dem die Krankheit den Konflikt zwischen ihnen ausdrückt, ausgelöst von der Aktion äußerer Kräfte." Fazit: Die organischen Störungen stellten ein natürliches, konkretes Phänomen dar, das Gesetzen gehorche und dessen Manifestationen wissenschaftlich feststellbar und erklärbar seien - ohne, wie bisher üblich, auf vage Definitionen und metaphysische Mutmaßungen zurückgreifen zu müssen.

IV

Virchow, ein Mann von kleiner Statur, kühl, dabei ebenso überzeugt von sich wie reizbar - er konnte einen Opponenten „vernichten", ohne dabei die Stimme zu erheben - verfügte über eine erstaunliche Physis. Da er nicht mehr als fünf Stunden Nachtschlaf brauchte, konnte er ein enormes Pensum bewältigen. Er forschte, er schrieb (fast 2.000 Veröffentlichungen sind überliefert), er befasste sich mit der Verwaltung seines Instituts, er reiste gerne. Und er mischte sich auch weiterhin in die Politik ein.

Als sich, nach einer Phase der Restauration, 1861 die liberale Fortschrittspartei gründete, erwachte Virchows alter Kampfeseifer von neuem. Er wurde Mitglied und zog als Abgeordneter seiner Partei in den Berliner Stadtrat ein, wo er bald durch sein mutiges Auftreten gegen den Machtmissbrauch des preußischen Königshauses auffiel. Das brachte ihm 1863 einen Sitz im Preußischen Landtag ein – wo er sich in den Folgejahren des öfteren heftige Wortgefechte mit dem neuernannten Ministerpräsidenten Bismarck lieferte. Als dieser im Jahre 1866 den siegreichen Krieg gegen Österreich erzwang, danach den Norddeutschen Bund initiierte, verblasste das Ansehen der liberalen Demokraten im herrschenden nationalistischen Taumel. Europa erlebte einen Wettlauf zu den Waffen – was Virchow veranlasste, der preußischen Regierung den Vorschlag einer Abrüstungskonferenz zu unterbreiten. Er wurde nicht gehört. Die Rivalität zwischen Frankreich und Deutschland steigerte sich von Tag zu Tag, 1870 brach der Krieg zwischen den beiden Mächten aus. Er endete mit dem Sieg der Truppen des Norddeutschen Bundes. Am 18. Januar 1871 wurde mit der Krönung Wilhelms I. das Deutsche Kaiserreich geschaffen.

Virchow hatte die Kriege nicht verhindern können. Umso tatkräftiger setzte er sich für die medizinische Versorgung der Opfer ein. Als Vorstandmitglied der Hilfsgenossenschaft für das Heer rief er die ersten preußischen Sanitätszüge ins Leben, auch leitete er persönlich den Bau eines Lazaretts in der Umgebung von Berlin, wo verwundete Kriegsheimkehrer gepflegt wurden. Ebenso aktiv trat er für nötige sanitäre und hygienische Maßnahmen ein, die die Ausbreitung epidemischer Krankheiten einschränken sollten, und arbeitete Pläne für eine Hospitalreform aus – alles im Geiste einer „sozialen Medizin", der er sich wie kein zweiter verpflichtet fühlte.

Auch nach Gründung des Kaiserreichs behielt Virchow sein Mandat im Preußischen Landtag. Dort sorgte er immer wieder für Aufsehen, etwa 1873 mit einer gegen die Macht der Kirche gerichteten (Virchow prägte dafür den Begriff „Kulturkampf") Gesetzesinitiative, mit der standesamtliche Trauung zur Pflicht gemacht und der Konfessionszwang auf Friedhöfen abgeschafft werden sollte.

V

Ungeachtet all dieser Aktivitäten blieb die Forschung Virchows hauptsächliches Feld. Saß er in seinem Institut am Schreibtisch, vor dem Mikroskop, war er bald ganz in seine Arbeit versunken, nichts konnte ihn ablenken. Die Spannweite seines Forschens war erstaunlich, sie umfasste nahezu alle Gebiete der Pathologie. Über seine Pionierleistung bei der Zellforschung wurde bereits berichtet.

Auch auf dem Gebiet der Geschwulstforschung hat Virchow wichtiges geleistet. Sein einstiger Lehrer Müller hatte die These aufgestellt, es gäbe keinen Strukturunterschied zwischen Tumoren und normalen Geweben; Dupuytren in Paris hatte versucht, indem er bösartiges Gewebe applizierte, Tieren den Krebs „einzuimpfen"; im Jahre 1827 hatte Cruveilhier sogenannten „Krebssaft" beschrieben, den Krebs sah er als „Tumor, der die Struktur der Gewebe stört", jedes Tumorgewebe habe sein Analogon in einem anderen Gewebe des Organismus. In den Folgejahren war ein lebhafter Streit zwischen Histologen und Klinikern über die Entstehung des Krebses ausgebrochen: die ersteren verteidigten die These der Zellenbesonderheit, davon überzeugt, dass der Krebsprozess einen neuen Zellentyp erschaffe; letztere meinten, die physiopathologischen Veränderungen erzeugten die morphologischen Phänomene. So schrieb etwa der renommierte Velpeau in Paris: „Die Krebszelle ist nicht mehr als ein zweitrangiges Produkt, statt ein Element *sine qua non* der Krankheit zu sein. Der Krebs ist somit eine einzigartige, diathesische Erkrankung, die je nach den von ihr verletzten Geweben verschiedene Wirkungen erzeugt."

Vor diesem „Scheideweg" von Ideen sah sich anfangs auch Virchow. Rückblickend schrieb er später über seine Forschungen: „In der ersten Zeit bemühte ich mich, übliche Irrtümer zu bekämp-

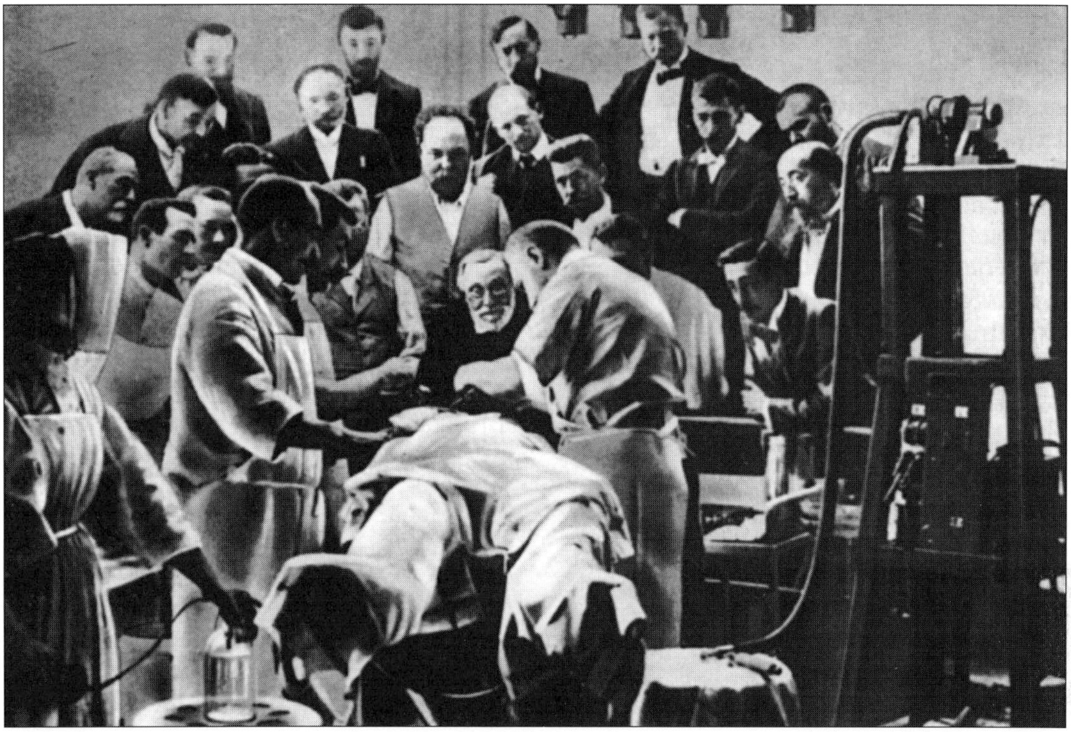

Virchow (mit Brille, über den Patienten gebeugt) als Zuschauer bei einer Gehirnoperation in Paris. Photographie, um 1890.

fen, und ich glaube, wir befinden uns jetzt in der Lage, nachweisen zu können, dass es keine spezifischen Elemente der Tumore ohne Analogie zum normalen Gewebe gibt. Wir müssen die Vermutung aufgeben, dass ein Tumor sich im Körper wie ein unabhängiges Wesen entwickeln kann. Der Tumor ist Teil des Körpers, in ihm entsteht er und unterwirft sich seinen Gesetzen."

Virchow betonte die Rolle der Erreger von lokalen Reizen bei der Entwicklung des Krebses. Was die Metastasen betrifft, so hielt er die weitgestreute Verbreitung von Gewebeabfällen für unwahrscheinlich und machte dafür eher die Humoralansteckung der Tumorsäfte verantwortlich: „Die dem Tumor entstammenden Säfte üben in bestimmten Elementen eine dem Samenkorn analoge Tätigkeit aus." Zum Problem der Erblichkeit des Krebses hielt er fest: „Die Erbübertragung des Krebses kann angeboren sein, wie Muttermale, hat aber vor allem das Merkmal der Anfälligkeit. Und diese wird vererbt, und nicht die Krankheit, denn wäre es die eigentliche Krankheit, könnten wir sie viel früher erkennen."

Auch die Bezeichnung *Leukämie* für den Blutkrebs verdanken wir Virchow, den die weißliche Färbung des Plasmas der von der geheimnisvollen Krankheit Befallenen überraschte – eine Krankheit, die Jahrzehnte später auf erschreckende Weise um sich greifen sollte.

Bei seinen Studien zur Tuberkulose wies Virchow zwei Arten von Schädigungen nach: die Granulation, auftretend als Zellneoplasie, und den gewöhnlichen Prozess der Alveolitis, der dem bei der Pneumonie beobachteten gleiche. Nur die Granulation sei für Tuberkulose typisch. Diese dualistische Lehre des Meisters aus Berlin wurde lange Zeit als unwiderlegbar betrachtet.

Auch die Syphilis interessierte Virchow. Er unterzog die von der Krankheit erzeugten Verwüstungen in den Eingeweiden strenger histopathologischer Inspektion und beschrieb vor allem die syphilitische Nephritis.

Bei seinen Forschungen zu den Phänomenen, welche den Konflikt zwischen Aggression und dem organischen Umfeld manifestieren, gelang Virchow als erstem die Feststellung, dass die weißen Blutkörperchen zunehmen, sobald ein infektiöser Angriff einsetzt. Er hielt fest: „Dank dieser Bereitschaft der Zellen vermag der Organismus so rasch zu reagieren, stürzen sie sich doch sofort auf die Bakterien und andere Eindringlinge, umringen und verschlingen sie."

VI

Virchow war nicht nur genialer Forscher, er verstand es gleichermaßen, fähige Schüler um sich zu scharen. Stets zeigte er sich erfreut und stolz angesichts seiner „Mannschaft" – die ihren Teil zum Weltruf des Berliner Pathologischen Instituts beitrug.

Dort arbeitete auch der langjährige Hausdiener und medizinische Gehilfe Ruster, ein Faktotum, das die Studenten oft zur Zielscheibe von Hohn und Spott machten. Ihn störte das wenig, wurden doch alle Verdrießlichkeiten mehr als wettgemacht durch die unvergleichliche Ehre, dass er täglich die Gegenwart des „verehrten Meisters" Virchow genießen, ihm morgens und abends den Überzieher halten und ihm ansonsten bei den Laboratoriumsarbeiten zur Hand gehen durfte. Berühmt war Virchows Satz: „Könnten Sie mir mal eben helfen, lieber Ruster?"

Natürlich brüstete sich der Mann außerhalb des Instituts nicht wenig mit seiner „Nähe" zu Virchow. Und so war es eines Tages – Ende 1870, kurz vor der Kapitulation Frankreichs – dazu gekommen, dass ein Unbekannter ihm in einer Kneipe ein französisches Flugblatt in die Hand gedrückt hatte mit der Aufforderung, es doch seinem „Meister" zu übergeben.

Das tat Ruster am nächsten Tag und musste dabei völlig unvorbereitet – er konnte kein Französisch – einen gewaltigen Wutausbruch Virchows erleben. Das Flugblatt, verfasst von einem gewissen Armand de Quatrefages, enthielt einen Bericht von der Beschießung des berühmten Pariser Museums der Naturgeschichte durch preußische Kanonen, wobei ein Teil der kostbaren Sammlung vernichtet worden war. Diese Kanonade, so der Autor, sei in voller Absicht geschehen, was beweise, dass die Preußen wilden Hunnen glichen. Sie seien demnach keine Germanen, sondern Barbaren.

Barbaren! Virchow – auch Mitbegründer der Deutschen Gesellschaft für Anthropologie, er hatte bereits kleine Arbeiten in dieser Disziplin veröffentlicht – war außer sich. Mehrere Tage musste der Diener immer wieder den Satz hören: „Barbaren, Ruster? Der bekommt die Antwort, die er verdient hat!" Denn Virchow wollte es nicht bei Wutausbrüchen belassen, er wollte Beweise sammeln, um solche Beleidigung Lügen zu strafen.

So begann Rudolf Virchow, sich intensiv mit den Rassemerkmalen der Preußen zu beschäftigen – und zwar bei Schulkindern. Unermüdlich war er unterwegs, um Schädel, Zähne und den Haarwuchs von tausenden von Kindern zu untersuchen. Das sprach sich bald herum, verschreckte Mütter verboten ihren Kindern den Schulgang, in der Annahme, der preußische Staat habe diesen gestrengen, reizbaren Mann beauftragt, eine Auslese unter den Kindern vorzunehmen.

Schließlich war die Untersuchung abgeschlossen. Virchow konnte exakt beweisen, dass die Preußen keine Hunnen waren, sie waren sogar den Franzosen ähnlich! Daran schloss er eine allgemeine Betrachtung der Preußen, denen er attestierte, sie seien Menschen, die auf ihre Würde Wert legten, zugleich auf solidarisches Verhalten. Und er erklärte: Die Granaten, die das Pariser Museum, Besitz der gesamten Menschheit, getroffen hätten, seien kein Ausdruck der Empfindung einer Nation, sondern allein der Gehässigkeit einer Minderheit, die bedauerlicherweise über Gut oder Böse befinde.

Fortan dehnte Virchow – der niemals etwas halb tat – seine anthropologischen Forschungen weiter aus und wurde auch auf diesem Gebiet zu einer Autorität von Weltgeltung. Er unternahm eine Reise in den Kaukasus, um den dortigen Menschentyp zu studieren. Im Jahre 1880 schloss er sich einer Anthropologengruppe an, die Studien und Ausgrabungen in Ägypten, Nubien und schließlich auf dem Peloponnes unternahm. (Dabei erinnerte er sich gewiss einer schönen Jugenderfahrung: Einst hatte er den Archäologen Heinrich Schliemann auf einer Erkundungsreise in jene Region begleiten dürfen, wo dieser das legendäre Troja vermutete – und später fand.)

In seinen anthropologischen Veröffentlichungen beschrieb Virchow unter anderem Knochenerkrankungen an prähistorischen Skeletten sowie die anatomischen Charaktermerkmale des Javamenschen (der ihn an den Gibbon erinnerte und so zu der falschen Auffassung brachte, es handle sich hier um eine Abart des Menschenaffen). Was den Neandertaler betraf, der sich von den bislang bekannten Formen stark unterschied, so ließ Virchow sich, unter dem Eindruck der vorherrschenden Meinung, zu der Vermutung verleiten, hier stehe man vor einem pathologischen Fall – rachitische Veränderungen seien für die Besonderheiten verantwortlich, wofür besonders die Dicke des Schädeldachs und die hervorstehende Stirnfontanelle sprächen.

So war Rudolf Virchow: Die Kränkung durch das französische Flugblatt hatte den berühmten Mediziner zusätzlich zum Anthropologen gemacht.

Immer auch war der Demokrat in ihm lebendig, dem es darum ging, Vorrechte abzubauen, auch solche kultureller Art – etwa den Abstand zwischen Gebildeten und Laien. Zu diesem Zweck gab er eine vielgelesene Buchreihe mit dem Titel „Monographien zur Verbreitung der Wissenschaft“ heraus, die neue Erkenntnisse allgemeinverständlich und anschaulich vermittelte.

Im Jahre 1899 nahm er noch einmal als Leiter der deutschen Delegation am Internationalen Medizinerkongress teil, der diesmal in Kopenhagen stattfand. Drei Jahre danach, am 5. September 1902, starb Rudolf Virchow, knapp einundachtzigjährig, in Berlin. Sein Credo als Forscher hatte er einmal so formuliert: „Eine nicht nachgewiesene Hypothese zu übernehmen, ist wie auf einem lecken Schiff in See zu stechen.“

Joseph Lister

(1827 - 1912)

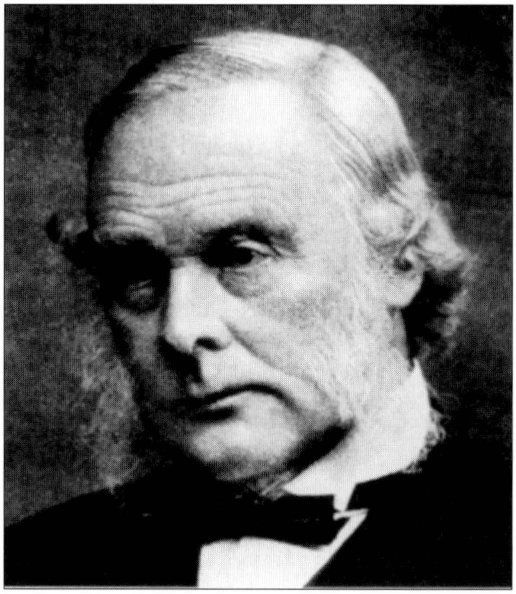

Porträtphoto, um 1885.

I

Einem begüterten englischen Weinhändler namens Lister, ansässig in Upton in der Grafschaft Essex, wurde 1827 der vierte Sohn geschenkt. Man taufte ihn auf den Namen Joseph, er wuchs in ebenso strenger Erziehung auf wie seine Brüder. Der Vater, bekennender Puritaner, widmete sich in seinen Mußestunden einem wissenschaftlichen Hobby, der Optik. Jeden freien Abend verbrachte er an seinem Mikroskop, dem „magischen Spielzeug", das er laufend verbesserte und unter dessen Linse er die seltsamsten Dinge und Wesen beobachtete. Der kleine Joseph zeigte alsbald lebhaftes Interesse, und wenn der Vater ihm erlaubte, ins Fabelreich des Mikroskops einzutauchen, waren sämtliche Spielfreuden seines Alters vergessen. Das war ein aufregendes Abenteuer, zugleich Entschädigung für die täglichen puritanischen Predigten im Hause.

Als dann die Schule absolviert war - Joseph konnte beste Ergebnisse in den Naturwissenschaften vorweisen - und die Frage des zukünftigen Berufs anstand, verkündete der Sohn, er wolle Chirurg werden. Der Vater protestierte heftig, sprach gar von „Ketzerei" - besaß doch die Chirurgie zu dieser Zeit noch ein sehr geringes Ansehen. Doch Joseph blieb fest, so dass der reiche Kaufmann schließlich der, wie er überzeugt war, Laune seines Sohnes nachgab. Allerdings dürfe Joseph keinesfalls mit einer praktischen Lehre, womöglich bei einem „Barbier-Chirurgen", beginnen, sondern habe zunächst ein standesgemäßes Hochschulstudium zu absolvieren. Damit bleibe zugleich das Ansehen der Familie gewahrt. Außerdem hoffte der alte Lister insgeheim, der Sohn könnte im Verlauf der Studienzeit seiner „Entgleisung" überdrüssig werden - ein entschiedener Irrtum, wie sich zeigen sollte.

Im Herbst 1846 schrieb sich Joseph Lister am Londoner University College ein und gehörte alsbald zu den begeisterten Hörern des Physiologieprofessors William Sharpey. Dessen Experimente beflügelten Listers Neugier, bereits als Kind geweckt durch das wundersame Mikroskop des Vaters. Ein weiteres Ereignis sollte den Wunsch, Chirurg zu werden, endgültig festigen: Nur drei Monate nach seiner Immatrikulation durfte Lister am 21. Dezember 1846 der ersten in England unter Anästhesie durchgeführten Operation beiwohnen.

Versuche, den Schmerz auszuschalten und damit der Chirurgie erheblich weitergehende Möglichkeiten zu eröffnen, hatte es - nach primitiven Anfängen - seit Beginn des 19. Jahrhunderts gegeben. Schon im Jahre 1800 wandte der Engländer Humphry Daly erstmals das Lachgas zur Betäubung eines Patienten an, was aber zunächst keine Verbreitung fand. Die eigentliche Geburtsstunde der Narkose und der Anästhesie schlug dann am 30. März 1842, als der namenlose amerikanische Provinzarzt Cawford Long mithilfe von Ätherinhalation einen Halstumor entfernte, ohne dass der Patient die geringsten Schmerzen verspürte. Als dann vier Jahre später, im Frühjahr 1846, John Warren am renommierten Massachusetts Hospital von Boston einen schwerwiegenden Eingriff erfolgreich unter Ätheranästhesie durchführte, bedeutete dies den endgültigen Durchbruch der neuen Methode - auch nach London, wie oben beschrieben. Damit war eine der bisherigen wesentlichen Schranken für die Chirurgie durchbrochen. Ein Jahr später, 1847, entdeckte der Franzose Flourans beim Chloroform ähnliche Wirkungen wie bei Äther.

II

Lister war ein eifriger Student. Er konzentrierte sich ganz auf seine Arbeit, die üblichen Vergnügungen seiner Kommilitonen waren ihm fremd. Lieber saß er in seiner Kammer und dachte mit der ihm wesenseigenen Neugier und Ungeduld über ungelöste Probleme nach. Was ihn bald zunehmend an der Chirurgie bewegte, war die massenweise anzutreffende postoperative Sterblichkeit, ein Werk der Infektion, welches jeden Eingriff zum Abenteuer machte. Die Ursachen sah er in den herrschenden katastrophalen Zuständen der Krankenhäuser. Noch im letzten Jahr des Studiums verfasste er dazu einen Bericht „Über den Generalschaden der Hospitäler" - erste Kampfansage des jungen Mannes, der dreizehn Jahre später als mutigster Pionier der aseptischen Chirurgie gelten sollte.

Nach glanzvoll bestandener Prüfung erhielt Lister im Jahre 1852 sein Arztdiplom. Jetzt wollte er sich bei einem namhaften Chirurgen praktisch vervollkommnen. Sein Lehrer Sharpey empfahl den berühmten James Syme in Edinburgh, einen Pionier der Gelenkchirurgie. Lister folgte dem Rat und reiste nach verdienten Ferien in den Norden, nach Schottland. Syme nahm den frischgebackenen Doktor freundlich auf, bald entwickelte sich zwischen dem Erfinder gewagter Operationstechniken und dem ebenso interessierten wie scharfsinnigen jungen Kollegen lebhafte Sympathie. Es dauerte nicht lange, und Syme vertraute Lister die Stellung des Chirurgen am Königlichen Krankenhaus von Edinburgh an. Oft war dieser auch abends bei den Symes zu Gast, wo Tochter Agnes ihn zusätzlich anzog. Die beiden wurden ein Paar, nach einiger Zeit folgte unter allgemeiner Zustimmung die Hochzeit.

In der heiteren Agnes fand Lister eine zarte, geistvolle Gefährtin, bald auch Mitstreiterin. Unter ihrem Einfluss konnte er sich aus seinem kühlen Panzer lösen, dem Erbe des strengen Elternhauses. Lister wurde mehr und mehr gesellig, unbefangen im Umgang mit anderen. Doch auch weiterhin bildeten Arbeit und Disziplin den Kern seines Daseins. Als Ergebnis intensiver praktischer Studien legte er erste Untersuchungen vor, über Entzündungsvorgänge und über Blutgerinnsel.

Im Jahre 1859 erreichte den zweiunddreißigjährigen Lister ein ehrenvoller Ruf: Die Universität Glasgow bot ihm den freigewordenen Lehrstuhl für Chirurgie an. Doch Lister zögerte. Noch fühlte er sich nicht reif für ein so verantwortungsvolles Amt, auch befürchtete er den zu erwartenden Einwand vieler Neider, die begehrte Stelle sei ihm nur dank Einfluss seines Schwiegervaters zugesprochen worden. Doch Syme bestärkte ihn, wie auch der alte Lister, dessen Rat der Sohn zusätzlich suchte.

So sagte Lister schließlich zu. Seine Antrittsvorlesung in Glasgow verlief erfolgreich. Erstmals am Katheder stehend, verschwand rasch alle Beklommenheit und Lister konnte das Auditorium für sich gewinnen. Aber die praktischen Arbeitsbedingungen, die er am Hospital der Universität vorfand, waren kläglich. Er musste sich ein reichliches Jahr damit abfinden, ehe endlich auf sein permanentes

Drängen am Royal Hospital von Glasgow eine chirurgische Abteilung eingerichtet wurde, wo Lister fortan seine klinische Praxis fand.

Und das mit größtem Erfolg. Seine erfinderische chirurgische Technik, seine Abneigung gegen jede Routine, seine ungewöhnliche Geschicklichkeit brachten ihm bald den Ruf eines der besten Chirurgen des Vereinigten Königreichs ein. Doch das imponierte dem Verwaltungsrat des Krankenhauses wenig, der Listers Materialanforderungen permanent nach Krämerart beschnitt: Was wollte der Mann denn mit solcher Unmenge von Krankenwäsche, von frischem Verbandsmaterial? Ein unnötiger Luxus!

Listers Anstrengungen, die durch operative Infektionen verursachte Sterblichkeit einzudämmen, glichen noch immer Predigten in der Wüste. Kaum einer verstand oder unterstützte den „Sonderling". Dabei war das massenweise Sterben Operierter infolge Wundbrand doch seit langer Zeit eine Geißel, ein Alptraum der Chirurgen – und die Zustände in den Hospitälern ein Grauen. Die Krankensäle erinnerten eher an Vorhallen von Leichenschauhäusern als an Stätten der Genesung. Tag und Nacht, im Winter wie im Sommer, standen die Fenster weit offen, damit der Brandgeruch abziehen konnte. Etwa die Hälfte aller Patienten, die sich selbst eines so einfachen Eingriffs wie der Amputation unterziehen mussten, starben unweigerlich. James Simpson fasste die herrschende Situation in das Bild: „Der Mensch auf dem Operationstisch eines unserer Hospitäler ist größerer Gefahr ausgesetzt als es die Soldaten in der Hölle von Waterloo waren."

Lister aber wollte nicht glauben, dass diese Zustände unabänderlich waren. Es musste doch möglich sein, der operativen Infektion vorbeugen und sie bezwingen zu können! Er verfeinerte seine Operationstechnik, vor allem Amputationen wurden mit größter Akribie durchgeführt – alles ohne Erfolg. Die Todesrate blieb unverändert, Tage nach dem chirurgischen Eingriff traten hinterrücks Rotlauf oder Wundbrand auf, Schwellung, Eiterung, Fieber, Vorboten des unvermeidlichen Todes. Lister war angesichts der Nutzlosigkeit seiner Bemühungen zuweilen verzweifelt.

Doch Aufgeben kam nicht in Frage. Das Übel, die konkrete, unsichtbare Ursache der Infektion musste von den Händen des Chirurgen oder von anderem herrühren, mit dem der Kranke während der Operation in Berührung kam! Warum heilte ein geschlossener Bruch ohne jeden Zwischenfall, während beim offenen Bruch nach der Behandlung meist Wundbrand und Tod die Folge waren?

Bei den meisten seiner Kollegen stieß Lister mit solchen Überlegungen, ja mit seinem gesamten Streben, zumeist auf Skepsis und Ablehnung. Sie hielten nichts von solchen „Verrücktheiten" – der Brand und damit der Tod seien eben unvermeidlich, auch der Eiter, das hatte bereits Paracelsus festgestellt, sei bei denen, die nicht starben, notwendig für den Heilungsprozess. Verbündete fand Lister hier also nicht.

Schließlich nahte ein entscheidender Tag. Man schrieb das Jahr 1865, als Lister wieder einmal sein Klagelied über die Ohnmacht der Chirurgie anstimmte – diesmal gegenüber dem befreundeten Glasgower Chemieprofessor Thomas Anderson. Dieser hörte ihm aufmerksam zu und meinte dann: „Lesen Sie doch einmal das Büchlein eines Franzosen namens Pasteur über die Gärungsprozesse. Vielleicht sind seine Ideen ungereimt, aber wer weiß? Vielleicht gibt es ja eine Verbindung zwischen den Gärungsvorgängen und der operativen Entzündung."

Pasteur? Lister hatte den Namen noch nie gehört. Doch er besorgte sich umgehend das genannte Buch – die Lektüre sollte den Anstoß geben für eine Wende in der Medizin.

III

Auch Louis Pasteur (1822 – 1895) war Professor der Chemie. Er wirkte zunächst in Straßburg, danach in Lille und schließlich in Paris.

In Lille – damals Zentrum der Herstellung von Alkohol aus Zuckerrüben – war Pasteur eines Tages konsultiert worden, da ein „Unglück" die Produktion zu ruinieren drohte: Statt Alkohol war das Endergebnis der Gärung jetzt plötzlich eine bitter schmeckende Substanz. Der Chemiker untersuchte die Flüssigkeit und entdeckte darin Milchsäure. Das genügte ihm freilich nicht. Ausgehend von Latours Feststellung, dass Gärung wahrscheinlich durch das Eingreifen von Lebewesen verursacht werde, stellte er genauere Analysen an und fand dabei unter dem Mikroskop winzig kleine, starre, eher längliche Körperchen. Sofort gab er eine gewisse Menge der anormalen Gärflüssigkeit in eine Flasche, fügte eine Nährlösung hinzu und verschloss das Ganze. Die Körperchen entwickelten und vermehrten sich wild; es waren in der Tat Myriaden mikroskopisch kleiner Wesen, die sich von organischer Materie ernährten. Pasteur setzte die Experimente fort und folgerte schließlich, dass die unerwünschten Mikroorganismen mit den „normalen", den Alkohol erzeugenden, wetteiferten. Und da sie offenbar stärker waren, zerstörten sie die anderen. Was war also zu tun? Man musste die Flüssigkeit vorher mikroskopisch prüfen, nur solche durfte verwendet werden, die keine „schädlichen" Körperchen aufwies.

Angeregt von den Gärungs-Experimenten, veröffentlichte Pasteur daraufhin einen ersten Artikel, in dem sich bereits die Feststellung fand: „Alles weist darauf hin, dass auch ansteckende Krankheiten von Ursachen abhängen, die mit denen dieser Phänomene übereinstimmen." Wer hätte damals in Lille geahnt, dass dieser Satz bald darauf eine medizinische Revolution auslösen würde?

Kurz darauf wurde der Chemiker Pasteur von den Winzern seiner Geburtsprovinz zu Hilfe gerufen. Was war geschehen? Der Wein in ihren Fässern säuerte und wurde zu Essig. Gleichzeitig verdarb anderer Wein in jedem Abfüllgefäß, das zuvor mit dem „Geruch" des gesäuerten Weins in Berührung gekommen war. Eine Katastrophe! Und auch hier, in Arbois, fand Pasteur bei der Analyse im sauer gewordenen Wein einen in gesundem Wein nicht vorhandenen Mikroorganismus. Er musste aus der Luft stammen, fand im Wein offenbar ein günstiges Feld – als Folge seiner vitalen Aktivität verkam der Weinalkohol zu Essigsäure. Pasteur unternahm verschiedene Experimente, dann glückte ihm ein Erfolg: der Keim widerstand der Wärme nicht, also genügte es, den Wein zu erhitzen, um ihn abzutöten.

1864 veröffentlichte Pasteur im Ergebnis seiner Arbeit die Schrift *Über Erscheinungen bei den Gärungsprozessen* – jenes „Büchlein", das Lister ein Jahr darauf in Glasgow empfohlen werden sollte. Das Resümee stellte erneut auch eine Verbindung zur Medizin her: „Es wäre interessant, zu verschiedenen Jahreszeiten und an verschiedenen Orten den Staub zu analysieren. Dieses Studium würde auch dem Verständnis von ansteckenden Phänomenen, zumal beim Verlauf epidemischer Krankheiten, von Nutzen sein."

Nachdem ihn der Zufall – in Gestalt von Alkoholproduzenten und Weinbauern – in die Welt der Bakterien geführt hatte, widmete sich Pasteur in der Folgezeit intensiv dieser Forschung. Ein Chemiker wurde somit zum Wegbereiter medizinischen Fortschritts. Er entdeckte unter anderem, dass einige Keime sich in Berührung mit der Luft entwickeln, somit *Aerobier* sind, während andere sie fliehen und in ihr umkommen, die *Anaerobier*.

Im Jahre 1865 erreichte Pasteur ein neuer Hilferuf, diesmal aus Alés in Südfrankreich, einem Zentrum der Seidenraupenzucht und Seidenindustrie. Dort waren die Raupen von einer tödlichen Krankheit befallen. Unter dem Mikroskop bemerkte Pasteur an den erkrankten Tieren missfarbige Flecken, hervorgerufen durch bösartige Mikroben, sowie die Unfähigkeit, sich einzuspinnen. Ferner beobachtete er, dass bereits die Schmetterlinge die Krankheit auf ihre Nachkommenschaft vererbten. Daher empfahl er die Vernichtung sämtlicher befallener Eier sowie die ausschließliche Nutzung nicht befallener Schmetterlingsweibchen. So wurde vorgegangen, und die Krankheit trat in der nächsten Generation nicht mehr auf.

Die Lösung dieses Problems regte Pasteur zum Studium epidemischer Erkrankungen im allgemeinen an. Dabei konnte er nachweisen, dass viele tatsächlich von Mikroorganismen hervorgerufen wurden. Nun ging Pasteur noch einen Schritt weiter. Unter dem Eindruck der von Jenner in England entwickelten Blatternimpfung verfolgte er den Gedanken, dass auch andere Infektionskrankheiten durch Immunisierung zu bekämpfen sein müssten. Zunächst betrieb er ab 1869 Studien zur Hühnercholera und fand dabei Jenners Effekt bestätigt: Impfte man den Vögeln zunächst in schwacher Dosierung die Erreger ein und ließ dann eine frische Infektion folgen, erwiesen sie sich als immun. War das auf den Menschen zu übertragen? Galt es auch für weitere Krankheiten? Pasteur setzte seine Forschungen unermüdlich fort.

Dann zwang der Druck eines Ereignisses ihn von der Hypothese zum Handeln. Im Jahre 1880 brachte man einen Knaben namens Joseph Meister zu ihm, der von einem tollwütigen Hund gebissen worden und damit dem Tode ausgeliefert war. Könnte Pasteur ihn vielleicht mit seinen neuartigen Impfmethoden retten? Da galt nun kein Zögern mehr, selbst wenn er später für einen Fehlschlag zur Rechenschaft gezogen würde. Er spritzte dem Knaben in Abständen dreizehn Mal eine Probe aus dem Rückenmark, in jeweils stärkeren Dosen. Danach injizierte er frische Emulsion. Pasteurs Angst war so groß, dass er Fieber bekam. Ihn plagten Alpträume. Doch das Kind wurde gerettet.

In der Folgezeit richtete die Französische Akademie der Wissenschaften Pasteur ein eigenes Institut ein, wo er die Tollwut-Impfung bis zur klinischen Anwendungsreife weiter entwickelte.

IV

Doch zurück nach Glasgow, zu Joseph Lister. Das Buch des Chemikers Pasteur über die Gärungsprozesse war für den Chirurgen keine leichte Lektüre. Und doch gab es ihm entscheidenden Anstoß: Gärung und Fäulnis gingen nach Pasteur auf lebendige, mikroskopisch kleine Erreger zurück, die sich zugleich durch die Luft verbreiteten – das musste auch der Fall sein im Operationsraum! Der „Pestgestank“ im Hospital musste demnach vom Gewimmel einer unsichtbaren Mikrobenfauna herrühren, und diese „verdarb“ mit ihrer tödlichen Wirkung den Operationstisch, die Instrumente und zuletzt den Operierten. Das erklärte auch die unterschiedlichen Reaktionen bei geschlossenen – also nicht mit Luft in Berührung kommenden – und offenen Brüchen!

Doch wie dem beikommen? Das Problem schien unlösbar. Die Luft strömte überall herein. Wie sollte man also verhindern können, dass die Wunde von den in der Luft schwebenden Mikroorganismen infiziert wurde? Bei der Lösung dieser Frage kam wieder einmal der Zufall zuhilfe. Eines Tages diskutierte Lister seine Probleme mit einem befreundeten Chirurgen aus Carlisle. Mit einer unvermittelten Frage des Kollegen nahm das Gespräch dann die folgende denkwürdige Wendung:

„Wissen Sie, lieber Lister, was wir bei uns mit dem alten Abwassersystem gemacht haben?”

„Was hat denn die Kanalisation von Carlisle mit der Eiterung zu tun?“

„Vielleicht hat sie etwas damit zu tun. Es existieren noch Teile der früheren offenen Gräben. Die verbreiteten immer ihren Pesthauch über die ganze Stadt. Dann haben wir Karbolsäure in die Gräben geschüttet – und der üble Geruch verschwand vollständig.“

„Haben Sie eine Erklärung dafür?“

„Vielleicht werden die septischen Teilchen von dem Desinfektionsmittel verbrannt... Es wird Sie übrigens interessieren, dass danach auch andere seltsame Dinge passierten. Bei dem Vieh, das auf den mit Abwässern gedüngten Weiden graste, trat häufig eine Krankheit auf. Seit wir das Karbol verwenden, ist jetzt Schluss damit.“

Ob das der Weg war? Tief beeindruckt von dem Gehörten, konsultierte Lister zuerst seinen Chemiker-Freund Anderson, der ihn bestärkte, und beschloss dann, das Karbol auszuprobieren. Der erste geeignete Fall sollte nicht lange auf sich warten lassen – ein Patient mit einem offenen Bruch, der heftige Eiterung zeigte. Lister sättigte die Wunde reichlich mit Karbolsäure und versorgte sie mit einer gleichfalls karbolgetränkten Kompresse. Alsbald bildete das Gemisch aus Blut und Karbolsäure eine dicke Kruste von ungewöhnlichem Aussehen, die Lister sich einige Tage lang frei entwickeln ließ. Er war die ganze Zeit im Hospital, kontrollierte Tag und Nacht den Verlauf – um eines Morgens feststellen zu müssen, dass sich wieder die gefürchtete Entzündung einstellte: eine leichte glänzende Röte, welche die Wunde umgab, bald darauf in sie eindrang, sie schwarz färbte. Der Patient starb unter den gleichen entmutigenden Umständen wie so viele vor ihm.

Ein Fehlschlag also. Doch Lister gab nicht auf. Einige Tage später - es war der 12. August 1865 - wurde ein Verunglückter mit offenem Waden- und Schienbeinbruch eingeliefert. Und erneut schritt er zur Karbolbehandlung, alle Zweifel seines Assistenten beiseiteschiebend. Behutsam begann Lister die Wundränder und die Knochenenden mit Karbolsäure zu reinigen; dann fügte er sorgfältig die Bruchkanten zusammen. Bei der Versorgung der Wunde ging er jetzt noch einen Schritt weiter: Er hatte den Assistenten angewiesen, sämtliche Kompressen und Binden erst zu kochen, ehe sie dann, unmittelbar vor dem Anlegen, in Karbolsäure getaucht wurden. So geschah es auch in den nächsten Tagen, bei jeder Neuversorgung, die Lister persönlich vornahm.

Er protokollierte: „Obgleich ich nicht allzu sehr an den Erfolg glaube, so steht doch fest, dass mein Kranker im Lauf der Zeit Appetit zeigt, gut schläft und sich wohl fühlt. Und die Wunde vernarbt, ohne von der Eiterung bedroht zu sein, als handle es sich um einen einfachen Bruch." Bald darauf waren alle Zweifel beseitigt: Der Mann gesundete und konnte das Hospital geheilt verlassen.

Ein Zufall? Noch war Lister nicht sicher. Doch auch die Folgezeit brachte ausschließlich positive Ergebnisse. Und Lister experimentierte weiter. Er brachte einen Brei aus Kreide und Leinöl auf die Wunde, über den eine Karbolsäurelösung gegossen wurde. Er bedeckte die Wunde - als Ersatz für die gewebeschützende Haut - mit einer karbolgetränken Gaze; um die Verdunstung der Karbolsäure einzuschränken, wurde die Gaze mittels einer dünnen Blei- oder Zinnschicht verstärkt und das Ganze mit einem gestärkten Stoffverband umwickelt. Doch die rohe Karbolsäure reizte die Haut übermäßig, verursachte bisweilen Geschwüre und verzögerte die Vernarbung. Als er die Lösung dann verdünnte, hörte die Reizung bald auf.

Ebenfalls ein Novum: Statt sich, wie bisher üb-

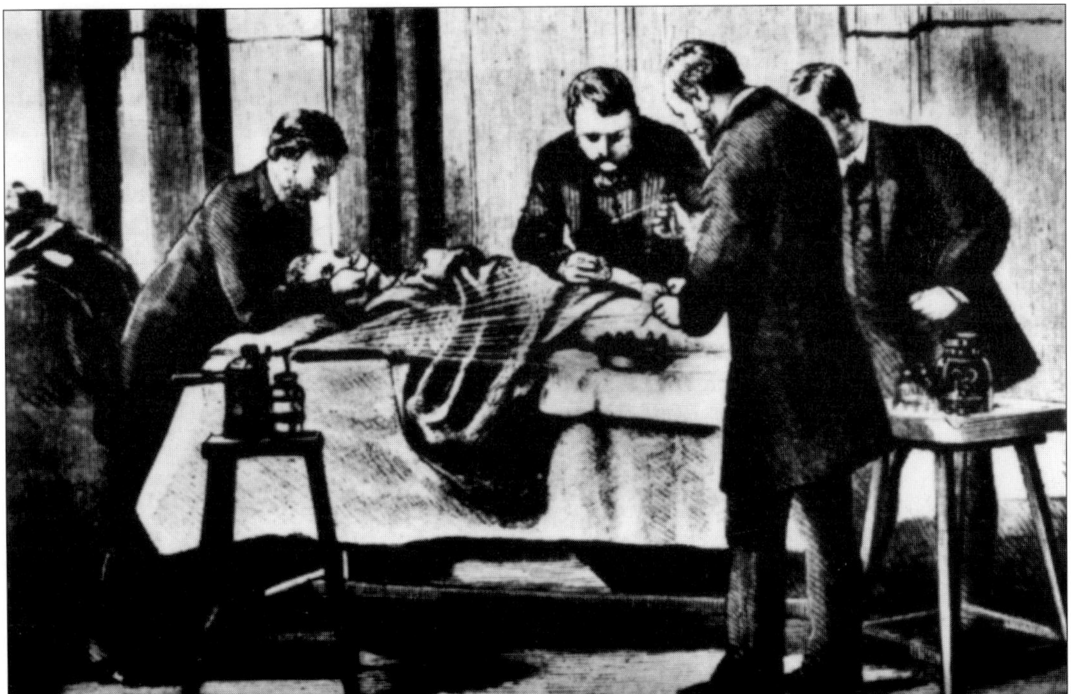

Antiseptische Operation nach der Listerschen Karbolmethode. Unbezeichnete Darstellung, 1882.

lich, erst nach dem Eingriff zu waschen, ging Lister dazu über, dies vorher zu tun und die Hände mit verdünnter Karbolsäure zu desinfizieren. Das gleiche geschah mit den Instrumenten und mit seiner Leinenschürze. Peinlichste Sauberkeit war angesagt.

Ein weiteres Novum: Aus der Erkenntnis heraus, dass die Mikroben sich über die Luft verbreiteten, ließ Lister während der Operation einen Assistenten zusätzlich Karbolsäurelösung im Raum versprühen. Dazu hatte er eigens einen Zerstäuber entwickelt (der später wieder fallengelassen wurde).

All dies stieß bei den Kollegen im Krankenhaus anfangs natürlich auf Unverständnis, sogar Spott. Doch dieser sollte bald verstummen. Die erzielten Ergebnisse waren in der Tat atemberaubend. In Listers Glasgower Hospital hatte der Wundbrand seinen Meister gefunden.

V

Nun stand Lister ein neuer Kampf bevor: Es galt, seine Methode und ihre Bedeutung in der wissenschaftlichen Fachwelt bekannt zu machen und, das sah er voraus, gegen viele Zweifler zu verteidigen. Er wartete längere Zeit damit, wollte erst eine ausreichend große Zahl erfolgreicher Fälle auf seinem Konto verzeichnet sehen. Dann veröffentlichte er im März 1867 zunächst in der medizinischen Zeitschrift „The Lancet" einen Forschungsbericht *Neuer Behandlungsprozess komplizierter Brüche, Abzesse, und so weiter, sowie Überlegungen zu den Bedingungen, welche Eiterungen hervorrufen*, noch im selben Jahr erschien seine Schrift *Antiseptische Grundsätze in der chirurgischen Praxis*.

Joseph Lister hatte Zweifel erwartet – was er jedoch registrieren musste, war schroffe Ablehnung, verbunden mit demütigendem Hohn. Sir James Simpson etwa, der führende Londoner Chirurg, verkündete mit Bezug auf Lister/Pasteurs Erkenntnis, dass Mikroben die Krankheit verursachten, es müsse sich dabei wohl um einen *fungus mysthicus* handeln. Ein ganzer Chor von Gegnern lehnte Listers Karbolbehandlung als „widersinnig", als „völlig verfehlten Versuch" ab. Hinzu kam, dass Simpson ihn auch noch mangelnder Rechtschaffenheit bezichtigte. Ein französischer Apotheker namens Lemaire habe längst ein dickes Buch über Antisepsis veröffentlicht – Lister sei also keineswegs, wie er für sich in Anspruch nehme, der Erfinder der Methode.

Lister, der das angeführte Werk nicht kannte, ließ es sich von einem Buchhändler besorgen – und musste feststellen, dass der Verfasser lediglich in seinem Labor mit diversen Drogen experimentiert hatte, die er für „wirksam" gegen Infektionen hielt – freilich ohne praktische Versuche an Kranken. (1866 hatte Bottini, Professor in Pavia, in einer Veröffentlichung auf die Karbolsäure als mögliches Desinfiziens hingewiesen, ebenfalls ohne praktische Versuche folgen zu lassen. Seine Arbeit, wie auch die von Lamaire fast parallel zu Lister entstanden, bestätigte nur, dass die Zeit reif war für neue Ideen zur Antisepsis.)

Joseph Listers Antwort auf die erfahrene Ablehnung und Schmähung entsprach ganz seiner Art: Ins verbale Gefecht wollte er sich nicht begeben, stattdessen alle Gegner durch weitere Erfolge zum Verstummen bringen. Unbeirrt und zielstrebig setzte er – 1869 Glasgow verlassend und eine Professur in Edinburgh annehmend – in den Folgejahren seine Karbolbehandlung fort, zugleich das strenge Reinlichkeitsregime, das er neben Ärzten und Schwestern jetzt auch allen Besuchern auferlegte. Und die Ergebnisse gaben ihm recht: die Sterblichkeitsrate bei den Operierten sank gegen null! Das sprach sich bald herum, Patienten aus allen Himmelsrichtungen suchten seine Hilfe, bald reisten auch Chirurgen aus ganz Großbritannien sowie vom Kontinent nach Edinburgh, um Listers Methode „vor Ort" zu studieren. Ein großer Triumph für ihn, er hatte rechtbehalten! Und gedachte dabei stets auch voller Dankbarkeit des Anstoßes, den Pasteurs „Büchlein" ihm einst geliefert hatte. 1874 schrieb er an Louis Pasteur in Paris:

„Mein lieber Herr:

Ich bedanke mich zutiefst, dass Ihr mir mit Euren glänzenden Forschungen die Wahrheit von der Theorie der Fäulniskeime bewiesen und mir auf diese Weise das Prinzip geliefert habt, das die antiseptische Methode wirksam machen konnte.

Solltet Ihr eines Tages nach Edinburgh kommen, so glaube ich, es wird für Euch eine wahre Belohnung sein, zu sehen, welche Wohltat dem Menschengeschlecht durch Eure Arbeiten zuteil geworden ist. Ich würde Euch auch gerne zeigen, wieviel die Chirurgie Euch verdankt.

Verzeiht mir diese Freiheit, die mir unsere gemeinsame Liebe zur Wissenschaft gewährt, und nehmt bitte meine tiefe Hochachtung und aufrichtige Wertschätzung entgegen."

Doch Lister war sich durchaus seines Empirismus bewusst. Wichtige Fragen konnte er immer noch nicht beantworten. Worin lag der wahre Grund für die Infektion? Warum war die Karbolsäure so wirksam? Was war mit den von Pasteur beschriebenen Mikroben? Er dachte an seine Kindheit, die Stunden am Mikroskop des Vaters – hier musste er weiter forschen!

Und Lister begann mit entsprechenden Versuchen an Tieren. Die Seidenfäden, die er zum Vernähen der Wunden benutzte, prüfte er danach unter dem Mikroskop – es wimmelte darauf von Mikroben, offenbar war die Seide ein guter Nährboden. Hier lag sicher auch ein Grund für die Primäreffekte und die langwierige Heilung. Als er stattdessen Catgut verwendete – ein sanftes, aber festes Nähmaterial mit dem besonderen Vorteil, vom Organismus langsam absorbiert, statt als Fremdkörper wieder vom Gewebe ausgeschieden müssen zu werden –, war die Mikrobenmenge wesentlich geringer. Fortan benutzte Lister im Hospital nur noch Catgut. Gleiche Resultate zeigten seine Versuche mit der Operationsgaze, auch hier folgte danach die Einführung einer für den chirurgischen Gebrauch sterilisierten Gaze bei den Operationen. Als weitere Neuerung führte Lister Gummisonden für die Drainage der Wunden ein. Daneben betrieb er seine Mikrobenforschung unablässig weiter. Nach vielen Versuchsreihen gelang es ihm am Ende tatsächlich, den Wundbranderreger zu isolieren.

VI

Joseph Lister fand – allen Unkenrufen der Gegner zum Trotz – bald in ganz Europa Zustimmung. So erklärte etwa der berühmte Münchner Chirurg Nußbaum: „Listers Methode wird von der zivilisierten Welt als riesiger Fortschritt begrüßt. Neuigkeiten sind stets eine herrliche Zielscheibe für Kritiker, doch in diesem besonderen Fall sind nur Worte der Anerkennung und des Dankes angebracht."

Während ihn derartige Äußerungen von anerkannten Kapazitäten erreichten, operierte Lister in Edinburgh unverdrossen weiter, zunächst noch „in einer Wolke von Karbolsäure, so dicht wie der Londoner Nebel", wie ein Chronist festhielt. Seinem jungen Kollegen und Mitstreiter Tait folgend, verzichtete Lister danach auf den Zerstäuber – wie er überhaupt die Methode beständig weiterzuentwickeln trachtete. Die starke Wirkung des Karbols im Auge, begrenzte er dessen Anwendung schließlich auf einen schmalen Abschnitt des Operationsfelds.

Die große Wende der Chirurgie war erreicht. Für Joseph Lister und Lawson Tait gab es am menschlichen Körper schon bald keine verbotenen Stellen mehr. Ihre geschickten Hände lösten Situationen, die bisher als ausweglos gegolten hatten. Sie öffneten Gelenke, enfernten Tumoren aus dem Bauch, nähten gebrochene Knochen mit Metallfäden – noch vor wenigen Jahren völlig undenkbar.

Im Jahre 1877 war der Lehrstuhl für Klinische Chirurgie am Londoner King's College vakant, und Lister bewarb sich für das Amt. Er wollte seine Methode nun auch endlich in London, noch immer Sitz hartnäckiger Gegner, durchsetzen. Diese behielten zunächst die Oberhand: Lister bekam eine Absage. Als das öffentlich bekannt wurde, erhob sich jedoch so lauter Protest seiner zahlreichen Befürworter, dass die Entscheidung rückgängig gemacht werden musste. Lister zögerte verständlicherweise, sagte dann aber zu, nachdem man seine Bedingung erfüllt hatte, dass er vier seiner engsten Mitarbeiter, darunter Tait, nach London mitnehmen konnte.

Am King's College und dem angeschlossenen

Hospital zunächst mehr als kühl empfangen, änderte sich dies nach den ersten gelungenen Operationen bald. Den endgültigen Londoner „Durchbruch“ markierte dann die erfolgreiche Tumoroperation an einer Dame aus höchsten Kreisen, die der berühmte Sir Stephen Paget zuvor bereits aufgegeben hatte. Damit verstummte die Opposition endgültig und Lister konnte seiner Arbeit fortan in gewohnter Ruhe nachgehen.

Im Jahre 1881 hielt er auf dem in London stattfindenden Internationalen Medizinerkongress einen vielbeachteten Vortrag zur Entwicklung und den inzwischen erreichten Fortschritten der antiseptischen Technik. Er schloss mit den Worten: „Meine geschätzten Kollegen! Ich hoffe, dass ich und auch andere Anwesende beim nächsten Kongress noch günstigere Ergebnisse vorlegen können. Die Wissenschaft wird nie müde und begnügt sich auch nicht mit der bisher geleisteten Arbeit. Was mich betrifft, so werde ich mit Ihrer Hilfe auch weiterhin das verbessern, was ich vermag.“

Ein Jahr danach, 1882, wurde Lister als erstes Mitglied des britischen Ärztekorps in den Adelsstand erhoben. Die Dankesworte von Lord Lister zeigten ihn in gewohnter Bescheidenheit.

Im April 1886 betraute die Regierung Seiner Majestät ihn mit einer besonderen Mission: Lister sollte die von Louis Pasteur entwickelte Tollwutimpfung vor der Einführung in Großbritannien offiziell begutachten. Sein Fazit: „Der Nutzen dieser Entdeckung ist riesig, ebenso vom unmittelbar praktischen Standpunkt aus wie im Hinblick auf ihre Anwendung für die allgemeine Pathologie.“

Vier Jahre später, 1892, beschloss Lister, inzwischen fünfundsechzigjährig, sich vom Hochschulleben zurückzuziehen. Im Dezember dieses Jahres erwartete ihn ein großes Ereignis: Er reiste als geladener Gast nach Paris, zur Ehrenfeier anlässlich des 70. Geburtstags von Louis Pasteur. Als der Jubilar, vom Arm des Akademiepräsidenten gestützt, den Saal betrat, stand Lister ergriffen auf, um den verehrten Wissenschaftler mit Tränen in den Augen zu umarmen. Bewegung ergriff alle Anwesenden, wohl wissend, dass sie einen historischen Augenblick erlebten.

Danach lebte Lister noch zwanzig Jahre. Er starb 1912, fünfundachtzigjährig, in London und wurde mit allen Ehren in der Westminster Abtei beigesetzt. So erfüllte sich am Ende, was einst der Chirurg Nelston erklärt hatte: „Wer die eitrige Infektion bezwingt, verdient ein goldenes Standbild.“

Robert Koch

(1843 - 1910)

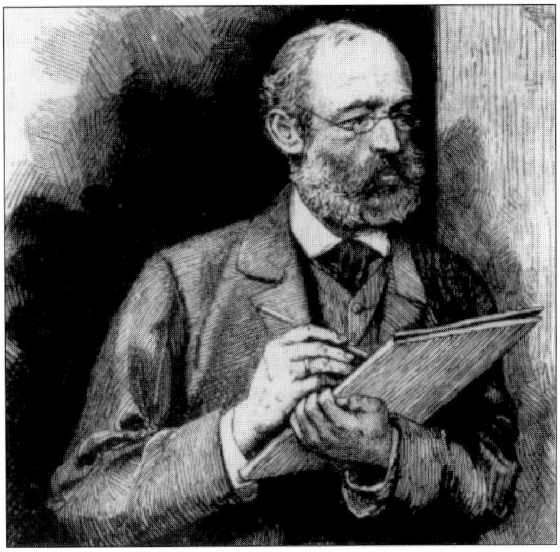

Xylographie nach einer Zeichnung von R. Knötel, 1885.

I

Zu Zeiten, da in der Harzregion der Bergbau noch ein wichtiger Zweig war, lebte in Clausthal ein Steiger namens Koch mit seiner Familie. Sie erhielt wieder einmal Zuwachs, als im November 1843 der Sohn Robert zur Welt kam, als drittes von schließlich nicht weniger als elf Kindern. Schon als kleiner Junge zeigte er ein besonderes Interesse für die Natur, befördert von seinem Großvater Birwend, der den Jungen schon früh auf seinen Streifzügen durch Wälder und Auen mitnahm. Fast jeden Morgen zogen die beiden los, um in der Wunderwelt von Flora und Fauna neue Entdeckungen zu machen.

In der Schublade des Vaters befand sich auch eine Lupe, die Robert von seinem zehnten Lebensjahr an zunehmend für sich beanspruchte. Stundenlang betrachtete er damit seine mitgebrachten Schätze: Blumen, Gräser, Moose, Insekten. Bald glich seine kleine Kammer, in der er auch aufgefundene tote Tiere genau inspizierte, einem naturkundlichen Museum. Der nachsichtige Vater ließ ihn gewähren.

Unter den Schulkameraden galt Robert als Sonderling, hatte kaum Freunde. Mit einer Ausnahme: die kleine Emmy, Tochter des Superintendenten. Sie begleitete ihn bei der Jagd nach seltenen Pflanzen und Insekten, sie teilte den Jubel bei entsprechenden Funden, sie bewunderte Roberts Kenntnisse und die Beharrlichkeit, mit der er seiner Neigung nachging. Aus der Kinderfreundschaft sollte schließlich eine Partnerschaft fürs Leben werden.

Als sich die Schulzeit dann dem Ende zuneigte, fragte der Vater eines Abends: „Welchen Beruf willst du wählen?" Robert antwortete ohne Zögern: „Die Medizin." Worauf der alte Koch meinte: „Das ist ein ehrenhafter Beruf." Damit war alles gesagt. Der Sohn, dieser seltsam rastlose Sohn, sollte die Ausbildung bekommen, die er verdiente, auch wenn das für die Familie bedeutete, den Gürtel fortan noch enger schnallen zu müssen.

Im Jahre 1862 wurde Robert Koch auf die Universität nach Göttingen geschickt. Er studierte mit großem Eifer, fiel den Professoren bald auf. Im letzten Studienjahr durfte er bereits am Pathologischen Institut assistieren. Nur manchmal, dann umso intensiver, brach die alte Naturliebe in ihm durch und er unternahm ausgedehnte Wanderungen, träumte von fernen Welten.

Es war die Zeit, da mit Pasteurs Arbeiten die Ära der Bakteriologie begonnen hatte. Auch an der Göttinger Universität wurde darüber viel diskutiert, einer von Kochs Lehrern, Jakob Henle, hatte dazu bereits eine Schrift verfasst. Die Problematik interessierte den jungen Mann sehr, der sich jedoch zunächst, dem Lehrplan folgend, einem anderen Thema widmen musste: dem Nervensystem. Für die anzufertigende Arbeit wählte er das Nervennetz der Gebärmutter aus, nicht zuletzt, weil er bei den nötigen Untersuchungen ausgiebig von seinem geliebten Mikroskop Gebrauch machen konnte. Was ihn später lebenslang auszeichnen sollte, trat hier erstmals zu Tage: Wenn Koch sich einem Thema zuwandte, dann tat er das mit Leib und Seele. Viele Tage und Nächte verbrachte er im Pathologischen Institut und danach am Schreibtisch – und durfte sich am Ende freuen, denn seine Mühe wurde mit dem jährlich von der Fakultät vergebenen Preis für die beste Studentenarbeit belohnt: achtzig Taler – für Koch sehr viel Geld.

Die Nachricht löste auch daheim, in Clausthal, große Freude aus. Die Entbehrungen, die Roberts Studium der Familie auferlegte, hatten sich also gelohnt. Und Emmy, inzwischen mit Koch verlobt, schmiedete bereits Pläne, wie die achtzig Taler praktisch anzulegen wären für einen künftigen Hausstand. Robert aber beschloss, das Geld vorerst nicht auszugeben.

Im Jahre 1866 schloss Koch das Studium in Göttingen ab. Was nun tun? Wie so viele aufstrebende Geister zog es ihn nach Berlin, dem Zentrum der Wissenschaften. Also machte er sich auf den Weg dorthin, musste aber nach einem halben Jahr diverser Studien erkennen, dass niemand in der Spree-Metropole auf einen dreiundzwanzigjährigen namenlosen Absolventen wartete. Außerdem war die Großstadt teuer, und er konnte seiner Familie nicht länger auf der Tasche liegen. Durch einen Zufall erfuhr er von einer vakanten Arztstelle am Allgemeinen Krankenhaus in Hamburg. Koch bewarb sich und hatte Erfolg.

Hier trat er nun seine erste Stellung an. Neben der klinischen Praxis stand ihm auch ein Laboratorium zur Verfügung, wo er sich – die Krankheit war in der Stadt wieder einmal ausgebrochen – erstmals mit der Cholera befasste. Am Abend suchte Koch dann die heimliche Stille der Molen auf, an denen dunkle, schläfrige Schiffe vor Anker lagen und sich von ihren verwegenen Fahrten erholten. Und wieder träumte er von Reisen in ferne Länder.

Auch in den Briefen an seine Verlobte war mehr von Segelschiffen die Rede als von seinem Hospital. Emmy, die seine Sehnsüchte kannte, fürchtete, ihr Robert könnte auf einem dieser Schiffe entschwinden. Also eilte sie nach Hamburg, um ihn endlich zur Eheschließung zu bewegen. Sie wollte nicht länger warten, sehnte sich nach einem geordneten Familienleben. Koch aber nahm sie mit zum Hafen, wo gerade ein Schiff mit Auswanderern in See stach. „Beneidest du diese Menschen nicht auch – die jetzt voller Hoffnung in ferne, jungfräuliche Länder aufbrechen, um sich dort ein ganz neues Leben voller Abenteuer aufzubauen?“ Doch Emmy presste nur die Lippen zusammen und sagte kein Wort. Am Ende ergab sich Koch: „Gut. Wenn es denn nicht anders geht, so wollen wir heiraten und irgendwo eine anständige Arztpraxis eröffnen.“

So geschah es. Die Kochs ließen sich Ende 1867 im holsteinischen Langenhagen nieder. Der frischgebackene Landarzt erfüllte gewissenhaft seine Pflichten, gewann rasch das Vertrauen der bäuerlichen Patienten – und zog sich damit den Neid eines benachbarten Kollegen zu. Dieser begann ein Netz von Intrigen gegen Koch zu spinnen, der, nicht geschaffen für solche Auseinandersetzung, am Ende resignierte. Im nicht allzuweit entfernten Nutteln wagte er einen neuen Versuch. Auch er schlug fehl, diesmal, weil die Leute den „jungschen“ Doktor ignorierten und lieber ihrem alten Arzt in der Nachbarschaft die Treue hielten.

Im Ärzteblatt las Koch von einer vakanten Praxis in Rackwitz, in der Provinz Posen. Warum nicht von Holstein ins östliche Preußen wechseln? Er bewarb sich mit Erfolg und eröffnete 1869 seine Praxis. Hier in Rackwitz musste er sich durchsetzen, koste es was es wolle! Und diesmal klappte es, endlich floss nun Geld in die schmale Familienkasse, bald gelangte man zu bescheidenem Wohlstand. Auch ein Töchterchen kam zur Welt. Die Mußestunden verbrachte der Arzt mit seinen Katzen, Tauben und Bienen. Fast schien es, als seien seine wissenschaftichen Ambitionen erloschen.

Doch dem war nicht so. Das alte Feuer glomm

noch immer, es bedurfte nur eines Windstoßes, um es wieder zum Aufflammen zu bringen. Dieser Stoß, in Gestalt einer Frage, durchzuckte ihn – nun auch selbst Vater – eines Tages während seiner Sprechstunde: Warum nur befiel die Diphterie mit Vorliebe Kinder? Lag das etwa an einer Besonderheit des Erregers? Wie sah der überhaupt aus? Koch begann, seine Beobachtungen zu sammeln und zu systematisieren. Er brauchte eine Laboratorium!

Als dann 1870 der Krieg gegen Frankreich ausbrach, stellte er sein Forschen zunächst zurück. Der Patriot meldete sich, wie viele Männer seiner Generation, als Freiwilliger. Und musste erleben, dass die Einwohner von Rackwitz ihren inzwischen verehrten Arzt nicht ziehen lassen wollten. Örtlicher Einfluss erreichte tatsächlich, dass Koch zurückgestellt wurde. Er tat weiterhin seine Pflicht in Rackwitz – eine Pflicht auf Zeit allerdings, denn der Weggang war beschlossene Sache. Er brauchte dringend Veränderung. 1872 bewarb er sich erfolgreich um eine vakante, wesentlich geräumigere Praxis im schlesischen Wollstein. Hier konnte er nun endlich auch das ersehnte Laboratorium einrichten.

Es dauerte nicht lange, und die Leute von Wollstein sprachen mit scheuer Hochachtung von ihrem neuen Arzt und dessen „Hexenlabor" voller geheimnisvoller Fläschchen, in dem er, wie sie glaubten, seine so wirksamen Arzneien mischte. Die Praxis entwickelte sich äußerst erfolgreich, Emmy war froh und zufrieden. Als Dank für seine Beharrlichkeit schenkte sie ihrem Robert zum Geburtstag ein teures und gutes Mikroskop. Sie konnte nicht ahnen, was sie damit auslösen sollte.

II

Zu dieser Zeit wurden die Viehherden in der Gegend um Wollstein gerade von einer Epidemie dezimiert, welche „Karbunkel" genannt und von den Tierärzten mit Karfunkeln verglichen wurde. Die Milz der erkrankten Tiere schwoll an und wurde schwarz; ein Mittel gegen die Seuche gab es nicht. Die Bauern meinten, es handle sich um einen geheimnisvollen bösen Zauber. Einige Veterinäre hatten schon bei Koch angefragt, ob er vielleicht Abhilfe wisse.

Robert Koch kannte vom Studium her die Arbeiten der Franzosen Rayer und Davaine, die schon 1845 in Blut und Milz von Rindern, die an der „Karbunkel"-Krankheit verendet waren, winzig kleine, aufrechte, reglose Körperchen gefunden hatten, die sie „Bakteriden" nannten. Einige Jahre später hatte Pollender vermutet, diese rätselhaften Formen, die in großer Anzahl auftraten, könnten zugleich die Verursacher der Krankheit sein. Über die Hypothese war er indes nicht hinausgelangt – eine Hypothese, die Koch logisch erschien und der er jetzt nachgehen wollte.

Dazu brauchte er Blut von betroffenen Tieren und wandte sich diesbezüglich an das Bezirksamt. Dort war gerade gemeldet worden, dass in einem Wildgehege ein Hirsch verendet sei, dessen schwarzes Blut auf „Karbunkel" deute. Koch eilte hin und nahm eine Blutprobe. Als er einen Tropfen davon unter dem Mikroskop betrachtete, konnte er einzelne sowie gebündelte Stäbchen beobachten, einige davon waren von einer Perle gekrönt. So war es beim Hirsch – zeigte sich bei befallenen Kühen das gleiche Bild? Als Koch entsprechendes Blut unter dem Mikroskop hatte, konnte er die Frage bejahen. Und als er zum Vergleich das Blut einer gesunden Kuh untersuchte, fehlten dort die seltsamen Stäbchen. Nach einer Reihe weiterer Proben hielt Koch fest: „Im Blut und im Milzgewebe der von Karbunkeln befallenen Tiere finden sich immer kleine mikroskopische Formationen, die in den von der Krankheit verschonten Tieren nicht auftreten."

Schon bald war Koch völlig in seine Untersuchungen vergraben. Wenn er dann spätnachts das Schlafzimmer betrat, erwartete ihn dort eine kalte Frau. Emmy hatte verstanden, dass die Lust am Forschen ihrem Mann viel mehr bedeutete als das häusliche Glück. Und da sie sich außerstande fühlte, seine Interessen zu teilen, kühlte die Beziehung der beiden zunehmend ab. Auch Patienten beschwerten sich bereits über mangelnde Aufmerksamkeit, so dass Emmy sich zusätzlich um das finanzielle Wohl der Familie sorgte. Was würde geschehen, wenn die Kranken ausblieben? Koch meinte kurz und knapp: „Dann kommen wir eben mit weniger aus."

Die folgenden Versuchsreihen führte Koch an Mäusen durch. Er schnitt die Schwänze an und spritzte Blut karbunkelbefallener Hammel in die Wunden. Am nächsten Tag waren die Mäuse stocksteif, bleifarben; bei Untersuchung des Blutes zeigten sich die bekannten Stäbchen, in riesiger Zahl. Als nächstes ergaben die Experimente, dass sich das Übel von einigen Mäusen auf andere übertrug. Wenn er jetzt noch nachweisen konnte, dass diese Stäbchen sich fortpflanzten, dann wäre bewiesen, dass es sich um lebende Organismen handelte!

Dafür musste es ihm gelingen, sie künstlich zu züchten. Das hatte vor ihm noch keiner versucht. Was könnte als Nährlösung dienen? Koch besorgte sich vom Schlächter Ochsenaugen und verwandte ihren wässrigen Saft, in den er Teilchen einer karbunkelbefallenen Milz mischte. Die Lösung gab er in einen selbstgebauten primitiven Ofen, beheizt von einer Öllampe, der die Kultur permanent auf der dem tierischen Organismus adäquaten Temperatur hielt. Doch der Versuch schlug fehl. Unter dem Mikroskop zeigten sich nur noch wenige Stäbchen, dafür umso mehr - wahrscheinlich aus der Ofenluft stammende - andere Körperchen, die die Stäbchen offenbar verdrängt hatten. Es galt also, die Konkurrenz dieser Eindringlinge auszuschalten.

Koch kam auf einen einfachen Trick: Diesmal applizierte er die Lösung aus Augensaft und Milzpartikeln zwischen zwei Glasplatten und verschloss die Ränder mit Vaseline. Die Isolation wirkte wie geplant: Keine fremden Körperchen konnten mehr eindringen, und - wie Koch nach nervenaufreibendem Warten endlich beobachten konnte: die Stäbchen vermehrten sich tatsächlich! Begeistert sah er unter dem Mikroskop, wie sie sich teilten, in zwei, sodann in vier Teile zerplatzten, nachdem sie sich zunächst in der Mitte verdünnt hatten.

Jetzt konnte er festhalten: „Es sind unbestreitbar Lebewesen, unendlich kleine, welche wachsen und sich vermehren, wobei ein einziges zahllose Schwärme erzeugen kann." Koch hatte den Milzbranderreger gefunden. Ein namenloser Provinzarzt in Schlesien hatte zum ersten Mal bewiesen, dass eine bestimmte Art von Mikroorganismen Verursacher einer bestimmten Krankheit war.

Jetzt wandte sich Koch einem weiteren Phänomen „seiner" Erreger zu. Sie vermochten offenbar den rauhen Bedingungen der Natur, selbst einem strengen Winter, mühelos zu widerstehen. Dort, wo die Seuche aufgetreten war, erkrankten auch noch im nächsten Jahr Tiere auf den Weiden, so dass die Bauern schon von „verfluchten Feldern" sprachen. Wie war das möglich - wenn doch seine künstlich gezüchteten Stäbchen nur bei Körpertemperatur gediehen?

Eines Tages nahm er wieder einmal eine Probe unters Mikroskop und war überrascht: Die Stäbchen, gebündelt wie Bambusstecken, wiesen in der Mitte Rundungen auf. Die Kultur wirkte weniger üppig als sonst, wie erschöpft. Sie taugte offenbar nicht mehr. Koch ließ sie abkühlen, austrocknen und stellte sie beiseite. Einige Monate später stieß er zufällig wieder darauf, legte sie unters Mikroskop - und war der Lösung des Problems auf der Spur! Die Stäbchen waren abgestorben und hatten dabei in ihrem Innern - in den zuvor beobachteten Rundungen - befindliche „Sporen", wie Koch sie nannte, freigesetzt, eine offenbar gegen widrigste Umstände (hier: monatelange Austrocknung) gefeite Metamorphose. Wenn es jetzt noch gelang, die erneute Verwandlung dieser Sporen in Stäbchen-Erreger nachzuweisen, war die Sache klar!

Koch mischte einen Teil der Probe in seinen Nährsaft, den anderen Teil impfte er Mäusen ein. Die Sporen begannen sich in der Lösung sofort in schlanke, kräftige Stäbchen zu verwandeln, auch die Mäuse zeigten alsbald Karbunkel-Symptome. Das Problem war gelöst.

III

Knapp vier Jahre des Forschens lagen hinter Robert Koch, als er im Jahre 1876 eines Tages seinen besten Anzug aus dem Schrank holte, sein Köfferchen mit ausgesuchtem mikroskopischen Material, verschiedenen Bakterienlösungen sowie einigen lebenden Mäusen füllte und nach Breslau reiste. Und zwar auf Einladung von Professor Julius Cohnheim, dem angesehenen Direktor des Physiologischen Instituts der Universität, dem Koch kurze Zeit zuvor einen ausführlichen Bericht über seine Arbeiten geschickt hatte. Cohnheim hatte die Bedeutung sogleich erkannt, jetzt sollte Koch seine Ergebnisse im Kreis der Universitätsgelehrten vorstellen.

Diese waren zu einem Vortrag gebeten worden, dass Koch ihn mit Experimenten verbinden würde, hatte Cohnheim nicht mitgeteilt. So waren die Zuhörer zunächst sehr erstaunt, dann immer mehr fasziniert, als sich die Veranstaltung mit Unterbrechungen über drei Tage hinzog. Am Ende stand fest: Ein unbekannter Dorfarzt hatte die außergewöhnliche Leistung vollbracht, Mikroorganismen einzufangen und sie zwischen zwei Glasscheiben am Leben zu erhalten! Professor Cohnheim gab Koch Gelegenheit zu einer ersten Veröffentlichung im wissenschaftlichen Journal der Universität.

Aber Breslau war nicht Berlin. Nur in Berlin – und dort nur von einem: Virchow – wurden die unwiderruflichen Urteile über neue Erkenntnisse der medizinischen Wissenschaft gefällt. Cohnheim wandte sich also an den berühmten Rudolf Virchow. Dessen trockene Antwort lautete: „Er soll kommen." Als es dann soweit war, vermochte Koch die Befangenheit gegenüber dem Großmeister nicht abzulegen. Wie ein ängstlicher Gymnasiast trug er die Quintessenz seiner Entdeckung vor. Virchow blieb höflich, zeigte durchaus Sympathie – überzeugt aber schien er nicht zu sein. Koch fuhr betrübt, aber keineswegs entmutigt, nach Breslau zurück.

Dort war man von ihm überzeugt. Cohnheim war sich sicher, dass Koch seine Forschungen weiterführen musste. Das konnte nicht in Wollstein erfolgen, dazu brauchte er ein mit modernsten Geräten ausgerüstetes Laboratorium wie das der Universität. Die Folge: Koch wurde zum außerordentlichen Professor in Breslau ernannt und zog alsbald – mit einer gar nicht begeisterten Emmy – nach dort um.

Von jetzt ab standen ihm Mikroskope mit Immersionslinsen und, wichtiger noch, die neue photographische Technik zur Verfügung, um die Bakterienpräparate im Bild festzuhalten. Koch arbeitete Tag und Nacht – doch die Photographien gerieten undeutlich, man konnte die einzelnen Strukturen nicht unterscheiden. Und wenn er die Bakterien vor der Aufnahme färbte? Aber wie das tun? Eine neue, aufregende Herausforderung! Koch experimentierte längere Zeit erfolglos, bis er eines Tages auf die Idee kam, Aniline als Nährlösung zu verwenden. Das Ergebnis war erstaunlich. Die Bilder wurden klar und deutlich. 1878 veröffentlichte er einen weiteren, nun schon stark beachteten Aufsatz.

Doch es sollten weitere zwei Jahre vergehen, ehe man endlich auch in Berlin von der Bedeutung seiner Forschung überzeugt war. Im Jahre 1880 erhielt Koch den Ruf an das Kaiserliche Gesundheitsamt mit dem Titel eines Regierungsrats. Hier fand er erstklassige Mitarbeiter vor, die nach anfänglichem Zögern bald auf ihn schworen und Kochs Forschung zu ihrer Sache machten. Einer von ihnen, Friedrich Loeffler, schrieb später rückblickend:

„Die Erinnerung an jene Zeit, als sich unseren erstaunten Augen die Wunder der Bakteriologie öffeneten, und wir nach dem leuchtenden Vorbild unseres Chefs von morgens bis in die Nacht am Arbeitstisch saßen, ohne kaum die Bedürfnisse des Körpers zu befriedigen – die Erinnerung an jene Zeit wird in unserem Gedächtnis nie erlöschen. Damals lernten wir, was Beobachtung ist, was es heißt, mit Ungestüm zu arbeiten und ein Ziel tatkräftig zu verfolgen."

Im Frühjahr 1881 erreichte das Team eine Meldung aus Paris, die, so ärgerlich sie war, die Kräfte zusätzlich ansporte. Dank eines Zufalls, wie er in der Geschichte der Medizin immer wieder vorkam, hatte Louis Pasteur etwa zeitgleich mit Koch seine Bakterien-Forschungen begonnen. Und er hatte dessen Veröffentlichung von 1878 zur Kenntnis genommen. In der Folge experimentierte er mit dem Milzbranderreger an Kaninchen und fand Kochs Ergebnisse bestätigt. Nun ging er einen Schritt weiter und stellte – wie schon im Fall der

Hühnercholera – einen Impfstoff gegen den Milzbrand her. Anfang 1881 war dieser soweit entwickelt, dass Pasteur in der Presse bekanntgeben konnte, er werde im Mai dieses Jahres die Impfung öffentlich demonstrieren.

Koch reagierte äußerst erzürnt. Natürlich wusste er seit längerer Zeit, dass mit Pasteur ein konkurrierender Forscher auf „seinem“ Gebiet arbeitete – der zudem politisch als erbitterter Feind der Preußen auftrat. Nun sollte Koch hinnehmen, dass dieser Mann die Lorbeeren für die Bekämpfung einer Krankheit erntete, deren Erreger er, Koch, gefunden hatte. Das konnte nicht sein! Und sogleich begann die Arbeitsgruppe Koch auf die Gefahren der Impfung hinzuweisen, darauf, dass Pasteurs Technik noch unvollkommen sei, außerstande, die nötige genaue Dosierung zu gewährleisten. Außerdem seien die Franzosen gar nicht in der Lage, einen wirklich keimfreien Impfstoff herzustellen.

Diese gegenseitige Abneigung – im Grunde wohl hervorgerufen durch eine unterschiedliche Forscherpsyche (Koch fand sich schon durch die Erkenntnis belohnt, Pasteur erst durch die praktische Anwendung seiner Entdeckungen) – sollte viele Jahre fortdauern.

In Berlin wurde Koch indes immer klarer: Milzbrand beim Rind oder Cholera bei Hühnern waren das eine; vor allem aber galt es, jenen epidemischen Krankheiten auf die Spur zu kommen, die die Menschen seit Jahrhunderten quälten. So begann Koch, sich einer besonders grassierenden Volkskrankheit seiner Zeit zuzuwenden: der Tuberkulose. Es sollte das bedeutendste Unternehmen seines Lebens werden.

IV

Koch vergrub sich in seinem Arbeitszimmer. Seine engsten Mitarbeiter waren gerade anderen Erregern auf der Spur – Loeffler hatte sich der Diphterie zugewandt, Gaffky dem Typhus –, er ließ sie forschen und vertraute sich selbst ihnen nicht an.

Bereits im Jahre 1843 hatte Villemin vermutet, dass die Tuberkulose, die gefürchtete „weiße Pest“, infektiöser Natur sei und von einem Keim herrühren müsse. Das erschien Koch, nach seinen Erfahrungen mit dem Milzbrand, logisch. Folglich begann er damit, die Tuberkeln von Schwindsüchtigen zu zerreiben, einen Teil impfte er in die Augen von Kaninchen, den anderen ins subkutane Gewebe von Meerschweinchen. Während er darauf wartete, an den Tieren Zeichen von Tuberkulose festzustellen, analysierte er mit seinem leistungsstärksten Mikroskop weiterhin Proben von durch das Übel veränderten Geweben. Aber die Linse machte nur die Verfallsprodukte einer einst gesunden Lunge oder Leber sichtbar – nichts war zu sehen, das an einen pathologischen Mikroorganismus erinnerte. Wo verbarg sich die Mikrobe, wenn es sie denn gab? Auf welche Weise tarnte sie sich? Kochs übliche Färbemethoden, über längere Zeit immer wieder variiert, brachten auch keinen Erfolg. Er mochte verwenden, was er wollte – nutzlos. War daraus zu schließen, dass die Krankheitsursache nicht in einer Mikrobe zu suchen war? Das wollte er nicht glauben.

Nun verfolgte Koch eine neue Idee. Wenn die Bakterie die Annahme von Farbe verweigerte, dann vielleicht durch eine Art Panzer? Könnte man den nicht mittels Erhitzung sprengen? Koch verließ das Laboratorium nicht mehr. Er unternahm ganze Reihen von Hitze-Versuchen, sättigte die Lösung mit Alkaloiden, Anilinen und Karbolsäure, wobei er die Dosierung ständig variierte. Niemand, auch Emmy nicht, wagte die Klausur des Meisters zu stören. Bis sich nach einer Woche die Labortür öffnete und er wieder erschien, fahl, von Müdigkeit gezeichnet, aber mit flammendem Blick. Triumph sprach auch aus seiner Aufforderung: „Kommen Sie herein, Gaffky, und schauen Sie sich das an!“ Unter dem Mikroskop waren zarte Fasern in großer Zahl sichtbar, leicht gewunden und alle von leuchtendem Blau. Unter einem anderen Mikroskop hatte Koch ein Präparat von gesundem Gewebe – keine einzige Faser. Der Tuberkulose-Erreger war gefunden!

Am 24. März 1882 trug Koch seine Ergebnisse in der Gesellschaft für Physiologie vor. Das erwartungsvolle Auditorium wurde Zeuge einer der größten Offenbarungen in der Geschichte der Medizin. Koch schlug bedächtig seine Mappe mit dem

Manuskript auf und kündigte zunächst ganz nüchtern sein Thema an: „Über den Tuberkuloseerreger". Es folgte der detaillierte Bericht über die verschiedenen Phasen seiner Forschung, dann aber brach der ihm eigene kauzige Humor in Koch durch. Jetzt beschrieb er „eine mörderische Bakterie", die es gelungen sei, durch vierundzwanzigstündige Berührung mit einer Lösung aus Methylenblau plus Pottasche sichtbar zu machen. Alles staunte, doch Koch erklärte mit grimmigem Lächeln: „Nicht was Sie denken, meine Herren! Was ich soeben beschrieben habe, ist der Typhuserreger. Fortan wird es uns leichter fallen, zwischen dem zu unterscheiden, was Tuberkulose ist, und dem, was nur so aussieht." Und erst jetzt ging er ausführlich auf den Tuberkuloseerreger ein.

Am Ende setzte sich Koch und wartete gelassen auf Einwände. Doch niemand wagte, ihm zu widersprechen, umso weniger, als auch Virchow im Saal anwesend war; Virchow, der Zauberer, dem das letzte Wort zustand. Der aber, vielleicht verblüfft oder noch zweifelnd, setzte plötzlich seinen Hut auf und verließ die Versammlung.

Die Zuhörer hatten die Tragweite dessen, was sie soeben gehört hatten, wohl nur zum Teil begriffen. Bald aber drang mit der Veröffentlichung von Kochs Ergebnissen sein Ruhm weit über Berlin und Deutschland hinaus.

V

Die Arbeitsgruppe Koch wurde zum anerkannten Zentrum mikrobiologischer Forschung. Hier wurden die technischen Probleme gelöst, die Methoden der Untersuchung beständig verfeinert – besonders auf dem Feld der Kulturenzüchtung und -färbung. Damit konnten immer mehr pathologische Mikroorganismen isoliert werden. Nun hätte Koch sich eigentlich zurückziehen, die Bestellung des Ackers seinen Schülern überlassen können. Doch das war nicht seine Art. Erfolge, wie auch gelegentliche Misserfolge, hatten ihn schon immer dazu angespornt, weiterzuarbeiten und neue Probleme anzupacken.

Man schrieb das Jahr 1883, als die asiatische Cholera ungewöhnlich heftig in Ägypten wütete und von dort aus ins westliche Russland vordrang. Panik brach auf dem europäischen Kontinent aus, Frankreich und Deutschland beschlossen, Expertenkommissionen zu entsenden, die nach Möglichkeiten für die Verhinderung einer weiteren Ausbreitung der Seuche suchen sollten. Zu Delegationsleitern ernannte man die Spitzenforscher auf diesem Gebiet: Pasteur und Koch – die verfeindeten Brüder! Für Pasteur willkommene Gelegenheit, die Deutschen, speziell seinen Konkurrenten, zu demütigen. Er erklärte, seine Gegenwart in Ägypten erscheine ihm überflüssig, auch sei es unter seiner Würde, mit den „Hunnen" zu konkurrieren. Es genüge völlig, wenn seine Schüler Thuillier und Roux die Aufgabe übernähmen.

Koch war empört. Schließlich aber siegte seine Größe. Was bedeutete der Zwist mit Pasteur angesichts der so wichtigen Mission? Und er reiste mit seiner Abordnung nach Ägypten. In Alexandria trafen die beiden Gruppen aufeinander, man begegnete sich skeptisch, begann aber mit den nötigen Untersuchungen. Unter ständigem Konkurrenzdruck, wie sich versteht. Koch blieb als einziger gelassen, trotz allen Trubels versenkte er sich in seine Arbeit.

Eines Tages stürmte Gaffky in seinen Arbeitsraum und verkündete erregt: „Die Franzosen haben den Cholera-Erreger gefunden!" Darauf Koch: „Auch recht. Ich glaube, wir haben schon alle Sehnsucht nach der Heimat..." Doch dann konnte Gaffky erleben, wie ihn sein Meister zum Mikroskop bat und verschmitzt meinte: „Auch ich habe hier einiges."

Es waren merkwürdige Bazillen in Kommaform, fast durchsichtig. Koch hatte sie aus dem Kot von Cholerakranken sowie aus von der Bevölkerung verwendetem Wasser isoliert und dargestellt. Der Cholera-Erreger! Als er danach eine der Proben der Franzosen untersuchen konnte, stellte er fest, dass die Konkurrenz einem Irrtum erlegen war. Sie hatten nicht den Erreger gefunden, sondern lediglich von der Cholera veränderte Blutkörperchen dargestellt! Koch war also, still und ohne Aufsehen, als erster ans Ziel gelangt.

Kochs menschliche Größe zeigte sich ein weiteres Mal, als unmittelbar darauf der Franzose Thuillier, von heftigen Fieberschauern heimgesucht, ihn zu sich bitten ließ. Wichtiger als sein Leiden war dem vom Tod Gezeichneten die Frage, die er erregt und röchelnd stellte: „Können Sie bestätigen, dass ich den Erreger gefunden habe?" Koch blickte dem Fiebernden in die Augen und bejahte wider besseres Wissen, worauf Thuillier beruhigt auf sein Lager sank. Als der deutsche Meister kurz darauf Kränze auf das Grab des Franzosen legen musste, erklärte er: „Es sind einfache Kränze, doch sie sollen den Lorbeer symbolisieren, welcher die Stirn der Mutigen schmückt."

Inzwischen war die Epidemie am Abklingen, und Koch vermochte die Entdeckung des Choleraerregers nicht wie gewohnt in nachfolgenden gründlichen Versuchsreihen zu bestätigen. So gab er seinen Fund diesmal mit Vorbehalt bekannt. In der letzten Zeit seines Ägypten-Aufenthalts betrieb er noch Studien zur Dysenterie, außerdem gelang es ihm, den Erreger der ansteckenden Bindehautentzündung zu identifizieren, einem anderen Übel, das Ägypten zusetzte.

Zurückgekehrt nach Berlin, erwartete ihn eine Belohnung der Regierung in Höhe von hunderttausend Reichsmark. Viel mehr zählte für Koch jedoch, dass man seinem Wunsch nachkam und ihn ohne Verzug nach Indien entsandte, wo gleichfalls die Cholera wütete. Er musste sein ägyptisches Resultat endgültig bestätigt sehen, dazu war es nötig, sich ein weiteres Mal in die Höhle des Löwen zu begeben.

1884 in Indien angekommen, reiste Koch mit einigen Mitarbeitern mehrere Monate durch die von der Cholera betroffenen Regionen, inspizierte Kranke in ihren ärmlichen Hütten und Dörfern ohne jegliche hygienischen Einrichtungen, untersuchte das schmutzige Trinkwasser, regte einfache prophylaktische Maßnahmen an. Daneben öffnete er - Gesundheit und Leben aufs Spiel setzend - hunderte von Leichen und entnahm Proben, die er dann in einem Labor untersuchte. Mit dem eindeutigen Ergebnis: Der vorgefundene Erreger war identisch mit jenem, den er in Ägypten lokalisiert hatte. Außerdem stellte er bei Experimenten an Meerschweinchen fest, dass deren Magensaft die Cholera-Bazillen zerstörte. Deshalb also blieben Tiere von der Human-Cholera verschont.

VI

Anfang 1885 nach Berlin zurückgekehrt, wurde Koch auf einen eigens für ihn geschaffenen Lehrstuhl für Hygiene an der Universität berufen und zugleich mit der Leitung eines damit verbundenen Hygieneinstituts betraut. Hier wandte er sich alsbald wieder dem Problem zu, dessen Verfolgung durch die Cholera-Mission unterbrochen worden war: Er hatte zwar den Erreger der Tuberkulose gefunden - doch wie ihn unschädlich und damit der Massenkrankheit ein Ende machen?

Koch begann mit Tierexperimenten. Er spritzte Meerschweine mit einer reinen Kultur Tuberkelbazillen, dabei stellte sich eine leichte Verletzung ein, die rasch heilte. Vierzehn Tage später bildete sich ein harter Knoten, einige Zeit darauf starben die Tiere. Die Autopsie zeigte, dass die regionalen Ganglien gewachsen und tuberkulös geworden waren. Nun griff Koch zu der Methode, die bereits Jenner im Kampf gegen die Pocken angewandt hatte: Er injizierte einem wie zuvor geimpften Tier nach einiger Zeit nochmals Tuberkelbazillen. Was geschah? Die kaum sichtbare lokale Verletzung heilte in kurzer Zeit, und statt des üblichen Knotens entstand an der Impfstelle eine runde Verdickung, die zunächst eiterte und dann nach wenigen Tagen vernarbte. Die Autopsie zeigte, dass die zuvor beobachetete Erkrankungsreaktion der Ganglien diesmal nicht eingetreten war. Das Phänomen wiederholte sich selbst dann, wenn Koch für die zweite Impfung abgetötete Bazillen verwandte.

Folglich musste in ihnen, ob lebendig oder tot, ein aktives Prinzip wirken, eine Substanz enthalten sein, die imstande war, den üblichen Fortgang des Krankheitsprozesses zu hemmen. Fünf Jahre lang, bis 1890, experimentierte Koch wie besessen. Schließlich gelang es ihm, indem er abgetötete Bazillen-Reinkulturen in glyzerinhaltige Nährlösung mischte, das „aktive Prinzip" zu isolieren: ein Filtrat von sirupartiger Konsistenz, das er „Tuberku-

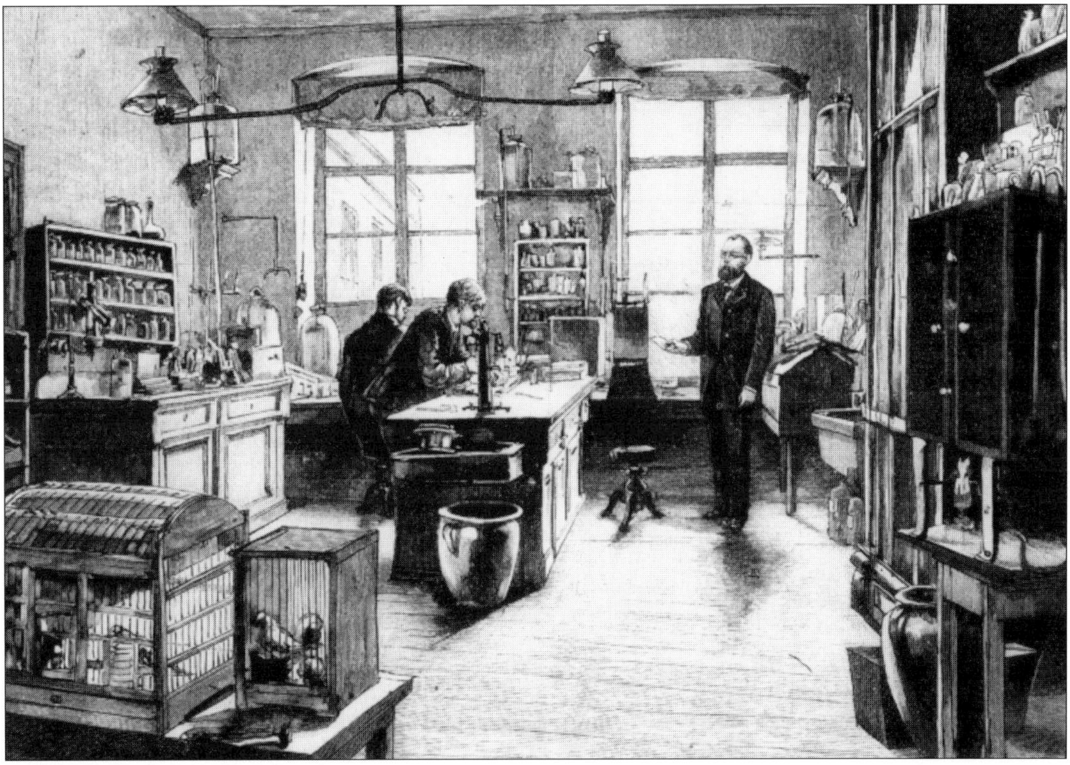

Koch in seinem Laboratorium am Institut für Infektionskrankheiten in Berlin. Unbezeichnete Darstellung, 1891.

lin" nannte. War das therapeutische Problem der Tuberkulose damit zu lösen? Koch spritzte das Tuberkulin seinen Meerschweinen. Es war unschädlich bei gesunden Tieren, bei vorher mit Bazillen geimpften rief es intensive Reaktionen der Tuberkelherde hervor, einhergehend mit Fieber und allgemeinem Verfall. Er notierte: „Das Heilmittel zerstört nicht den Bazillus, sondern das Tuberkelgewebe." Und er folgerte: Der Bazillus ernährt sich von den ihn umgebenden Zellen. Wenn diese vom Tuberkulin „vergiftet" seien, würde das auch den Tod des Bazillus bedeuten. Das Tuberkulin würde also – als Impfstoff verwendet – den Organismus quasi zur Bildung von Gegengift anregen.

Alsbald begann man mit der Anwendung der „Kochschen Lymphe", wie das Tuberkulin auch genannt wurde. Das Ergebnis der Folgezeit entsprach allerdings nicht der Erwartung – ungeachtet allen Aufsehens, das die Kochsche Impfung erregte. (Bis heute allerdings beweist das Tuberkulin seine Nützlichkeit auf diagnostischem Gebiet. Es löst gewisse Überempfindlichkeitsreaktionen aus, an denen der Arzt erkennen kann, ob der Patient bereits mit dem Tuberkuloserreger in Berührung gekommen ist.) Eine wirksame Impfung konnte erst entwickelt werden, nachdem die Franzosen Calmette und Guérin 1908 den Virulenzverlust bei auf gallenhaltigem Nährboden gezüchteten Bazillen nachwiesen. Danach dauerte es ein weiteres reichliches Jahrzehnt, bis 1921 die auf dieser Erkenntnis beruhende, bis heute verwandte BCG-Schutzimpfung erstmals erfolgreich zur Anwendung kam. Koch hatte mit seiner Pionierleistung die Grundlagen dafür geschaffen.

Im Jahre 1891 erfolgte die Gründung des „Instituts für Infektionskrankheiten" unter Kochs Leitung – das später nach ihm benannte „Robert Koch-Institut". Trotz allen Erfolgs aber litt der Institutsdirektor an einer offenen Wunde: seinem gescheiterten Familienleben. Der anscheinend so kühle, sachliche Mann sehnte sich nach seinen langen Arbeitstagen nach privater Zärtlichkeit. Doch wenn er nach Hause kam, erwartete ihn allein Emmys eisige Missgunst. So kam es, wie es kommen musste: Eines Tages besuchte er das Atelier eines Malers und erblickte auf dessen Staffelei das Porträt einer jungen Blondine mit sanften, lieblichen Gesichtszügen. Das Gemälde zeigte die Schauspielerin Hedwig Freiburg. Koch war augenblicklich fasziniert. Schon wenige Tage später wusste er ihr zu begegnen, auch sie fand den knapp Fünfzigjährigen offenbar anziehend, bald entstand eine immer enger werdende Beziehung. In Hedwig, die von lebhaftem Wesen und immer bereit war, seine Interessen zu teilen, fand Koch nun alles, was ihm bei Emmy so lange versagt geblieben war. Er fühlte sich wie neugeboren, schöpfte dabei auch neue Kraft für seine Arbeit. Bald zeigte sich das Paar in der Berliner Gesellschaft, was natürlich genau registriert wurde und entsprechenden Klatsch auslöste. Koch ließ sich davon nicht beeindrucken, er hatte sich bereits entschieden. 1893 erfolgte die Scheidung von Emmy, zwei Monate danach verband er sich mit Hedwig Freiburg.

Während Berlin noch über das „unerhörte" Ereignis sprach, erreichte Koch ein Ruf der Regierung von Südafrika. Man bat den berühmten Bakteriologen um aktive Teilnahme bei der Bekämpfung einer grassierenden Rinderpest-Seuche. Koch überlegte nicht lange und sagte zu. Seine Reise verlief erfolgreich, im Verein mit weiteren Kollegen gelang die Eindämmung der Rinder-Epidemie.

Einst hatte Koch an der Hamburger Mole von Reisen in fremde Länder geträumt. Der Traum war längst in Erfüllung gegangen, doch die Ferne behielt ihre Faszination. Wann immer er seine Reiselust mit wissenschaftlichem Zweck verbinden konnte, tat er es. Die Folgejahre sahen Koch ein weiteres Mal in Indien (als Leiter einer Studienkommission zur Untersuchung von Pestphänomenen), danach in Deutsch-Ostafrika, Neu-Guinea und Holländisch-Indien (wo er Tropenkrankheiten studierte und ihre Epidemiologie erhellte).

Doch Berlin und Europa vergaßen ihn dabei nicht. Die Preußische Akademie der Wissenschaften ernannte ihn zum Ehrenmitglied. Im Jahre 1905 folgte höchste Ehrung: Robert Koch erhielt den Nobelpreis für Medizin. Es war ein großer Moment, als der einstige Dorfarzt die Ehrung in Stockholm aus den Händen des schwedischen Königs entgegennehmen konnte.

Danach begab sich der Nobelpreisträger mit seiner Frau auf eine Weltreise. Wo er hinkam, wurde Koch voller Begeisterung und Hochachtung begrüßt. New York feierte den „Mikrobenjäger" ebenso wie das ferne Tokio, wo Koch sogar die seltene Ehre einer Audienz beim Kaiser von Japan zuteil wurde.

Wieder zurück in Berlin, suchte Koch ein letztes Mal die wissenschaftliche Herausforderung. Auf seinen Tropenreisen hatte er bereits das Sumpffieber studiert, war auch mit der Schlafkrankheit in Berührung gekommen. Deren Erreger war im Jahre 1902 in Uganda von dem Briten Bruce lokalisiert worden, der zugleich die Tsetsefliege als Überträger nachgewiesen hatte. Das interessierte Koch sehr, er wollte dazu eigene Forschungen anstellen. Im Jahre 1907 schloss er sich daher einer Afrikaexpedition an. In Zelten lebend, inzwischen vierundsechzig Jahre alt, ging er mit gewohnter Akribie und Hartnäckigkeit an die Arbeit. Mit Hedwig an seiner Seite fühlte er sich stark, maß gelegentlicher Erschöpfung keine besondere Bedeutung bei. Koch jagte Fliegen, analysierte deren Blut, isolierte den Erreger, verglich ihn mit dem bei Kranken und fertigte systematisch geordnete Aufzeichnungen zum Krankheitsverlauf an. Am Ende seiner Versuche konnte er festhalten: Wie das Chinin bei Malaria sei Atoxyl bei der Schlafkrankheit anzuwenden.

1908 wieder in Berlin, kehrte er unverzüglich an den Arbeitstisch im Institut und ins Laboratorium zurück. Doch zunehmend setzte ihn periodisch auftretender Herzschmerz außer Gefecht – Vorboten der Angina pectoris. Diese stellte sich dann im

März 1910 mit einem heftigen Anfall ein. Da es Koch nach Natur und Bäumen verlangte, brachte Hedwig ihn nach Baden-Baden, in ein Sanatorium. Sieben Tage später fand ihn der behandelnde Arzt morgens tot im Bett. Man schrieb den 27. Mai 1910. Der Siebenundsechzigjährige hatte die Augen für immer geschlossen.

Nur wenige Monate zuvor hatte die Deutsche Ärztekammer beschlossen, künftig als Auszeichnung für besondere Leistungen eine „Robert Koch-Medaille" zu vergeben. Die Vorderseite zeigte sein Porträt, auf der Rückseite war folgender Satz eingraviert: „Aus den kleinen Dingen der Welt hast du deine Größe geschaffen." Besser hätte man die Summe von Leben und Werk Robert Kochs nicht zusammenfassen können.

Iwan Pawlow

(1849 - 1936)

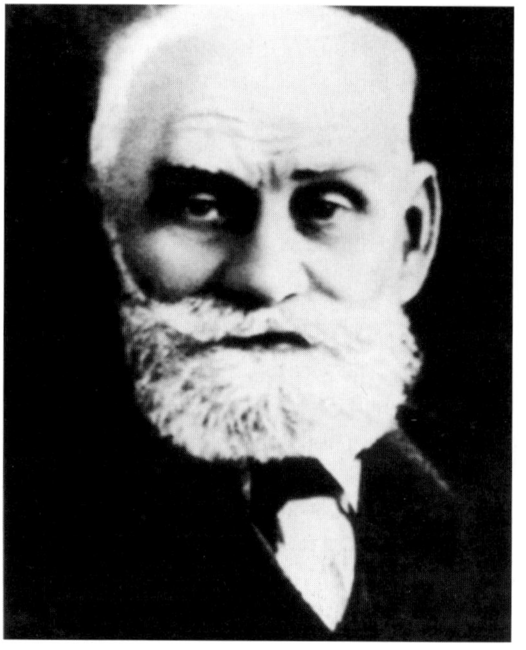

Porträtphoto, um 1915.

I

Um das Jahr 1880 ging in Sankt Petersburg erstmals die Kunde von einem Mann, der seltsame Experimente mit Hunden veranstaltete. Er musste ein Hundenarr sein, denn es wurde auch erzählt, dass er, wenn Not am Mann war, seine eigenen Rationen kürzte, nur damit den Tieren zu gegebener Stunde nicht ihr Stück Fleisch fehlte. War der Mann ein Exzentriker, ein Zirkuskünstler, gar ein Wahnwitziger? Nichts davon. Es war ein Arzt. Er hieß Iwan Petrowitsch Pawlow und war dabei, sich auf die bisher nahezu unbetretenen Pfade der Psychophysiologie zu begeben. Dazu war es freilich nötig, sich ungewöhnlicher Mittel zu bedienen. Alle Hypothesen nützten nichts, wenn sie nicht im Experiment bestätigt werden konnten. Und Experiment hieß auf seinem Gebiet: Versuche an Hunden. Ihre physiologische Struktur sowie ihre Lebendigkeit und Geselligkeit machten sie zu besonders geeigneten Objekten.

Pawlow hatte einen mühevollen Pfad gewählt, doch er war von seinem Tun überzeugt. Zur Begeisterung für die gewählte Aufgabe gesellte sich bei ihm die Hartnäckigkeit des systematischen Forschers. Die Verdauungsphysiologie hatte ihn schon immer interessiert, auch hatte er betreffende Arbeiten einiger Vorgänger studiert, insbesondere die Veröffentlichungen des Franzosen Bernard, der bereits 1840 an Hunden experimentiert und den Zusammenhang von Verdauung und Nervensystem untersucht hatte. Dabei hatte er festgestellt, dass bereits vor Ankunft der Nahrung im Magen dort eine Flüssigkeit (der Magensaft) produziert wurde. Als Auslöser vermutete er einen Reflex der Geschmacksnerven des Mundes - was für die „Einmischung“ der höheren Nervenzentren beim Verdauungsprozess sprach.

Hier setzte Pawlow im Jahre 1878 mit seinen Experimenten an. Bald konnte er beobachten, dass nicht nur Magensaft, sondern auch Speichel sich ohne unmittelbaren Nahrungsstimulus bildete. Dazu genügte es, dass man den Tieren mit dem Fressen winkte oder sie daran riechen ließ. Schon ein psychischer Reiz konnte also die Sekretion auslösen.

Zu Beginn seiner Versuche hatte Pawlow – wie einst Bernard – mit künstlichen Magenfisteln gearbeitet. Doch diese gestatteten keine gänzlich zufriedenstellende Untersuchung. Daher wagte Pawlow sich bald an chirurgische Methoden und schuf dabei eine künstliche Magentasche, die durch die Verbindung mit der Magenwand leicht nach außen versetzt werden konnte, und zwar unter Aufrechterhaltung der Gefäß- und Nervenverbindungen mit der großen Magenhöhle. Nun konnte er die Phänomene noch besser registrieren. Und er experimentierte weiter. So läutete er etwa regelmäßig fünf Minuten vor jeder Fütterung mit einem Glöckchen – und konnte nach kurzer Zeit beobachten, dass bereits das Läuten die Produktion der Verdauungssäfte in Gang setzte. Die Tiere hatten sich daran gewöhnt. Wie aber ging der Prozess vonstatten, was lenkte ihn?

Pawlow ergriff die Unruhe des Forschers. Er wiederholte den Versuch immer wieder, und stets rann Speichel aus dem Rachen der Hunde, stets reagierte der Magen Minuten nach dem Glockenläuten wie bei echtem Verdauungsgenuss. Das überraschende Phänomen bezeichnete Pawlow zunächst als „erworbener Reflex", später dann als *bedingter Reflex* – in Unterscheidung von von den natürlichen, angeborenen Fähigkeiten, die er *unbedingte Reflexe* nannte.

Doch Pawlow wollte mehr wissen. Jeden Morgen fragten sich die Assistenten des rastlosen russischen Forschers, welche Idee er wohl am Vorabend erwogen hatte und nun im Experiment bestätigt sehen wollte. Eine dieser Ideen war die berühmt gewordene „fiktive Mahlzeit". Pawlow unterbrach die Speiseröhre eines Hundes, führte das obere Ende künstlich nach außen und verhinderte so den Durchgang der Mahlzeit zum Magen. Der Hund hatte vorher achtzehn Stunden nichts zu fressen bekommen. Gab man ihm jetzt ein Stück Fleisch, das er heißhungrig verschlang, so lief alles ab, als gelange die Speise tatsächlich in den Magen. Wenige Minuten nach dem Kauen floss der Magensaft wie gewohnt. Und die Sekretion hielt über die übliche Zeitspanne, drei Stunden, an.

Pawlow experimentierte weiter. Lag die Ursache des festgestellten Reflexes wirklich in den Bewegungen des Kauens und Fressens? Dagegen sprach, dass die Produktion von Magensaft trotz Kauens ausblieb, wenn er den Hunden Futter ohne Nährwert gab. Waren die Geschmacksnerven verantwortlich? Auch das widerlegten entsprechende Versuche. Er gab den Hunden saure, salzige oder bittere, reichlich Speichel fördernde Substanzen, jedoch wiederum ohne Nährwert – die Magendrüsen zeigten keinerlei Tätigkeit.

Und Pawlow folgerte am Ende: Es war allein das Phänomen des Appetits, ausgelöst von der Wahrnehmung der Nahrung – ob direkt oder fiktiv, ob mittels unbedingter oder bedingter Reflexe –, das die Speichel- und Magensaftreflexion auslöste.

Im weiteren Verlauf seiner Experimente wies Pawlow nach, dass die bedingten Reflexe über die Gehirnrinde vermittelt werden. Entfernte er diese graue Schicht, war der Hund nicht mehr in der Lage, einen bedingten Reflex zu erlangen, seine unbedingten, angeborenen aber behielt er. In den über viele Jahre betriebenen Langzeitversuchen konnte Pawlow feststellen, dass die Reflexe quasi eine „zweite Physiologie" entwickelten. Die bedingten, erworbenen Reflexe manifestierten sich anders als die natürlichen: Sie reiften, festigten sich mit jeder Wiederholung, erlahmten aber und erloschen schließlich, wenn sie nicht ständig wieder angeregt wurden. Waren sie aber in einem Tier gefestigt und wurden in den nächsten Generation in gleicher Weise angeregt, so zeigten sie sich am Ende als den angeborenen Reflexen einverleibt.

Pawlows Arbeiten hatten Einfluss auf die Entwicklung auch in anderen Wissenschaften. Was er an Hunden nachgewiesen hatte – dass angeborene Fähigkeiten eines Lebewesens nicht das einzige waren, dass es unter dem Einfluss von Umweltveränderungen neue erwerben konnte – stellte vor allem ein Band zwischen Physiologie und Psychologie sowie Sozialwissenschaften her. Pawlow selbst hat den Begriff des Reflexes schließlich auf alle geistigen Vorgänge ausgedehnt: In der „Konditionierung" (Ausbildung) bedingter Reflexe sah er das Prinzip jeglicher „seelischer" Tätigkeit.

II

Iwan Petrowitsch Pawlow wurde am 27. September 1849 in Rjasan, unweit von Moskau, als dritter Sohn eines Priesters aus bäuerlicher Familie geboren (sie sollte am Ende elf Kinder ihr Eigen nennen). Er besuchte die Gemeindeschule und wurde anschließend, dem Beispiel des Vaters folgend, auf ein Priesterseminar geschickt. Dort widmete er sich anfangs eifrig den theologischen Studien, bald aber gewannen andere Interessen die Oberhand. Es war die Zeit des Aufbegehrens gegen alte Gewohnheiten, eines Aufschwungs der Wissenschaften und der Künste, Russland befand sich unter Zar Nikolaus II. in Bewegung. Die Entwicklung machte auch vor dem Priesterseminar nicht halt. Heißhungrig las der junge Pawlow alle Bücher, deren er habhaft werden konnte, entdeckte dabei seine Vorliebe für die Naturwissenschaften. Er schwänzte die Unterrichtsstunden, die religiösen Andachtsübungen, verkroch sich im Park oder im Schlafsaal, wo er Bücher über das organische Leben verschlang. Im Alter von zwanzig Jahren stand dann sein Entschluss fest: Nicht der Theologie, sondern der Naturwissenschaft musste er sich widmen.

Also verließ Pawlow im Jahre 1870 das Seminar und reiste nach Sankt Petersburg. Dort war sein ältester Bruder Dimitri Assistent bei dem berühmen Chemiker Mendelejew (gemeinsam mit L. Meyer Begründer des Periodensystems der Elemente), er hatte sich erboten, Iwan bei seinem neuen Weg zu unterstützen. Pawlow schrieb sich an der Naturwissenschaftlichen Fakultät der Universität ein, dort fand er in Professor Cyon bald den geeigneten Lehrer. Dieser erkannte die Fähigkeiten des Ex-Seminaristen und ermunterte ihn, sich nach dem Grundstudium der Experimentalphysiologie zuzuwenden. Als Thema für die Abschlussarbeit schlug er die Innervation der Bauchspeicheldrüse vor. Pawlow stimmte gern zu.

Die materielle Lage des Studenten war mehr als angespannt. Oft fehlte sogar das Geld für die Mahlzeiten – dann studierte Pawlow die Todesanzeigen in der Petersburger Presse. Nach alter russischer Sitte durfte jeder, der als Kondolant bei der Trauerfeier erschien, auch am anschließenden Leichenschmaus teilnehmen. Und zeigte die Annonce, dass es sich um eine wohlhabende Familie handelte, dann war ein entsprechendes Mahl gesichert! Viele Jahre später sollte er seinen Schülern sagen: „Redet mir nicht von Not! Ihr müsst allein lernen, euer tägliches Brot zu verdienen, ohne um Almosen zu betteln! Ich habe als Student nie ein anderes Verkehrsmittel gekannt als meine Füße, und kein anderes ordentliches Essen als das bei einem Leichenschmaus gebotene."

1875 schloss Pawlow das Studium ab. Seine Arbeit über die Innervation der Bauchspeicheldrüse wurde mit der Goldmedaille der Universität ausgezeichnet und gleichzeitig veröffentlicht. Der weitere Weg schien klar: Pawlow würde seinen Professor, der soeben den Lehrstuhl für Physiologie an der Militärmedizinischen Akademie – in Nachfolge des berühmten Setschenow (dessen Abhandlung *Die Reflexe des Gehirns* nicht nur Pawlow anregte) – erhalten hatte, als Assistent begleiten. Aber Cyons Berufung wurde rückgängig gemacht, und auch Pawlow quittierte aus Protest die Anstellung. Doch er erhielt kurz darauf eine Assistentenstelle bei Professor Ustimowitsch an der Petersburger Akademisch-Therapeutischen Klinik. Als dieser im Jahre 1878 das Haus verließ und der Bernard-Schüler Sergej Botkin die Nachfolge antrat, bedeutete dies für Pawlow die entscheidene Wende seines Forscherlebens. Jetzt war er Assistent des führenden Mannes auf dem Gebiet des „physiologischen Nervismus", bekam alle Schriften Claude Bernards in die Hand und wurde von Botkin nachdrücklich bestärkt, als er verkündete, sich nun speziell der Verdauungsphysiologie zuwenden zu wollen. Noch im gleichen Jahr begann Pawlow im Laboratorium der Klinik mit seinen eingangs geschilderten Versuchen an Hunden.

Sein wissenschaftlicher Stern war am Aufgehen, doch er lebte unverändert in misslichen Verhältnissen. Auch als er heiratete, musste Pawlow mit seiner Frau Serafima weiterhin die Gastfreundschaft des Bruders bemühen – ein eigenes Zimmer, gar eine Wohnung zu mieten, lag außerhalb der Möglichkeiten, die das knapp bemessene Monatsgehalt des Assistenten bot.

Hinzu kam der Eigensinn: Wenn ihm Freunde, denen Pawlows finanzielle Not nicht gleichgültig war, einmal zu einer zusätzlichen Einnahme - einer Reihe von Vorträgen etwa - verhalfen, dann verwendete Pawlow das Honorar lieber für die Vergrößerung seiner Hundehütten als für die Familie. Als dann der Sohn Wirtschik zur Welt kam, ein beständig kränkelndes Baby, und der Arzt dringend Luftveränderung empfahl, führte die Armut zur Katastrophe. Serafima wollte mit dem Kind zu einer Schwägerin aufs Land fahren, diese lebte weit östlich von Moskau. Hören wir Serafimas späteren Bericht: „Woher das Geld für die Fahrkarte nehmen? Iwan und Dimitri brachten gerade soviel zusammen, dass es von Petersburg bis Rjasan, bis zu ihrem Vater, reichte. Also händigten sie mir einen Brief an Papa aus. Darin flehten sie ihn an, mir etwas Geld zu leihen, damit das Kind und ich unser Reiseziel erreichen könnten." Der Schwiegervater half, doch das Söhnchen war von der langen Bahnreise mit Unterbrechung so geschwächt, dass es kurz nach Eintreffen bei der Schwägerin verstarb.

Im Jahre 1884 - Pawlow hatte im Jahr zuvor seine Dissertation *Über die Zentrifugalnerven des Herzens* verteidigt und den akademischen Doktorgrad erworben - erhielt er ein Wylie-Stipendium (vergeben in den USA zur Förderung bedürftiger Wissenschaftler) für Studien im Ausland. Er entschied sich, nach Breslau zu gehen, zu dem Physiologen Rudolph Heidenhain, der bekannt war für seine Forschungen zum Verdauungsvorgang. Bei ihm wollte er sein Wissen vervollkommnen, auch standen dort moderne Laboratorien zur Verfügung. Bei Heidenhain, wo er ein reichliches Jahr blieb, unternahm Pawlow Experimente zur Herstellung einer dauerhaften Bauchspeicheldrüsenfistel und studierte die sekretorischen Funktionen dieses Organs. Danach wechselte er für ein weiteres Jahr nach Leipzig, zu Carl Ludwig, dem bedeutendsten deutschen Physiologen seiner Zeit, dessen „Neue Physiologische Anstalt" Weltgeltung besaß.

1887 nach Sankt Petersburg zurückgekehrt, hoffte Pawlow nun auch auf Anerkennung im eigenen Land. Doch die blieb vorerst aus, und damit auch entsprechende Einkünfte. Es gab keine Stelle für ihn. Die Pawlows hatten inzwischen wieder einen Sohn (zwei weitere sowie eine Tochter sollten später folgen), jetzt war man erneut zur Trennung gezwungen. Serafima fuhr mit dem Kind zu ihren Eltern, Pawlow bezog das Zimmer eines Freundes, der längere Zeit im Ausland war. Er bewarb sich für verschiedene vakante Lehrstühle, 1888 erhielt er schließlich eine Professur für Pharmakologie in Tomsk - ein Fach, das ihm nicht entsprach, und eine Universität von lediglich regionaler Bedeutung. Dass ihn angesichts dessen Bitterkeit erfasste, war nur zu verständlich.

Endlich aber, Anfang 1890, besann sich Sankt Petersburg des einstigen Botkin-Schülers, dessen Name in immer mehr Publikationen des Auslands auftauchte: Pawlow erhielt einen Ruf der Militärmedizinischen Akademie, als Leiter des Bereichs Physiologie am Institut für Experimentelle Medizin. Hier sollte er die kommenden fünfundvierzig Jahre tätig sein, ungeachtet aller politischen Wirren und Umstürze, und mit seinen Forschungen zur höheren Nerventätigkeit Weltgeltung erlangen.

III

Pawlow steht für den Aufbruch der russischen Wissenschaft in der zweiten Hälfte des 19. Jahrhunderts, mit dem Zentrum Sankt Petersburg. Hier war bereits 1724 - initiiert von Zar Peter I., dem Großen, der die Eröffnung nicht mehr erleben konnte - die Kaiserliche Akademie der Wissenschaften gegründet worden. Ihr erster Präsident, der bedeutende Naturwissenschaftler Michail Lomonossow (er gilt als „Vater der russischen Wissenschaft"), folgte Zar Peters Beispiel und betrieb die Öffnung nach Westen weiter. In der Folgezeit kamen zahlreiche Wissenschaftler und auch bedeutende Mediziner aus Westeuropa nach Sankt Petersburg - wie wir es beispielhaft im Kapitel über den Portugiesen Ribeiro Sanches beschrieben haben.

Das 19. Jahrhundert brachte dann, nach der anfänglichen Euphorie des Sieges über Napoleon, mit der Machtübernahme durch Zar Nikolaus I. im Jahre 1825 für drei Jahrzehnte eine Phase der Erstarrung. Russland wurde zur Vormacht des konservativen Europa, wer gegen die autokratische Herrschaft aufbegehrte - wie die Bewegung der Dekabristen -, erfuhr blutige Niederwerfung. Restriktion herrschte, was natürlich auch den Fortschritt der Wissenschaft lähmte. Die Literatur freilich - wie immer in Zeiten der Unterdrückung - erhob ihre Stimme, heimlich begeisterte man sich an den flammenden Versen Puschkins oder an Lermontows Gedichten und Novellen.

Als dann 1855 Alexander II. auf den Thron gelangte, begann für Russland eine „neue Ära". Die Einleitung demokratischer Reformen (wichtigste: die 1861 endlich erfolgende Abschaffung der Leibeigenschaft) ging einher mit einem neuerlichen Aufschwung von Wissenschaft und Kunst, zahlreiche Intellektuelle stellten sich an die Spitze der Erneuerungsbewegung. Und die Erfolge blieben nicht aus.

Die Universitäten des riesigen Reiches - von Sankt Petersburg bis Kiew, von Moskau bis Kasan - bildeten, frei von bisherigen Zwängen, eine junge Generation von Wissenschaftlern heran, die anschließend nach Westeuropa geschickt wurden, von wo sie in die Heimat zurückkehrten, nunmehr endgültig gerüstet für ein fruchtbares Schaffen. Viele von ihnen gelangten später zu Ruhm, genannt seien die Chemiker Mendelejew, Borodin und Zinin, die Physiker Popow und Shukowski, die Biologen Mitschurin und Timirsajew, die Chirurgen Metschnikow und Pirogow, und natürlich die Neurophysiologen Setschenow („Vater" der russischen Physiologie), Bechterew und Pawlow.

Niemals zuvor hatte die russische Wissenschaft solchen Glanz erlebt. Und: Typisch für das Land war die enge Verbindung von wissenschaftlicher und künstlerischer Arbeit. Nirgendwo sonst gab es so starke Doppelbegabungen - der Chemiker Dimitri Mendelejew war zugleich bedeutender Kunstkritiker und Mitglied im Künstlerbund; Alexander Borodin arbeitete nicht nur auf dem Gebiet der organischen Chemie, sondern auch als genialer Komponist, dessen Oper „Fürst Igor" bis heute von den Spielplänen nicht wegzudenken ist; der Arzt Anton Tschechow stieg mit seinem Schaffen als Dichter in die Weltliteratur auf.

Dass diese liberale Entwicklung Russlands nicht nur Freunde hatte, zeigte sich im Jahre 1881, als Alexander I. einem Attentat zum Opfer fiel. Sein Sohn, Thronfolger Alexander II., kehrte zur staatlichen Repressionspolitik zurück. Mit der in Russland verspätet einsetzenden Industrialisierung nahmen zusätzlich die sozialen Widersprüche zu - all dies sollte schließlich, nach dem ersten Aufstand von 1905, zur Oktoberrevolution von 1917 und zur Machtübernahme durch die Bolschewiki führen.

IV

Doch zurück ins Jahr 1890, nach Sankt Petersburg, wo der gerade vierzigjährige Pawlow seine Tätigkeit am Institut für Experimentelle Medizin begann.

Hier konnte er nun seine Experimente in einem bestens ausgerüsteten Laboratorium fortsetzen. Das folgende Jahrzehnt sah ihn - bald in Gemeinschaft mit einem auf ihn schwörenden Mitarbeiterteam - mit Forschungen zur nervlichen Lenkung der Drüsensekretionen beschäftigt, aus denen er seine Lehre vom zweiten Signalsystem entwickelte. Pawlow schuf in langen Versuchsreihen Dauerfisteln für jeden Typ von Drüsen, dies erlaubte ihm, die verschiedenen Sekretionsstoffe genau zu analysieren. In diesen grundlegenden Experimenten konnte er auch nachweisen, dass die Reflexe über die Hirnrinde gesteuert werden.

Pawlows Ansehen erreichte ungewöhnliche Ausmaße. Gelehrte aus ganz Europa reisten in sein Laboratorium, seine Ergebnisse beeinflussten zahlreiche Forscher, die auf verwandtem Gebiet arbeiteten. Sie alle waren sich einig, dass Pawlows Entdeckungen wie ein „Bild von weittragender Bedeutung" wirkten.

1904 erfuhr seine Arbeit höchste Würdigung, als Pawlow den Nobelpreis für Medizin erhielt. Auch die wichtigsten europäischen Wissenschaftsakademien wählten ihn zu ihrem Mitglied. Doch auch höchste Ehrung vermochte Pawlow nicht von seinem einfachen Leben abzubringen. Er, auch in Russland längst als „Held der Wissenschaft" verehrt, blieb der einfache Mann, der er war. Seine knapp bemessene Freizeit widmete er der Familie und seinem geliebten Garten. Dort konnte man ihn dann sehen, wie er seine Blumen pflegte, ein Beet umgrub oder das Wachstum der Büsche und Bäume verfolgte, die er mit knabenhaftem Eifer pflanzte.

Pawlow besaß einen äußerst gewinnenden Humor, der ihm auch bei seinen Auslandsreisen über viele Klippen hinweghalf – eine Begebenheit sei hier wiedergegeben. 1912, als ihm die Universität Cambridge den Ehrendoktortitel verlieh, musste Pawlow, wie bei solcher Gelegenheit üblich, einen Festvortrag halten. Allen Fremdsprachen abhold, die er nie hatte lernen können, sprach er auf Russisch, ein britischer Kollege übersetzte nach dem Manuskript. Dazu musste Pawlow freilich entsprechende Pausen machen. Die gespannte Aufmerksamkeit des Auditoriums versetzte ihn jedoch nach kurzer Zeit in einen fast euphorischen Zustand, so dass er den Übersetzer völlig vergaß und die zweite Hälfte des Textes in einem Zug in seiner Muttersprache vortrug. Natürlich verstand kein Mensch den fremden Wortschwall. Pawlow nahm das in seiner Erregung nicht wahr. Erst nachdem er geendet hatte und die verständnislosen, ja ärgerlichen Blicke bemerkte, wurde er sich seines Faux pas bewusst. Er schlug, wütend auf sich, mit den Fäusten aufs Rednerpult, dann aber brach er in befreiendes Lachen aus, von dem sich das Publikum nach kurzem Zögern anstecken ließ. Die Situation war gerettet, Pawlow hatte die Sympathie der förmlichen Engländer erobert. Studenten der Universität schenkten ihm einen symbolischen Spielzeug-Hund, der danach bis zum Lebensende einen Ehrenplatz in seinem Arbeitszimmer innehatte.

Pawlow, der sich nie politisch betätigt hatte, konnte auch in den Revolutions- und Nachkriegswirren der Jahre 1917 bis 1920 seine wissenschaftliche Arbeit fortsetzen. Mehr noch: Die Sowjets wussten, dass es ihr Prestige stärkte, wenn der weltbekannte Forscher im Lande blieb. Und so beförderten sie denn seine Arbeit nach Kräften. Im Januar 1921 setzte der Rat der Volkskommissare eigens eine Kommission ein, um die materiellen Bedürfnisse von Pawlows Institut zu ermitteln und danach planmäßig zu erfüllen, 1924 übergab man Pawlow in Koltuschi, einem stillen Vorort der Stadt, die inzwischen Leningrad hieß, einen modernen, großzügig ausgestatteten Instituts-Neubau. Koltuschi – das „Mekka der bedingten Reflexe“ und der Tierversuche – sollte in den zwölf Jahren, die Pawlow hier noch zu arbeiten vergönnt war, zum Magneten für Forscher aus allen Breitengraden werden.

Auch Einladungen aus dem Ausland konnte Pawlow ohne jegliche Restriktionen folgen. So besuchte er beispielweise zweimal, 1923 und 1929, die Vereinigten Staaten. Die zweite Reise erfolgte anlässlich eines Internationalen Physiologenkongresses. Seinen Nationalstolz nicht verbergend, erklärte Pawlow dort: „Ich fühle mich glücklich, neben Setschenow und anderen verehrten Kollegen zu einer umfassenden Sicht vom tierischen Organismus gelangt zu sein, statt nur einzelne Abschnitte dieses unteilbaren Organismus zu erforschen. Und das stellt unbestreitbar den russischen Beitrag zur Bereicherung der Wissenschaft dar.“

Als Pawlow 1928 zur Feier anläßlich des Erscheinungsjubiläums von Harveys grundlegendem Werk „De motu cordis" (erstmals gedruckt 1628) nach London reiste, gehörte er zu den Auserwählten, die nach der Festsitzung vom britischen König im Buckingham-Palast empfangen wurden. Pawlow erschien als einziger ohne den vorgeschriebenen Zylinder – eine Kopfbedeckung, die er hasste. Doch selbst der Herrscher nahm daran keinen Anstoß und unterhielt sich angeregt mit dem berühmten Pawlow, einem Mann, der selbst unter königlichem Dach seine Eigenart nicht aufzugeben gewillt war.

Als er danach einige nötige Erweiterungsbauten in Koltuschi beantragte, die von den Sowjetbehörden anstandslos genehmigt wurden, ließ Pawlow sie – beeindruckt vom Buckingham-Palast – im englischen Tudor-Stil errichten.

Man ließ Pawlow alle Freiheiten, und Iwan Petrowitsch wusste dies zu schätzen. Er bedankte sich dafür mit artigen Sätzen – besonders gern zitierten die Sowjets später aus Pawlows Dankrede, die er 1935 während des in Moskau stattfindenden Internationalen Physiologenkongresses hielt, nachdem man ihn dort zum „Princeps physiologorum mundi" gekürt hatte. Da sagte der inzwischen Fünfundachtzigjährige: „Wie Sie wissen, bin ich ein Experimentator von Kopf bis Fuß. Das Experiment ist mein Leben. Unsere Regierung ist ebenfalls eine Experimentatorin, freilich auf unvergleichlich höherer Ebene. Ich möchte noch lange genug leben, um den vollständigen Sieg ihres historisch-sozialen Experiments erleben zu können."

Als er dies sagte, wurden in Moskau gerade die ersten Schauprozesse vorbereitet. Vielleicht war es gut, dass er nicht mehr lange zu leben hatte, dass ihm der Anblick kommender Realität dessen, was er „historisch-soziales Experiment" genannt hatte, erspart blieb.

Am 27. Februar 1936 starb Iwan Pawlow, sechsundachtzigjährig, in seinem geliebten Koltuschi. Vielleicht hat er in seinen letzten Stunden noch einmal den Blick auf die Büsten seiner großen Vorfahren Descartes, Darwin und Setschenow gerichtet, die er einst vor dem Institutsgebäude hatte aufstellen lassen.

V

Die Erfahrung fünfzigjährigen Forschens fasste Pawlow – einem Credo gleich – am Ende in seinem „wissenschaftlichen Testament" zusammen. An die nachfolgende Generation gewandt, schrieb er:

„Was soll ich den jungen Männern und Frauen wünschen, die sich der Wissenschaft verschrieben haben?

Vor allem Beharrlichkeit. Ich spreche nie ohne Ergriffenheit von diesem wichtigsten Erfordernis für fruchtbare wissenschaftliche Arbeit. Beharrlichkeit und nochmals Beharrlichkeit. Vom ersten Tag eurer Aufgabe an gewöhnt euch an nicht nachlassende Hartnäckigkeit beim Erwerb von Wissen.

Lernt das ABC der Wissenschaft vor dem Erklimmen der Gipfel. Wagt euch nie an das, was nachher kommt, ohne das bewältigt zu haben, was unmittelbar vor euch liegt. Versucht nie, die Lücken eurer Kenntnisse mit Vermutungen zu füllen. Vielleicht entzückt eine solche Seifenblase euch auf den ersten Blick; aber sie wird unweigerlich platzen und nur Verwirrung in euch hinterlassen.

Gewöhnt euch an Vorsicht und Geduld und an das harte Handwerk, welches die Wissenschaft darstellt. Studiert, vergleicht, sammelt Fakten. Mag der Flügel eines Vogels noch so vollkommen sein, so wird sich dieser doch ohne die Hilfe der Luft nicht erheben können. Die Fakten sind die Luft des Wissenschaftlers, ohne die er seine Schwingen nie wird gebrauchen können. Ohne Stützung durch Fakten bleiben alle Theorien eitel.

Aber wenn ihr studiert, experimentiert und untersucht, gebt euch nicht mit dem Aussehen der Fakten zufrieden. Werdet nicht zu einem Museum aus Fakten. Versucht in das Geheimnis ihres Ursprungs einzudringen. Sucht unbeirrbar die Gesetze, die sie lenken.

An zweiter Stelle – Bescheidenheit. Maßt euch nie an, Wissende zu sein, mögt ihr auch noch so großes Ansehen genießen, und bringt immer den Mut auf, euch selbst einzugestehen: ‚Ich weiß nichts.'

Lasst nicht zu, dass Stolz sich eurer bemächtigt, denn das würde euch [...] dazu verführen, nützliche Ratschläge und gutgemeinte Hilfe auszuschlagen. Stolz würde euch einen konstruktiven Standpunkt verwehren.

Bei den Zielen, die der Wissenschaftler verfolgt, hängt alles von entsprechendem Gemeinschaftsgeist ab. Wir sind vereint bei der Eroberung eines gesetzten Ziels, und jeder einzelne trägt entsprechend seiner Möglichkeiten das Beste dazu bei. Sehr oft ist es unmöglich, das *Meine* von *Unserem* zu unterscheiden, doch das befördert nur die gemeinsame Sache.

Die dritte Empfehlung, die ich euch mitgeben möchte: Begeisterungsfähigkeit. Denkt daran, dass die Wissenschaft den ganzen Menschen erfordert. Selbst wenn er zwei Leben besäße – sie würden noch nicht ausreichen. Die Wissenschaft erwartet von uns glühende, hartnäckige Leidenschaft. Seid also stets leidenschaftlich bei eurer Arbeit und bei eurem Forschen."

Santiago Ramón y Cajal

(1852 - 1934)

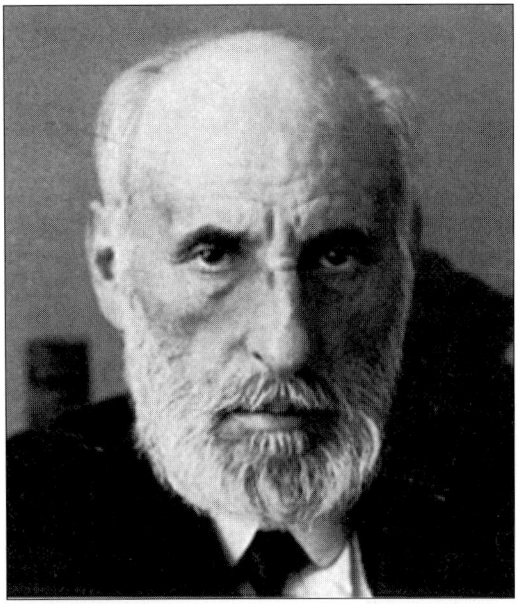

Porträtphoto, um 1920.

I

Der ausdauernden Hartnäckigkeit eines aragonesischen Arztes, der, wie viele Väter, davon überzeugt war, der Sohn müsse beruflich in seine Fußstapfen treten, verdankt Spanien seine bis heute leuchtendste Gestalt auf dem Feld der medizinischen Wissenschaft.

Man schrieb den 1. Mai des Jahres 1852, als im Dorf Petilla, in der Landpraxis von Justo Ramón, der Sohn Santiago zur Welt kam. Der Vater strebte längst nach mehr, 1858 erwarb er den Arzttitel, die Familie siedelte in die kleine Stadt Valpara um, 1860 dann nach Ayerbe, einem reichen Ort, der bessere Berufsmöglichkeiten verhieß. Bald sollte Doktor Ramón zu einer anerkannten Kapazität in den Provinzen Navarra und Aragón werden.

Von Anbeginn der Schulzeit hatte der kleine Santiago neben seinen Lehrern einen weiteren wichtigen Mentor: den Vater. Der Landarzt widmete sich seinem Sohn mit nie nachlassendem Eifer, führte ihn vor allem in die Wunder der Natur ein. Während Santiago solchermaßen Fortschritte machte, auch in Mathematik und Geographie gute Leistungen zeigte, sollte er jedoch im Alter von vierzehn Jahren seine Liebe zur Kunst entdecken. Er begann zu zeichnen, mit immer größerer Passion, kein Blatt Papier war vor ihm sicher, auch nicht die weiß gekalkten Mauern des Hauses, die ihm Ersatz für entsprechende Leinwand waren. Sein Taschengeld verwendete er nicht mehr für Naschwerk, sondern für den Kauf von Wasserfarben, Pinseln und Papier. Da der Vater das Malen für einen nutzlosen Zeitvertreib hielt und Santiago deshalb tadelte, zog dieser mit seinen Utensilien aus dem Haus ins Freie und zeichnete, was er dort sah: die Landschaft, das Vieh auf den Weiden, Bauern bei der Arbeit.

Dann kam es zu einem Vorfall, der im Ort großes Aufsehen erregte. Die Kirche von Ayerbe wurde nach einem Brand gerade wieder restauriert, Santiago hatte aus dem Vorrat Farben gestohlen und das Sankt-Jakobsbild abgemalt. Dabei hatte man ihn erwischt. Für den gestrengen Vater der Moment, um herauszufinden, ob der querköpfige Sohn tatsächlich zum Künstler geboren war. Dr. Ramón befragte den mit der Kirchenausmalung beauftragten Fachmann. Dieser befand nach eingehender Prüfung von Santiagos Gemäldekopie: „Das ist ein rohes Machwerk. Dieser Junge wird nie ein Künstler werden."

Genau das wollte Dr. Ramón hören. Fortan sollte sein Tagedieb von Sohn ihm nicht mehr damit kommen. Schluss mit Zeichnen und Malerei! Santiago sollte an seine Zukunft denken und einen angesehenen Beruf, nämlich den des Arztes, wählen.

Der Vater schickte den Sohn in ein Internat nach Jaca, berühmt dafür, unbotmäßige Grünschnäbel zu zähmen. Alle Proteste Santiagos, Latein und Chemie würden ihn nicht im geringsten reizen, Medizin und Gesetzbücher seien ihm gleichfalls ein Gräuel, verhallten ungehört. Er musste sich fügen. Seinen Schulpflichten kam er zufriedenstellend nach, blieb aber auch im Internat seiner Malerei treu, die er keinesfalls im Stich zu lassen gedachte.

Dann aber, in der Mitte seiner „grünen Jahre", erlahmte vorübergehend die Leidenschaft für Farbe und Zeichenblock. Eines Tages entdeckte er in der Mansarde eines Pastetenbäckers, unweit vom Internat, eine verlockende Sammlung von Büchern über Ritter und Seeräuber, über romantische Helden und Abenteurer. Santiago stürzte sich mit Feuereifer in die Lektüre. Das war seine neue Welt - wie eng war dagegen die, in der er lebte, eng und elend. Leben bedeutete Wagnis, ein Herz in Flammen, unvermutete Wendungen!

Doch auch diese neue Passion fand nicht die Zustimmung des Vaters. Mochten die Autoren auch Cervantes oder Victor Hugo heißen - Dr. Ramón meinte, solche Romanlektüre würde nur zur Verwirrung der Phantasie führen. Sein Sohn aber, davon ließ er nicht ab, sollte Arzt werden. Die Flausen mussten aus seinem Kopf, wenn es auch weh tat. Also nahm er ihn vom Internat und gab ihn bei einem Barbier-Chirurgen in die Lehre. Santiago aber blieb widerspenstig und erklärte, dies sei nicht seine Bestimmung.

Der Vater war erzürnt und meinte, der einzige Weg, um Santiago gefügig zu machen, sei, ihm eine noch derbere Arbeit aufzuzwingen. So steckte er ihn zunächst in die Werkstatt eines Holzpantoffelherstellers, der dem Jungen die Tage versauerte, und dann zum Seiler Pedrin, einem gerissenen Bruder Lustig. In diesem Handwerk machte Santiago rasch Fortschritte und wurde daraufhin vom angesehensten Seilermeister der Gegend auf Probe angestellt. Dr. Ramon aber fand, es sei nun genug mit der Bestrafung, der Junge müsse die unterbrochene Schulausbildung fortsetzen. Santiago versprach, in Zukunft ein fleißiger, gehorsamer Schüler zu sein, aber: der Vater müsse ihm erlauben, am Zeichenunterricht teilzunehmen, als Abwechslung zu den „strengen" Fächern. So geschah es. Santiago kehrte ans Internat zurück.

Sehr bald war der dortige Zeichenlehrer von der Hingabe und vom Talent des Jungen beeindruckt, der ungewöhnliche Fortschritte machte. Daher spornte er ihn an, förderte ihn liebevoll und belohnte ihn schließlich am Ende der Schulzeit mit einem Preis. Es wäre ein Verbrechen, dieses vielversprechende Talent verkümmern zu lassen! Er musste nach Ayerbe fahren und Dr. Ramón davon überzeugen, wie ungerecht dessen Unnachgiebigkeit war. Doch der zeigte sich ungerührt. Santiago sollte jetzt mit seinen medizinischen Studien beginnen. Ein Mann mit gesundem Menschenverstand verdiente sein Brot nicht mit Malerei!

II

Santiago war sechzehn Jahre alt. Nach dem Internat in Jaca lagen weitere zwei Jahre Gymnasium in Ayerbe vor ihm, und, fast noch wichtiger: Dr. Ramón begann, ihn systematisch in die Anatomie einzuführen. Denn die bildete, davon war der Vater überzeugt, das unerlässliche Fundament für die Fachkenntnisse eines Chirurgen, der Santiago einmal werden sollte. So nahm denn Dr. Ramón eines Nachmittags einen Knochen zur Hand und hob an:

„Mein Junge, das Studium dieses Knochens mag dir langweilig und öde vorkommen, wahr aber ist, dass du mit seiner Hilfe auf einen spannenden Weg gelangst, von allen der leuchtendste: die Medizin. Gewöhnliche Ärzte klammern sich an die Begriffe der inneren Pathologie und die spekulativen Höhenflüge, welche diese erlaubt. Diejenigen aber, die festen Grund betreten und mit Gewissheit vorgehen wollen, tun keinen Schritt, bevor sie nicht genau die Art und Weise kennen, wie der Mensch gebaut ist."

Fortan vermittelte der Vater – überzeugt davon, dass der Chirurgie die vornehmste Rolle in der Heilkunst zukam – Santiago die Lehren der Osteologie. Indes war es schwierig, ausreichendes Demonstrationsmaterial zu beschaffen. Vater und Sohn verließen daher eines Nachts heimlich das Haus und kletterten über die Mauer des Friedhofs. Dort entdeckten sie schließlich im entlegensten Winkel, hinter Gebüsch verborgen, eine Grube mit einigen ausgegrabenen Gebeinen. Aufregung und Angst unterdrückend, suchten sie unter den Knochen die unversehrtesten aus. Santiago verbarg sie in einem mitgebrachten Sack. Auf dem Rückweg schien es ihm, als ob Gespenster die Ruchlosen verfolgten.

Im Anatomieunterricht suchte Dr. Ramón seinen Sohn zu Sorgfalt bei der Beobachtung anzuregen, zum Entdecken von Einzelheiten, wo ein Unaufmerksamer nur die Oberfläche wahrnahm. Santiago zeigte zunehmend regeres Interesse, denn er begriff: Anatomie bedeutete Form, harmonische Form, strahlte auch bildnerische Suggestion aus! Leonardo da Vinci hatte aus diesem Studium den Kern seines Werkes geschaffen; so verstand es Santiago auch und begeisterte sich dafür. Die Anatomie bereitete ihm Freude. Er sah sie, wie er später einmal sagte, als Kunst, den Körper, „diese wunderbare Grundlage des Lebens auseinanderzunehmen und wieder zusammenzusetzen, wie ein Uhrmacher eine defekte, leblose Maschinerie genießerisch in ein vollkommenes, lebendiges Triebwerk zurückverwandelt."

Es dauerte daher nicht lange, bis Santiago genügend Kenntnisse, zumal der Osteologie erworben hatte. Der alte Zwist war längst vergessen, der Vater musste ihn nicht mehr drängen, jetzt wollte er selbst die Arztlaufbahn einschlagen.

Im Jahre 1870, nach Beendigung des Gymnasiums, schrieb sich Santiago de Ramón y Cajal an der Universität von Saragossa ein. Nur kurze Zeit später wurde auch sein Vater, dessen Ruf längst über Ayerbe hinausgedrungen war, an die Alma mater verpflichtet, als Leiter der praktischen Anatomiekurse.

Angesichts solch anspruchsvollen Lehrers musste der Studiosus Santiago natürlich doppelt arbeiten und endlose Stunden im Autopsieraum verbringen. Anfangs verursacht die stinkende, feuchte Umgebung bei ihm Brechreiz und unerträgliche Migräne, doch nach und nach gewöhnte sich der junge Mann an die Umstände. Jetzt war Dr. Ramón sogar sehr einverstanden, wenn sein Sohn sich Stift und Pinsel zuwandte: nämlich zur künstlerischen Wiedergabe von anatomischen Einzelteilen. Santiagos Aquarelle ergaben allmählich eine schöne Sammmlung, auf die der Vater stolz war. Dr. Ramón hegte sogar den Gedanken, der Junge könne vielleicht zur gegebenen Zeit einen anatomischen Atlas veröffentlichen.

Santiagos Leistungen, nicht zuletzt sein Geschick in der Kunst des Sezierens, machten ihn bald zum besten Studenten. Bereits das zweite Studienjahr beschloss er als Assistent der Anatomie, und 1873 erhielt er in Saragossa seine Lizenz als Arzt.

Mit dem Diplom in der Tasche, nahm Santiago Ramón y Cajal die Stellung eines Militärarzts beim Regiment von Burgos an, das gerade in der Gegend von Lérida stationiert war. Die Härte des Militädiensts kräftigte seinen Körper. Das soldatische Leben störte ihn nicht, fühlt er sich doch im Umgang mit den Söhnen des Volkes, in der Mehrzahl Bauern, wohler als unter den Bakkalaureaten. Und Santiago erwarb praktische Kenntnisse, die durch rauhe Erfahrung und Entbehrungen geprägt waren.

Im Jahre 1874, als das Unabhängigkeitsstreben in Kuba, entbrannt durch mehrere aufeinanderfolgende Aufstände, sich über die Großen Antillen ausdehnte, sah sich Spanien zur Entsendung eines Expeditionskorps in die Kolonie gezwungen. Zu diesem beorderte man auch den inzwischen beförderten Santiago Ramón y Cajal. Noch ein Jahr zuvor hatte der spanische General Martinez Campos verkündet, der Aufstand sei ein für allemal niedergeworfen. Doch der Kampf der Kubaner sollte weitergehen, unterbrochen nur von kurzen Perioden trügerischer Ruhe, bis dann Spanien im Vertrag von 1898 auf Kuba verzichtete und die Insel in die Obhut neuer Schirmherren, der Amerikaner, geriet.

Also nach Kuba! Dieses abenteuerliche Unternehmen, die Reise in die Neue Welt, reizte Santiago: er kam sich als furchtloser Pionier vor und war geneigt zu vergessen, dass es sich um Krieg handelte.

Auf der Karibikinsel angekommen, wurde er zu einem entlegenen, unwirtlichen Posten abkommandiert, in einem Land, das durch chronische Aufstände verwüstet war. Bald brachen die karge, eintönige Kost und das Sumpffieber seine Widerstandskraft. Aus dem großherzigen jungen Mann voller heldenhafter Träume wurde ein niedergedrückter Mensch, dem in der Einsamkeit nur noch seine Malerei geblieben war. Hier in Kuba veränderte sich auch seine Physiognomie, langsam trat die hohe Denkerstirn zutage, die scharf gebogene Nase, das kantige Gesicht, das ihn fortan kennzeichnen sollte.

Ausgezehrt vom Fieber, vermochte Santiago den Dienst beim Außenposten schließlich nicht mehr zu versehen. Er wurde in die Bezirkshauptstadt versetzt und dann, nach vermeintlicher Wiederherstellung, ins Militärhospital von Puerto Principe geschickt. Doch nur für kurze Zeit. Bald musste er einen verstorbenen Kollegen im Hospital Santo Isidro in Trocha del Este ersetzen. Die Zeit, die er hier, inmitten von Sümpfen und Krankheit, erlebte, sollte ihre Spuren hinterlassen. Erneut geschwächt durch Wechselfieber und Diarrhoe, musste Ramón y Cajal schließlich aus seinen militärischen Pflichten entlassen werden. Im Juni 1875 kehrte er nach Spanien zurück. Niemand erkannte in dem ausgezehrten, verfärbten Mann den Jüngling wieder, der nur zwei Jahre zuvor, bei bester Gesundheit, nach Kuba ausgezogen war.

III

Es war Ende 1875, als Ramón y Cajal an die Universität Saragossa zurückkehrte, wo er einen Posten als Assistent in der Medizinischen Fakultät erhielt. Hier musste er in verschiedenen Fächern einspringen, deren Lehrstuhl vorübergehend unbesetzt war. Er sammelte weitere Kenntnisse, und nach einiger Zeit fühlte er sich so weit gewappnet, dass er die Doktorprüfung ins Auge fassen konnte. Dazu wollte er sich mit einer Kapazität beraten, und so reiste er eines Tages nach Madrid, zu Professor San Juan. Wer konnte damals ahnen, dass diese Reise Cajal auf seinen wahren Weg lenken, ihn auf die höchste Stufe der zeitgenössischen Medizin führen sollte?

Im Gespräch mit dem Madrider Professor zeigte dieser dem unbekannten Kandidaten auch einige histologische Präparate, die Santiago derart faszinierten, dass ihm alles bisher Gelernte, alles, was ihn bis dato begeistert hatte, plötzlich wertlos vorkam. Und Ramón y Cajal beschloss, sich der Histologie – wie er sagte: der Mikrographie – zu widmen. Zurück in Saragossa, richtete er sich unverzüglich ein provisorisches Laboratorium ein: mit einem Verti-Mikroskop, das achthundertfache Vergrößerung erlaubte, einigen Reagenzgläsern, einem Ranvier-Mikrotom für die Gewebeschnitte (die früher je nach Fähigkeit des Präparators mit der Hand vorgenommen worden waren) und einem halben Dutzend grundlegender Fachbücher dieses Gebiets, darunter Ranviers *Abhandlung der Histologischen Technik*.

Diese eher primitiven Voraussetzungen wären für jeden anderen als Ramón y Cajal entmutigende Hindernisse gewesen; doch nachdem er zum ersten Mal das wunderbare Bild des menschlichen „Stromkreises", überraschend, einem Kunstwerk gleichend, bewundert hatte, war der Madrider Entschluss endgültig gefestigt: Hier hatte er ein Gebiet gefunden, so vielfältig und überwältigend wie die Malerei, die ihm verwehrt geblieben war. Zusätzlich bestärkte ihn die Lektüre der Werke von Ranvier (einem Schüler Claude Bernards) und Heidenheim, die übereinstimmend davon ausgingen, dass man die Zellgewebe nicht nur unter statischem, morphologischem Aspekt untersuchen dürfe, sondern vor allem in den verschiedenen Stadien ihrer Tätigkeit, um ihre Funktionsmechanismen endlich zu erhellen.

Die mikroskopische Anatomie war Ende des 17. Jahrhunderts von dem Italiener Marcello Malpighi begründet worden, ermöglicht von der Entwicklung des Mikroskops durch den Holländer Leeuwenhoeck. Zunächst belächelt und weithin abgelehnt, veränderte sich die Situation im Jahre 1820 mit der Entdeckung des Achromatismus der Linsen grundlegend. Danach mehrten sich die bis dahin eher schüchternen histologischen Studien zusehends. Zugleich gestatten neu entwickelte Färbemethoden (mit Anilinfarben) sowie das Mikrotom (das zunehmend feinere Schnitte möglich machte) der Histologie nun entscheidende Fortschritte.

So fing Ramón y Cajal also mit seinen Arbeiten an, machte Versuche, korrigierte die Ergebnisse, immer eingeschränkt durch den Mangel an ausreichenden Hilfsmitteln. Unrast und unbändiger Eifer trieben ihn. Seinen erstaunten Augen zeigten sich Zellen, Blutkörperchen, Muskel- und Nervenfasern, die er photographierte und zeichnete. An der Universität beobachtete man die neue Beschäftigung des Assistenten mit Misstrauen und Ablehnung. Solche Forschung war für Spanien absolut neu, wurde bisher nur im Ausland betrieben. Und dort sollte sie auch bleiben. Man verweigerte Cajal sowohl finanzielle Unterstützung wie auch einen dringend benötigten Mitarbeiter. Er aber ließ sich nicht beirren. Jahre später sollte er dazu sagen: „Schlimmer als fehlende Hilfe ist mangelnde Willenskraft. Begeisterung und Beharrlichkeit wirken Wunder. Die Entdeckungen werden von Menschen gemacht, nicht von wissenschaftlichen Instrumenten und reichen Bibliotheken."

Im Jahre 1879 verbesserte sich Cajals Situation etwas, als er zum Direktor des Anatomischen Museums von Saragossa berufen wurde. Er konnte seine Studien fortsetzen und vier Jahre später, 1883, endlich in Madrid seine Doktorprüfung ablegen. Nun wollte der Vater seinen Sohn aber auch als Lehrstuhlinhaber sehen. Santiago - der keinen Wert auf die Hochschule legte und die Unabhängigkeit im stillen Laboratorium der aufreibenden Vorlesungstätigkeit vorzog - gehorchte ein weiteres Mal. Wider Willen stellte er sich, ungenügend vorbereitet, in Saragossa der Kandidatenprüfung - und wurde abgewiesen. Kurz darauf, erneut vom Vater gedrängt, unterwarf er sich dem gleichen Prozedere in Valencia, diesmal mit Erfolg. Sicher ein größerer Triumph für den gestrengen Vater, als für den Sohn.

Ende 1883 trat Ramón y Cajal die Professur in Valencia an. Vier Jahre später, 1887, sollte er nach Barcelona wechseln, und dann 1892 endgültig nach Madrid.

IV

Gegen Ende des Jahres 1879, im Alter von siebenundzwanzig Jahren, mit einem Monatsgehalt von einhundertfünfundzwanzig Peseten (dessen größten Teil seine Forschung bereits lange vor Monatsende verschlang), hatte der Direktor des Anatomischen Museums von Saragossa beschlossen, zu heiraten. Seine Erwählte, von bescheidener Herkunft, war die schöne Silveria Garcia, mit grünen Augen und sanftem Gesichtsausdruck, die ihn an Raffaels Madonnen erinnerte. Alle rieten von dem Schritt ab, hätte er doch in seiner Lage das Auge auf eine Braut mit Vermögen und Titel werfen sollen. Aber Cajal hatte ganz bestimmte Vorstellungen von einer Lebensgefährtin, die zu einem Wissenschaftler passt; außerdem handelte es sich um eine Liebesheirat. Beide waren bereit, auf vieles zu verzichten, zugunsten gegenseitigen Verstehens und Santiagos Arbeit im Laboratorium.

Und die betrieb er voller Besessenheit. Schon in der Zeit als Museumsdirektor veröffentlichte er seine erste kleine Schrift, *Experimentelle Forschungen über die Entzündung von Gekröse, Hornhaut und Knorpel*, von eigener Hand illustriert. Zu dieser Zeit stritten die Anatomen und Pathologen heftig über den inneren Mechanismus der Entzündung, und Ramón y Cajal, der nie darauf verzichtete, Probleme im Experiment zu erforschen, hatte Cohnheims Versuche wiederholt. Gleichzeitig enthielt seine Erstlingsschrift bereits neue Ideen über die Veränderung der Zellen entzündeter Gewebe und wies zum ersten Mal auf die Phagozytose der Blutplättchen hin. Die Studie blieb jedoch unbeachtet, da man in wissenschaftlichen Kreisen ein spanisch verfasstes Werk a priori nicht ernst nahm.

In seinem nächsten, größeren Werk - schon ausgerichtet auf den Weg, der ihn berühmt machen sollte -, *Mikroskopische Beobachtungen der Nervenkörperchen der eigenwilligen Muskeln*, beschrieb Cajal einige unbekannte Arten des Aufbaus von Nervenkörperchen.

Der verwegene Vorsatz, auf diesem erst neuen Gebiet eigenständig zu forschen, ohne sich den Leuchten der Wissenschaft im Ausland unterzuordnen, rief bei den Patriarchen der spanischen Wissenschaft Empörung hervor: Wer war eigentlich dieser Cajal, der sich erdreistete, die führenden Gelehrten Europas herauszufordern?

Cajal ließ sich dadurch nicht beirren. Seinen Kritikern setzte er das Credo entgegen: „Die Pflicht des Wissenschaftlers heißt nicht, im Irrtum zu erstarren. Verändern setzt Stärke voraus, Biegsamkeit, Jugend; Starrheit ist gleichbedeutend mit Brachliegen, geistiger Betäubung, Versteinerung des Denkens, kurz: verhängnisvolle Bewegungslosigkeit, Vorbote von Verfall und Tod." Und an anderer Stelle hielt er fest: „Es gibt keine erschöpften Dinge, nur durch bestimmte Dinge erschöpfte Menschen."

Im Frühjahr 1883, noch vor Ablegung seiner Doktorprüfung, entführte eine in Frankreich grassierende Choleraepidemie den Museumsdirektor in die Bakteriologie, unterbrach seine zytologischen Forschungen. Zusammen mit einem anderen Arzt entsandte man ihn nach entsprechendem Hilfeersuchen der dortigen Behörden nach Paris. Hier widmet sich Cajal der Pflege der Kranken und versuchte zugleich, den Krankheitserreger aufzuspüren. Zurück in Saragossa, verfasste er eine Schrift über die Cholera, und, wichtiger noch: der Gemeinderat belohnte seinen Einsatz mit einem modernen Zeiß-Mikroskop aus Deutschland, von dem er sich nie mehr trennen sollte.

Bei seinen histologischen Studien, bald darauf in Valencia fortgesetzt, interessierte Cajal besonders das Nervensystem. Dabei war er anfangs auf ein grundlegendes Problem der damaligen Histologie gestoßen: Es gab nur unzulängliche Mittel, um die Verzweigungen der Nervenzelle einzeln zu färben und damit das graue Gewebe zu entwirren. Doch ein Italiener sollte ihm alsbald zu Hilfe kommen.

1875 war Camillo Golgi ein entscheidender Schritt gelungen: die Imprägnierung mit Silber. Damit konnte er zum ersten Mal Nervenfasern darstellen, die sich, dunkel gefärbt, sehr zart vom Hintergrund abhoben. 1880 hatte Golgi dazu seine aufsehenerregende Schrift *Über die delikate Anatomie des Nervensystems* veröffentlicht.

Noch in Saragossa hatte Cajal das Buch zur Kenntnis genommen, zusätzlich hatte ihm ein Neurologe aus Madrid, Luis Samarra, einige mit Silbernitrat gefärbte Präparate zur Verfügung gestellt. Endlich konnte man damit den Zentralkörper der Neurozelle mit seinem Kern und zwei Typen von Verlängerungen unterscheiden: die kurzen, Dendrit genannten, und eine lange, das Axon, die vom entgegengensetzten Pol ausging. Mittels der Nitratimprägnierung ließen sich die Verlängerungen bis zu einem bestimmten Abstand von den Zellen verfolgen.

Von Golgis wirksamer Methode beeindruckt, erprobte Cajal sie ausgiebig, bis er sie schließlich beherrschte. Es schien ihm ratsam, sich zunächst mit dem Studium der einfacheren Nervensysteme untergeordneter Tiere zu befassen, bevor er sich dann, ab 1887 in Barcelona wirkend, an die heikle Erforschung der menschlichen Nervengewebe wagte.

Zur „Entwirrung" des lange als undurchdringlich geltenden Gewebes gab es zwei Wege. Auf den ersten Blick schien es Cajal geraten, die alten Bäume auszusondern, sie von dem jungen und dichten Unterholz zu befreien, das den Urwald undurchdringlich machte; doch dieser Taktik stand die Ausdehnung und Üppigkeit der Nervenzweige entgegen, die, verletzt, sich gegenseitig verkrüppelten und sich dem Blick durch das Mikroskop entzogen. Eine andere Art, das Problem anzugehen, beruhte auf der entgegengesetzten Prämisse: Wenn der erwachsene Wald sich der Untersuchung entzog, warum sollte man sich dann nicht dem Studium der jungen Bäume widmen? So ließe sich der Baum vor seiner fortgeschrittenen Entwicklung, vor dem Auftreten der Markscheide, einschätzen, solange die Nervenzellen unversehrt bei jedem Schnitt erschienen. Die chromsilberne Reaktion, unsicher in der einzelnen Zelle, gewährleistete in diesen Fällen wunderbar genaue, deutliche Färbungen, umsomehr, als Ramon y Cajal sich für zwei verschiedene Imprägnierungen entschied, was die Färbung beschleunigte, insbesondere, wenn es sich um embryonales Gewebe handelte, dessen interneuronische Artikulationen sich deutlich abzeichneten.

Überzeugt, den wirksamsten Prozess gewählt zu haben, begann Cajal mit der schrittweisen Publikation seiner Erkenntnisse, die er schließlich in dem gundlegenden Werk *Abhandlung über die Histologie und die Mikrographische Technik* zusammenfasste, ein Buch von 700 Seiten, illustriert mit 203 Holzstichen. Bereits seine ersten Aufsätze wurden unverzüglich von der wissenschaftlichen Zeitschrift der Universität Göttingen nachgedruckt. Was aber nicht bedeutete, dass der Name des aragonesischen Forschers etwa automatisch Einzug hielt in die „Spitzengruppe" der europäischen Histologen. Die meisten der führenden Köpfe schienen die Leistungen des obskuren Spaniers anzuzweifeln oder rührten keinen Finger, um sie kennenzulernen. Der Kontinent der Wissenschaft endete, wie Europa damals allgemein, am nördlichen Fuß der Pyrenäen.

Doch Cajal wollte sich weder mit Nichtkenntnisnahme seiner Leistung – von der er überzeugt war – abfinden, noch überließ er seinen Kritikern das Feld. Seine Notizen aus dieser Zeit zeigen eine kämpferische Natur. Dort heißt es unter anderem:

„Wer hoch hinaus will und dabei über Gegner klagt, ist mit dem Tigerjäger zu vergleichen, der sich beschwert, wenn er dann und wann einen Tatzenhieb abbekommt." Oder: „Wie sollen wir fortfahren, wenn unser Werk niemanden interessiert? Nur ein eiserner Charakter wird imstande sein, sich über Widerstände hinwegzusetzen."

Und eisern war Ramón y Cajal. Im Jahre 1889 erreichte er, dass die Deutsche Anatomische Gesellschaft ihn zu einem Vortrag nach Berlin einlud. Dort empfing man ihn mit großer Liebenswürdigkeit, hinter der sich ein gewisser Spott nur schlecht verbarg. War denn von einem Spanier auch nur geringste Neuerung zu erwarten? Als Cajal dann mit seinen Ausführungen begann, schienen sich die Zweifel zu bestätigen. Phantasien eines Angebers! Dann aber, als der Spanier seine eindrucksvollsten Schnitte vorführte, die ihm am Kleinhirn, an der Netzhaut, am Rückenmark gelungen waren, setzte überwältigtes Staunen ein. Wie war das nur möglich, eine solche Weiterentwicklung von Golgis Methode, die bisher nur eher enttäuschende Resultate gebracht hatte? Am Ende brach gewaltiger Beifall los. Santiago Ramón y Cajal, der Iberiker, hatte endlich gesiegt.

Fünfzig Jahre nach Beginn der Zellforschung hatte ein Unbekannter, aus einem Land ohne medizinwissenschaftliche Tradition, die Bedeutung des Forschungszweigs nachhaltig demonstriert.

Der Berliner Triumph stieg Cajal nicht zu Kopf. Zurück in Barcelona, setzte er sein bescheidenes Leben fort, ganz gewidmet der Arbeit. Einzige Abwechslung, die er sich neben den seltenen Stunden im Kreis der Familie gönnte, waren regelmäßige Besuche in den Kaffehäusern von Barcelona. Dort genoss Cajal die Gespräche mit Bekannten. Er verfasste auch ein höchst unterhaltsames Büchlein mit dem Titel *Kaffeehausplaudereien*. Darin kann man lesen: „Der Mensch der Wissenschaft soll sich dem Zeitvertreib nicht entziehen, wie etwa Theaterbesuchen, der Literatur und vor allem den Freunden. Doch alles mit Maß und Ziel, etwa so, wie man ein Stärkungsmittel zu sich nimmt." Was Freunde betrifft, machte er freilich Einschränkungen: „Man meide die Reichen wie die Unbedarften. Die Reichen pflegen sich als Beschützer zu gebärden, und keine Vorsicht kann davor bewahren, von ihnen in Sekretäre oder Lakaien verwandelt zu werden."

V

Im April 1892 siedelte Cajal nach Madrid um und übernahm an der Universität der Hauptstadt – als Nachfolger von Professor Maestre de San Juan, seinem einstigen Doktorvater – den Lehrstuhl für Anatomie.

Zwei Jahre darauf, 1894, erfuhr er neuerliche Ehrung im Ausland: Die Royal Society in London lud ihn zu einer ihrer nur selten stattfindenden, besonders herausgehobenen „Croonian Lectures" ein. Wie seinerzeit in Berlin gestaltete sich auch dieser Auftritt triumphal.

1897 folgte endlich auch die längst fällige Anerkennung in der Heimat. Cajal wurde zum Mitglied der Königlichen Akademie Madrid gewählt, die ihn kurz darauf für sein Werk *Elemente der Histologie* mit ihrem höchsten Preis, dem „Premio Rubio" auszeichnete. Inzwischen galt Cajal als unbestrittene Autorität, mehrere europäische Universitäten verliehen ihm die Ehrendoktorwürde, die Wissenschaftsakademien von Berlin und Lissabon wählten ihn zum korrespondierenden Mitglied.

Im Jahre 1899 gehörte Cajal zum Kreis der ausgesuchten Europäer, die zu den Feierlichkeiten anlässlich der zehnjährigen Gründungsfeier der Clark University in die USA eingeladen wurden. Ein Jahr später, 1900, erhielt er auf dem Internationalen Medizinerkongress in Paris den renommierten, nach der Stifterstadt benannten „Moskau-Preis" für herausragende wissenschaftliche Leistungen.

1902 erfolgte in Madrid die Gründung eines Nationalinstituts für Hygiene. Die Leitung vertraute man Ramón y Cajal an. Brauchte es noch eines Beweises für seine lebenslange Bescheidenheit, so lieferte ihn der inzwischen weltweit Anerkannte jetzt. Als er im Vertrag das Jahresgehalt von 10.000 Peseten las, protestierte er. Das sei entschieden zu viel. Auf sein Drängen wurden schließlich 6.000 Peseten vereinbart. Freunden, die ihm vorhielten, er müsse doch endlich auch einmal an sich selbst denken, erwiderte er: „Ich habe Gründe, das nicht zu tun: Ich erstrebe kein Wohlleben; in einem Alter, da meine Kräfte bereits nachlassen, kommt es mir ohnehin übertrieben und moralisch anfechtbar vor, wenn meine Einkünfte steigen; außerdem sehe ich unwillkürlich in jeder Münze den Bauern, der sie mit seinem Schweiß verdient hat; schließlich hält der Bauer unseren akademischen Luxus aufrecht."

Das Institut bedeutete nicht nur finanzielle Sicherheit und Ruhe für weitere Forschungen. Jetzt konnte Cajal auch erstmals Schüler aufnehmen. Und er verstand es wie nur wenige, junge Leute mit seiner Passion zum Forschen anzustecken. Stets sorgte er sich um das persönliche Wohl seiner Mitarbeiter, unterstützte sie auch finanziell, wenn Not am Mann war.

In seiner wissenschaftlichen Arbeit wandte sich Cajal ab 1903 einer neuen Problematik zu. Nachdem die Darstellung der Nervenzellen jetzt perfekt möglich war, stand er vor der Frage: Wie funktionierte die Verbindung zwischen den einzelnen Elementen, damit der Nervenimpuls das gesamte Gewebe durchlief? In rastloser Arbeit, die keine Entmutigung kannte, gelang ihm schließlich die Entschlüsselung des Rätsels – die Darstellung der gegenseitigen Verschlingung der Neuronen durch ihre Verlängerungen. Gleichzeitig formulierte Cajal erstmals Gesetze, die seiner Meinung nach der Morphologie der Nervenzellen zugrunde lagen: Das Neuron ist eine autonome Einheit. Im Nervenzentrum gibt es keine Kommunikation zwischen seinen Elementen, eher ein Nebeneinander, eine Berührung zwischen den Verästelungen nach Art der Zweige und Blätter eines Baumes, die sich berühren, ohne zu verschmelzen. Das war eine revolutionierende Auffassung von der Physiologie des Nervensystems.

(Als der Portugiese Edgas Monis – Erfinder der Angiographie [der Methode zur radiologischen Darstellung des Gefäßnetzes] sowie Begründer der präfrontalen Leukotomie [des Schnitts durch die weiße Substanz des Frontalhirns] – 1949, ein knappes halbes Jahrhundert später, den Nobelpreis für Medizin erhielt, betonte er in seiner Dankesrede: „Wenn die Neurologie sich heute glanzvoll mit den anderen Zweigen der medizinischen Kunst messen kann, dann verdankt sie das nicht zuletzt Ramón y Cajal, der als erster die Physiologie des Nervensystems erhellt hat.")

Weitere Themen, denen sich Cajal nun zuwandte, waren die neurofibrilläre Struktur des Protoplasmas, die Textur des Kerns der Nervenzelle, der Mechanismus der Nervenregeneration und die Physiologie des Neurons. Bei letztem gelang ihm die Entdeckung des Prinzips der dynamischen Polarisation der Neuronen, womit die Ausbreitung des Nervenflusses erklärt werden konnte. Jedes Jahr fügte Cajal seinem Werk neue Facetten hinzu, legte neue Veröffentlichungen vor.

1905 folgte dann für den inzwischen Dreiundfünfzigjährigen die Krönung seines Schaffens: Der Nobelpreis für Medizin ging zu gleichen Teilen an den Italiener Camillo Golgi und den Spanier Santiago Ramón y Cajal.

Als Krönung sah der Geehrte den Nobelpreis freilich nicht an. Er löse in ihm „eher Angst als Genugtuung“ aus, erklärte er. Doch Angst vor Stillstand brauchte der unermüdliche Cajal nicht zu haben. Auch in den Folgejahren lief sein wissenschaftlicher „Motor“ wie gewohnt weiter. Von 1913 an entwickelte er seine Methode des Färbens - nun mittels Uraniumnitrat sowie Goldsublimat - weiter. Die Jahre des Ersten Weltkriegs bedrückten den stets an sozialen und politischen Ereignissen Anteil Nehmenden zwar, doch auch jetzt lautete sein Credo: „Ich kann und darf nicht nachlassen." Doch es stellten sich erste Ermüdungserscheinungen ein. Die Niederschrift des Buches *Degeneration und Regeneration des Nervengewebes* gestaltete sich mühsamer als bei den davorliegenen Werken.

Mitte der zwanziger Jahre konnte man Cajal, der inzwischen seinen siebzigsten Geburtstag gefeiert hatte, indes immer noch bei rastloser Arbeit im Institut antreffen, inzwischen umgeben von ihrerseits längst anerkannten Mitarbeitern wie Nicolas Achucarro (Autor origineller Arbeiten zur Struktur des Nervengewebes), Francisco Tello (der vielbeachtete Studien über die Degeneration der motorischen Plaques sowie die Histologie der Hypophyse verfasste) und Pio del Rio Ortega (der neue Typen der Neuralgie entdeckte). Cajal vertraute ihrem Können und erklärte voller Überzeugung: „In Ihren Händen, und das wissen Sie, liegt die weitere Entwicklung der spanischen Histologie.“

Doch auch im hohen Alter zog er sich längst nicht zurück. Überliefert ist folgende Episode, die zugleich belegt, was Cajal von der Obrigkeit hielt. Eines Tages hatte der spanische König Alfonso XIII. beschlossen, die Meinung des weltberühmten Wissenschaftlers zur Arbeit der Institutionen seiner Regierung einzuholen. Ein Bote wurde zu Cajal geschickt, um das Anliegen Seiner Majestät zu übermitteln. Der König überließ Cajal die Wahl von Tag und Stunde des Treffens sowie die Entscheidung, ob das Gespräch im Palast oder im Institut stattfinden solle. Der Bote wurde mit dem Satz weggeschickt: „Fragt Seine Majestät, ob die Sache eilt.“ Da Cajal darauf keine Antwort erhielt, fand er sich erst nach Ablauf von vierzehn Tagen im Palast ein. Seine Arbeit ging ihm vor die Wünsche und Launen eines Herrschers.

1934, im Alter von zweiundachtzig Jahren, verstarb Santiago Ramón y Cabal in Madrid. Nur wenige Monate vor seinem Tod hatte er die Summe seines Lebens und Wirkens selbst trefflich zusammengefasst:

„Ich wünschte mir Intelligenz, und sie wurde mir gewährt; ich rief den Geist der Gelehrsamkeit an, und sie floss mir zu. Ich zog sie den Königreichen vor, den Thronen und den Reichtümern. Ich verglich sie nicht mit Pretiosen, weil alles Gold der Welt bei dieser Gegenüberstellung doch nur wie Sandkörner erscheint, und alles Silber nur wie Staub.“

Sigmund Freud

(1856 - 1939)

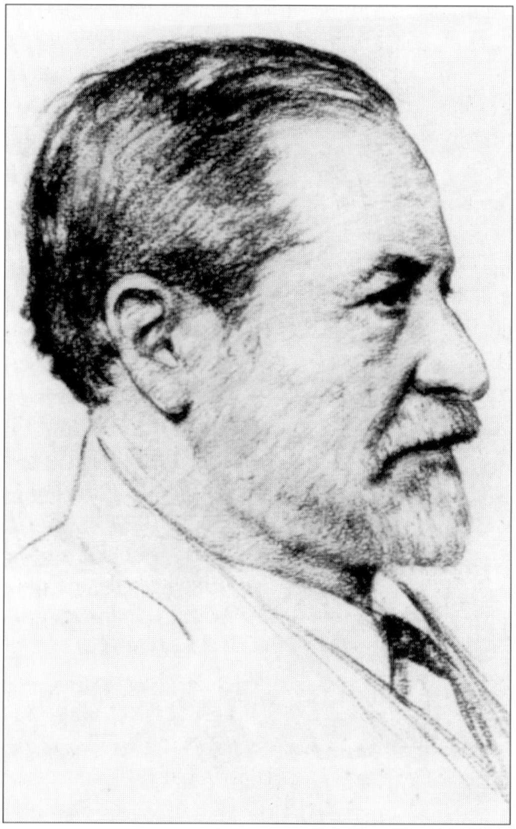

Porträtzeichnung von John Philipp, um 1925.

I

Fast siebzig Jahre lang lebte dieser Mann, der als erster in die Tiefe der menschlichen Abgründe eindrang, in derselben Stadt, wohnte in derselben Straße, im selben Haus, das ihm Heim, Werkstatt, Hörsaal und Zufluchtsort zugleich war. Während all dieser Jahrzehnte, nur selten unterbrochen durch Reisen, glich ein Tag dem anderen: die Stunden der Praxis, die Forschungen zur Psychoanalyse, Lektüre, die Niederschrift seiner Bücher - immer im selben Arbeitszimmer, im selben Sessel, taub gegen das Raunen des Ruhms wie gegen die Stimmen der Gegner, abhold aller Publizität. Ein harter Kampf hinter geschlossenen Türen. Ein stiller Kampf, bei dem das Talent, das Genie sich immer, wie naturgegeben zu Wort meldete; ein Kampf ohne Winkelzüge. Das Haus in der Berggasse war die Zitadelle eines Meisters an seinem Werktisch, Störungen hatten unbedingt zu unterbleiben. In seinem unerbittlichen Arbeitsprogramm („am späten Abend fiel ich um, als ob ich Holz gehackt hätte", gestand er einem Freund) gab es nur wenige festgelegte Pausen: die Mittwochsgesellschaft, das Samstagskartenspiel im Kreise einer beständig wachsenden Familie. „Seine" Stadt verzieh ihm dieses Einsiedlerdasein nicht. Freud rückblickend: „Wien tat alles, um seine Beteiligung an der Entstehung der Psychoanalyse zu leugnen. Nirgendwo sonst ist die feindselige Gleichgültigkeit der Gelehrten und der gebildeten Kreise gegen meine Arbeit so deutlich zutage getreten. Vielleicht bin ich zum Teil selber verantwortlich für diese Kälte, eine Folge meiner Öffentlichkeitsscheu, ja -feindlichkeit."

Für Freud war die Arbeit Lebensfunktion, so wie das Herz eines unablässigen Blutstroms bedarf, um den Kern des Lebens zu sammeln und zu verteilen. Der Verschleiß der Jahre spiegelte sich allein in seinem düsteren, konzentrierten Gesicht: Die Zeit drückte ihm ihre Spuren auf und prägte es zunehmend mit verhaltener Verbitterung und Verinnerlichung.

Seine Maske war in der Tat streng und eigenwillig. Nichts vermochte die strengen Züge zu mildern, waren doch die verborgenen, verdrängten Dramen vieler tausend verzweifelter Menschen in sein Antlitz eingegraben, die er im Lauf der Jahre behandelt hatte. Freud war all diesen Dramen auf den Grund gegangen, entschlossen und gnadenlos, was vielen brutal erschienen war. „Jedes Genie ist eine Maske", sagt Nietzsche. Hinter der Maske verbarg Freud eine unglaubliche Arbeitskraft, die nur ein Ziel kannte: die Entdeckung der Wahrheit.

II

Sigmund Freud stammte aus einer jüdischen Familie. Er kam am 6. Mai 1856 in Freiberg in Mähren (heute: Pribor) zur Welt. Der Vater Jacob, Wollhändler, ein unbeständiger und heftiger Mann – er besaß bereits Kinder und Enkelkinder –, hatte in zweiter Ehe Amalia Nathanson, ein zwanzigjähriges Mädchen, geheiratet. Dieser unbezähmbare kleine Teufel, aus Galizien stammend, hatte einen Großteil der Kindheit in Odessa verbracht. Dank ihrer Fruchtbarkeit sollte sie dem Wollhändler Freud im kurzen Zeitraum eines Jahrzehnts acht weitere Nachfahren schenken, deren erster – und erklärter Favorit – den Namen Sigismund (was später zu Sigmund wurde) Schlomo erhielt. Rückblickend schrieb Freud: „Wenn man der unbestrittene Liebling der Mutter gewesen ist, so behält man fürs Leben jenes Eroberergefühl, jene Zuversicht des Erfolges, welche nicht selten mählich den Erfolg nach sich zieht."

Als der erste Bruder geboren wurde und Fürsorge und Liebe der Mutter beanspruchte, bekam Sigmund einen Eifersuchtskomplex, der anhielt und gar zu Schuldgefühl ausartete. Als er später seine Kindheitserinnerungen analysierte, sollte er zu dem Schluss kommen: „Ein intimer Freund und ein gehasster Feind waren mir immer notwendige Erfordernisse meines Gefühlslebens."

In Friedberg wurde der kleine Sigmund regelmäßig von seinem Neffen Johann oder auch vom Vater zu Spaziergängen in die Umgebung mitgenommen. Man schweifte durch Felder und Auen. So blieben in dem späteren Stadtmenschen Freud stets Landschaft und Natur als sehnsuchtsvolle Erinnerung haften.

Als er auf das vierte Lebensjahr zuging, zwangen die wirtschaftlichen Verhältnisse den Vater, Freiberg zu verlassen. Nach einem kurzen Zwischenspiel in Leipzig ließ sich die Familie 1860 in Wien nieder. Der Kinderschar, bis dahin wie Vögel in den mährischen Hainen umherflatternd, gefiel der Umzug in die Großstadt ganz und gar nicht. Noch als Siebenjähriger sollte Sigmund eines Abends im Schlafzimmer der Eltern absichtlich in eine Ecke pinkeln – kindliche Kundgebung von Bockigkeit und Aufbegehren. Die Zurechtweisung des Vaters gipfelte in dem Satz: „Aus dem Buben wird nichts werden."

1862 kam Sigmund in die Schule. Schon früh inneren Konflikten zugeneigt, empfindlich, schweigsam, war er dennoch ein vorbildlicher Schüler, den die Lehrer für gewöhnlich von Prüfungen befreiten. Seine Interessen waren vielfältig, schon mit zehn Jahren las und rezitierte er Goethe und Shakespeare, und der tägliche Umgang mit der Bibel erzog ihn zu einer gewissen Askese des Denkens und Verhaltens.

Auf die Grundschule folgte das Sperl-Gymnasium. Sigmund Freud reifte zusehends. Im Alter von siebzehn Jahren legte er das Abitur ab, mit glänzenden Ergebnissen. Was die Zukunft betraf, so überließ ihm der Vater die freie Entscheidung. Freud entschied sich für den Arztberuf. Im Jahre 1873 immatrikulierte er sich an der Wiener Universität und belegte die Fächer Medizin und Physiologie. Bald erwarteten ihn allerdings Widrigkeiten: die nichtjüdischen Kommilitonen, in der Mehrzahl, sahen den Juden Freud scheel an und schlossen ihn aus ihrem Kreis aus.

Freuds Antwort: Er stürzte sich mit Feuereifer ins

Studium, wollte den Antisemiten zeigen, was in ihm steckte. Nach zwei Jahren Grundstudium, noch ziellos, fand er dann 1876 im Physiologischen Institut seinen Mentor: Professor Ernst Wilhelm von Brücke. Dieser wies Freud als Forschungsgebiet – mit Blick auf die Dissertation – die Histologie der Nerven zu. Hier begann er nun systematisch zu arbeiten, unterbrochen 1880 durch einjährigen Militärdienst.

Im Sommer 1881 folgte die Promotion. Da die finanzielle Situation der Familie angespannt war, der Vater ihn nicht länger unterstützen konnte, nahm Freud eine Arztstelle am Wiener Allgemeinen Krankenhaus an. Zu diesem Entschluss trug auch bei, dass er sich in Martha Bernays (Enkelin des berühmten Philologen Jakob Bernays) verliebt hatte und dass beide heiraten wollten, sobald Sigmund über die nötigen Mittel zur Gründung eines Hausstands verfügte.

Neben dem Krankenhausdienst führte er seine neurologischen Forschungen weiter und legte erste, vielbeachtete Veröffentlichungen über organische Erkrankungen des Nervensystems vor. Daraufhin berief ihn die Wiener Universität im Frühjahr 1885 zum Dozenten für das Fach Neuropathologie, eine Stellung, die er bis 1902 ausüben sollte. Die Erforschung der Krankheiten des Nervensystems steckte zu dieser Zeit noch in den Kinderschuhen, auch Freuds Kenntnisse waren noch beschränkt.

Als er beispielsweise den Kollegen einmal einen Neuropathen vorstellte, der sich über hartnäckige Migräne beschwerte, brachte er die Symptome mit einer chronischen Hirnhautentzündung in Verbindung und erntete dafür Spott. Fortan unterließ er weitere Demonstrationen. Er spürte, dass er noch lernen musste. Aber wo und bei wem?

Nur einer kam infrage: der berühmte Jean-Martin Charcot in Paris. Professor Brücke befürwortete den Wunsch, eine Zeitlang dessen Vorlesungen und Demonstrationen zu besuchen und verschaffte Freud ein Studienstipendium. Im Oktober 1885 reiste er nach Paris und schrieb sich für Charcots Kurse ein. Niemand kannte ihn, er war einer unter den zahlreichen Hörern. Bis Charcot eines Tages beklagte, keinen deutschen Übersetzer für seine Arbeiten zu haben. Freud sprang sofort auf und bot seine Mitarbeit an. Dieser Zufall bestimmte den Beginn einer äußerst produktiven, ja freundschaftlichen Zusammenarbeit, die über ein halbes Jahr dauern sollte. Charcot, dem „Zauberer" voller Intuition und klinischem Spürsinn, war es schließlich zu verdanken, dass Sigmund Freud auf seinen endgültigen Weg gelangte.

III

In der Salpetrière, wo Charcot seit 1862 seine Klinik betrieb, beobachtete Freud den Meister bei der täglichen Praxis. Charcot unternahm seit langem Forschungen zur Hysterie, dabei bediente er sich der Hypnose. Er hatte bereits festgestellt, dass es sich bei der Hysterie um eine echte Krankheitserscheinung handelte (die sich deutlich von der Neurasthenie unterschied) und nicht etwa, wie bisher angenommen, um ein Produkt von Simulation. Charcot war in der Lage, durch einfache Suggestion hysterische Symptome zu provozieren – Paralyse, Erblindung, Konvulsionen –, die nach Ende der Hypnose wieder verschwanden. Daraus schloss man, dass die verschiedenen Ausdrucksformen der Hysterie ihren Ursprung in einer geistigen Verwirrung hatten; folglich konnte die Psyche allein die normale Tätigkeit der Organe beeinflussen. Joseph Babinski, ein Schüler Charcots, hatte die Bezeichnung „Pithiatismus" (Heilung durch Überredung) eingeführt. Ebenfalls klar war, dass die Psychoneurosen sich in einem Gewirr von diffusen Krankheiten manifestierten.

Die wissenschaftliche Psychiatrie, profitierend von den neuen Erkenntnissen der pathologischen Anatomie, der Neurophysiologie und der Biochemie, war dabei, sich als ernstzunehmender Zweig der Medizin zu etablieren. Im Gegensatz zu den bisherigen metyphysischen Auffassungen wurden nun erstmals geistige Störungen auch durch organische Veränderungen erklärt. Als erstes Land hatte Italien die Psychiatrie zum Universitätsfach erhoben, in Turin glänzte Cesare Lombroso auf diesem Lehrstuhl, dem wir so maßgebliche Werke wie *Genie und Wahnsinn* und *Der verbrecherische Mensch* verdanken.

Charcot hatte sich seit 1878 vor allem den nicht von organischen Defekten herrührenden psychischen Krankheiten gewidmet und damit der psychosomatischen Medizin Auftrieb verliehen. Freud beobachtete die Experimente mit größtem Interesse, aber nicht ohne Fragen. Nach einiger Zeit schlug der Wiener Gast - dem Rationalismus Darwins verpflichtet, dessen Denkweise er sehr schätzte - Charcot eine systematische Gegenüberstellung von hysterischer und organischer Paralyse vor. Doch er musste bald feststellen, dass der „Zauberer" der Salpetrière sich nicht besonders für die physiologische Seite der Neurosen interessierte - die vielleicht den Glanz seiner Hypnoseerfolge trüben und bestimmte therapeutische Lösungen Lügen strafen konnten.

Am Ende, auch weil seine Geldmittel erschöpft waren, zog Freud es vor, nach Wien zurückzukehren und dort die entsprechenden Forschungen zu unternehmen. Zuvor legte er einen Zwischenaufenthalt in Berlin ein, wo er Vorlesungen über Pädiatrie besuchte - was in Wien bei Professor Kassowitz fortgesetzt werden und in Arbeiten über Zerebrallähmung bei Kindern sowie über Aphasie münden sollte. Gleichzeitig las er intensiv die Werke philosophische Klassiker wie Platon, Aristoteles, Thomas von Aquin und Descartes.

1886 nach Wien zurückgekehrt, heiratete Freud nun Martha Bernays und ließ sich in der Berggasse 19 (heute Sigmund Freud Museum) als praktischer Arzt nieder. Daneben setzte er, wie bereits erwähnt, auch seine Tätigkeit als Dozent fort.

(Martha war übrigens der Grund dafür, dass Freud nicht auch als Entdecker der lokalästhetischen Verwendungsmöglichkeit des Kokains in die Geschichte der Medizin eingegangen ist. 1884 hatte er im Auftrag der Firma Merck mit entsprechenden Versuchen begonnen. Dann aber unterbrach ein längerer Besuch bei der Verlobten und ihren Eltern in deren Urlaubsort die Arbeit, Freud hatte den Chirurgen Carl Koller um entsprechende Fortsetzung während seiner Abwesenheit gebeten. Der unternahm die entscheidenden Experimente und beeilte sich, die Ergebnisse auf einem Medizinerkongress in Heidelberg als sein alleiniges Werk zu präsentieren. Freuds Reaktion: „Ich bin überhaupt nicht böse, dass Martha mich um diese Chance gebracht hat. Im Gegenteil.")

Die Regularien des Stipendiums für Paris sahen vor, dass am Ende ein Arbeitsbericht vorzulegen war. Natürlich schilderte Freud darin Charcots Erfolge mit der Hypnose - aber keiner an der Universität glaubte das. Die Kollegen wollten nicht wahrhaben, dass es möglich sei, künstlich Symptome der Hysterie auszulösen.

So zog sich Freud mehr und mehr, außer seinen Vorlesungen, vom Universitätsleben zurück und vergrub sich in der Berggasse. Seine ärztliche Tätigkeit beschränkte er auf das für den Unterhalt der Familie notwendige Mindestmaß, viel mehr interessierte ihn die weitere Aufhellung der mit der Hysterie verbundenen Fragen. Es galt, eine geeignete therapeutische Methode zu finden. Die Hypnose stellte Freud in Frage, stattdessen begann er, mit der Elektrotherapie als einfachem Reizauslöser zu experimentieren. Bald aber zweifelte er, ob mit solch einfacher Suggestion - noch dazu im Zustand der Wachheit - tatsächlich die unzugänglichsten Bereiche der Psyche sichtbar werden konnten; die verstörenden Ursachen blieben jedenfalls im Dunklen.

Man schrieb das Jahr 1889, als Freud erneut von spektakulären Hypnoseerfolgen las, diesmal des Psychiaters Bernheim im französischen Nancy. Er beschloss, sich selbst ein Bild zu machen, und reiste zu dem Kollegen. Dort wurde er Zeuge folgender Szene:

Bernheim forderte einen in Hypnose versetzten Patienten dazu auf, er möge am nächsten Tag zur gleichen Zeit wiederkommen, einen Regenschirm mitbringen und diesen im Behandlungsraum aufspannen. Und so geschah es: Der Mann erschien tags darauf pünktlich, mit Schirm, und tat wie geheißen. Freud beobachtete das Geschehen. Was ihn besonders faszinierte, war, dass der Mann über die Ausführung des Auftrags hinaus eine Reihe logischer Beweggründe für sein Verhalten erfunden hatte, die er auch äußerte: Er sei mit Schirm gekommen, weil das Wetter unbeständig sei (was nicht zutraf), und er habe ihn in aufgespannt, um sich zu vergewissern, dass er sich in gutem Zustand befinde.

Freuds danach zu Papier gebrachte Notizen sind erhalten. Wie mit Bernheims Patienten geschehen, schrieb er, so könnten viele Handlungen und Verstörungen von Ideen ausgelöst werden, die in so tiefen Schichten der Seele oder des Geistes entstünden, dass man sich weder an sie erinnern noch sich ihrer bewusst werden könne. Diese Ideen enthielten indessen eine Potentialität, und zwar eine so starke, dass sie einen unabweisbaren Einfluss auf das Verhalten ausübten. Und da man sie vor sich selbst und manchmal auch vor anderen rechtfertigen müsse, erfinde man falsche Vorwände, die man indes als wahr empfinde.

Das ist der Gärstoff, aus dem Freud die revolutionäre Auffassung vom *Unbewussten* entwickeln sollte. Damit begann für ihn, was Stefan Zweig später in seinem großen Freud-Essay den „Abstieg in die Abgründe" nannte.

IV

Der Besuch bei Bernheim war Anstoß, noch entscheidender für das Reifen von Freuds Ideen sollte die Begegnung mit dem Wiener Arzt Josef Breuer werden, die schließlich in mehrjährige Zusammenarbeit und Freundschaft mündete. Breuer hatte Freud im Fall Fall eines jungen Mädchens konsultiert, das seit zwei Jahren an Dauerkrämpfen des rechten Beins und Arms sowie an vollständigem Empfindens-Schwund litt. Das junge Geschöpf konnte den Kopf nicht aufrecht halten, die Augenbewegungen waren unkoordiniert. Auch hatte es seine Muttersprache vergessen und drückte sich nur noch auf Englisch aus. Täglich wurde das Mädchen von Fieberwahn heimgesucht, von Geistesverwirrung und Bewusstseinsstörungen. Der gleichbleibende Charakter und die Unregelmäßigkeit der Symptome schlossen die Hypothese einer organischen Krankheit aus. Weder Elektrotherapie noch Hypnose erzielten irgendeine Wirkung. Die Kranke fühlte nur dann eine gewisse Erleichterung, wenn sie in Augenblicken der Verstörung zusammenhanglose und fragmentarische Satzfetzen vor sich hinmurmelte (was innere Widersprüchlichkeiten auszudrücken schien). Breuer vermutete, damit solle die wahre Ursache der Verwirrung verborgen werden, vor deren Erkenntnis sich die Patientin fürchte.

Breuer war nun auf die Idee gekommen, dem Mädchen während der Hypnose eben diese gemurmelten Worte und Satzfetzen zu wiederholen. Dabei sollte Freud anwesend sein. Die Wirkung war außerordentlich: zum ersten Mal begann die Hysterikerin, schmerzvolle Begebenheiten aus ihrer Vergangenheit zu offenbaren und die dabei empfundenen Gefühle zu schildern, etwa am Bett ihres todkranken Vaters. Bisher hatte sie diese Gefühle mit Abscheu verdrängt, die daraufhin in den erlebten krankhaften Symptomen einen Ausweg gesucht hatten.

Breuer und Freud wiederholten die Prozedur täglich – dies schien der Weg zu sein, der in die geheimen Bereiche des gequälten Geistes führte. Und jedesmal, wenn das Mädchen im Zustand der Hypnose seine *Schuld* gestand, schwanden die hysterischen Symptome, ihre Tarnung. Am Ende erholte sich die Kranke und war von ihren Gespenstern befreit.

Freuds Scharfblick entging, über den ärztlichen Erfolg hinaus, nicht die allgemeine Bedeutung des erlebten Phänomens. Er schlug weitere Anwendung der Methode vor, was im folgenden auch geschah.

So näherten sich die beiden Wiener einer neuen Lehre und einer neuen Methode der Therapie von Nervenkrankheiten – der *Psychoanalyse* –, deren künftige Strahlkraft weit über die Medizin hinaus sie damals nicht einmal ahnen konnten. Freud nannte Breuers Hypnose *Katharsis*, weil sie den Kranken von seinen Symptomen befreite; damit wurde eine Idee und ein Begriff erneuert, den Aristoteles für das Drama gefunden hatte (Läuterung der Leidenschaften).

Gemeinsam machten sich Freud und Breuer an die weitere Arbeit. „Willst du wissen, was Breuer mir eines Abends sagte?", schrieb Freud seiner Frau, die sich auf einer Reise befand. „Er hat mir gesagt, er habe eine unendlich mutige und furchtlose Persönlichkeit entdeckt, die sich hinter meiner Maske der Schüchternheit verbirgt. Genau das habe ich immer von mir selbst gedacht, ohne zu wagen, es irgendwem einzugestehen."

Wenn Breuer das Verdienst für den Aufbruch zu dieser verwegenen Reise in die Abgründe der Psyche zukam, dann war es Freud, der Kühne mit der „Maske der Schüchternheit", dem die Führung oblag. Ihm fiel in der Tat die Aufgabe zu, die Fakten zu sichten, sie einzugrenzen und zu systematisieren. Die ersten Ergebnisse wurden indes unter beider Namen veröffentlicht, auf eine *Vorläufige Mitteilung* folgte das Buch *Studien über Hysterie*. Hier tauchte bereits der dynamische Begriff der „Verdrängung" auf. Hysterie war für Freud/Breuer keine organische Krankheit, sondern Ergebnis eines inneren Konflikts, den nicht einmal der Kranke selbst vermutete. Somit erlaube die Hypnose die Wiederbelebung der verdrängten Erinnerungen mit größter Intensität, *in statu nascendi*, und erleichtere damit die Heilung.

Zur gleichen Zeit, Ende 1894, veröffentlichte Freud einen bedeutsamen Aufsatz: *Über die Berechtigung, von der Neurasthenie einen bestimmten Symptomenkomplex als „Angstneurose" abzutrennen*. Das Wort „Angst" war bis dahin in Werken der Medizin oder der Psychologie noch nie aufgetaucht – ein Vierteljahrhundert später sollte Angst als Symptom und Ausgangspunkt neurotischer Ausdrucksformen zu einer beherrschenden Kategorie der Neuropathologie werden.

Ende 1895 war der Zeitpunkt gekommen, da sich die Wege der beiden Freunde nach fünf Jahren gemeinsamer Arbeit trennten. Breuer interessierten zunehmend die praktischen therapeutischen Aspekte, und nicht der Versuch, eine neue Lehre zu begründen, dem sich Freud verschrieben hatte. Dieser schrieb rückblickend: „Die Entwicklung der Psychoanalyse hat mich meine Freundschaft mit Breuer gekostet. Sie mit diesem Preis zu bezahlen, ist mir damals nicht leicht gefallen."

Nach dem Bruch mit Breuer verzichtete Freud fortan in seiner Praxis auf die Hypnose – die ihm stets zweifelhaft erschienen war, nicht zuletzt, weil sie sich bei bestimmten Kranken nicht anwenden ließ – und ersetzte sie durch „freie Assoziation". Dabei lag der Patient in wachem Zustand ausgestreckt auf einem Diwan, im Zustand völliger Entspannung. In dieser Atmosphäre der Ruhe war der Kranke aufgefordert, die ihm durch den Kopf gehenden Gedanken ungezwungen zu äußern. Jeder angesprochene Gedanke führte zu einem neuen, so dass der Patient langsam – mitunter schmerzhaft – bis zum psychischen Ursprung seiner funktionellen Störungen zurückfand. In bestimmten Augenblicken wurden die Analysierten unruhig, zeigten inneren Widerstand und schienen von dem eingeschlagenen Weg zurückzuweichen. Dann galt es, ihnen beim Brechen dieses Widerstands behilflich zu sein und sie zum Durchhalten anzuspornen. Sobald das Hindernis überwunden und die Erinnerung wiedergewonnen war, wurde die durch die Verdrängung gebremste affektive Energie erneut freigesetzt.

Welche Kräfte griffen in diesen verwirrenden Kampf ein? Freud prägte dafür folgende Begriffe: ein „Widerstand", der die abgespaltene Erinnerung verwahre, und eine „Verschiebung", die sie verdränge und in die Finsternisse des Bewusstseins verbanne. Diese repressive Kraft, die dem Bewusstsein nur die von ihr gebilligten Gedanken genehmige, nannte Freud „psychische Zensur". Jede Idee, die der Mensch verwerfe, werde von ihm ins Unbewusste verbannt, wo sie dank ihrer vitalen Energie überlebe. Ziel der Psychoanalyse sei es deshalb, dieser Idee wieder Zugang zum Bewusstsein zu gestatten und damit zu erreichen, dass das Erkannte nunmehr ertragen werden könne.

Die Erforschung der Wiedererinnerung war lange Zeit Freuds erstes Ziel; doch auch wenn sie erreicht wurde, langte sie noch nicht aus, um zur Katharsis zu führen. Nicht nur Verbalisierung war also nötig, sondern zusätzlich das Bewusst-Werden. Dieses Segment seiner Psychoanalyse erschien ihm in der Folgezeit besonders wichtig, stand doch das Begriffene in engster Beziehung zum Erfahrenen.

Nahezu ein Jahrzehnt lang war Freud der einzige Arzt, der die neue Behandlungsweise anwandte. Sie erforderte Takt, Gelassenheit und die Fähigkeit zu genauer Analyse, alles Eigenschaften, die ihm zur Verfügung standen. Freud hielt alle Einzelheiten der Fälle akribisch fest, das Resultat dieser zehn Jahre ergab eine beeindruckende Dokumentation.

Und zehn Jahre lang erfuhr er in Wien nur Ablehnung und Spott. Was er mit großer Gelassenheit ertrug, denn er war überzeugt von der Richtigkeit seines Tuns und seiner Erkenntnisse.

V

Im Verlauf seiner psychoanalytischen Praxis eröffnete sich Freud auch ein ebenso überraschendes wie allgemein als anstößig geltendes neues Krankheitselement: die Sexualität. Die psychische Ursache vieler Neurosen, so Freud, sei in der Kindheit angesiedelt und stehe, manchmal auch nur eingebildet, in Beziehung mit einer Neigung, die kindliche Sexualität in Form von noch undifferenziertem Begehren bekunde. Etwas später, formulierte Freud, verwerfe der bewusste Teil der Persönlichkeit, das kindliche Über-Ich, derartige tadelnswerte Neigungen und verstecke sie - ohne Kraft, sie zu beherrschen, und auch außerstande, sie zu zerstören - in der Vorhölle der Verdrängungen. In der Pubertät würden die Sexualinstinkte wieder wach. Jetzt ließe das Bewusstsein sie entweder zu oder es verdamme und verstoße sie erneut mittels Verdrängung. So entstehe die Neurose, Ausdruck der Disharmonie zwischen der *Libido* (Vitalkraft, die zur sofortigen Befriedigung aller Lüste drängt) und der entgegengesetzten Kraft (der individuellen Abwehr, die sich der Wirklichkeit stelle und ihr aggresiv begegne). Dieser Aufseherin des Verhaltens, so Freud, stehe noch ein moralisches Bewusstsein höchster Hierarchie vor, durch das sich ein *Charakter* bilde. Indem die Gesellschaft der Sexualität Tabus aufzwinge, schaffe sie zusätzliche Quellen für Unausgeglichenheit: daher berge jedes sexuelle Abenteuer die Gefahr, in Schuldgefühl zu enden.

Freud schrieb: „Nun zeigte mir eine rasch sich steigernde Erfahrung, dass in vielen Fällen nicht beliebige Affekterregungen hinter den Erscheinungen der Neurose wach waren, sondern regelmäßig solche sexueller Natur, entweder aktuelle sexuelle Konflikte oder Nachwirkungen früherer sexueller Erlebnisse."

Freud war sich wohl bewusst, wie heftig gerade dieser Seite seiner Forschung bekämpft werden würde. Dennoch wagte er es, etliche Vorträge über das Thema zu halten, die in der Tat heftige Empörung auslösten. Die Wächter eines verlogenen bürgerlichen „Anstands" zeterten, ein „verderbter Jude" würde die Mauern einrennen, die von „moralischen Menschen" in Jahrhunderten des Kampfes gegen den verderblichen „Trieb" errichtet worden seien.

Besonders heftig wurden Freuds Erkenntnisse zur kindlichen Sexualität und zu inzestuösen Neigungen attackiert. Bei den Mädchen, so Freud, werde die Rolle des Verführers stets vom Vater gespielt, seltener von einem Onkel oder älteren Bruder. Die betonte Zuneigung der Jungen für die Mutter - Freud sprach von „Ödipuskomplex" (nach Sophokles' Drama „Ödipus Rex", in dem der Titelheld den Vater mordet, um die eigene Mutter heiraten zu können) - stehe für das Streben nach Unabhängigkeit von den Eltern. Dazu schrieb er in einem bedeutsamen Brief vom 15. Oktober 1897 an seinen Freund Fließ:

„Ich habe die Verliebtheit in die Mutter und die Eifersucht gegen den Vater auch bei mir gefunden und halte sie jetzt für ein allgemeines Ereignis früher Kindheit, wenn auch nicht immer einer so frühen wie bei den hysterisch gemachten Kindern. [...] Wenn das so ist, so versteht man die packende Macht des Königs Ödipus trotz aller Einwendungen, die der Verstand gegen die Fatumsvoraussetzung erhebt, und versteht, warum das spätere Schicksalsdrama so elend scheitern musste. Gegen jeden willkürlichen Einzelzwang, wie er in der Ahnfrau die Voraussetzung ist, bäumt sich unsere Empfindung, aber die griechische Sage greift einen Zwang auf, den jeder anerkennt, weil er dessen Existenz in sich selbst verspürt hat. Jeder war einmal im Keime und in der Phantasie ein solcher Ödipus, und vor der hier in die Realität gezogenen Traumerfüllung schaudert jeder zurück mit dem ganzen Betrag der Verdrängung, der seinen infantilen Zustand von seinem heutigen trennt."

Während er seine Patienten analysierte, entzog Freud sich nicht der Aufgabe, auch sich selbst zu analysieren. Seine Korrespondenz mit Fließ, dem er jede Woche zwei bis drei Briefe schrieb, bezeugt dies. Die Beziehung zu dem Freund, dem er sich öffnete wie wohl keinem anderen und für den er besondere Wertschätzung empfand, war durchaus ambivalent. Freud selbst scheute sich nicht, dies einzugestehen, wenn er schrieb: „Im Grunde steht ein Stück eines unbeherrschten homosexuellen Gefühls dahinter."

Während Freud unablässig seine Kranken analysierte und sie zur genauen Inspektion ihres Seelenzustands ermahnte, sah er sich mit einem weiteren Komplex konfrontiert: die Träume hatten große Bedeutung und es galt, ihren Sinn zu entschlüsseln. Damit stellte er sich gegen die traditionelle Psychologie, die den Traum allein für Wahn hielt. Freud aber hielt fest: Wenn während der Stunden des Schlafs die Wachsamkeit des psychischen Zensors nachlasse, komme es zu spontanen Ausbrüchen des Unbewussten. Diese Ausbrüche seine die Träume, zurückgedrängte Tendenzen, die das Bewusstsein täuschten und sich unter der Tarnkappe von Symbolen darstellten. Sie seien eine Form, einen verwehrten Wunsch zu realisieren, Resultat des auf diesen Wunsch konzentrierten Ich. Und statt dieser Wunsch sich aufrichtig äußere, zwinge die Verdrängung ihn, sich listig, im Nebel des Traums, ins Bewußtsein einzuschleichen.

Auch die Träume erhielten demnach Platz im wachsenden Gebäude der Freudschen Psychoanalyse. Den Mechanismus, der die verleugneten Gedanken ablenke und sie harmlosen Wegen zuordne, nannte er „Traumarbeit". Bei der Analyse des Traums gelte es also, zwischen dem Wahrgenommenen und dem, was es inspiriert habe, zu unterscheiden.

VI

Wer ein solch gewaltiges Gedankengebäude zusammenfügen konnte, musste ein Fels an Festigkeit und Ausdauer sein. Seine ersten Werke zur Psychoanalyse – *Die Traumdeutung* (1900), *Zur Psychopathologie des Alltagslebens* (1901) und *Drei Abhandlungen zur Sexualtheorie* (1905) – waren alles andere als erfolgreich. Sie verstaubten in den Buchläden, in Erwartung der Guillotine oder der Zukunft. Freuds Kollegen brauchten sie nicht zu lesen, um sie zu abzulehnen und zu verspotten. Ungeachtet dessen – vielleicht weil seine Haltung und sein schlichtes, strenges Wort stärker beeindruckten als man öffentlich zuzugeben bereit war – verlieh die Medizinische Fakultät ihm im Jahre 1902 den Professorentitel, sicher auch unter Druck des „Zeitgeists" – wie Freuds ironischer Kommentar nahelegt: „Es regnet Glückwünsche und Blumenspenden, als sei die Rolle der Sexualität plötzlich von seiner Majestät amtlich anerkannt, die Bedeutung des Traumes vom Ministerrat bestätigt und die Notwendigkeit einer psychoanalytischen Therapie der Hysterie mit 2/3 Majorität im Parlament durchgedrungen."

In Deutschland – wo der wilhelminische Muff wie Mehltau über der Gesellschaft lag – beschloss die wissenschaftliche Obrigkeit einstimmig, die Psychoanalyse zu verwerfen. Auch in Österreich sah sich Freud weiterhin einer geschlossenen Fraktion von Gegnern gegenüber. Dazu Robert Wöldner: „Freuds Lage glich der jener Boten, die man zum Tode verurteilte, weil sie das Anrücken eines feindlichen Heeres gemeldet hatten. Sie wurden dafür bestraft, das sie einen wertvollen Dienst geleistet hatten."

Doch der offzielle Bannfluch bewirkte zugleich, dass sich nicht nur in Wien gleichgesinnte Wissenschaftler um Freud scharten, Keim der später gegründeten „Internationalen Psychoanalytischen Vereinigung". Im Ausland, vor allem in der Schweiz, in Frankreich, England und den USA, beschäftigte sich eine ständig zunehmende Zahl von Forschern und Medizinern mit den Arbeiten des Wiener Kollegen. Besonders die Unterstützung der Züricher Psychiater unter Leitung von Bleuler (Schöpfer des Begriffs „Schizophrenie") hatte Gewicht. Die Züricher Schule – in der Carl Gustav Jung und Alfred Adler glänzten, bald Freuds bedeutendste Schüler – übernahm Freuds neue Lehre und ergänzte sie durch eigene Forschungen.

Im Jahre 1908 versammelten sich die Herolde der Psychoanalyse zum ersten Mal in Salzburg. Man beschloss die Gründung einer Zeitschrift, deren Redaktion C. G. Jung übernehmen sollte. Beim zweiten Kongress, 1910 in Nürnberg, beschlossen die Verfechter der neuen Lehre dann die Gründung ihrer Internationalen Vereinigung, die bald Mitglieder aus ganz Europa und den Vereinigten Staaten vereinte. Ein Jahr zuvor hatte Freud dort an der Clark University eine stark beachtete Vortragsreihe zur Psychoanalyse gehalten.

Sigmund Freuds Ideen, noch wenige Jahre zuvor fast unisono abgelehnt und belächelt, waren endgültig dabei, sich durchzusetzen.

Doch das Hoch der Entwicklung ging einher mit Abspaltung einiger der bisher Getreuesten - an der Spitze C. G. Jung und Adler. Der Grund: Freuds explizite Heraushebung des frustrierten Geschlechtstriebs. Adler weigerte sich, den Freudschen Dualismus von hier waltenden gegensätzlichen Kräften anzuerkennen, ja er verwarf die Rolle des Geschlechts generell. Er erkannte einzig die Schwierigkeiten an, die das Individuum bei der Anpassung an die Gesellschaft erlebte. Und Jung stieß sich an der „unschicklichen" Betonung der kindlichen Sexualität einschließlich der Ausführungen zum Ödipuskomplex.

In seiner Autobiographie hat Jung - der 1906 auf einem Kongress zum Thema Zwangsneurosen in München, bei dem Freuds Name ansonsten absichtlich vermieden wurde, die ersten Lanzen für seinen geistigen Mentor gebrochen hatte - später das ambivalente Verhältnis beschrieben. Anfangs, so Jung, sei es ihm schwergefallen, seine Bewunderung, auf die Freud Anspruch gehabt habe, zu erklären - auch weil er seine Universitätslaufbahn nicht habe gefährden wollen. Dann aber habe er erkannt, dass er seine Forschungsergebnisse nicht veröffentlichen könne, ohne Freud als seinen geistigen Vater zu nennen. Alles andere wäre unlauter gewesen. „Man kann aber", so Jung, „ein Leben nicht mit der Lüge aufbauen." Und: „Von diesem Moment an ergriff ich offen Partei für Freud und kämpfte für ihn."

Als dann die Psychoanalyse sich durchsetzte, wurde Jungs Zustimmung, wie bereits beschrieben, zunehmend zurückhaltender. Zudem hatten die beiden merkwürdige Erlebnisse miteinander. Eines davon sei hier wiedergegeben:

Als sie sich 1912 in München wieder einmal begegneten, entspann sich eine Debatte um den ägyptischen Pharao Amenophis IV. Jung war der Ansicht, Amenophis sei ein schöpferischer und tief religiöser Mensch gewesen, seine Lust, mit der er die Insignien des Vaters auf den Grabpfeilern zerstörte, sei keinesfalls auf einen Ödipuskomplex, sondern auf seinen Drang zurückzuführen, alle Anzeichen des Kults für den Gott Amon zu tilgen. Während Jung das äußerte, fiel Freud ohnmächtig vom Stuhl. Als er das Bewusstsein wiedererlangte, richtete er seine Augen starr auf Jung: tadelnd, grollend, zugleich so, als sei Jung sein Vater.

In Jung war die Überzeugung gewachsen, dass Freud ihn als seinen Nachfolger betrachtete. Das jedoch, so schrieb er später in seiner Autobiografie, sei nicht seine Sache gewesen. Er habe seine geistige Unabhängigkeit weder opfern wollen noch können, auch die Aussicht auf vermehrtes Ansehen sei ihm gleichgültig gewesen.

Während einer siebenwöchigen gemeinsamen Amerikareise kam es dann zum endgültigen Bruch. Täglich analysierten die beiden ihre in der vergangenen Nacht erlebten Träume. Einmal hatte Jung Schwierigkeiten mit der Deutung und bat Freud um zusätzliche Einzelheiten aus seinem Privatleben. Freud reagierte ablehnend: „Das sage ich nicht. Ich darf meine Autorität nicht aufs Spiel setzen." Mit dieser Erwiderung hatte er eingebüßt, was er offensichtlich so eifersüchtig zu hüten suchte.

VII

Auch die Jahre des Ersten Weltkriegs wie das darauffolgende Jahrzehnt sahen Sigmund Freud weiterhin unermüdlich bei der Arbeit. 1915/16 veröffentlichte er *Das Unbewusste* sowie *Vorlesungen zur Einführung in die Psychoanalyse (Erster Teil),* das nächste bedeutende Buch *Jenseits des Lustprinzips* erschien 1920 dann, wie alle weiteren, im kurz nach Ende des Krieges in Wien gegründeten Internationalen Psychoanalytischen Verlag. Dort begann auch 1925 mit Herausgabe der ersten Bände die Gesamtausgabe von Freuds Werken („Gesammelte Schriften").

Im Jahre 1923 erkrankte er an Gaumenkrebs,

was in den Folgejahren zu insgesamt 33 Eingriffen führen sollte. Freud kämpfe mit der ihm eigenen eisernen Energie gegen die Krankheit und ließ sich von ihr nicht niederzwingen.

Inzwischen gewann in Deutschland eine anmaßende faschistische Partei unter Führung von Adolf Hitler - eines politischen Abenteurers wie aus dem Bilderbuch der düsteren Freudschen Persönlichkeitstypen - immer mehr an Einfluss. Militanter Antisemitismus war eine ihrer menschenverachtenden Maximen. Als die Stadt Frankfurt am Main im Jahre 1930 ihren Goethepreis an Sigmund Freud verlieh, sollte auch er ins Fadenkreuz der nationalsozialistischen Demagogen geraten, die heftig und mit unsäglichem Vokabular gegen die Preisverleihung an den „niederträchtigen Juden" protestierten. Daraufhin griff Freud zur Feder und verfasste den weitblickenden Essay *Unbehagen an der Kultur*.

Als Hitler dann am 30. Januar 1933 mit Unterstützung der Großindustrie an die Macht gelangt war und bald darauf mit Massenverhaftungen und ersten Judenverfolgungen der militante Charakter des nationalsozialistischen Regimes offen zutage trat, bat die Völkerbundkommission in Genf zwei prominente jüdische Wissenschaftler um Stellungnahme: Sigmund Freud und Albert Einstein. Ihre unter dem Titel *Warum Krieg?* im Herbst 1933 veröffentlichte Korrespondenz bleibt auch nach fast siebzig Jahren ein bewegendes Dokument.

Am 12. März 1938 besetzte die deutsche Wehrmacht Österreich, Hitler (in Braunau am Inn geboren) feierte den „Anschluss" seiner „Heimat" an das Deutsche Reich. Sigmund Freud, dessen Bücher bereits bei den barbarischen Bücherverbrennungen der Nazis am 10. Mai 1933 auf die Scheiterhaufen in Deutschland gewandert waren, fand seinen Namen nun auch in Wien auf der Liste der Geächteten. Freunde rieten ihm bereits am Tag nach der Okkupation zur Flucht, doch der inzwischen Zweiundachtzigjährige weigerte sich. Ein so alter Baum sei nicht mehr zu verpflanzen, meinte er und vergrub sich in Studien über Moses und den Monotheismus, Thema seiner letzten Schrift, die erst posthum erscheinen sollte.

Doch international wuchs die Sorge um Freud in Wien, wo die Nazis unverzüglich mit ihren antijüdischen „Säuberungen" begonnen hatten. Einer Initiative, an der auch US-Präsident Franklin D. Roosevelt beteiligt war, gelang es schließlich nach drei Monaten, Freud zur Emigration nach Großbritannien zu bewegen - einem Land, das er stets für seine demokratische Gesinnung bewundert hatte (und wo er 1936 anläßlich seines 80. Geburtstags zum Mitglied der Royal Society of Medicine gewählt worden war).

Ende Juni 1938 traf Freud mit Frau und Kindern in London ein. Ein halbes Jahr später erklärte er vor dem Mikrofon der BBC in stockendem Englisch: „Out of my findings grew a new science - psychoanalysis [...]. I had to pay heavily for this bit of good luck. People did not believe in my facts and thought my theories unseeworthy. [...] In the end I succeeded in acquiring pluspins [...]. But the struggle is not yet over." Dann wechselte er unvermittelt in seine Muttersprache und fuhr fort: „Im Alter von zweiundachtzig Jahren verließ ich infolge der deutschen Invasion mein Heim in Wien und kam nach England, wo ich mein Leben in Freiheit zu enden hoffe." Offenbar nun des britischen Durchschnittshörers gedenkend, schloss der weltberühmte alte Mann rührend, jetzt wieder auf Englisch: „My name is Sigmund Freud."

Noch ein reichliches Jahr war ihm in London, wo er achtungsvoll und freundlich aufgenommen wurde, beschieden. Von der Krankheit unerbittlich verurteilt, ohne Klagen leidend, hielt Freud eisern an seinem Elixier, der Arbeit, fest. Bis zuletzt schrieb er an seinem Moses-Buch, noch fünf Wochen vor dem Sterben untersuchte er Kranke.

Am 23. September 1939 schloss Sigmund Freud, dreiundachtzigjährig, in London für immer die Augen.

Oswaldo Cruz

(1872 - 1917)

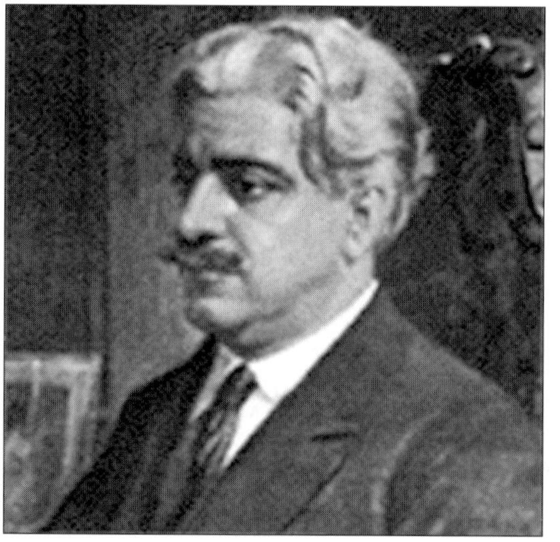

Porträtphoto, um 1915.

I

In dem brasilianischen Städtchen São Luís de Paraitinga, landschaftlich schön gelegen in der Provinz São Paulo, hatte sich um 1870 ein praktischer Arzt namens Dr. Bento Gonçalves Cruz niedergelassen. Zwei Jahre später, am 5. August 1872, wurde ihm seiner erster Sohn Oswaldo geboren. Nach weiteren fünf Jahren, 1877, meinte Dr. Cruz, alles erreicht zu haben, was man in der Provinz erreichen konnte, und beschloss den Wechsel in die Hauptstadt, nach Rio de Janeiro.

Dem kleinen Oswaldo, einem aufgeweckten Kind, hatte die Mutter zu dieser Zeit bereits das Lesen und Schreiben beigebracht. In Rio kam er nun zur Schule. Der Vater wählte das renommierte Internat São Pedro da Alcântara, das Oswaldo mit vierzehn Jahren erfolgreich abschloss. Von Anbeginn war klar, dass der Sohn dem Beispiel des Vaters folgen und Arzt werden sollte. Also schickte ihn Dr. Cruz zwei Jahre lang zu Vorbereitungskursen für das Medizinstudium, das Oswaldo dann 1888 aufnahm.

Obwohl begabt und methodisch denkend, war er kein glänzender Student. Schüchternheit wie auch Nervosität bei Prüfungen belasteten ihn. Dann zeigte er sich verwirrt, machte unnötige Fehler, obwohl er es eigentlich besser wusste. So erklärte er beispielsweise einmal bei einem mündlichen Testat - zur allgemeinen Heiterkeit -, das Chloroform sei ein oral zu applizierendes Anästhetikum. Danach war ihm das natürlich peinlich, zugleich hasste er die erwartete öffentliche Zurschaustellung von Wissen. Auf seinem Arbeitstisch stand, mit dem Zeigefinger auf den Lippen, eine Mönchsfigur aus Terrakotta, und nicht umsonst liebte er dieses Stück.

Im Jahre 1892, Oswaldo ging auf den Abschluss der Ausbildung zu, erhielt Dr. Cruz eine Assistentenstelle beim Generalinspektor der Gesundheitsbehörde von Rio - dieses Ereignis sollte freilich für die Laufbahn des Sohnes von größerer Bedeutung werden als für den Vater. Zu dessen Aufgaben im neuen Amt gehörte es, vor Ort in den Elendsvierteln und Seuchenherden der Stadt die hygienischen Missstände zu registrieren, auf dass man entsprechende Maßnahmen einleiten konnte. Damit sah es allerdings bescheiden aus. Die Medizin registrierte nur, ohnmächtig, das permanente Sterben der Menschen.

Oswaldo hörte täglich die eindringlichen Schilderungen seines Vaters, sie gingen ihm ans Herz und bewegten ihn. Gerade wütete in Rio wieder das Gelbfieber, eine der tückischsten Seuchen, die den bekannten Gesetzen der Ansteckung zu spotten schien. Unmittelbare Berührung übertrug die Krankheit nicht, es musste einen listigen Vermittler geben, der sie heimlich vom Kranken auf den Gesunden übertrug. Das war das Problem des Dr. Bento Cruz wie auch der übrigen Hygieniker. Langsam wurde es auch das Problem des jungen Oswaldo, der sich im Keller des Elternhauses bereits ein bescheidenes Laboratorium für allerlei Experimente eingerichtet hatte.

Dort sah ihn eines Tages ein Besucher des Vaters, der bekannte Medizinprofessor Francisco de Castro, der daraufhin empfahl: „Mein Junge, wenn dich die experimentelle Wissenschaft interessiert, dann musst du so rasch wie möglich ins Institut Pasteur nach Paris reisen. Keine andere Schule auf der Welt kann sich damit messen."

Die Worte waren nicht in den Wind gesprochen. Oswaldo wollte dem Rat folgen. Doch es sollten noch einige Jahre vergehen, ehe es dazu kam.

II

Im Jahre 1892 schloss Oswaldo Cruz sein Studium mit einer Arbeit über das Ausbreitungsverhalten von Mikroben im Wasser ab. Kurz zuvor war der verehrte Vater gestorben. Und der frischgebackene Doktor-Sohn wurde nun zu seinem Nachfolger in der Gesundheitsbehörde ernannt. Das Erbe von Dr. Bento ging in Gänze auf Dr. Oswaldo über: nicht nur die Arbeitsaufgabe, sondern auch die Sorge für eine Familie, für die keine andere männliche Hand als die seine übriggeblieben war.

Im Januar 1893 heiratete er Emília da Fonseca, Tochter einer sehr wohlhabenden portugiesischen Familie. Die Schwiegereltern hatten Oswaldos Leidenschaft für Experimente bald erkannt, so schenkten sie ihm die komplette Einrichtung für ein bestens ausgestattetes privates Laboratorium. Oswaldo Cruz installierte es in Windeseile und verbrachte dort bald jede freie Stunde. Am Grab seines Vaters hatte er sich geschworen, den Kampf gegen die Gelbfieber-Geißel fortzusetzen, bis ein Mittel gegen die Seuche gefunden war. Während er auf Dr. Bentos Spuren die Elendsviertel von Rio durchstreifte, abends dann in seinem Labor experimentierte, ging ihm Professor Castros einstiger Rat nicht aus dem Sinn: Er musste sich in Paris vervollkommen! Doch er verfügte nicht über die Mittel für eine so teure Reise.

Am Ende sprangen wieder die Schwiegereltern in die Bresche. Im Frühjahr 1896 konnte Cruz mit seiner Frau nach Europa reisen, mit dem Ziel: Institut Pasteur. Dort schrieb sich Dr. Oswaldo als einfacher Student ein. Direktor des Instituts war zu jener Zeit der berühmte Émile Roux, einst Pasteurs Assistent und Entdecker des Anti-Diphterieserums. Der aus exotischer Ferne kommende Brasilianer erregte sogleich die liebevolle Neugier aller Mitarbeiter. Und er lernte bedeutende Mediziner kennen, die gleich ihm am Institut hospitierten. Darunter war auch der Russe Metschnikow, Verfasser von Arbeiten über die Phagozytose, der bald Zuneigung für den jungen Dr. Cruz empfand und ihn aufforderte, mit nach Russland zu kommen, wo sie ihre Arbeiten gemeinsam fortführen könnten. Aber Oswaldo Cruz hatte sich eine andere, unaufschiebbare Aufgabe gestellt: den Kampf gegen das Gelbfieber. Sein Platz war in der Heimat, in Brasilien.

Cruz kannte bereits die Arbeiten des kubanischen Arztes Carlos Finlay, der zu der Überzeugung gelangt war, dass die Krankheit von Moskitos übertragen wurde, und besonders eine Gattung dafür ausgemacht hatte, die *Stegomya fasciata*. Mittelbare Ansteckung hatte er ausgeschlossen, da die Schwestern, welche die Patienten betreuten, von der Krankheit verschont blieben. Alle angewendeten Methoden der Prophylaxe – etwa Desinfektion von Wohnungen und ganzen Häusern, Verbrennung von Kleidungsstücken und Mobilar, Absonderung der Kranken – waren ohne jeden Erfolg geblieben. So ging Finlay also von der unmittelbaren Übertragung durch den Moskito aus. Oswaldo Cruz folgte dieser Argumentation.

Drei Jahre lang blieb er in Paris, hospitierte in verschiedenen Abteilungen des Institut Pasteur, vervollkommnete seine Kenntnisse auf bakteriologischem und toxikologischem Gebiet – immer mit Blick auf die Gelbfieber-Übertragung. Dann meinte er, genug gelernt zu haben. Im Jahre 1899 kehrte Cruz nach Rio de Janeiro zurück.

III

Bescheiden wie er war, machte er kein Aufsehen um seine Pariser Erfahrungen und nahm wieder am Assistenten-Schreibtisch in der Gesundheitsbehörde Platz. Dort herrschte Aufregung, denn gerade war in Santos eine Pestepidemie ausgebrochen, die auf Rio überzugreifen drohte. Dass es in Europa bereits ein erfolgreich angewandtes Serum gab, war bekannt, doch in Brasilien fehlten noch jegliche entsprechenden Erfahrungen im Umgang mit der Pest. Baron Pedro Afonso, kürzlich mit dem Aufbau eines dringend nötigen Serotherapeutischen Instituts betraut, war gerade dabei, eine Expertenkommission zusammenzustellen. Wer konnte sie leiten? Dazu wandte er sich mit einem Hilfeersuchen an den Direktor des Pasteur-Instituts in Paris. Von dort kam umgehend Antwort. Professor Émile Roux schrieb: „Ich kenne keinen dieser Berufung würdigeren als Ihren Landsmann Oswaldo Cruz."

Größtes Erstaunen bei Baron Afonso. Oswaldo Cruz? Wer war das? Seine Mitarbeiter verwiesen auf den Assistenten der Gesundheitsbehörde. Dieser wurde zu Afonso beordert, und nach einem ausführlichen Gespräch, das die Ernsthaftigkeit, Qualifikation und dazu brennende Bereitschaft des vom großen Roux empfohlenen Kandidaten eindrucksvoll unter Beweis stellte, wagte der Direktor das Risiko und vertraute dem gerade achtundzwanzigjährigen Cruz die Leitung der Kommission an. Diese begab sich alsbald nach Santos, wo Cruz wieder einmal mit den Elendsverhältnissen konfrontiert wurde. Das einzige, was man tun konnte, war die Anordnung verschiedener hygienischer Maßnahmen.

Zurück in Rio, wurde Cruz nun als technischer Leiter in das vor den Toren der Stadt, in Manguinhos, gelegene Serotherapeutische Institut berufen (dessen Direktor er 1905 werden sollte). Ende Mai des Jahres 1900 bezog er dort seinen Schreibtisch und ein eigenes Laboratorium. Zunächst aber ging es nicht um Forschung, sondern darum, schnellstmöglich Impfstoff gegen die Pest, und zwar in großen Mengen, herzustellen. Cruz analysierte das in Europa entwickelte Anti-Pestserum und organisierte die Produktion. Von der Desinfektion der Apparate bis zur Herstellung der Ampullen überwachte er alles, war Tag und Nacht auf den Beinen. Bei der Auswahl des Personals interessierten ihn Charaker und Gewissenhaftigkeit mehr als fragwürdige Gelehrsamkeit. Einem der Eingestellten bekannte er später: „Was ich damals an Ihnen schätzte, war Ihr Engagement und Ihre Ehrlichkeit, auch Wissenslücken offen einzuräumen. Das gab den Ausschlag."

Besonders was Cruz' Experimente betraf, waren die unerfahrenen Mitarbeiter natürlich ungeschickt und ängstlich. Überliefert ist die folgende Episode: Ein junger Mann assistierte Cruz erstmals bei einer Injektion am Meerschwein. Als es soweit war, wollte er sofort nach einem geeigneten Gerät greifen, um das Meerschwein zu packen und festzuhalten. Darauf Cruz: „Wozu denn das, Vasconcelos?" – „Um das Tier zu halten." Worauf er zur Antwort bekam: „Aber Junge, ein Meerschwein fasst man mit den Händen an, mit sonst nichts!"

Bald konnte das Institut den Impfstoff in der erforderlichen Menge liefern und die Pestepidemie wurde erfolgreich zurückgedrängt, zunächst in Santos, dann auch an den weiteren Herden bis hin nach Rio. Zehn Jahre später, 1912, sollte die Pest auch in Brasilien endgültig besiegt sein – nicht zuletzt dank der Anstrengungen von Oswaldo Cruz.

IV

Der konnte sich nun, nachdem die Impfstoffproduktion reibungslos lief, endlich wieder dem Gelbfieber zuwenden.

Der erste, eindrucksvolle Bericht über die schreckliche Krankheit stammte bereits aus dem Jahre 1715, verfasst von einem britischen Reisenden, der die Seuche in Westindien erlebt hatte: „Nach dem Schüttelfrost kommt das Fieber, begleitet von Schmerzen des Kopfes, des Rückens und der Gliedmaßen, dem Verlust seelischer und körperlicher Kräfte, schweren Depressionen, unstillbarem Durst, Delirium und zeitweisem Erbrechen. Tage später lassen die Schmerzen und das Fieber nach, und der Kranke scheint sich zu erholen. Doch bei genauer Untersuchung stellt man fest, dass seine Augen und die Haut sich gelb verfärben. Zu diesem Zeitpunkt spuckt er reichlich Blut, er wird kalt, und der Puls ist kaum noch festzustellen. Kalt wie Marmor fällt er in einen Zustand der Erstarrung, der zehn Tage lang anhalten kann, ohne dass er seinen Puls fühlt und ohne ein Zeichen von Wiedererwärmung. Endlich haucht der Patient sein Leben aus."

Eben jenes Fieber hatte knapp hundert Jahre später Napoleon Bonapartes Versuch, von Haiti aus nach Amerika zu greifen, ein schmähliches Ende bereitet und tausende Soldaten der Grande Armée dahingerafft.

Inzwischen hatte eine amerikanische Expertengruppe auf Kuba die bereits erwähnte Hypothese von Finley bestätigt. Die Regierung in Washington hatte – da eine in Jahre 1900 ausbrechende neue Gelbfieberepidemie die Männer des US-Expeditionskorps auf Kuba zu Tausenden hinwegraffte – den Militärarzt Walter Reed mit einer Gruppe von Medizinern nach Havanna geschickt. Sie sollten endlich den Erreger wie den Übertragungsweg zweifelsfrei feststellen. Reed und seine Männer begannen im Blut von Kranken und in den Organen der Toten nach der verantwortlichen Mikrobe zu suchen, doch vergebens. Kein fraglicher Virus ließ sich unter dem Mikroskop erkennen. So blieb, um Charles Finlays Hypothese zu prüfen, nichts übrig, als dass sich jemand freiwillig der Ansteckung aussetzte. Ein Assistent Reeds – Jesse Lazear –, der nicht wollte, dass dieser das schreckliche Risiko auf sich nahm, meldete sich. Ein *Stegomya*-Moskito wurde ihm auf den entblößten Arm gesetzt, bis es stach. Tatsächlich erkrankte er so schwer an Gelbfieber, das er kurz darauf, nach tödlicher Lähmung und „schwarzem Erbrechen" (wie die Einheimischen übrigens das Fieber nannten) verstarb. Ein schmerzlicher Tod im Dienst der Wissenschaft. Doch jetzt war erwiesen: das Moskito war der Überträger, ihn galt es auszurotten.

Aber gab es noch weitere Möglichkeiten der Übertragung? Das wollte Reed anschließend ergründen. Drei weitere Mutige wurden gesucht, diesmal, um in einer hermetisch abgeschlossenen Baracke eingesperrt zu werden, in die kein Moskito eindringen konnte. Dort blieben sie etwa zwei Wochen, mussten Pyjamas anziehen, die Gelbfieberkranke getragen hatten, dazu hingen überall im Raum mit Kot und Erbrochenem von Kranken beschmutzte Laken herum – ein Schauplatz, der auch den Furchtlosesten verstören konnte. Wurde das Gelbfieber allein von den Moskitos übertragen, durften die drei Männer allerdings nicht erkranken. Und so geschah es, auch bei mehrfacher Wiederholung des Experiments.

Damit war zweifelsfrei die „Alleintäterschaft" des Moskitos bewiesen. Und bald setzte eine entschlossene Vernichtungskampagne gegen den Überträger ein, in deren Folge die gemarterten Antillen nach einiger Zeit gänzlich vom Gelbfieber befreit sein sollten.

Die kubanischen Erfahrungen spornten Cruz weiter an: Gleiches musste auch in Brasilien geschehen, und zwar dringender als je zuvor!

Denn hier hatte sich, während man noch die Pest in Santos bekämpfte, inzwischen das Gelbfieber auf Rio gestürzt. Dem neuen Staatspräsidenten Brasiliens, Rodrigues Alves, bot sich das Bild einer entvölkerten Hauptstadt. Wer von den Einwohnern es sich nur einigermaßen leisten konnte, war in die Berge geflohen, die Diplomaten hatten sich in die Oase von Petrópolis zurückgezogen. Im benachbarten Argentinien auslaufende Passagierdampfer trugen die Ankündigung: „Dieses Schiff läuft weder Rio noch sonst einen brasilianischen Hafen an". Selbst europäische Reedereien wiesen ihre Schiffe an, Brasiliens Küste zu meiden, hatten sich doch in einem einzigen Jahr in den dortigen unheilvollen Häfen achtundvierzig Kapitäne und eine nicht genannte Zahl von Offizieren und Matrosen mit Gelbfieber angesteckt, die meisten waren gestorben. Rio, ja ganz Brasilien waren bedroht von Isolation und Verfall.

Präsident Alves war klar, dass jeder Plan zur Belebung der brasilianischen Wirtschaft fehlschlagen müsste, falls man der Geißel nicht rasch Herr werden könnte. Die nötigen Maßnahmen sollte ein berufener Mann einleiten, der Generaldirektor der Gesundheitsbehörde Dr. Emilio Sales Guerra. Zum Präsidenten beordert, lehnte dieser die Aufforderung jedoch mangels einschlägiger Erfahrungen ab. Statt dessen empfahl er einen Experten vom Serotherapeutischen Institut: Oswaldo Cruz. Der Präsident fragte – wie vor einiger Zeit Baron Afredo, wir erinnern uns: „Oswaldo Cruz? Wer ist der Mann, dass Ihr gerade ihn empfehlt?" Was zeigte, dass Cruz' Ruf als Bezwinger der Pestepidemie über Fachkreise nicht hinausgedrungen war.

Doch der Präsident folgte, nach einem langen Gespräch mit Cruz, dem erhaltenen Rat und betraute den ernsthaften jungen Mann mit der verantwortungsvollen Aufgabe, stattete ihn zugleich mit allen nötigen Vollmachten aus. Cruz erklärte voller Ernst: „In vier Jahren, Herr Präsident, werde ich das Gelbfieber in Rio de Janeiro ausgemerzt haben." An diesem Tag begann der Kreuzzug des Oswaldo Cruz gegen die Geißel des Landes, der Kampf um die Vernichtung der Moskito-Brutstätten in Rio und anderswo.

Und sofort erhoben sich Stimmen gegen die Ernennung: Wie konnte der Präsident die Rettung des Landes so leichtfertig einem gerade Dreißigjährigen anvertrauen, den außerhalb von Medizinerkreisen keiner kannte? Cruz ließ sich davon nicht beeindrucken, er nahm die Sisyphusarbeit unverzüglich in Angriff. Dabei sah er sich nicht nur mit den Moskitoschwärmen und ihren Schlupfwinkeln konfrontiert, den Abfallbergen und schmutzigen Wassertümpeln, sondern vor allem mit der Unwissenheit des Volkes. Hinzu kam eine Front von Zweiflern, die alsbald in der Öffentlichkeit die Stimmung anheizten: Wozu Geld und Mühe für die Trockenlegung von Kloaken vergeuden, wozu Müllhalden abbrennen, wozu Petroleum in die Brunnen gießen und Kranke absondern – wenn doch der Erreger des Gelbfiebers gar nicht bekannt war, noch jemals im Blut von Betroffenen, auch nicht im Leib der Moskitos hatte nachgewiesen werden können. Warum also das Volk solch strengen und grotesken Maßnahmen aussetzen? Cruz' Sanitätsplan ist Wahnsinn!

Bald kursierte neben Wut auch Hohn. Was bedeutet die Abkürzung der Gesundheitsbehörde (DGSP)?, wurde gefragt, und die Antwort lautete: „**D**inheiro **G**asto **S**em **P**rovido" (Geld vergeudet ohne Nutzen). Parlamentsabgeordnete, Ärztevertreter und die Presse zogen in den Kampf. Doch Präsident Alves, beeindruckt von Cruz' Zielstrebigkeit, hielt seine zugesagte Unterstützung aufrecht.

Der attackierte Sanitätsplan war Cruz' erste Maßnahme, deren praktische Umsetzung alsbald begann. Zugleich formulierte er einen „Sanitären Codex", der den Menschen hygienische Vorbeugungsmaßnahmen empfahl, und ließ einen Leitfaden über die Epidemiologie des Gelbfiebers in hoher Auflage drucken und verteilen. Hinzu kamen beständig in der Presse veröffentlichte „Mitteilungen an die Bevölkerung". Sie musste aktiviert werden, ohne ihre Mithilfe ging es nicht. „Es steht zweifelsfrei fest", schrieb Cruz, „dass die Moskitos das Gelbfieber übertragen." Und er appellierte: „Verteidigt euch, indem ihr die Moskitos bekämpft! Sie legen ihre Eier in Abfall und stehendes Wasser – vernichtet also ihre Brutstätten!"

Doch die Attacken kamen nicht zum Stillstand. Der „Sanitäre Codex" wurde aufgrund der Zumutungen bei seiner Umsetzung als „Foltercodex" verunglimpft, immer heftiger stimmte auch die Presse in die Klagen ein. Als zu allem Unglück auch noch die populäre Schauspielerin Georgina Pinto – fernab von Elend und Moskitoherden lebend – an Gelbfieber verstarb, schien sich die Stimmung endgültig gegen Oswaldo Cruz und sein anscheinend sinnloses Programm zu wenden. Immer lauter wurde die Forderung nach unverzüglicher Absetzung dieses „unfähigen", „tyrannischen", von einer „wahnwitzigen Idee" besessenen Arztes, der das Land „quälen" würde. Cruz' Antwort war die Forderung nach Bewilligung neuer Mittel für die Fortführung der Seuchenbekämpfung. Präsident und Regierung brauchten ein ganzes Jahr, um den Kongress endlich zur Zustimmung zu bewegen.

V

Und nun, Anfang 1904, begann eine wahrhafte Schlacht. Oswaldo Cruz rief die legendäre „Brigade der Moskito-Töter" ins Leben, anfangs aus achtzig Mann bestehend, bald bis auf zweitausend aufgestockt. In Khakiuniform, bewaffnet mit Petroleumbüchsen, Zerstäubern und Besen, immer eingedenk der Gefahr, der man sich beim Angriff auf die Schlupfwinkel des Feindes aussetzte, durchkämmte dieses auf alles gefasste Heer von Kundschaftern und zugleich Sanitätssoldaten die Stadt Rio de Janeiro, drang in Wohnungen und Hinterhöfe ein, desinfizierte Häuser, Brunnen und Wasserläufe, legte Moraste und Tümpel trocken.

Die Reaktion der Menschen, die sich überrumpelt fühlten, nahm extreme Formen an. Oswaldo Cruz wagte es, das „Heiligtum des Heims" zu schänden! Ungerührt stellte sich der Hygieniker den Protesten entgegen: „Von wegen Heiligtum! Was ihr so großspurig Schändung des Heims nennt, ist weiter nichts als die längst überfällige und dringend notwendige Säuberung eurer Gemäuer."

Und die Brigade machte, nicht selten unter Ausübung von Druck, große Fortschritte. Nach einiger Zeit hatte man dreitausend Gebäude, zuvor unter heftigem Protest evakuiert, desinfizieren können. Einige besonders schlimme Elendsviertel waren eingeebnet worden. Das sprach sich herum, die Zahl von Hausbesitzern, die nun ihrerseits unter dem herrschenden Druck von selbst hygienische Maßnahmen ergriffen, stieg rasch in die Zehntausende. Doch auch weiterhin, bei jedem Gebäudeabriss, bei jeder Hausdesinfizierung mit dem stinkenden Petroleum, kamen die Proteste nicht zum Verstummen.

Mitunter griff Cruz auch zur List. Einmal – als zur Sanierung eines ganzen Viertels der Abriss eines bestimmten Gebäudes unbedingt erforderlich war – wurde er gerufen, da der Besitzer ein Dokument vorwies, das ihm höchsten Schutz gegen entsprechende Maßnahmen der Seuchenbehörde verhieß. Oswaldo Cruz prüfte das Dokument und erklärte: „Hier steht aber nichts über das Dach des. Hauses. Jungs, reißen wir also das Dach ab!" Der Eigentümer musste sich schließlich fügen.

Im Ergebnis des Kampfes ging das Gelbfieber in Rio nach einiger Zeit erheblich zurück. Waren im Jahre 1900 noch dreitausend Krankheitsfälle mit einer Sterberate von 50 Prozent verzeichnet worden, so waren im Jahr 1904 nur noch acht Tote zu beklagen. Oswaldo Cruz sollte sein Versprechen gegenüber dem Präsidenten einhalten können.

Doch ihn plagten neue Sorgen. Ende 1903 war an mehreren Orten die Pest wieder ausgebrochen, und eine Blattern-Epidemie suchte die Gegend von Jacarepuguá heim. Sofort zeterte die Presse, die Maßnahmen der Abwehrhygiene würden sich dank des „besessenen" Cruz nur noch auf die Bekämpfung der Moskitos beschränken, nun könne man das verheerende Resultat sehen. Cruz ließ sich nicht einschüchtern, er antwortete, wie stets, mit verstärkten Aktivitäten. Er drängte – als Mittel gegen Mäuse, die Hauptüberträger von Pest und Blattern – auf ein Gesetz, das für Neubauten eine Isolierschicht über dem Erdboden vorschreiben sollte, zugleich sollten fensterlose Alkoven verboten werden. Eine Blattern-Pflichtimpfung (mit deren Hilfe Frankreich und England von dieser Seuche erlöst worden waren) sollte gleichfalls angeordnet werden.

Und wieder erhob sich lauter Protest gegen diese in Aussicht stehenden unbequemen Neuerungen. Um die Stimmung weiter gegen Cruz anzuheizen, schreckte man auch vor kriminellen Mitteln nicht zurück.

Genau in diesen Tagen druckten einige Blätter in Rio eine Meldung, bei der bereits die fette Überschrift wie eine Bombe einschlug: „Neuerlich Gelbfieber in Kuba! Moskitos haben offenbar mit der Seuche nichts zu tun!" Im Text wurde dann gefragt, ob Oswaldo Cruz nun wohl endlich seine Fehlschlüsse einsehen und seinem menschenverachtenden Treiben ein Ende setzen würde.

Die Volksseele kochte erneut. Präsident Alvez, bisher eisern zu Cruz stehend, sah sich daraufhin genötigt, den Fieberbekämpfer zu sich zu beordern und ihm die Einstellung einiger Maßnahmen vorzuschlagen, die durch die Umstände in Verruf geraten waren. Doch Oswaldo Cruz gab nicht nach und erklärte: „Ich werde den Weg, von dessen Richtigkeit ich überzeugt bin, weiter verfolgen. Wenn das nicht möglich ist, muss ein anderer meine Stelle einnehmen." Entweder auch jetzt das rückhaltlose Vertrauen des Präsidenten – oder Abschied. Ein weiteres Mal zeigte sich Rodrigues Alves beeindruckt von Cruz, den offenbar keine Attacke niederzwingen konnte. Und er entschied: „Bleiben Sie auf Ihrem Posten. Wenn Sie fallen, fallen wir gemeinsam."

Bald darauf wurde bekannt, dass es sich bei der angeblichen Meldung einer kubanischen Nachrichtenagentur um eine in Rio produzierte Fälschung gehandelt hatte.

Was die Front der Gegner nicht daran hinderte, weiter gegen die von Cruz angestrebte Blatternimpfung zu opponieren. Sie setzten im Parlament eine Zusatzbestimmung durch, nach der kein Patient gegen seinen Willen in die Isolierstation eingeliefert werden durfte. Während der Debatte verkündete ein Senator melodramatisch, in sein Haus würden die Gesundheitsbeamten, „Mörder im Sold eines despotischen Hygienikers", nur über seine Leiche eindringen können.

Am 13. November 1904 marschierte dann gar eine zur „Revolte gegen die Pflichtimpfung" aufhetzte Menge zum Präsidentenpalast, wo die Rädelsführer unter stürmischem Beifall Protestreden hielten. Die Polizei löst die Meuterei auf, verhaftete einige der Wortführer. Doch damit war noch keine Ruhe eingekehrt. Am nächsten Tag, da die endgültige Zustimmung des Ministerrats zu der Impfung erwartet wurde, kam es sogar zur Errichtung von Straßenbarrikaden und zu Schießereien mit der Polizei, die mit Steinwürfen empfangen wurde. Straßenbahnen wurden umgestürzt, Brände gelegt. Ein General nutzte die Situation, um einen Militärputsch zu versuchen. Unter seiner Führung marschierten die Kadetten der Kriegsschule zum Präsidentenpalast. Rodrigues Alvez lehnte es ab, der drohenden Gewalt zu weichen. Als Oswaldo Cruz, Stein des Anstoßes, erschien und nun endgültig um Abschied von seinem Amt ersuchte, damit wieder Ruhe einkehren könne, durfte er erleben, dass Alvez unverändert hinter ihm stand. Der Präsident wies Oswaldo an: „Kehren Sie auf Ihren Posten zurück und gehen Sie auf dem eingeschlagenen Weg weiter!"'

Unmittelbar darauf zog der General mit seinen Kadetten ab. Das Haus von Cruz, seit langem bevorzugtes Ziel von Randalierern, aber musste noch einige Zeit von Ärzten und Studenten bewacht werden, die sich den Schutz des heldenhaften Hygienikers zur Aufgabe gemacht hatten.

Während all dies geschah, griffen die Blattern wie ein Lauffeuer um sich. Und Oswaldo Cruz handelte. Teils durch Überredung, teils auch durch Drohung gelang es, eine stetig wachsende Zahl von Menschen zur Impfung zu bewegen. Woche um Woche wurde ein von der Krankheit besetztes Bollwerk zurückerobert.

So besiegte er die Blatternepidemie, wie er dabei war, das Gelbfieber und die Pest im Lande endgültig auszurotten.

VI

Nur wenige Jahre danach waren die Gegner endgültig verstummt. Das Aussehen von Rio de Janeiro, zunehmend auch ganz Brasiliens, hatte sich geändert. Rio, die Stadt der Elendsviertel, war dabei, sich zu einer modernen, sauberen Großstadt zu entwickeln. Überall entstanden Neubauten, errichtet unter Einhaltung aller sanitären Notwendigkeiten. Die Häfen wurden wieder von Schiffen aus aller Herren Länder angelaufen. Brasilien war nicht länger ein verwünschter Ort. Am 8. April 1907 konnte Cruz der Regierung mitteilen, dass das Gelbfieber in Brasilien erloschen sei.

Kurz darauf reiste Oswaldo Cruz zum Internationalen Hygienekongress nach Berlin. Mit einem Referat zur Vorbeugung von Tropenkrankheiten hinterließ der Brasilianer großen Eindruck. Kaiserin Viktoria zeichnete bei dieser Gelegenheit das Institut Maguinhos als erste ausländische Einrichtung mit der Medaille für Verdienste um die Volksgesundheit aus.

Von Deutschland aus reiste Oswaldo Cruz weiter in die Vereinigten Staaten, wo er von Präsident Theodore Roosevelt persönlich empfangen wurde. Zu dieser Zeit plante die US-Marine gerade einen offiziellen Flottenbesuch in Rio de Janeiro. Von Roosevelt darauf angesprochen und gefragt, ob denn die amerikanischen Offiziere und Matrosen dabei Gefahr laufen würden, sich mit Gelbfieber anzustecken, antwortete Cruz selbstbewusst: „Herr Präsident, Ihre Seeleute werden in Rio so sicher sein wie in New York!"

Nach einem weiteren Zwischenaufenthalt in Mexico City, wo er an einem Sanitäts-Kongress teilnahm, kehrte Cruz dann nach Brasilien zurück.

Und erfuhr nun endlich auch in seiner Heimat die verdiente Ehrung. Die Brasilianische Akademie der Medizin wählte ihn zum ordentlichen Mitglied. Bei seinem Festvortrag offenbarte Oswaldo Cruz ein weiteres Mal seinen selbstlosen Charakter: Nicht seine Leistungen stellt er in den Mittelpunkt, sondern gab einen Überblick über wichtige Forschungsergebnisse seiner Schüler, an der Spitze Chagas, Provaseck und Henrique Avagir - die erste Ernte einer fruchtbaren Arbeitsperiode seines Instituts.

Als der Präsident ihn im März 1908 persönlich belohnen wollte, wies Cruz das zurück. Er brauche keinen Reichtum. Das Institut aber brauche weitere Mittel. So geschah es, Ende März 1908 begann der großzügige Ausbau zu einem modernen Forschungszentrum. Und: das Serotherapeutische Institut wurde nach ihm benannt und hieß von nun an Instituto Oswaldo Cruz.

Cruz selbst machte sich, nachdem die Sanitarisierung der Hauptstadt auf gutem Wege war, an eine Bestandsaufnahme der Situation im ganzen großen Land. Dazu richtete er auf einem kleinen Dampfer ein schwimmendes Laboratorium ein und stach von Rio aus in See: zunächst zu einer achtundzwanzigtägigen Reise Richtung Norden. Bei Aufenthalten in den von Seuchen am schwersten mitgenommenen Küstenstädten inspizierte er gemeinsam mit lokalen Gesundheitsbeamten die Lage und traf, nach dem Beispiel von Rio, die nötigen Anordnungen. Im Jahr darauf wiederholte er die Hygiene-Expedition, diesmal Richtung Süden.

Der jahrelange Kampf hatte tiefe Spuren in ihm hinterlassen. Er war keine vierzig Jahre alt und wirkte doch, mit inzwischen schneeweißem Haar, wie ein kranker, verbrauchter alter Mann. Nun, da er nicht mehr darum kämpfen musste, die Seuchen zu bezwingen, gab sein Organismus plötzlich den Ermüdungserscheinungen nach. Dennoch legte er die Leitung des Instituts nicht in andere Hände, ließ auch nicht von seinem Vorhaben ab, Brasilien zu einem insgesamt gesunden Land zu machen. So plante er eine neue Erkundungsreise, diesmal in die Tropenwälder von Amazonien, um dort dem endemischen Sumpffieber, einer weiteren Geißel der Tropen, auf die Schliche zu kommen.

Dem aber widersetzte sich nun erstmals seine treue Frau. Sie wusste den einzigen Weg, ihren Oswaldo von dem Vorhaben abzubringen. Emília suchte den Präsidenten auf und bat ihn, ihren Mann - entkräftet, herzleidend und fast blind, wie er war - entsprechend zu überreden. Das tat Alvez kurz darauf mit Erfolg, die Fahrt nach Amazonien unternahmen Schüler von Cruz.

Wenn er auch nicht mehr in die Tropenwälder reiste, so doch auch weiterhin als leuchtender Vertreter der brasilianischen Medizin zu verschiedenen internationalen Anlässen: etwa nach Dresden zur Hygiene-Ausstellung, nach Montevideo zu einem Kongress, nach Mexico City zu einer Sanitäts-Tagung. Auch neuerliche Ehrungen folgten in großer Zahl: mehrere Akademien Europas wählten ihn zum korrespondierenden Mitglied, Frankreich ernannte ihn zum Ritter der Ehrenlegion.

Im Jahre 1916 war er schließlich so erschöpft, dass er die Leitung des Instituts abgeben musste. Nun galt es, einen Ruheplatz für den rastlosen Kämpfer zu finden, wo er wieder zu Kräften kommen konnte - denn Beendigung seiner Arbeit war für ihn undenkbar. Jemand schlug Petrópolis vor, die Oase in den Bergen. Dort bezog Cruz ein Haus mit üppigem Garten, in dem Hortensien und Rosen ihre Pracht entfalteten.

Doch ihm sollte nur noch kurze Zeit beschieden sein. Am 11. Februar 1917 verstarb Oswaldo Cruz, der silbermähnige Löwe, im Alter von vierundvierzig Jahren. Brasilien legte Trauer an - und gedenkt bis heute des kühnen Kämpfers gegen die Seuchen und Begründers der experimentellen Medizin in Südamerika.

Alexander Fleming

(1881 - 1955)

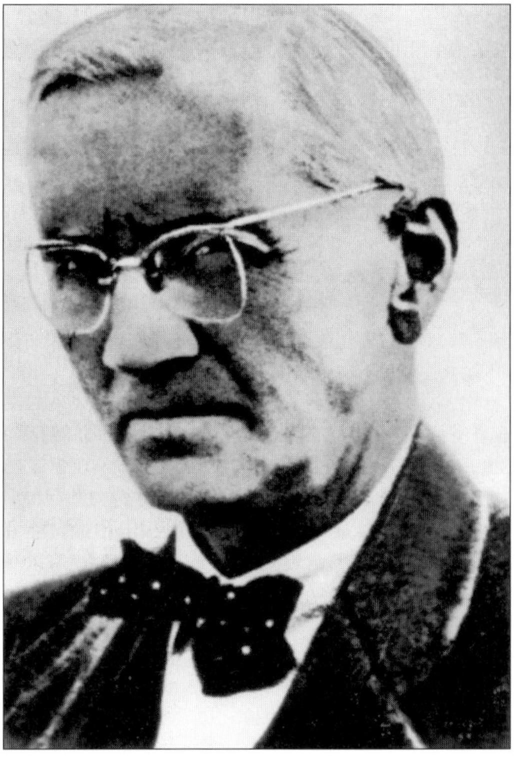

Porträtphoto, um 1940.

I

Er wurde Alec genannt, war zwanzig Jahre alt, hatte blaue Augen, eine kräftige, untersetzte Figur, war auf einem schottischen Bauernhof geboren worden und hatte soeben, hinterlassen von Onkel John, ein Erbteil von zweihundertfünfzig Pfund Sterling erhalten. Als echter Schotte kannte er den Wert des Geldes - ein derartiger Betrag wollte klug angelegt sein. Sollte er ihn in die Lochfield Farm stecken, den achthundert Acres großen Familienhof, den der Vater einst gepachtet hatte? Sein Bruder Tom, der als Arzt bereits über eine florierende Praxis verfügte, fand hingegen, dies sei nun endlich die Gelegenheit, dass Alec seine wenig geliebte Anstellung in einem Schifffahrtsbüro aufgeben konnte. Und er riet dem Bruder, sich der Medizin zuzuwenden, die zwar keine Reichtümer, aber doch Unabhängigkeit und ein gewisses gesellschaftliches Ansehen verspreche.

Das Wort eines älteren Bruders - zumal das von Tom, der nach dem Tod des Vaters das Familienoberhaupt darstellte - musste ernst genommen werden. Zwei Tage später stimmte Alec zu. Und zwar aus Überzeugung: Die Medizin entsprach tatsächlich seinen Neigungen, er war ein guter Beobachter, und in die menschliche Natur einzudringen erschien ihm die rechte Herausforderung.

Zur Welt gekommen war Alexander Fleming am 6. August 1881 in dem Flecken Lochfield, nahe Darvel, in der schottischen Grafschaft Ayrshire. Der Vater Hugh - er heiratete zweimal und zeugte insgesamt neun Kinder - betrieb dort eine Farm, baute Hafer an und züchtete Schafe und Kühe. Zum Zeitpunkt von Alecs Geburt war er bereits ein verbrauchter Mann, bald darauf erlitt er einen Schlaganfall und war fortan ans Bett gefesselt. Der zweitälteste Sohn, Hugh jun., übernahm die Farm.

Wie die anderen Geschwister half auch der kleine Alec nach Kräften, in freien Stunden machte er sich auf Entdeckungsgänge in die ebenso raue wie schöne Hügellandschaft rund um Lochfield. Nach zwei Jahren Dorfschule musste der Achtjährige für die nächsten zwei Jahre nach Darvel wechseln, immerhin fast drei Meilen von der Farm entfernt. Tagtäglich, ob Sonne schien oder der Himmel seine Schleusen geöffnet hatte, legte er den Schulweg zu Fuß zurück.

Nach Beendigung der Elementarschule stand die Familiensippe vor der Frage, was aus Alec werden sollte: Sollte er auf dem Bauernhof bleiben oder weiterlernen? Man entschied sich für letzteres, Alec kam auf die Mittelschule in Kilmarnock. Die Bahnstation Newmiln, wo der Zug nach Kilmarnock hielt, lag noch weiter von der Farm entfernt als Darvel, aber das machte Alec nichts aus, er hatte flinke Beine. Die täglichen Märsche beflügelten zudem seine Phantasie, er konnte dabei über so manches Gesehene, Erlebte und Gelernte gründlich nachdenken.

Während er sich in Kilmarnock mit Physik, Chemie und Biologie beschäftigte, schlugen drei seiner Brüder in London die medizinische Laufbahn ein: Thomas ließ sich als praktischer Arzt nieder, John und Robert versuchten ihr Glück (nachdem sie zuvor in einer Linsenfabrik das Handwerk gelernt hatten) als Augenärzte.

Nach Abschluss der Schule ging auch Alec nach London, wo er zwei Jahre das Polytechnikum besuchte, einen guten Abschluss hinlegte und danach seine Tätigkeit bei einer Schiffahrtsgesellschaft begann. Das konnte freilich nicht alles sein. Die bereits erwähnte Erbschaft und der Rat des Bruders lenkten sein Leben endlich in eine andere Bahn - die Medizin.

II

Alexander Fleming bestand die Aufnahmeprüfung und schrieb sich, inzwischen zwanzig Jahre alt, im Oktober 1901 an der St. Mary's Medical School ein - eine eher zufällige Entscheidung, da er während eines vorangegangenen kurzen Militärdiensts Studenten von dort begegnet war, die die School als beste medizinische Ausbildungsstätte von London gepriesen hatten. Doch wie so oft sollte der Zufall von entscheidender Bedeutung sein: An St. Mary's arbeitete der bekannte Bakteriologe Almroth Wright. Ehe sich die beiden begegneten - und ehe sich Flemings weiteres Schicksal entschied -, sollten allerdings noch knapp fünf Jahre vergehen. Dann kam ein weiterer Zufall zu Hilfe.

Alec absolvierte das übliche Studium der Chirurgie und Physiologie, er wollte ja praktischer Arzt werden. Kurz vor der Abschlussprüfung, im Frühjahr 1906, suchte der Schützenverein der School, geleitet von Wrights Assistent Freeman, angesichts bevorstehender Wettkämpfe dringend nach neuen, im Umgang mit der Waffe geübten Mitgliedern. Einer der ehemaligen Militärkameraden verwies nachdrücklich auf Fleming. Doch es gab ein Hindernis: Der würde in Kürze das Examen machen und die School verlassen. Worauf Freeman meinte: „Dann muss man ihn eben davon überzeugen, dass die Chirurgie nichts für ihn ist. Er muss zu uns, zur Bakteriologie, kommen."

Beim nachfolgenden Sondierungsgespräch willigte Alec nur zu gern ein, fortan bei Professor Almroth Wright, dem angesehensetn Bakteriologen Englands - eine nationale Institution, er hatte die Typhusschutzimpfung entwickelt, die seit 1896 auch britische Soldaten in Ägypten und Indien vor der Seuche bewahrte -, arbeiten zu können. So war es also ein Schützenverein, der den Ausschlag gab für eine Laufbahn, von der am Ende die ganze Menschheit profitieren sollte.

Im April 1906 trat der neue Assistent Fleming seine Stelle bei Wright an. Das Jahresgehalt betrug einhundert Pfund. Wer darüber murrte, erhielt vom Professor ein Privatissimum über das Apostelamt der Forschung. Ein Wissenschaftler habe uneigennützig zu sein, so Wright, ansonsten könne er ja Teppichhändler werden. Der geniale Wright war zugleich liebenswürdig und kratzbürstig, gutmütig und ungnädig, je nach Laune und Umstand. Der Dichter George Bernard Shaw, mit dem er befreundet war, wurde einmal Augenzeuge eines heftigen Streits zwischen Wright und einem Chirurgen. Mit der ihm eigenen Bissigkeit hielt Shaw danach fest: „Wright hieb seinem Kontrahenten nicht nur den Kopf ab, er hielt diesen auch noch so hoch, dass alle Welt sehen konnte, wie wenig Grips er enthielt."

Fleming machte sich voller Eifer an die Laboratoriumsarbeit. Er fiel nicht besonders auf, nur dann, wenn eine seiner unerwarteten, ebenso knappen wie feinsinnigen Fragen die erstaunten Kollegen erkennen ließ, dass er das zur Debatte stehende Problem völlig durchdacht und sich eine eigene Meinung dazu gebildet hatte. Er sei stets von „beredter Schweigsamkeit", hieß es. Zur Teestunde versammelte man sich in der Bibliothek, um Gedanken auszutauschen, vor allem aber Wrights Monologen zu lauschen. Während die anderen dem Professor dabei nicht selten ins Wort fielen, zeichnete sich Fleming auch hier durch Schweigen aus. Wenn er sich doch einmal zu Wort meldete, dann mit verblüffend konzisen Bemerkungen. So musste Wright beispielsweise einmal nach der Schilderung eines neuen Experiments (da alles in ihm auf einen anerkennenden Kommentar zu warten schien) hören: „Das dürfte in der Praxis nichts einbringen." Der Professor nahm es nicht übel.

Nach einiger Zeit war Alexander Fleming fest in das Team um Wright integriert. Und er war zugleich angesteckt vom Pioniergeist der hier arbeitenden Bakteriologen.

III

Wie in den anderen europäischen Zentren der Bakterienforschung beherrschte auch in St. Mary's ein Problem die Arbeit: Die Ursachen der meisten Krankheiten waren mittlerweile erforscht, nun galt es, diese durch Vorbeugung zu beherrschen. Das erforderte zunächst Antwort auf die grundlegende Frage: Wie bestreitet der Organismus seine Verteidigung gegen die pathogenen Keime? Der Russe Metschnikow hatte den wesentlichen Mechanismus dieses Schutzes entdeckt: die Phagozytose. Ein Fremdkörper, der ins Gewebe dringt, führt sofort ringsherum zu Eiterbildung. Was ist dieser Eiter? Schutzzellen, *Phagozyten*, weiße Blutkörperchen, die, sobald ein Gewebe bedroht ist, die Blutgefäße durchstoßen, den Eindringling umringen, die schädlichen Keime isolieren und zerstören. Die Phagozyten, so Metschnikow, verfügten über Gärmittel oder Diastasen, imstande, die Mikroben zu verdauen.

Dieser Zellentheorie hatten deutsche Forscher eine „humorale" Theorie entgegengestellt, gründend auf Humoren, flüssigen Substanzen, die hauptsächlich im Blutserum vorhanden seien.

Almroth Wright hatte die Idee, beide Theorien miteinander zu vereinen, da er sie als komplementär ansah. Zell- und Humoralfaktoren betrachtete er als Teile eines selben Ganzen. Im Tierexperiment wies er nach, dass bei natürlich wie künstlich infizierten Wesen in den Humoren besondere, chemischen Prinzipien folgende „Antikörper" auftraten, mit dem Zweck, die Verdauungstätigkeit der Phagozyten zu erleichtern. Aus dem Blut entfernt und im physiologischen Serum schwebend, verloren die Körperchen diese Fähigkeit, die wiedererlangt wurde, wenn man ihnen Blutserum zuführte. Als Kenner klassischer Sprachen nannte Wright diese Eigenschaft „opsonische Macht" (nach dem griechischen opsono) und die Substanz „Opsonin"'. Darauf hatte er einen Opsonin-Index entwickelt, der die Leistungsfähigkeit eines bestimmten Serums zur Unterstützung der Phagozytentätigkeit klassifizierte. Damit konnte der Widerstand eines Organismus gegen eine mögliche Infektion errechnet werden.

In einem Serum ohne Opsonine waren die Phagozyten gleich null. Um Phagozytose zu erzeugen, musste also die Gegenwart von Opsoninen angeregt werden. Auf welche Weise? Durch Auto-Inokulation. Hatte man die für eine Infektion verantwortlichen Mikroben sicher identifiziert, so genügte es, den Kranken mit vorbereiteten toten Kulturen zu impfen und die Entwicklung des Opsonin-Index zu beobachten, der die Wirkung der Behandlung spiegelte. Die Richtigkeit seiner Ergebnisse hatte Wright bereits beim Typhus bewiesen. Wenige Jahre später, im Ersten Weltkrieg, sollte er sich als Retter von vielen tausend Soldaten erweisen.

Wrights Arbeiten zogen die Aufmerksamkeit der Behörden und der pharmazeutischen Industrie auf sich, deren Vertreter sich in St. Mary's die Klinke in die Hand gaben. Auch angesichts dieses Trubels verlor „Flem", wie ihn die Kollegen nannten, nicht seine Ruhe.

1908 veröffentlichte Fleming seine erste Arbeit, *Über akute Bakterieninfektionen und deren Bekämpfung*. Darin bekannte er sich nachdrücklich zu Wrights Impf-Therapie. Doch die Gegner widersprachen, wie sie es schon vorher getan hatten: Welchen Vorteil konnte es bringen, in einen Organismus, der sich mit lebenden Mikroben herumschlug, tote Mikroben zu injizieren? Ins Feld geführt wurde auch die infektiöse Endokarditis: In diesem Fall waren die Herzklappen infiziert, die Keime verbreiteten sich im Blutstrom - das käme ja nun laut Wright/Fleming einer natürlichen, die Bildung von Antikörpern anregenden Impfung gleich. Aber was geschehe? Gar nichts. Der Organismus erzeuge keine Antikörper.

„Flem" gab sich nicht geschlagen, er konterte und machte sich selbst zum Versuchskaninchen, da er keinen anderen der Gefahr des Experiments aussetzen wollte. Eines Samstags injizierte er sich einhundertfünfzig Millionen toter Staphylokokken in eine Ader. Eine starke Mutprobe. Am nächsten Tag, Sonntag, verspürte er Übelkeit, Kopfschmerz, Fieber. Wie der opsonische Index zeigte, hatte keinerlei vermehrter Widerstand des Organismus eingesetzt. Die Frage blieb im Raum: Wie gegen die pathogenen Keime ankämpfen? Er würde die Antwort schon noch finden, war sich Fleming sicher.

Nicht nur in St. Mary's rang man mit diesem Problem. In Deutschland suchte Paul Ehrlich, Direktor des Instituts für Serotherapie in Frankfurt am Main, ebenso hartnäckig und methodisch nach, wie er sagte, der „magischen Kugel", einem „Projektil", das tödlich wäre für die Mikroben, aber unschädlich für den leidenden Organismus. Er vertrat die These, dass eine chemische Affinität zwischen den Molekülen bestehe. Folglich müsse es auch möglich sein, Antitoxine mit Toxinen zu verbinden und letztere somit zu neutralisieren. Im weiteren Verlauf seiner Arbeit wandte er sich als erster der Chemotherapie zu, da er mit ihr die Lösung vieler Probleme erreichen zu können glaubte. Zunächst entwickelte er das Atoxil als Mittel gegen die Schlafkrankheit, danach ab 1909 das Salvarsan („was mit Arsen tötet") - erster Meilenstein der Chemotherapie, zugleich erste umfassend wirksame Waffe gegen die Geißel der Syphilis.

Als Ehrlich das Salvarsan bei einem Vortrag in London vorstellte, war Fleming natürlich anwesend und wurde alsbald zum eifrigen Verfechter einer unverzüglichen Anwendung - anstelle des bisher verwendeten Quecksilbers - auch in Großbritannien. Dazu stellte er eigene Forschungen an und publizierte die Ergebnisse in der Zeitschrift „Lancet". Auch die Tagespresse berichtete über den Londoner „Syphilis-Töter", was Fleming erstmals öffentliche Bekanntheit und Anerkennung einbrachte. Doch sie stieg ihm nicht zu Kopf. Als er sich zu dieser Zeit notwendigerweise seinen ersten Frack anmessen ließ, beschied er den Schneider bei der Anprobe: „Staffieren Sie mich nicht wie eine Berühmtheit aus, ich bin nur ein einfacher Wissenschaftler."

Als 1914 der Erste Weltkrieg ausbrach, rekrutierte das britische Army Medical Corps die gesamte Forschungsgruppe. Wright und seine Assistenten wurden im befreundeten Frankreich stationiert, in Boulogne sur Mer. Hier hatten sie primär Verwundete zu versorgen, die Resultate flossen jedoch gleichzeitig in weitere Forschung ein, der man sich im Keller des Lazaretts in einem provisorisch eingerichteten Laboratorium widmete.

Die Männer sahen sich vor allem Fällen von Septikämie und Gangrän (Wundbrand) gegenüber. Die Splitter der modernen Artilleriegeschosse verursachten tiefe, unregelmäßige Wunden, die nur schwer mit den herkömmlichen Antiseptika zu behandeln waren. Ja, diese schienen den Brand sogar zu begünstigen, anstatt ihn einzudämmen. Was tun? Fleming simulierte im Labor mittels Glasröhren eine verzweigte künstliche Wunde und füllte die Kanäle mit einem Serum, das er zuvor mit Fäkalien infiziert hatte. Am nächsten Tag war die Flüssigkeit trübe und stank. Er leerte die „Wunde" und füllte sie erneut, diesmal mit einer antiseptischen Lösung, stark genug, um normalerweise Mikroben auszumerzen. Doch auch diese Lösung wurde so trüb und übelriechend wie die erste. Womit beweisen war: In den verzweigten Windungen mussten sich hartnäckig ansteckende Keime halten, an die die antiseptische Lösung nicht gelangte. Als Fleming auf die Idee kam, eine hypertonische Salzlösung zu verwenden, zeigten sich wesentlich bessere Resultate – die bald darauf auch den Verwundeten zugute kamen.

Immer wieder aber hörte man Fleming – der sein wichtigstes Ziel nicht aus den Augen ließ – sagen: „Was wir eigentlich suchen, ist eine chemische Substanz, die sich gefahrlos in den Blutstrom injizieren lässt und die gefährlichen Keime, welche die Infektionen verursachen, zerstört. Irgendetwas, was Salvarsan gleicht!"

Wer fest daran glaubte, dass er bei dieser Suche eines Tages fündig werden würde, war Sarah Marion McElroy, die Fleming Ende 1915 während eines Urlaubs in England heiratete. Die Irin Sarah – blond, mit grauen Augen, von überschäumender Lebendigkeit, Eigentümerin einer Londoner Privatklinik, in der sie zugleich als Oberschwester wirkte – verkündete schon damals voller Überzeugung: „Alec ist ein großer Mann!" Als ihre Zwillingsschwester Elisabeth kurz darauf auch noch Alecs Bruder John heiratete, kannte die Genugtuung der Fleming-Sippe keine Grenzen.

Als „Flem" aus dem Urlaub nach Frankreich zurückkehrte und seinen Kollegen von dem Ereignis berichtete, wollten diese es zunächst nicht glauben. Fleming hatte geheiratet? Das schlug ein wie eine Bombe, hatten sie doch bisher gedacht, sein Leben bestehe allein aus dem Laboratorium und gelegentlich einem Glas Bier in der Schützenrunde.

IV

Im November 1918 war der Alptraum des Krieges zu Ende. Nun hieß es für das Ehepaar Fleming, sich im normalen Leben einzurichten. Sarah, genannt „Sareen", verlor keine Zeit. Alec war ein geborener Forscher, und nichts als Forscher sollte er sein! Dazu sei auch ein entsprechendes privates Lebensumfeld nötig, befand Sareen. Also verkaufte sie ihre Klinik und erwarb von dem Erlös zwei Häuser: ein geräumiges Gebäude in der Londoner Danvers Street, dazu nicht weit von der Stadt das Landhaus The Doon, wo in einem dazugehörigen Pavillon ein Privat-Laboratorium eingerichtet wurde.

Tatsächlich änderte sich von nun ab Flemings Leben. Das Ehepaar empfing regelmäßig Gäste, besuchte seinerseits Gesellschaften und befreundete sich mit Künstlern und Gelehrten. Auch war ihnen ein Sohn geboren worden.

Im Institut ernannte Wright Fleming zu seinem Stellvertreter. Doch die Atmosphäre in St. Mary's war nicht mehr dieselbe wie vor dem Krieg. Fleming meinte eine gewisse Routine zu beobachten, vermisste oft das einstige „Feuer" in den Köpfen.

Eines Tages im Jahre 1921 war Fleming gerade dabei, einige seit Tagen herumliegende Petri-Platten beiseite zu schieben, als eine der Kulturen plötzlich seine Aufmerksamkeit erregte. Große gelbe Kolonien bedeckten die Oberfläche, freilich mit seltsamen Anomalien. Sein Mitarbeiter Allison stutzte zunächst nicht, als er Flemings übliche, längst gewohnte Bemerkung hörte: „Das ist merkwürdig."

Beim genauen Hinsehen bemerkten die Beiden dann eine ausgedehnte Zone ohne Organismen, eine zweite, auf der sie durchsichtig waren, und dazwischen eine Zone mit unbestimmten Merkmalen. Allison, der erkältet war, erinnerte sich, über den fraglichen Platten heftig geniest zu haben. Dabei war Nasenschleim auf diese gelangt – in die mittlere Zone, wie alsbald festgestellt wurde. Folglich musste im Nasenschleim etwas enthalten sein, das die Mikroben auflöste oder abtötete! Fleming verkündete: „Allison, das müssen wir grundlegend studieren."

Nach Einfärbung der Keime zeigte sich, dass man gelbe, harmlose Kokken vor sich hatte. Fleming machte ein Experiment in einer Röhre, mit gleichem Resultat: Die von schwebenden Kokken getrübte Flüssigkeit wurde durchsichtig, als er Nasenschleim dazugab und dieser sich mit dem Inhalt verband. Die Reaktion erfolgte noch schneller, als er das Experiment mit Tränenflüssigkeit wiederholte. Ein Tropfen genügte, um die Mikroben binnen weniger Sekunden aufzulösen. „Phantastisch, Allison", meinte Fleming. „Jetzt brauchen wir Leute, die Rotz und Wasser heulen!" Jeder Besucher musste fortan – ausgelöst durch Zitronen, die Allison dicht vor den Augen zerschnitt – ein paar Tränen beisteuern.

Wie sollte man die geheimnisvolle Substanz benennen? Da sie wie eine Art Enzym wirkte und die Mikroben „glättete", entschieden sie sich für die Bezeichnung *Lysozym*. In folgenden Versuchsreihen stieß Fleming, nach Nasen- und Tränenflüssigkeit, auf weitere Lysozym-Quellen, am stärksten erwies sich die Wirkung bei Eiweiß. Fleming war sicher: Das Lysozym wirkte als natürliches Antiseptikum. Was seine alte Überlegung bestätigte, dass alles Lebende einen wirksamen Verteidigungsmechanismus besitzen musste, sonst konnte es im Gefahrenfall nicht überleben.

Weitere Experimente ergaben dann, dass das Lysozym sich gegen harmlose Keime als wirksam, gegen gefährliche indes nur als schwach erwies. Hing das von der Quantität ab? Musste also der Anteil von Lsozym im Organismus erhöht werden? Hier waren weitere Forschungen nötig.

Seine bisherigen Entdeckungen präsentierte Fleming Anfang 1922 im Medical Research Club bescheiden als „Beobachtungen". Die Reaktion der Kollegen bestand aus zweifelnden Mienen und Schweigen. Keiner nahm anschließend das Wort. Der Autor aber zweifelte nicht an der Bedeutung seiner „Beobachtung" – tatsächlich sollte das Lysozym einige Zeit später auf größtes Interesse stoßen: bei den Bakteriologen (weil es den Schleim auflöst, der die Mikroben umkleidet), bei der Nahrungsmittelindustrie (weil es die Fäulnis der Lebensmittel verhindert), bei den Ärzten (weil es bei ophtalmologischen und intestinalen Erkrankungen angewendet werden kann). Bis es soweit war, musste das Lysozym freilich erst einmal isoliert werden. Und dazu brauchte es Chemiker, ein Bakteriologe konnte dies nicht leisten.

V

Nach sechs Jahren weiterer Forschung rückte der September 1928 heran, der den Beginn einer medizinischen „Zeitenwende" markieren sollte.

Fleming und sein Mitarbeiter Melvyn Pryce bereiteten gerade eine Arbeit über die Staphylokokken vor, an denen sie „anormale" Formen und „Mutationen" beobachten wollten. Während er über einige Details des geplanten Untersuchungsprogramms sprach, nahm Fleming automatisch mehrere herumliegende Kulturen zur Hand und stellte dabei fest, dass einige, bei denen Agar als Nährboden gewählt worden war, von Schimmel befallen waren – was übrigens oft geschah, so dass er zunächst lediglich scherzte: „Eine Petriplatte ist wie ein Zauberding. Dauernd fischt sie Dinge aus der Luft."

Dann aber betrachtete Fleming die Platte genauer und wurde zunehmend erregt: „Merkwürdig, Pryce. Sehen Sie mal hier!" Auf den Kolonien hatte sich, wie gewohnt, ein Pilz entwickelt, doch da war noch mehr zu sehen: Ringsum waren die Staphylokokken „glatt" geworden und glichen Tautropfen. Pryce erstarrte: „Sie haben endlich das Lysozym entdeckt!"

Wortlos, hastig nahm Fleming etwas Schimmel ab, um ihn zu untersuchen. Schimmel bildet sich aus Sporen, reproduktiven, in der Luft schwebenden Elementen. Wenn eine dieser Sporen in eine günstige Umgebung fällt, keimt sie, verzweigt sich, bis sie eine wollige Masse bildet. Fleming verpflanzte etliche dieser Sporen auf eine Platte mit Agar-Nährboden und ließ sie dort bis zum Keimen ruhen. Bald schon zeigte sich ein dem anfänglichen Schimmel gleicher Schimmelfleck. Danach verteilte er auf demselben Agar verschiedene Bakterien (Streptokokken, Staphylokokken, Diphterie-, Karbunkel- und Typhuserreger), angeordnet in einem Kreis, dessen Mittelpunkt der Schimmel bildete. Bestimmte Mikroben entwickelten sich auf dem Pilz, während andere, sich ebenfalls entwickelnd, einen größeren oder kleineren Abstand hielten. Der Typhuserreger als einziger entwickelte sich nicht. Fleming folgerte: Die Sensibilität verlief umgekehrt wie beim Lysozym. Der Schimmel erzeugte eine Substanz, die die Entwicklung des gefährlichsten Keims aufhielt und sich für die weniger gefährlichen offenbar weniger bis nicht nicht interessierte.

Sollte das die „magische Kugel" sein? Fleming war endlich da angekommen, wo er schon immer hatte hinkommen wollen. Er hatte die von der Natur angebotene Waffe gefunden, die die Perspektive der Medizin grundlegend verändern sollte. Und das, weil eine wandernde Spore zufällig durch das offene Fenster ins bakteriologische Labor von St. Mary's eingedrungen war und dort gerade Staphylokokkenkulturen auf dem Tisch lagen...

Natürlich hatten sich auch andere Forscher schon mit den Pilzsporen beschäftigt – etwa Pasteur, Jouvet, Emmerich und Loew –, doch keines dieser „Vorspiele" war über Hypothesen hinausgelangt.

War Flemings Entdeckung das Ende einer langen Reise? Bei weitem nicht, sie war erst der Anfang. Zunächst galt es, den Pilz genau zu bestimmen. Fest stand, dass es sich um Penicillium handelte, doch davon existierten zahlreiche Spezies. Er kultivierte ihn in einem größeren Behälter, die Oberfläche der Nährflüssigkeit bedeckte sich mit einer dicken haarigen Masse, zunächst weiß, dann grünlich und schwarz. Fleming studierte mykologische Fachliteratur und kam zu dem Schluss, es müsse sich um *Penicillium chrysogenum* handeln. Um sicher zu gehen, zeigte er es dem renommierten Mykologen La Touche. Der war anderer Ansicht: es sei *Penicillium rubrum*. (Zwei Jahre später lieferte der amerikanische Fachmann Thom ein zweifelsfreies, endgültiges Gutachten: Es handelte sich um *Penicillium notatum*, eine Spezies, die zuvor bereits ein Mitarbeiter Pasteurs kultiviert hatte.)

Währendessen gingen die Experimente nicht nur in London weiter. In Paris zeigten Versuche betreffs der bakteriziden Aktivität der vom Schimmel erzeugten Flüssigkeit, dass sich hier ein Phänomen von „Antibiose" abspielte. Vuillemin schrieb dazu: „Wenn zwei lebende Körper sich innig verbinden und einer von ihnen seine zerstörerische Tätigkeit auf einen mehr oder minder großen Teil des anderen ausübt, kann von *Antibiose* gesprochen werden – im Gegensatz zu der bekannten Symbiose." Für weitere methodische Forschung dazu aber war das Klima noch nicht bereitet, die herrschende Vorstellung ging nach wie vor davon aus, dass alles, was den Mikroben schade, gleichermaßen auch dem organischen Gewebe schaden müsse.

Und wie war die Reaktion auf Flemings Entdeckung in St. Mary's School? Ungläubig, ja ablehnend. Der Chef, Professor Wright, war nach wie vor fest davon überzeugt, dass Immunisierung das einzige Mittel sei, um die Schutzmechanismen des Organismus zu unterstützen. Was „Flem" da verkündete, meinte er, sei nichts als ein weiteres Resultat von dessen Überspanntheit.

Das wollte Fleming nicht hinnehmen. Er fühlte sich von Wright herausgefordert und legte alle anderen Themen zur Seite. Gerade mit einem Assistenten an einer Studie über das Quecksilberchrom arbeitend, verkündete er: „Schluss damit, Craddock. Priorität hat jetzt allein das Penicillium."

Dessen Fähigkeit musste in Anwendungsversuchen zweifelsfrei nachgewiesen werden. Zunächst musste es in höheren Mengen hergestellt werden. Die Beiden benutzten größere Flaschen, die eine Woche in den Ofen kamen, um das Wachstum zu befördern. Erste Tierversuche zeigten die gewünschte Wirkung.

Dann klagte Craddock eines Tages über eine offenbar beginnende Sinusitis. Sofort schlug Fleming die Spülung der entzündeten Stirnhöhle mit der geheimnisvollen Substanz vor. So geschah es. Und auch an Craddock tat die Flüssigkeit ihre Wirkung, die Staphylokokken wurden von ihr zerstört.

Jetzt galt es, die aktive Substanz in konzentrierter und haltbarer Form herzustellen. Fleming fragte: „Welchen Namen sollen wir ihr geben, Craddock?" Die Antwort wartete er nicht ab, er hatte sie selbst zur Hand und sagte: „Der Name liegt ja auf der Hand: *Penizillin*." Darauf folgte, kurz und knapp, wie es seine Art war, die Aufforderung: „Aber nun endlich an die Arbeit!"

Die folgenden Tage und Nächte sahen Fleming und Craddock bei unermüdlichem Tun. Doch statt des erhofften reinen Penizillins in kristalliner Form erhielten sie eine Art aufgelöstes Karamel, das seine Wirkung rasch verlor, bis es nach vierzehn Tagen gänzlich inaktiv wurde. Die Versuche wurden wiederholt, man änderte Methoden und Techniken, aber die Ergebnisse blieben die gleichen. Das Penizillin hüllte sich in Geheimnisse, die offenbar nicht zu entschleiern waren.

Craddock gab als erster auf und verließ das Institut. Der zweite Assistent, Ridley, folgte seinem Beispiel und machte sich auf eine lange Seereise. Nur Fleming war nicht gewillt, die Flinte ins Korn zu werfen. Immerhin hatte er das Penizillin gefunden – und das sollte die Fachwelt erfahren. Im Februar 1929 präsentierte er seine Entdeckung im Medical Research Club. Die Reaktion glich aufs Haar derjenigen von vor sieben Jahren auf die Entdeckung des Lysenzyms: Zweifel, Ablehnung, Schweigen.

Obwohl Wright Einwände erhob, veröffentlichte Fleming sein Referat danach im „Journal für Experimentelle Pathologie". Und nun sollte seine Beharrlichkeit Folgen zeigen. Einer der führenden britischen Chemiker, Professor Harold Raistrick, las den Beitrag und zeigte großes Interesse für dieses sonderbare Penizillin. Gleiche Reaktion erfuhr er in St. Mary's von dem Bakteriologen-Kollegen Ovell und dessen Assistenten Clutterbuck.

In gemeinsamer Arbeit mit den Beiden gelang es Fleming, das Penizillin in einer synthetischen Umwelt zu aktivieren und das gelbe Pigment, das die Flüssigkeit färbte, auszusondern, wobei sie feststellten, dass das Pigment die Substanz mit bakterizider Wirkung nicht aufgenommen hatte. Die verwirrende Unbeständigkeit der Substanz hielt freilich unverändert an. In Säure und in Alkalin wurde das Penizillin gänzlich zerstört, wenn es mit Äther herausgezogen wurde, verlor es seine Wirkung. Das musste auch den glühendsten Forscher entmutigen. Lovell verließ St. Mary's. Und Clutterbuck verstarb kurz danach. Wieder war Fleming allein.

VI

St. Mary's School wuchs in den Folgejahren. 1933 weihte König Georg V. einige neue Gebäude ein, nun konnte das Institut für Bakteriologie ein eigenes Haus beziehen. Fünf Jahre später, 1938, wurde Alexander Fleming, inzwischen siebenundfünfzig Jahre alt, zum Professor ernannt. Den Traum vom reinen und wirksamen Penizillin hatte er noch immer.

Seit Ehrlichs Erfolg mit dem Salvarsan hatte man in Deutschland den chemotherapeutischen Weg nicht mehr verlassen. Im Jahre 1932 hatte Gerhard Domagk, Professor an der Universitat Münster, in Versuchen an Mäusen entdeckt, dass ein bestimmter roter Farbstoff, das chrysoidine Sulmamid, die meisten Exemplare gegen Streptokokken schützte. Er vermutete, dass ein Teil des Farbstoffs, der sich an die Mikroben heftete, das chemische Gleichgewicht verändere und deren Tod verursache. Eine der ersten, durch das neu entdeckte Phänomen geretteten Personen war Domagks Tochter. 1935 war die Entdeckung anwendungsreif, das neue Mittel hieß *Prontosil*. Es löste in der Welt der Medizin augenblicklich Widerhall aus und ermutigte zum Weiterkämpfen gegen die schwersten Infektionskrankheiten. 1939 erhielt Gerhard Domagk für die Entdeckung der antibakteriellen Wirkung des Prontosils den Nobelpreis für Medizin.

Als Domagk 1935 seine Ergebnisse in London vorstellte, war Fleming selbstredend anwesend. Beim Verlassen des Saals hörte man ihn murmeln: „Aber das Penizillin ist doch besser." Doch das Prontosil machte seinen Weg, wurde bald in mehreren Ländern hergestellt und erzielte beeindruckende Ergebnisse. Man war, so schien es, damit sehr nahe an das „magische" Medikament gelangt. Nicht wenige meinten, die Sulfonamide würden es darstellen.

Fleming aber stimmte nicht in den Chor der Begeisterten ein. Er hatte bei Versuchen mit Prontosil festgestellt, dass es zwar gefährliche Keime abtötete, dafür sich aber die Zahl der weniger gefährlichen bedrohlich vermehrte und so neuerliche, andere Gefahr heraufbeschworen wurde.

(Die ärztliche Praxis der folgenden Jahrzehnte sollte diese Feststellung unterstreichen. Die Wirkung der Sulfonamide war in der Tat für bestimmte Gewebe nicht so harmlos wie ursprünglich angenommen.)

Fleming wusste, dass er noch nicht am Ende angekommen war. Im Frühsommer 1939 – die politische Lage in Europa hatte sich gefährlich zugespitzt – meinte er zu seinem Assistenten: „Wenn der Krieg erklärt wird, werden wir nicht von der Stelle weichen. Wir müssen wichtige Dinge zu Ende bringen." Er sagte nicht welche, doch gemeint war natürlich die Entwicklung des Penizillins.

Im August 1939 reiste das Ehepaar Fleming in die USA, Alec war zu einem Medizinischen Kongress in New York eingeladen. Dort fragte ihn der Bakteriologe Dubos vom Rockefeller Institut (der das Antibiotikum *Thyrozitrin* entwickelt hatte) sofort: „Professor Fleming, was ist mit Ihrem Penizillin?" Also auch in den USA interessierte man sich für seine Experimente!

Am 1. September brach mit dem deutschen Überfall auf Polen der Zweite Weltkrieg aus. Die Flemings reisten unverzüglich nach Großbritannien zurück.

Dort trafen just zu diesem Zeitpunkt Geldmittel für ein Forscherteam ein, von dessen Existenz Fleming gar nicht wusste. 1935 war der australische Bakteriologe Howard Florey in Oxford zum Professor ernannt worden. Er hatte 1937 mit weiterführenden Arbeiten über das Lysozym begonnen, für den biochemischen Teil hatte er den aus Berlin emigrierten deutsch-jüdischen Forscher Ernst Boris Chain verpflichtet (geboren 1900 in Berlin, nach Studium an der dortigen Universität bis 1933 an der Charité tätig, wo er sich mit Enzymforschung einen Namen machte). Bei der Einarbeitung in die Materie hatte Chain natürlich alle Veröffentlichungen Flemings über Lysozyme und Penizillin gelesen und war beeindruckt. Das wäre eine Aufgabe: das Penizillin zu isolieren und in reiner Form herzustellen! Ein Universitätsprojekt konnte es freilich nicht werden. Doch als unabhängige, fremdfinanzierte Forschung? So hatten Florey und Chain Anfang 1939 einen entsprechenden Antrag an die New-Yorker Rockefeller-Stiftung gestellt. Die hatte positiv entschieden, und jetzt, Anfang September, war das Geld in Oxford eingetroffen.

Chain machte sich an die Arbeit. War das Penizillin tatsächlich unbeständig? Wenn nein, wie war Beständigkeit zu erreichen? Seine Berliner Erfahrungen bei Enzymen nutzend, entwickelte er eine neue Technik der Lysophilisierung, bei der die im Vakuum vereiste Lösung unmittelbar vom soliden zum gasförmigen Zustand überging. Solcherart erhielt er aus der gezüchteten Flüssigkeit zunächst einen dunklen Staub, der neben dem Penizillin noch Unreinheiten enthielt.

Die Folgeversuche unternahm Chain gemeinsam mit seinem Assistenten Heatley, der nach längerer Tätigkeit in Kopenhagen gerade wieder nach Oxford zurückgekehrt war. Jetzt ging es um die Reinigung der Substanz. Mit Methanol als Lösungsmittel erreichten sie schließlich das gewünschte Ergebnis. Nun konnte das reine Penizillin in Tierversuchen erprobt werden. Das erste maßgebliche Experiment fand am 23. Mai 1940 an drei Gruppen von Mäusen statt, denen gefährliche Erreger unterschiedlicher Spezies injiziert wurden. Bei jeder Gruppe befanden sich zwei vorher mit Penizillin gespritzte Tiere. Und die erhoffte Wirkung trat ein: Die penizillingeschützten Mäuse überlebten, alle anderen verendeten.

Von der anderen Seite des Kanals drohte zunehmend stärker die deutsche Invasion. Alles konnte geschehen, auch dem wundertätigen Schimmel drohte Gefahr. So tränkten Chain und Heatley vorsorglich das Futter eines Jacketts mit der Flüssigkeit und verwahrten das kostbare Stück – für alle Fälle, mit ein paar Sporen konnte man, wenn nötig, neue Kulturen züchten.

Wenig später war eine hinreichende Menge Penizillin für weitere Mäuseversuche vorhanden. Und wieder waren die Ergebnisse zweifelsfrei. Daraufhin veröffentlichten Florey und Chain einen ensprechenden Artikel in „Lancet", der ausdrücklich auf Flemings Urheberschaft hinwies. Dazu schrieben sie: „Gemeinschaftsarbeit ist notwendig, um eine bereits bekannte Idee weiterzuentwickeln. Unsere Gruppe hat keine neue Idee geboren, wir fußen auf Flemings Ergebnissen."

Erst jetzt, mit der „Lancet"-Publikation, erhielt „Flem" Kenntnis von der Arbeit in Oxford. Er war elektrisiert und eilte sofort zu den Kollegen Florey und Chain, um ihnen zu gratulieren und gemeinsam weitere Schritte zu beraten.

Denn der Triumph war noch immer unvollständig. Für die therapeutische Anwendung waren Mengen nötig, die nur die Industrie produzieren konnte. Die Behandlung eines einzigen Menschen erforderte ungleich höhere Dosen wie bei den bisherigen Mäuseversuchen, hinzu kam, dass das Penizillin durch die Nieren rasch ausgeschieden wurde und die erwünschte Konzentration im Blut daher schwer aufrechtzuerhalten war. Florey fasste das Problem in das Bild: „Es ist, als wollte man eine Badewanne bei offenem Abfluss voll halten."

Doch die von Florey kurz darauf geführten Gespräche mit Vertretern der britischen Pharmaindustrie verliefen negativ: Das Land befand sich im Krieg, man hatte andere Aufgaben als sich mit den Oxforder Mikrobenjägern zu befassen.

Darauf reiste Florey nach Amerika, und zwar nach Peoria im Bundesstaat Illinois, zum Northern Regional Research Laboratory. Er wusste, dass man dort im Auftrag der Landwirtschaftsbehörde am Problem der Gewinnung von Gärmitteln aus organischen Abfällen arbeitete. Die Chemiker hatten ihre Bemühungen auf die Erzeugung von glukonischen Verbindungen konzentriert, und zwar mit Hilfe von Schimmelkulturen!

Die Amerikaner waren nach Floreys überzeugenden Ausführungen sofort bereit, sich dem Problem einer ausreichenden Penizillin-Produktion zu stellen. Der mitgereiste Heatley blieb gleich in Peoria, und in Kürze ergaben die Versuche schon einen zwanzigmal höheren Ertrag als in Oxford – indem man sich des „corn sleep liquor" als Nährmittel bediente, eines Subprodukts der Fabrikation von wachstumsförderndem Mais-Anid. Etwas später wurde mit dem Ersatz der Glukose durch Maltose als Lösungsmittel ein neuer Fortschritt erzielt.

Bisher waren alle Versuche mit jener Schimmelspezies *Penicillium notatum* erfolgt, deren Sporen einst durch Flemings Laborfenster hereingeweht waren. Gab es vielleicht noch wirksamere? Die Männer in Peoria probierten mit verschiedensten Spezies, doch ohne Erfolg. Eine Labormitarbeiterin war beauftragt, täglich den Markt abzugrasen und alles aufzulesen, was schimmelig war. Eines Tages Ende 1942 brachte sie dann eine halbverschimmelte Melone angeschleppt – und die brachte den entscheidenen Fortschritt. Die bedeckende Spezies war *Penicillium chrysogenum*, das sich alsbald als ausgezeichneter, wesentlich wirksamerer Reproduktor erwies.

Auf Heatleys entsprechende Nachricht hin begab sich Florey erneut in die USA und versuchte dort, was er in Großbritannien schon vergeblich versucht hatte: die US-Pharmaindustrie zu industrieller Produktion zu überzeugen. Doch er erhielt nur unverbindliche Versprechungen, auch der Verweis auf den Weltkrieg und die vielen tausend Menschenleben, die gerettet werden könnten, half nicht weiter. Noch waren die Vereinigten Staaten ja nicht in den Krieg involviert, der den Pharmabossen als fernes Ereignis schien.

VII

Und Fleming? Während die Biochemiker in Peoria an „seinem" Penizillin arbeiteten, musste er sich in St. Mary's der Pflege von Verwundeten widmen. London litt unter den beständigen Bombardierungen durch die deutsche Luftwaffe. Auch Flemings Haus hatte mehrere Treffer erhalten, er war daraufhin mit der Familie nach Highgate umgesiedelt. Rastlos widmete er sich seiner ärztlichen Aufgabe, stand auch stets an der Spitze, wenn Freiwillige für einen Rettungseinsatz während der Bombardements gesucht wurden.

In der verbleibenden knappen Zeit betrieb er seine diversen Studien weiter. Dabei gelangen ihm wichtige neue Erkenntnisse in der Zellforschung. Fleming entdeckte, dass sich im Zellkern zwei Substanzen befanden, eine chromatische und eine achromatische, und dass im Augenblick der Zellteilung (Mitose) die chromatische an Stärke zunahm, andere Teile des Kerns aufsaugte und einen langen, in eine bestimmte Anzahl Stäbchen aufgeteilten Faden bildete. Diesen nannte er *Chro-*

mosom, die Gesamtheit der Stäbchen, weil färbbar, *Chromatin*. Das Chromatin, so Fleming, stelle den wichtigsten Teil der Zellen dar.

Jetzt war „Flem" auch in ständigem Kontakt mit den Oxfordern, denn nicht nur im amerikanischen Peoria arbeitete man an der verstärkten Gewinnung von Penizillin. In Oxford war das anfängliche Laboratorium praktisch in eine Fabrik verwandelt worden, und viele Besatzungen der Royal Air Force wie Truppenangehörige des britischen Nordafrikakorps verdankten dem Wundermedikament bereits ihr Leben. Der therapeutische Erfolg des Penizillins (inzwischen so weit entwickelt, dass die Dosis erheblich minimiert werden konnte) hatte sich eindrücklich bestätigt.

Doch immer noch war die Herstellung in Oxford quasi „Privatsache". Am 27. August 1942 erhob die „Times" daraufhin in einem dringenden Leitartikel die Forderung, die Regierung müsse endlich tätig werden, angesichts der Kriegslage entsprechende Mittel zur Verfügung stellen und zügig für industrielle Produktion des Penizillins sorgen. Der Name Fleming tauchte nicht auf.

Es musste für „Flem" eine große Genugtuung bedeuten, als er schon einen Tag später in der Leserbriefspalte der „Times" die folgende Zuschrift seines alten, oft in der Vergangenheit an ihm zweifelnden Mentors Wright lesen konnte:

„Im gestrigen Artikel über das Penzillin sah Ihre Zeitung davon ab, dessen Entdecker den wohlverdienten Lorbeerkranz aufs Haupt zu setzen. [...] Er gebührt Professor Alexander Fleming. Er hat das Penizillin erfunden und als erster dafür gesorgt, dass die genannte Substanz in der Medizin wichtige Anwendungsmöglichkeiten finden konnte."

Nach dem „Times"-Artikel erhöhte sich von verschiedenen Seiten der Druck auf die Regierung, die schließlich grünes Licht für die industrielle Produktion des Penizilins gab. Die Leitung der „Operation" wurde Sir Cecil Weir übertragen, einem leitenden Beamten im Kriegsministerium. Mit großer Zielstrebigkeit gelang es, die Produktion innerhalb kurzer Zeit anzukurbeln.

Das Penizillin war plötzlich in aller Munde. Die Oxforder – dem Geist der Wissenschaft verpflichtet, nicht dem des Kommerz – lehnten es ab, den Produktnamen patentrechtlich schützen zu lassen, so dass alsbald allerlei dubiose Produkte mit der Bezeichnung „auf Penizillinbasis" auf den Markt kamen: Pastillen, Tinkturen und sogar Schönheitscremes. Flemings Kommentar: „Fehlt nur noch ein Lippenstift!"

Zugleich aber erlebte Alexander Fleming eine Lawine von Briefen, Anrufen und Glückwünschen. Mancher Schreiber verfolgte auch eigennützige Absichten, wie etwa ein alter Mitarbeiter namens Edward Todd. „Es bedeutet für mich eine große Ehre, mit Ihnen zur Zeit Ihrer großen Entdeckung im selben Laboratorium gearbeitet zu haben", schrieb er, um sogleich anzufügen: „Meinen Sie, dieser Tatbestand könnte mir das Recht auf den Titel eines Ritters einräumen an dem Tage, an dem Sie zum Pair ernannt werden?" Vielleicht war das nur scherzhaft gemeint – die letzte Bemerkung aber sollte bald Realität werden.

Nachdem die Royal Society Alexander Fleming 1943 zu ihrem Mitglied gewählt hatte, wurde er 1944 vom König in den Adelsstand erhoben. Sir Alexander Fleming. Ein Mann, der in seiner Kindheit in Ayshire Schafe geschoren hatte.

Das Jahr 1945 brachte Fleming die höchste Ehre: Zusammen mit Howard Florey und Ernst B. Chain konnte er im Herbst in Stockholm den Nobelpreis für Medizin entgegennehmen, für die Entwicklung des Penizillins. Früher im Jahr hatte ihm Charles de Gaulle in Paris das Band der Ehrenlegion verliehen, in den USA hatte er den Ehrendoktorhut der Harvard Universtät entgegengenommen.

Und es gab noch eine Ehrung – die Fleming wohl am stärksten berührte: Das Städtchen Darvel, wo er einst die Elementarschule besucht hatte, verlieh ihm die Ehrenbürgerwürde. In seiner Dankesrede konnte er sich freilich auch ein wenig Spott auf die Krähwinkler nicht verkneifen: „Ich höre, dass Ihr Herr Bürgermeister erst nach Kairo reisen musste, um festzustellen, dass ich zu einem gewissen Bekanntheitsgrad gelangt bin. Jedenfalls hat er nach seiner Rückkehr dem Stadtrat vorgeschlagen, mir einen Glückwunschbrief zu schreiben. Dieser Brief bereitete mir große Freude, war es doch das erste Mal, dass Darvel, mehr als fünfzig Jahre nach meinem Weggang von hier, von mir Notiz genommen hat."

Nach dem Triumph des Penizillins begaben sich „Pilzjäger" weltweit auf die Suche nach weiteren Antibiotika. Der Amerikaner Waksman gewann 1945 aus der Spezies *Streptomyces* das Streptomyzin, das alsbald in der Tuberkulosebekämpfung Bedeutung erlangte. In den Folgejahren wurden u. a. das Aureomycin und das Chloromyzetin (später als Chloramphenicol weitentwickelt) gefunden. Aus dem einst zarten Flemingschen Trieb entstand so ein kräftiger Baum von Antibiotika auf Pilzbasis.

Und immer wieder – das folgende Zitat stammt von John Smith, Direktor des damals größten Penizillinherstellers in Großbritannien – wurde Fleming gefragt: „Warum haben Sie die Sache nicht so eingefädelt, dass Sie die Rechte beanspruchten und schützen ließen? Das würde Ihnen und den Ihren doch ein Leben ermöglichen, wie es einem Mann zusteht, der der Menschheit einen so großen Dienst erwiesen hat." Was Fleming mit der bescheidenen Bemerkung abtat: „Daran habe ich nie gedacht."

VIII

Zwischen zwei Reisen starb ihm 1949 Sareen, Lady Sarah. Das war für Fleming ein schwerer Schlag: Sareen war die Lebensgefährtin gewesen, die ein Forscher braucht, wenn sein Glauben an die Sache angesichts allgemeinen Unglaubens ringsumher zu wanken droht. In der Geschichte des Penizillins darf Sarahs Name nicht vergessen werden.

Die Leere in Flemings Leben sollte schließlich von einer griechischen Bakteriologin angefüllt werden, Amalia Koutsouri-Voureka, die im Laboratorium von St. Mary's ein Volontariat antrat. Bald besuchte Amalia ihn an Wochenenden in seinem Landhaus, beide hatten sich an fröhliche Zusammenarbeit und gemeinsame Mußestunden gewöhnt. Dennoch wagte Fleming nie, ihr seine Gefühle zu gestehen, war Amalia doch eine junge Frau und er ein von späten Leidenschaften getriebener Endsechziger. Die Faszination, die er auf Amalia auszuüben schien, rührte doch wohl hauptsächlich aus wissenschaftlicher Bewunderung einer jungen Kollegin. Als dann alle Gelegenheiten für eine Erklärung vertan waren, kehrte Amalia zurück in ihre Heimat.

Fleming war verzweifelt und suchte Betäubung in einer Vielzahl von Ämtern – darunter das des Rektors der Universität Edinburgh – sowie immer wieder in Reisen. Im Oktober 1952 fuhr er mit einer Unesco-Abordnung nach Athen. Und was geschah? Amalia erwartete ihn auf dem Flughafen. Als er sie erblickte, verharrte Fleming beim Hinabsteigen einige Momente auf der Gangway, als habe er Angst vor der Begrüßung. In der darauffolgenden Woche begleitete sie ihn zu den touristischen Sehenswürdigkeiten – ohne zu ahnen, dass er am letzten Tag endlich doch den Mut aufbringen würde, ihr einen Heiratsantrag zu machen.

Die Hochzeit fand im April 1953 in London statt, unmittelbar darauf reisten Alec und Amalia nach Kuba und in die Vereinigten Staaten, wo Fleming Vorträge hielt und zahlreiche Presse-, Radio- und Fernsehinterviews zu bestreiten hatte. Dann aber war es an der Zeit, endlich wieder ins gewohnte Leben zurückzukehren, zur Forschungsarbeit nämlich.

Fleming beobachtete seit einiger Zeit, dass die Antibiotika flächendeckend und ziellos eingesetzt wurden, was nicht seine Zustimmung fand. So formulierte er 1954 drei grundlegende, bis heute gültige *Regeln für die Anwendung von Antibiotika*:

Erstens: Verwende stets nur das für deinen Fall geeignete Antibiotikum, das du zuvor in einem Sensibilitätstest ermittelt hast.

Zweitens: Verwende stets nur die Dosis, die zur Bekämpfung des jeweiligen Erregers nötig ist.

Drittens: Verwende das Antibiotikum bis zur Beseitigung des infektiösen Zustands, aber nicht darüber hinaus.

Häufig wurde Alexander Fleming abends schweigsam und legte die Hand auf Amalias Kopf. Sie liebte es, ihn so nah, so zuversichtlich bei sich zu spüren. Auch er war glücklich im Zusammenleben mit seiner jungen Frau, öfters sagte er: „Ich werde mich erst alt fühlen, wenn das Dasein traurig wird."

Für Ende März 1955 hatten Alec und Amalia eine

Reise in den Mittleren Osten geplant. Einen Tag nach der dafür erforderlichen Typhus-Schutzimpfung, am 11. März, klagte Alec über Brechreiz, daraufhin rief Amalia den Hausarzt. Noch ehe er eingetroffen war, sagte Fleming plötzlich: „Mir ist eiskalt. Ich verstehe nicht diesen Schmerz in der Brust." Einen Moment später sank das weiße Haupt auf seine Brust. Alexander Fleming war im Alter von dreiundsiebzig Jahren verstorben.

Auf dem Tisch des Sterbezimmers lag auf einem silbernen Tablett ein Brief, den Fleming seit dem Triumph des Penizillins als besonders geliebtes Dokument aufbewahrte. Er stammte von Marion Sterling aus Darvel, einst seine Lehrerin an der Elementarschule:

„Mein lieber Alec,

verzeihen Sie die Vertraulichkeit, aber als ich Sie kennenlernte, waren Sie ein Bub von acht oder neun Jahren, ein sehr sympathischer Junge mit träumerischen blauen Augen. Dieser Brief hat keinen anderen Zweck als meinen kleinen Freund aus vergangenen Zeiten zu beglückwünschen und ihm zu sagen, wie sehr ich mich über seinen Triumph freue. Ich habe in der Zeitung von der wunderbaren Geschichte des Penizillins gelesen und den Eindruck gewonnen, dass sie auch ein wenig mir gehört."

Ob Fleming ihr geantwortet hat, wissen wir nicht. Wenn ja, dann wohl in jenem Tenor, der – bei gleicher Gelegenheit – seine Dankesrede in St. Mary's bestimmt hatte. Sie war sehr kurz und schloss mit den Worten: „Ich könnte Ihnen viel über die Staphylokokken und die Spirochäten und sogar über das Penizillin erzählen. Über mich selbst aber gibt es wenig zu berichten."